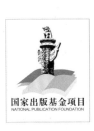

国家出版基金项目
NATIONAL PUBLICATION FOUNDATION

中国中药资源大典

「十三五」国家重点出版物出版规划项目

U0177152

中国中药资源大典

江西德兴卷

5

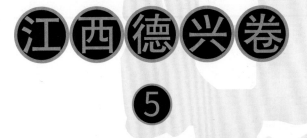

黄璐琦 / 总主编

陈武军　曹　岚 / 主　编

北京科学技术出版社

图书在版编目（CIP）数据

中国中药资源大典. 江西德兴卷. 5 / 陈武军，曹岚主编 . — 北京：北京科学技术出版社，2023.3
ISBN 978-7-5714-2697-2

Ⅰ. ①中… Ⅱ. ①陈… ②曹… Ⅲ. ①中药资源－资源调查－德兴 Ⅳ. ①R281.4

中国版本图书馆 CIP 数据核字（2022）第 253390 号

责任编辑：侍　伟　李兆弟　尤竞爽
责任校对：贾　荣
图文制作：樊润琴
责任印制：李　茗
出 版 人：曾庆宇
出版发行：北京科学技术出版社
社　　址：北京西直门南大街16号
邮政编码：100035
电　　话：0086-10-66135495（总编室）　　0086-10-66113227（发行部）
网　　址：www.bkydw.cn
印　　刷：北京博海升彩色印刷有限公司
开　　本：889 mm×1 194 mm　　1/16
字　　数：1 231千字
印　　张：55.5
版　　次：2023年3月第1版
印　　次：2023年3月第1次印刷
ISBN 978-7-5714-2697-2

定　　价：790.00元

目　录

Contents

被子植物

蓍
Achillea millefolium L.

| 药 材 名 | 蓍草（药用部位：地上部分。别名：飞天蜈蚣）、蓍实（药用部位：果实）。

| 形态特征 | 多年生草本，高 30 ~ 100 cm。根茎匍匐。茎直立，密生白色长柔毛。叶披针形、矩圆状披针形或近条形，2 ~ 3 回羽状全裂，下部叶长 10 ~ 20 cm，宽 0.8 ~ 2 cm，叶轴宽 0.1 ~ 0.2 cm，上部通常有 1 ~ 2 齿，裂片及齿披针形或条形，先端有软骨质小尖，被疏长柔毛或近无毛，有蜂窝状小点。头状花序多数，密集成复伞房状，直径 0.5 ~ 0.6 cm；总苞矩圆状或近卵状；总苞片 3 层，覆瓦状排列，绿色，龙骨瓣状，有中肋，边缘膜质；托片卵形，膜质；舌状花白色、粉红色或紫红色，舌片近圆形，先端有 2 ~ 3 齿；筒状花黄色。瘦果矩圆形，长约 0.2 cm，无冠毛。

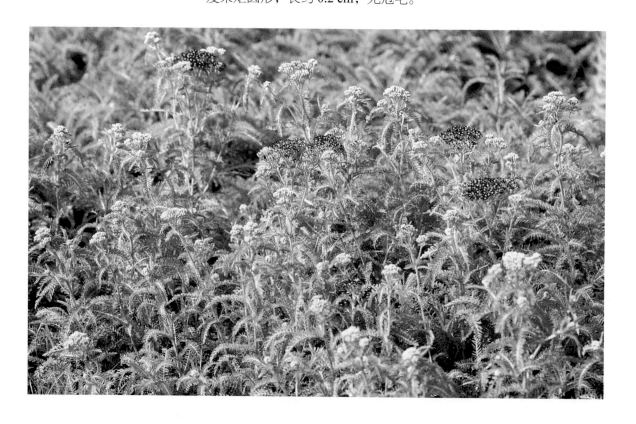

| 生境分布 | 生于湿草地、荒地及铁路沿线。德兴大茅山等有栽培并逸为野生。

| 资源情况 | 野生资源较少，栽培资源一般。药材来源于栽培。

| 采收加工 | 蓍草：夏、秋季花开时采割，除去杂质，阴干。
蓍实：秋季果实成熟时采收，晒干。

| 药材性状 | 蓍草：本品茎呈圆柱形，直径 0.1 ~ 0.5 cm。表面黄绿色或黄棕色，具纵棱，被白色柔毛；质脆，易折断，断面白色，中部有髓或中空。叶常卷缩、破碎，完整者展平后呈长线状披针形，裂片线形，表面灰绿色至黄棕色，两面被柔毛。头状花序密集成复伞房状，黄棕色；总苞片卵形或长圆形，覆瓦状排列。气微香，味微苦。

| 功能主治 | 蓍草：苦、酸，平。归肺、脾、膀胱经。解毒利湿，活血止痛。用于乳蛾咽痛，泄泻痢疾，肠痈腹痛，热淋涩痛，湿热带下，蛇虫咬伤。
蓍实：酸、苦，平。益气，明目。用于气虚体弱，视物昏花。

| 用法用量 | 蓍草：内服煎汤，10 ~ 45 g；或研末，每次 1 ~ 3 g；孕妇慎服。外用适量，煎汤洗；或捣敷；或研末调敷。
蓍实：内服煎汤，5 ~ 10 g；或入丸、散剂。

| 附　　注 | 据调查，德兴的蓍草为大茅山垦殖场梧风洞分场植物园从庐山植物园引种栽培。1969 年初，福泉山垦殖场卫生院草药医生虞瑞寿将蓍草鲜药用于皮肤炎症、急性乳腺炎等炎症疾病，具有较好的疗效。后经北京医疗队系统研究，研究成果于 1989 年获国家中医药管理局中医药科技进步二等奖。

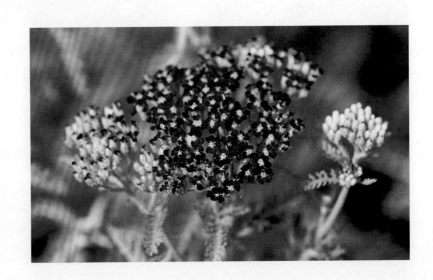

菊科 Compositae   下田菊属 Adenostemma

下田菊

Adenostemma lavenia (L.) O. Kuntze

| 药 材 名 | 风气草（药用部位：地上部分。别名：下田菊、水兰）。

| 形态特征 | 一年生草本，高30～100 cm。茎直立，单生，有白色短柔毛或无毛。中部茎生叶较大，矩椭圆状披针形，长4～12 cm，宽2～5 cm，两面有稀疏的短柔毛；叶柄有狭翅，长0.5～4 cm，上部和下部的叶渐小。头状花序小，在枝端排列成伞房状或伞房圆锥状花序，花序分枝被柔毛；总苞半球形，宽0.6～1 cm；苞片2层，几膜质，绿色，外层苞片大部合生，有白色长柔毛；花全部结实，两性，筒状，筒白色，先端5齿裂。瘦果倒披针形，长约0.4 cm；冠毛4，棒状，基部结合成环状。

| 生境分布 | 生于水边、路旁、柳林沼泽地、林下及山坡灌丛中。德兴各地均

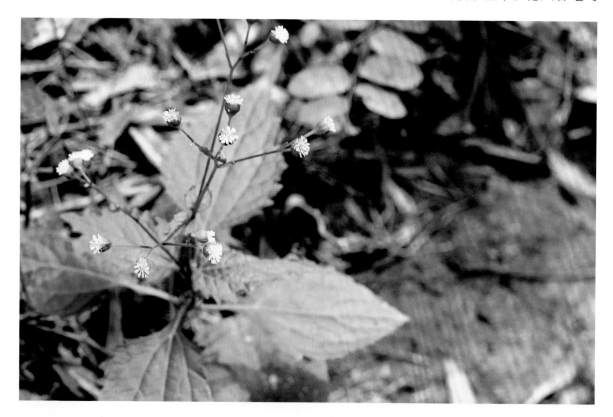

有分布。

| **资源情况** | 野生资源丰富。药材来源于野生。

| **采收加工** | 夏、秋季采收，鲜用，或切段，晒干。

| **药材性状** | 本品茎呈圆柱形或扁圆柱形，有的有分枝，长 20 ~ 100 cm，直径 0.2 ~ 1 cm，表面灰棕色至棕褐色，有纵纹，节明显，上部被有细毛，下部光滑无毛；质脆，易折断，断面不平坦，皮部灰绿色，髓部灰白色至灰棕色。叶互生，多皱缩，完整者展平后呈椭圆状披针形，先端急尖或钝，基部宽或狭楔形，叶柄有狭翼，边缘有浅齿。头状花序小，多生长在分枝先端，被灰白色或锈色短柔毛；总苞半球形，长 0.4 ~ 0.5 cm，宽可达 1 cm，总苞片 2 层。瘦果倒披针形，长约 0.4 cm，宽约 0.1 cm；冠毛 4，长约 0.1 cm，棒状。气微，微苦。

| **功能主治** | 辛、微苦，凉。归肺、肝、胃经。清热解毒，祛风除湿。用于感冒发热，黄疸性肝炎，肺热咳嗽，咽喉肿痛，风湿热痹，乳痈，痈肿疮疖，毒蛇咬伤。

| **用法用量** | 内服煎汤，10 ~ 15 g，鲜品加倍；或浸酒。外用适量，捣敷。

| **附　　注** | 本种异名：*Spilanthes tinctorius* Lour.、*Verbesina lavenia* L.、*Myriactis candelabrum* (H. Lévl.) H. Lévl.、*Anisopappus candelabrum* H. Lévl.、*Adenostemma viscosum* J. R. Forst.、*Adenostemma tinctorium* (Lour.) Cass.。

药材风气草，为本种的干燥地上部分，《中华本草》《中药大辞典》中有收载；《湖南省中药材标准》（2009 年版）以"下田菊（水兰）"之名收载之。

菊科 Compositae 藿香蓟属 Ageratum

藿香蓟
Ageratum conyzoides L.

| 药 材 名 | 胜红蓟（药用部位：全草）。

| 形态特征 | 一年生草本。茎稍带紫色，被白色多节长柔毛，幼茎、幼叶及花梗上的毛较密。叶卵形或菱状卵形，长 4 ~ 13 cm，宽 2.5 ~ 6.5 cm，两面被稀疏的白色长柔毛，基部钝、圆形或宽楔形，少有心形的，边缘有钝圆锯齿；叶柄长 1 ~ 3 cm。头状花序较小，直径约 1 cm，在茎或分枝先端排成伞房花序；总苞片矩圆形，先端急尖，外面被稀疏的白色多节长柔毛；花淡紫色或浅蓝色；冠毛 5，鳞片状，上端渐狭成芒。

| 生境分布 | 生于山谷、山坡林下或林缘、河边或山坡草地、田边或荒地上。德兴各地有分布。

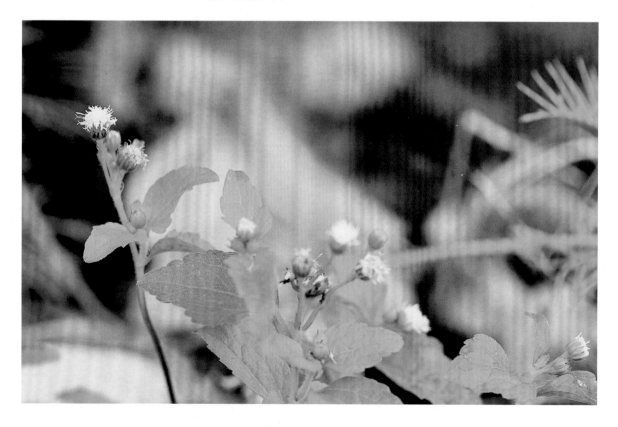

| 资源情况 | 野生资源丰富。药材来源于野生。

| 采收加工 | 夏、秋季采收，鲜用，或切段，晒干。

| 药材性状 | 本品根丛生，长 10 ~ 30 cm，表面灰黄色。茎圆柱形，直径 0.2 ~ 0.6 cm，灰绿色至棕黄色，近基部节上常有不定根，上部分枝对生，嫩枝被白色绒毛。叶片皱缩，多脱落，完整叶片呈卵圆形，边缘有锯齿，绿色。头状花序，花黄棕色。瘦果黑褐色。气微，味淡。

| 功能主治 | 辛、微苦，凉。归心、肺经。清热解毒，止血，止痛。用于感冒发热，咽喉肿痛，口舌生疮，咯血，衄血，崩漏，脘腹疼痛，风湿痹痛，跌打损伤，外伤出血，痈肿疮毒，湿疹瘙痒。

| 用法用量 | 内服煎汤，15 ~ 30 g，鲜品加倍；或研末；或鲜品捣汁。外用适量，捣敷；或研末吹喉；或调敷。

| 附 注 | 本种异名：*Ageratum ciliare* L.、*Carelia conyzoides* (L.) Kuntze。
药材胜红蓟，为本种的干燥全草，《福建省中药材标准》（2006 年版）、《湖南省中药材标准》（2009 年版）中有收载。

菊科 Compositae 兔儿风属 *Ainsliaea*

杏香兔儿风 *Ainsliaea fragrans* Champ.

| 药 材 名 | 杏香兔耳风（药用部位：全草。别名：铁灯兔耳风、高脚一支香、杏香兔儿风）。

| 形态特征 | 多年生草本，具匍匐状短根茎。茎直立，高 30 ～ 60 cm，被棕色长毛，不分枝。叶 5 ～ 10，基生，卵状矩圆形，长 3 ～ 10 cm，宽 2 ～ 5 cm，先端圆钝，基部心形，全缘，少有疏而短的刺状齿，上面绿色，无毛或疏被毛，下面有时紫红色，被棕色长毛；叶柄与叶片近等长，被毛。头状花序多数，排成总状，有短梗或近无梗；总苞细筒状，长约 1.5 cm；总苞片数层，外层较短，卵状狭椭圆形，内层披针形，先端尖锐；花筒状，白色，稍有杏仁气。瘦果倒披针状矩圆形，栗褐色，扁平，有条纹和细毛；冠毛羽毛状，棕黄色。

| 生境分布 | 生于海拔 30 ～ 850 m 的山坡灌木林下或路旁、沟边草丛中。德兴各

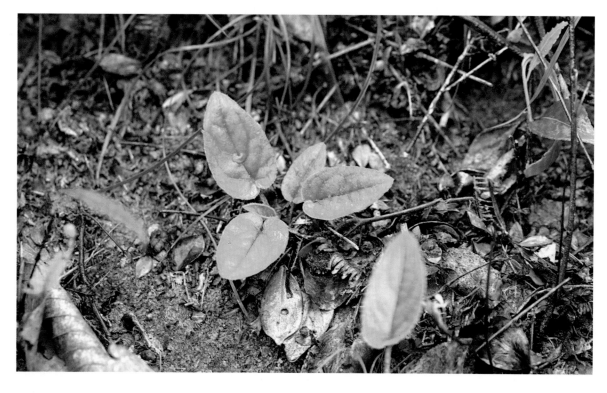

地均有分布。

| **资源情况** | 野生资源较丰富。药材来源于野生。

| **采收加工** | 夏、秋季采收，除去杂质，洗净，干燥。

| **药材性状** | 本品皱缩、卷曲。茎短，被褐色长柔毛。叶4～7，轮生或稍互生排列于短茎上，完整叶片展平后呈卵形，长3～10 cm，宽2～5 cm，先端较圆钝，基部心形，全缘，上表面几无毛，叶缘、下表面及叶柄被褐色柔毛；叶柄细，长达7 cm。气微香，味苦。

| **功能主治** | 苦，寒。归肺经。清热解毒，利湿，止血。用于带下，宫颈炎，肺痈，乳腺炎，毒蛇咬伤。

| **用法用量** | 内服煎汤（包煎），10～15 g；或研粉。外用适量，捣敷；或绞汁滴耳。

| **附　　方** | （1）治牙痛、跌打损伤：杏香兔儿风全草，煎汤内服。
（2）治小儿积食：杏香兔儿风根少许，加红糖为引，煎汤内服。
（3）治扭伤、腰疼：杏香兔儿风全草，加熟盐或水酒，捣敷患处。
（4）治青竹蛇咬伤、疔疮、肿毒：杏香兔儿风全草，捣敷患处。
（5）治五步蛇咬伤：杏香兔儿风叶、白马骨叶适量嚼烂，汁咽下，渣外敷；再用杏香兔儿风根6 g，白马骨根30 g，煎汤服；用菖蒲、杠板归、竹叶椒、腹水草、白马骨、盐肤木叶、珍珠菜等适量水煎浓汁，洗患处。
（6）治咳嗽吐血：①杏香兔儿风全草，煮猪肝食。②杏香兔儿风全草9～15 g，煎汤服，或加桑皮9 g，煮猪肉食。
（7）治鼻疳虫病：杏香兔儿风全草，捣烂塞鼻孔内。［方（1）～（7）出自《草药手册》（江西）］

| **附　　注** | 本种异名：*Ainsliaea asarifolia* Hayata、*Ainsliaea ningpoensis* Matsuda。
药材杏香兔耳风，为本种的干燥全草，《中华人民共和国卫生部药品标准·中药成方制剂·第十四册·附录》（1997年版）、《湖北省中药材质量标准》（2009年版、2018年版）、《江西省中药材标准》（1996年版、2014年版）、《上海市中药材标准》（1994年版）中有收载；《福建省中药材标准》（2006年版）、《福建省中药材标准（试行稿）·第一批》（1990年版）以"马蹄香"之名收载之。文献中记载的杏香兔耳风的基原还包括铁灯兔耳风 *Ainsliaea macroclinidioides* Hayata［《江西省中药材标准》（1996年版、2014年版）］。

菊科 Compositae 兔儿风属 Ainsliaea

灯台兔儿风 Ainsliaea macroclinidioides Hayata

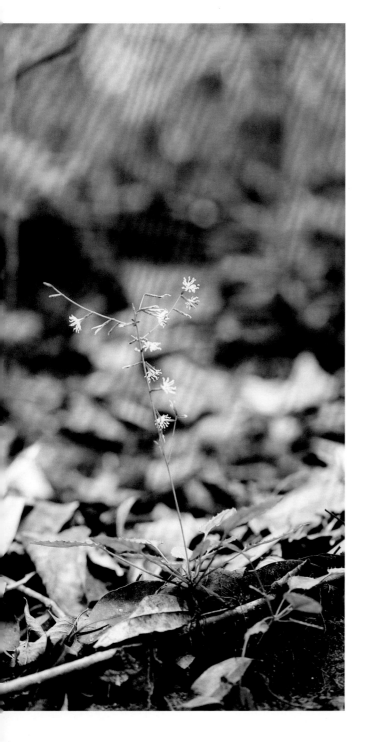

| 药 材 名 |

铁灯兔耳风（药用部位：全草。别名：铁灯兔耳风、扑地老虎）。

| 形态特征 |

多年生草本。茎高 20 ~ 60 cm，直立或平卧，下部淡紫色，密被棕色长柔毛或后脱落。叶聚生于茎中部成莲座状或有时散生；叶片宽卵形，有时卵状矩圆形或矩圆状椭圆形，长 3 ~ 8 cm，宽 2 ~ 5 cm，先端急尖，基部圆形或浅心形，上面近无毛，下面被疏长毛，边缘具芒状齿；叶柄长 3 ~ 8 cm，有毛或变无毛。头状花序有 3 小花，无梗或有短梗，单独或 2 ~ 4 排列成总状；总苞长约 1 cm；总苞片 4 ~ 5 层，外层小，卵形，内层披针状矩圆形。瘦果有条纹，稍被毛；冠毛羽毛状，污白色。

| 生境分布 |

生于海拔 500 ~ 1 010 m 的山坡、河谷林下或湿润草丛中。分布于德兴大茅山、小茅山等。

| 资源情况 |

野生资源一般。药材来源于野生。

| 采收加工 | 夏、秋季采收，除去杂质，洗净，干燥。

| 药材性状 | 本品根呈细圆锥形，长短不一，直径 0.1 ~ 0.2 cm；表面淡黄色或黄棕色，具须根。茎呈类圆柱形，不分枝，长 10 ~ 45 cm，直径 0.2 ~ 0.5 cm；表面棕色或棕褐色，具纵皱纹，光滑无毛或具棕色长柔毛；质脆，易折断，断面白色或黄白色。叶 6 ~ 15，聚生于茎中部成莲座状或散生，叶片呈宽卵形、卵状矩圆形或矩圆状椭圆形，长 3 ~ 8 cm，宽 2 ~ 5 cm；表面黄绿色至棕褐色，先端急尖，基部圆形或浅心形，上面近无毛，下面被疏长毛，边缘具芒状齿，叶柄与叶片近等长。有时可见花或果实，头状花序有 3 小花，单独或 2 ~ 4 排列成总状；瘦果倒披针状长椭圆形，有纵条纹或细毛。气微，味微苦。

| 功能主治 | 苦，寒。归肺经。清热解毒，利湿，止血。用于带下，宫颈炎，肺痈，乳腺炎，毒蛇咬伤。

| 用法用量 | 内服煎汤，15 ~ 30 g。外用适量，捣敷。

| 附　　注 | 本种异名：*Ainsliaea kawakamii* Hayata、*Ainsliaea hui* Diels ex Mattf.。
药材杏香兔耳风，为本种的干燥全草，《中华人民共和国卫生部药品标准·中药成方制剂·第十四册·附录》（1997 年版）、《江西省中药材标准》（1996 年版、2014 年版）中有收载。文献中记载的杏香兔耳风的基原还包括杏香兔儿风 *Ainsliaea fragrans* Champ.［《江西省中药材标准》（1996 年版、2014 年版）］。

菊科 Compositae 香青属 Anaphalis

香青
Anaphalis sinica Hance

| 药 材 名 | 通肠香（药用部位：全草）。

| 形态特征 | 多年生草本，高 20 ~ 50 cm，通常不分枝。根茎木质。节间长 0.2 ~ 2 cm。中部叶矩圆形、倒披针状矩圆形或条形，长 2.5 ~ 9 cm，宽 0.2 ~ 1.5 cm，沿茎下延成翅，边缘平，上面被蛛丝状绵毛或下面或两面被白色或黄白色绵毛及杂有腺毛。头状花序多数排成复伞房状或多次复伞房状；总苞钟状或近倒圆锥状，长 0.4 ~ 0.5 cm；苞片乳白色或污白色；冠毛较花冠稍长。瘦果有小腺点。

| 生境分布 | 生于海拔 400 m 以上的低山或亚高山灌丛、草地、山坡和溪岸。德兴各地均有分布。

| 资源情况 | 野生资源较少。药材来源于野生。

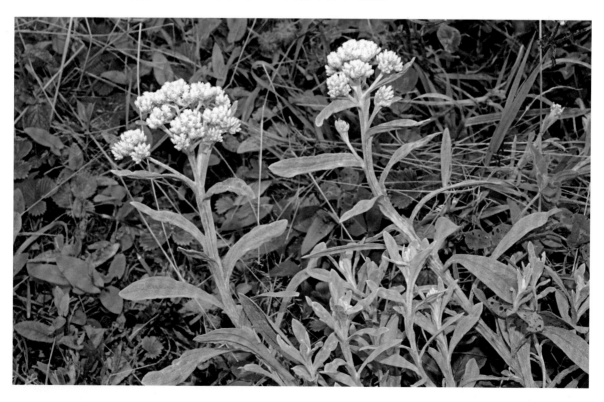

| 采收加工 | 霜降后采收，除去泥沙，晒干。

| 药材性状 | 本品密被白色绵毛。根灰褐色。茎长 20 ～ 50 cm，灰白色，基部毛脱落处显淡棕色，有纵沟纹；质脆，易折断，断面中部具髓。叶互生，无柄；叶片皱缩，展平后呈倒披针形，长 2.5 ～ 9 cm；先端急尖，基部常下延成四棱状狭翅。头状花序排成伞房状，顶生，淡黄白色。瘦果细小，矩圆形，冠毛白色。气香，味微苦。

| 功能主治 | 辛、微苦，微温。祛风解表，宣肺止咳。用于感冒，气管炎，肠炎，痢疾。

| 用法用量 | 内服煎汤，10 ～ 30 g；不宜久煎。

| 附　注 | 本种异名：*Gnaphalium pterocaula* Franch. et Sav.、*Gnaphalium pterocaulon* Franch. et Sav.、*Anaphalis pterocaulon* (Franch. et Sav.) Maxim.、*Anaphalis possietica* Kom.、*Anaphalis todaiensis* Honda。

菊科 Compositae 牛蒡属 *Arctium*

牛蒡 *Arctium lappa* L.

| 药 材 名 | 牛蒡子（药用部位：成熟果实。别名：大力子）、牛蒡茎叶（药用部位：茎叶。别名：牛蒡草）、牛蒡根（药用部位：根）。

| 形态特征 | 二年生草本。根肉质。茎粗壮，高 1 ~ 2 m，带紫色，有微毛，上部多分枝。基生叶丛生，茎生叶互生，宽卵形或心形，长 40 ~ 50 cm，宽 30 ~ 40 cm，上面绿色，无毛，下面密被灰白色绒毛，全缘、波状或有细锯齿，先端圆钝，基部心形，有柄，上部叶渐小。头状花序丛生或排成伞房状，直径 3 ~ 4 cm，有梗；总苞球形；总苞片披针形，长 1 ~ 2 cm，先端钩状内弯；花全部筒状，淡紫色，先端 5 齿裂，裂片狭。瘦果椭圆形或倒卵形，长约 0.5 cm，宽约 0.3 cm，灰黑色；冠毛短刚毛状。

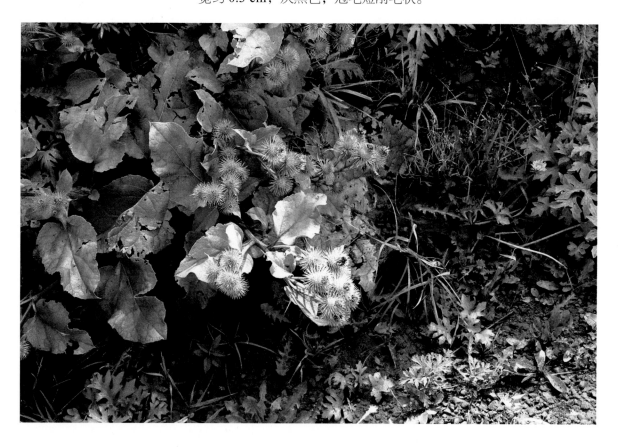

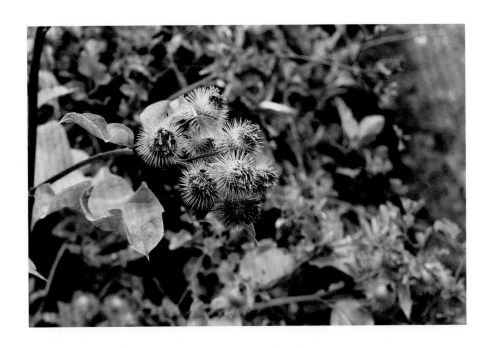

| **生境分布** | 生于山海拔 750 m 以上的山坡、山谷、林缘、林中、灌丛中、河边潮湿地、村庄路旁或荒地。分布于德兴三清山北麓、大茅山等，市区各地有零星栽培。 |

| **资源情况** | 野生资源较少，栽培资源一般。药材主要来源于栽培。 |

| **采收加工** | **牛蒡子**：秋季果实成熟时采收果序，晒干，打下果实，除去杂质，再晒干。
牛蒡茎叶：6～9 月采收，鲜用或晒干。
牛蒡根：秋季采挖，洗净，干燥。 |

| **药材性状** | **牛蒡子**：本品呈长倒卵形，略扁，微弯曲，长约 0.5 cm，宽约 0.3 cm。表面灰褐色，带紫黑色斑点，有数条纵棱，通常中间 1～2 较明显。先端钝圆，稍宽，顶面有圆环，中间具点状花柱残迹；基部略窄，着生面色较淡。果皮较硬，子叶 2，淡黄白色，富油性。气微，味苦后微辛而稍麻舌。
牛蒡茎叶：本品基生叶丛生，茎生叶互生，叶大，有长叶柄，表面有纵沟，呈广卵形或心脏形。下部叶长 40～50 cm，宽 30～40 cm；茎上部的叶逐渐变小，先端钝圆而具一小尖头，基部心形，边缘稍带波状呈齿牙状。上面深绿色，光滑，下面密生灰白色短绒毛。头状花序丛生，生于枝端，排列成伞房状。质轻脆，易碎。气微，味微咸。
牛蒡根：本品呈圆锥形、圆柱形，长 5～12 cm，直径 1～3.5 cm；或呈椭圆形、类圆形的厚片。表面灰黄色、黄褐色，具纵向沟纹和横向突起的皮孔。质坚硬，略肉质。断面黄白色。气微，味微甜。 |

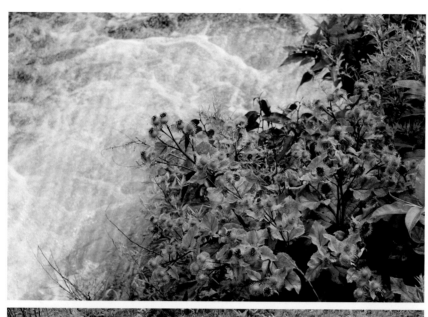

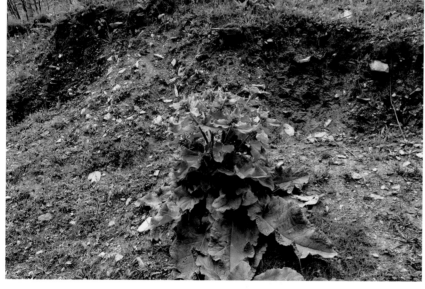

| **功能主治** | **牛蒡子**：辛、苦，寒。归肺、胃经。疏散风热，宣肺透疹，解毒利咽。用于风热感冒，咳嗽痰多，麻疹，风疹，咽喉肿痛，痄腮，丹毒，痈肿疮毒。
牛蒡茎叶：苦、微甘，凉。归肺、心、肝经。清热除烦，消肿止痛。用于风热头痛，心烦口干，咽喉肿痛，小便涩少，痈肿疮疖，皮肤风痒，白屑风。
牛蒡根：苦、微甘，凉。归肺、心经。散风热，消毒肿。用于风热感冒，头痛，咳嗽，热毒面肿，咽喉肿痛，齿龈肿痛，风湿痹痛，癥瘕积块，痈疖恶疮，痔疮脱肛。

| **用法用量** | **牛蒡子**：内服煎汤，5 ~ 12 g；或入散剂；脾虚便溏者禁服。外用适量，煎汤含漱。

牛蒡茎叶：内服煎汤，10 ~ 15 g，鲜品加倍；或捣汁。外用适量，鲜品捣敷；或绞汁；或熬膏涂。

牛蒡根：内服煎汤，6 ~ 15 g；或捣汁；或研末；或浸酒。外用适量，捣敷；或熬膏涂；或煎汤洗。

| 附　方 | （1）治感冒：牛蒡子研粉，每日 3 ~ 4 次，每次 3 ~ 4.5 g，开水吞服，小儿酌减。

（2）治百日咳：牛蒡子 9 g，茯苓 9 g，荆芥实 6 g，煎汤服。

（3）治肿毒：①牛蒡子 9 ~ 15 g，煎汤服。②牛蒡叶捣敷患处。

（4）治疔疮：牛蒡叶捣敷患处。

（5）治喉痛：牛蒡子 9 g，黄芩 9 g，桔梗 9 g，射干 6 g，马勃 6 g，山豆根 15 g，甘草 6 g，煎汤服。

（6）治创伤出血：牛蒡子、紫珠叶共研细末，敷患处，血即止。［方（1）~（6）出自《草药手册》（江西）］

| 附　注 | 本种异名：*Lappa major* Gaertn.、*Lappa vulgaris* Hill、*Arctium majus* (Gaertn.) Bernh.、*Arctium leiospermum* Juz. et al.、*Arctium lappa* L. subsp. *majus* Arènes。

药材牛蒡子，为本种的干燥成熟果实，《中华人民共和国药典》（1963 年版至 2020 年版）、《内蒙古蒙药材标准》（1986 年版）、《新疆维吾尔自治区药品标准·第二册》（1980 年版）、《藏药标准》（1979 年版）、《贵州省中药材标准规格·上集》等中有收载。

药材牛蒡根，为本种的干燥根，《甘肃省中药材标准》（2008 年版、2009 年版）、《云南省中药材标准·第二册·彝族药》（2005 年版）、《山东省中药材标准》（2012 年版、2022 年版）、《宁夏中药材标准》（2018 年版）中有收载。

药材大夫叶，为本种的干燥叶，《北京市中药材标准·附录》（1998 年版）中有收载。

药材鲜牛蒡草，为本种的全草，《中华人民共和国药典·附录》（1985 年版至 2015 年版）中有收载。

《中华人民共和国药典》规定，牛蒡子含牛蒡苷（$C_{27}H_{34}O_{11}$）不得少于 5.0%。

本种的根可炖汤、红烧等，或切丝在沸水中焯烫后凉拌；嫩叶焯水后可炒食。

菊科 Compositae 蒿属 *Artemisia*

黄花蒿
Artemisia annua Linn.

| 药 材 名 | 青蒿（药用部位：地上部分。别名：鸡虱草）、青蒿子（药用部位：果序或果实）、青蒿根（药用部位：根）。

| 形态特征 | 一年生草本。茎直立，高 50 ～ 150 cm，多分枝，直径达 0.6 cm，无毛。基部叶及下部叶在花期枯萎，中部叶卵形，3 回羽状深裂，长 4 ～ 7 cm，宽 1.5 ～ 3 cm，裂片及小裂片矩圆形或倒卵形，开展，先端尖，基部裂片常抱茎，两面被短微毛；上部叶小，常 1 回羽状细裂。头状花序极多数，球形，长、宽约 0.15 cm，有短梗，排列成复总状或总状，常有条形苞叶；总苞无毛；总苞片 2 ～ 3 层，外层狭矩圆形，绿色，内层椭圆形，除中脉外边缘宽膜质；花托长圆形；花筒状，长不超过 0.1 cm。瘦果矩圆形，长 0.07 cm。

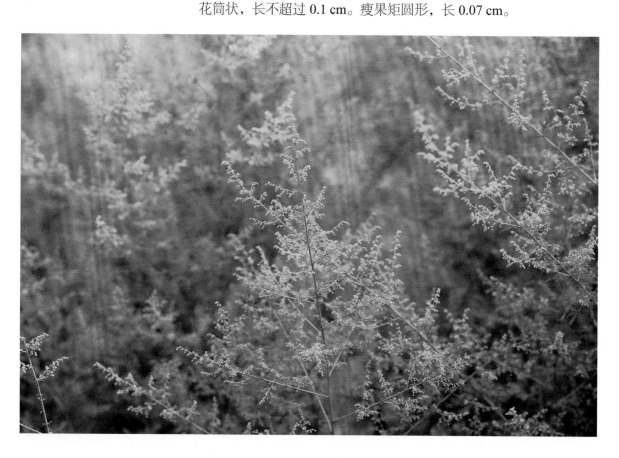

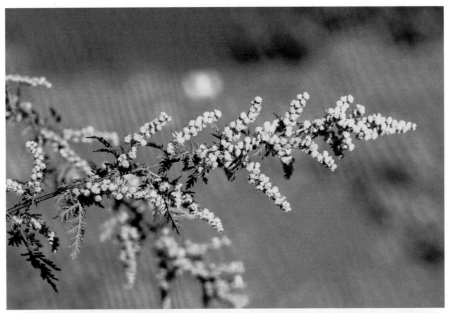

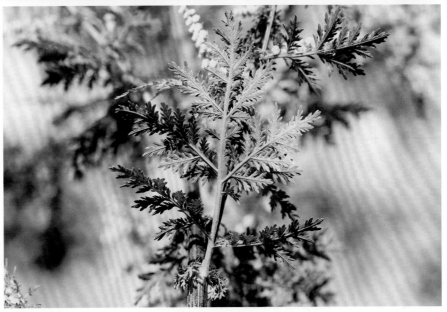

| 生境分布 | 生于路旁、荒地、山坡、林缘等处。德兴各地均有分布。

| 资源情况 | 野生资源丰富。药材来源于野生。

| 采收加工 | 青蒿：秋季花盛开时采割，除去老茎，阴干。

青蒿子：6～8月花开放前期采摘花序，除去杂质，阴干；或秋季果实成熟时采取果枝，打下果实，晒干。

青蒿根：秋、冬季采挖，洗净，切段，晒干。

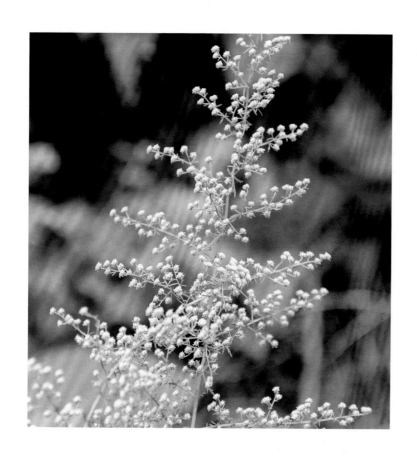

| **药材性状** | **青蒿**：本品茎呈圆柱形，上部多分枝，长 50 ~ 150 cm，直径 0.2 ~ 0.6 cm；表面黄绿色或棕黄色，具纵棱线；质略硬，易折断，断面中部有髓。叶互生，暗绿色或棕绿色，卷缩，易碎，完整者展平后为 3 回羽状深裂，裂片和小裂片矩圆形或长椭圆形，两面被短毛。气香特异，味微苦。

青蒿子：本品完整的果序呈球形，直径约 0.15 cm，有短梗。总苞片 2 ~ 3 层，外层狭长圆形，绿色，内层椭圆形，边缘宽膜质。瘦果矩圆形至椭圆形，长约 0.07 cm，褐色。气香，味苦。

| **功能主治** | **青蒿**：苦、辛，寒。归肝、胆经。清虚热，除骨蒸，解暑热，截疟，退黄。用于湿邪伤阴，夜热早凉，阴虚发热，骨蒸劳热，暑邪发热，疟疾寒热，湿热黄疸。

青蒿子：苦，寒。归肝、胆经。清热，明目，杀虫。用于劳热骨蒸，目赤，痢疾，恶疮，疥癣，风疹。

青蒿根：辛、苦，凉。归肾、肝经。清热除蒸，燥湿除痹，凉血止血。用于劳热骨蒸，关节酸疼，大便下血。

| **用法用量** | **青蒿**：内服煎汤，6 ~ 15 g；治疟疾可用 20 ~ 40 g，不宜久煎；鲜品加倍，水浸绞汁；或入丸、散剂。外用适量，研末调敷；或鲜品捣敷；或煎汤洗。

青蒿子：内服煎汤，3 ~ 6 g；或研末。外用适量，煎汤洗。

青蒿根：内服煎汤，3 ~ 15 g。

| 附　方 | （1）治小儿热泻：黄花蒿、凤尾草、马齿苋各 6 g，煎汤服。

（2）治月经先期：黄花蒿、锦鸡儿根、六月雪根、茜草根、紫金牛、何首乌根、麦冬各 9 g，煎汤服。［方（1）~（2）出自《江西草药》］

| 附　注 | 本种异名：*Artemisia wedei* Edgew.、*Artemisia wadei* Edgew.、*Artemisia stewartii* C. B. Clarke、*Artemisia chamomilla* C. Winkl.、*Artemisia annua* L. f. *genuina* Pamp.、*Artemisia annua* L. f. *macrocephala* Pamp.。

药材青蒿，为本种的干燥地上部分，《中华人民共和国药典》（1963 年版至 2020 年版）、《新疆维吾尔自治区药品标准·第二册》（1980 年版）、《广西壮族自治区壮药质量标准·第二卷》（2011 年版）等中有收载；《内蒙古蒙药材标准》（1986 年版）以"黄花蒿（青蒿）"之名收载之。

菊科 Compositae 蒿属 Artemisia

奇蒿
Artemisia anomala S. Moore

| **药材名** | 刘寄奴（药用部位：地上部分）。

| **形态特征** | 多年生草本。茎直立，高 80 ~ 150 cm，中部以上常分枝，上部有花序枝，被微柔毛。下部叶在花期枯落；中部叶矩圆状或卵状披针形，长 7 ~ 11 cm，宽 3 ~ 4 cm，基部渐狭成短柄，不分裂，先端渐尖，边缘有密锯齿，近革质，上面被微糙毛，下面色浅，被蛛丝状微毛或近无毛，有 5 ~ 8 对羽状脉。头状花序极多数，无梗，密集于花枝上，在茎端及上部叶腋组成长达 25 cm 的复总状花序；总苞近钟状，无毛，长 0.3 cm；总苞片 3 ~ 4 层，矩圆形，边缘宽膜质，带白色；花筒状，外层为雌花，内层为两性花。瘦果微小，矩圆形，无毛。

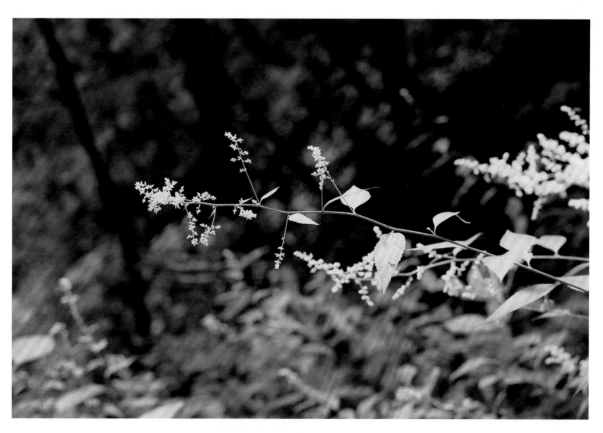

| 生境分布 | 生于低海拔地区的林缘、路旁、沟边、河岸、灌丛及荒坡等。德兴各地均有分布。

| 资源情况 | 野生资源一般。药材来源于野生。

| 采收加工 | 夏、秋季花开时采收，除去杂质，鲜用或晒干。

| 药材性状 | 本品茎呈圆柱形，长 80～150 cm，直径 0.2～0.5 cm；表面棕黄色至棕褐色，具细纵棱；质硬而脆，易折断，折断面纤维性，断面边缘呈黄白色纤维状，中央具白色而疏松的髓。叶互生，通常干枯、皱缩或脱落，完整叶片展平后呈长卵圆形，长 7～11 cm，宽 3～4 cm，叶缘有锯齿，上面棕绿色，下面灰绿色，密被白毛；叶柄短。质脆，易破碎或脱落。头状花序集成穗状圆锥花序，枯黄色。气芳香，味淡。

| 功能主治 | 辛、微苦，温。归心、脾经。活血祛瘀，通经止痛，解暑止泻。用于胸腹胀满，月经不调，暑热泄泻，跌打损伤，金疮出血，痈肿。

| 用法用量 | 内服煎汤，5～10 g；消食积可用至 15～30 g；或入散剂；孕妇禁服，气血虚弱、脾虚作泄者慎服。外用适量，捣敷；或研末掺。

| 附　注 | 本种异名：*Artemisia vulgaris* Linn. var. *inregrifolia* auct. non Maxim.。
药材刘寄奴，为本种的干燥地上部分，《中华人民共和国药典·附录》（2005 年版、2010 年版）、《广西中药材标准》（1990 年版）、《江苏省中药材标准》（1989 年版、2016 年版）、《江西省中药材标准》（1996 年版、2014 年版）、《福建省中药材标准》（1990 年版、2006 年版）等中有收载；《中华人民共和国卫生部药品标准·中药成方制剂·第二册·附录》（1990 年版）以"南刘寄奴"之名收载之。

菊科 Compositae 蒿属 *Artemisia*

密毛奇蒿
Artemisia anomala S. Moore var. *tomentella* Hand.-Mazz.

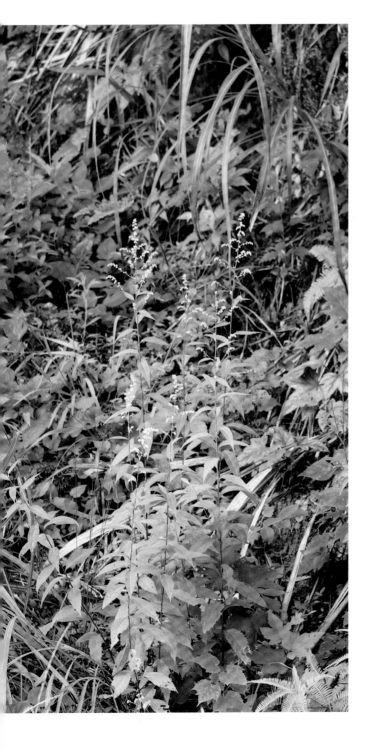

| 药 材 名 |

刘寄奴（药用部位：地上部分）。

| 形态特征 |

本变种与原变种的区别在于本变种叶面初时疏被短糙毛，叶背密被灰白色或灰黄色的宿存绵毛。

| 生境分布 |

生于低海拔地区的林缘、路旁、沟边、河岸、灌丛及荒坡等。德兴各地均有分布。

| 资源情况 |

野生资源一般。药材来源于野生。

| 采收加工 |

夏、秋季花开时采收，除去杂质，鲜用或晒干。

| 药材性状 |

本品茎呈圆柱形，长 60 ~ 90 cm，直径 0.2 ~ 0.5 cm；表面棕黄色至棕褐色，具细纵棱；质硬而脆，易折断，折断面纤维性，断面边缘呈黄白色、纤维状，中央具白色而疏松的髓。叶互生，通常干枯、皱缩或脱落，完整

叶片展平后呈长卵圆形，长 6 ～ 10 cm，宽 3 ～ 4 cm，叶缘有锯齿；叶背密被灰白色或灰黄色的宿存绵毛；质脆，易破碎或脱落。头状花序钟状，枯黄色。气芳香，味淡。

| **功能主治** | 清热解毒，利湿，消食，止痛，消炎。用于血丝虫病。

| **用法用量** | 内服煎汤，5 ～ 10 g；消食积可用至 15 ～ 30 g；或入散剂。外用适量，捣敷；或研末掺。

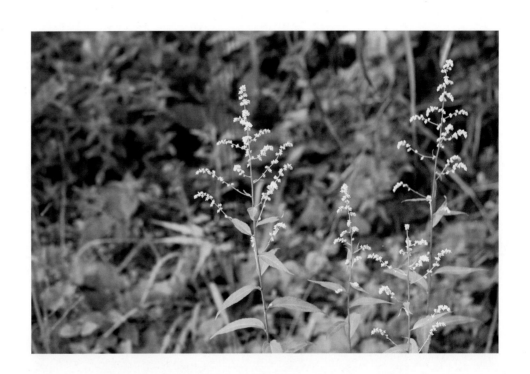

菊科 Compositae 蒿属 Artemisia

艾
Artemisia argyi Lévl. et Van.

| **药 材 名** | 艾叶（药用部位：叶）、艾实（药用部位：果实）、艾把（药用部位：地上部分）。

| **形态特征** | 多年生草本，高 50 ~ 120 cm，密被茸毛，中部以上或仅上部有开展及斜升的花序枝。叶互生，下部叶在花期枯萎；中部叶长 6 ~ 9 cm，宽 4 ~ 8 cm，基部急狭或渐狭成短或稍长的柄，或稍扩大而成托叶状，叶片羽状深裂或浅裂，侧裂片约 2 对，常楔形，中裂片又常 3 裂，裂片边缘有齿，上面被蛛丝状毛，有白色的密腺点或疏腺点，下面被白色或灰色密茸毛；上部叶渐小，3 裂或全缘，无梗。头状花序多数，排列成复总状，长 0.3 cm，直径 0.2 ~ 0.3 cm，花后下倾；总苞卵形；总苞片 4 ~ 5 层，边缘膜质，背面被绵毛；花带红色，多数，外层为雌花，内层为两性花。瘦果常几达 0.1 cm，无毛。

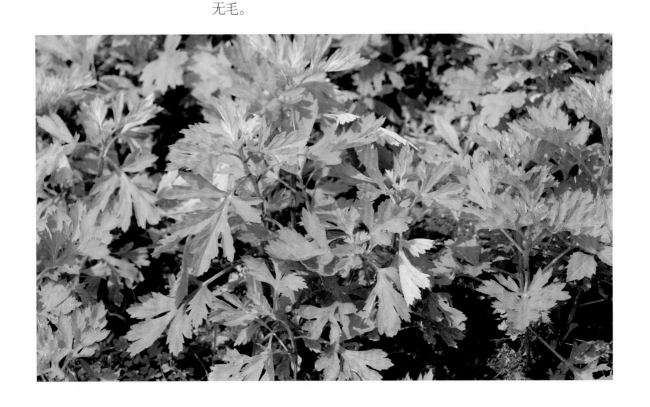

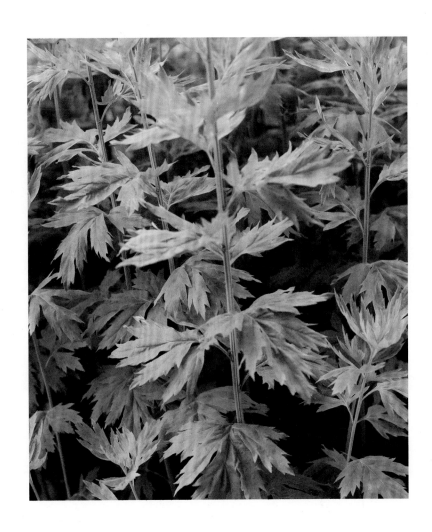

| **生境分布** | 生于低海拔至中海拔地区的荒地、路旁河边及山坡等。德兴各地均有分布。 |

| **资源情况** | 野生资源丰富，栽培资源丰富。药材主要来源于栽培。 |

采收加工	艾叶：夏季花未开时采摘，除去杂质，晒干。
	艾实：9 ~ 10 月果实成熟后采收。
	艾把：夏季艾生长茂盛时，割取地上部分，干燥。

| **药材性状** | 艾叶：本品多皱缩、破碎，有短柄。完整叶片展平后呈卵状椭圆形，羽状深裂，裂片椭圆状披针形，边缘有不规则的粗锯齿；上面灰绿色或深黄绿色，有稀疏的柔毛和腺点；下面密生灰白色绒毛。质柔软。气清香，味苦。 |
| | 艾把：本品长 40 ~ 120 cm，密被灰白色绒毛。叶片多皱缩，破碎，有短柄，完整者展平后呈卵状椭圆形，羽状深裂，裂片椭圆状披针形，边缘有不规则的粗锯齿；上表面灰绿色或深黄绿色，有稀疏的柔毛及腺点；下表面密生灰白色绒毛。质柔软。气清香，味苦。 |

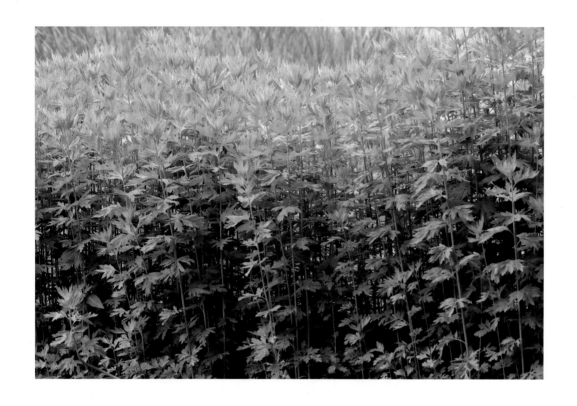

| 功能主治 | 艾叶：辛、苦，温；有小毒。归肝、胃、肾经。温经止血，散寒止痛，祛湿止痒。用于吐血，衄血，崩漏，月经过多，胎漏下血，少腹冷痛，经寒不调，宫冷不孕；外用于皮肤瘙痒。醋艾炭温经止血。用于虚寒出血。

艾实：苦、辛，温。温肾壮阳。用于肾虚腰酸，阳虚内寒。

艾把：辛、苦，温；有小毒。归肝、脾、肾经。温经止血，散寒止痛，祛湿止痒。用于吐血，衄血，崩漏，月经过多，胎漏下血，少腹冷痛，经寒不调，宫冷不孕；外治皮肤瘙痒。

| 用法用量 | 艾叶：内服煎汤，3 ~ 10 g；或入丸、散剂；或捣汁。外用适量，捣绒作炷或制成艾条熏灸；或捣敷；或煎汤熏洗；或炒热温熨。

艾实：内服研末，1.5 ~ 4.5 g；或入丸剂。

艾把：内服煎汤，3 ~ 9 g。外用适量，煎汤熏洗。

| 附　方 | （1）治荨麻疹：煎汤洗。

（2）治胃冷气痛：鲜艾叶 30 g，萝卜子 30 g，盐 9 g 炒热，包好敷胃部。

（3）治带下经久不愈、身体虚弱：鲜艾叶 30 g，鸡蛋 2 个，鲜煎艾叶取汤，将鸡蛋打入汤内，煮熟食用，每日临睡前服，连服数次。

（4）治消炎生肌：用鲜艾叶煎汤冲洗患处。

（5）治风湿性关节炎：将艾叶搓绳状作艾绒，点燃熏痛处。

（6）治驱蚊杀蛆：民间将艾叶晒干、烧烟以驱蚊，将艾叶切细、投入厕所以杀蛆。[方（1）~（6）出自《草药手册》（江西）]

| **附　注** | 本种异名：*Artemisia nutans* Willd.、*Artemisia nutantiflora* Nakai、*Artemisia tilesii* Ledeb.、*Artemisia handel-mazzettii* Pamp.、*Artemisia leucophylla* (Turcz. ex Bess.) C. B. Clarke f. *minuta* Pamp.。

药材艾叶，为本种的干燥叶，《中华人民共和国药典》（1963 年版至 2020 年版）和《新疆维吾尔自治区药品标准·第二册》（1980 年版）中有收载。

药材艾把，为本种的干燥地上部分，《中华人民共和国卫生部药品标准·中药成方制剂·第十二册·附录》（1997 年版）中有收载。

《中华人民共和国药典》规定，按干燥品计算，艾叶含桉油精（$C_{10}H_8O$）不得少于 0.050%，含龙脑（$C_{10}H_{18}O$）不得少于 0.020%。

本种的根可煲汤；叶可用于煮鸡蛋，或鲜叶与糯米粉可制作艾粑等。

菊科 Compositae 蒿属 Artemisia

茵陈蒿 *Artemisia capillaris* Thunb.

| 药 材 名 | 绵茵陈（药用部位：幼苗的地上部分）、花茵陈（药用部位：地上部分）。

| 形态特征 | 半灌木，有垂直或歪斜的根。茎直立，高 50 ~ 100 cm，基部直径 0.5 ~ 0.8 cm，多分枝；当年生枝先端有叶丛，被密绢毛；花茎初有毛，后近无毛，有多少开展的分枝。叶 2 回羽状分裂，下部叶裂片较宽短，常被短绢毛；中部以上叶长达 2 ~ 3 cm，裂片细，宽仅 0.03 ~ 0.1 cm，条形，近无毛，先端微尖；上部叶羽状分裂，3 裂或不裂。头状花序极多数，在枝端排列成复总状，有短梗及线形苞叶；总苞球形，长、宽各 0.15 ~ 0.2 cm，无毛；总苞片 3 ~ 4 层，卵形，先端尖，边缘膜质，背面稍绿色，无毛；花黄色，外层为雌花，花常 6 ~ 10，能育，内层为两性花，较少，不育。瘦果矩圆形，长约 0.08 cm，无毛。

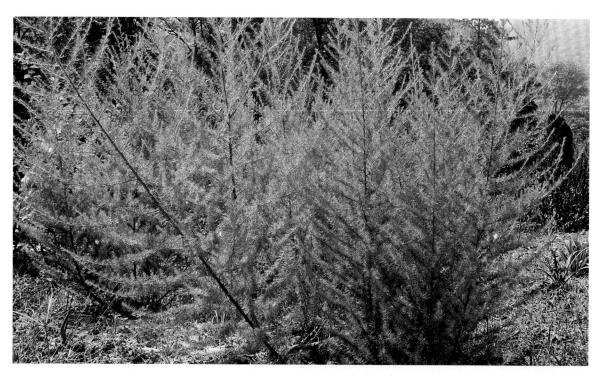

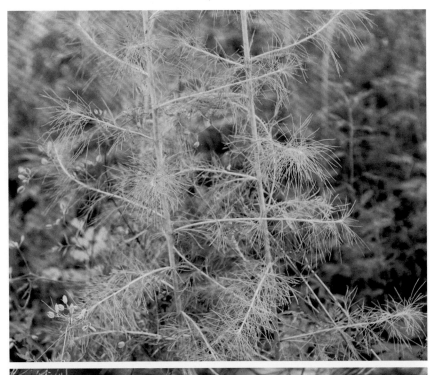

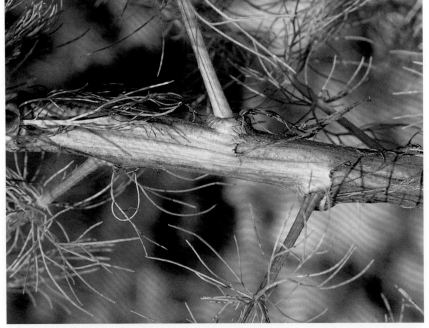

| **生境分布** | 生于低海拔地区河岸附近的湿润沙地、路旁及低山坡地区。德兴各地均有分布。

| **资源情况** | 野生资源一般。药材来源于野生。

| **采收加工** | 绵茵陈：春季幼苗高 6 ~ 10 cm 时采收，晒干。
花茵陈：秋季花蕾长成至花初开时采割，除去杂质和老茎，晒干。

| 药材性状 | 绵茵陈：本品多卷曲成团状，灰白色或灰绿色，全体密被白色茸毛，绵软如绒。茎细小，长 1.5 ~ 2.5 cm，直径 0.1 ~ 0.2 cm，除去表面白色茸毛后可见明显纵纹；质脆，易折断。叶具柄；叶片展平后呈 1 ~ 3 回羽状分裂，长 1 ~ 3 cm，宽约 1 cm；小裂片卵形或稍呈倒披针形、条形，先端锐尖。气清香，味微苦。
花茵陈：本品茎呈圆柱形，多分枝，长 30 ~ 100 cm，直径 0.2 ~ 0.8 cm；表面淡紫色或紫色，有纵条纹，被短柔毛；体轻，质脆，断面类白色。叶密集或多脱落；下部叶 2 ~ 3 回羽状深裂，裂片条形或细条形，两面密被白色柔毛；茎生叶 1 ~ 2 回羽状全裂，基部抱茎，裂片细丝状。头状花序卵形，多数集成圆锥状，长 0.12 ~ 0.15 cm，直径 0.1 ~ 0.12 cm，有短梗；总苞片 3 ~ 4 层，卵形，苞片 3 裂；外层雌花常 6 ~ 10，可多达 15，内层两性花 2 ~ 10。瘦果长圆形，黄棕色。气芳香，味微苦。 |

| 功能主治 | 苦、辛，微寒。归脾、胃、肝、胆经。清利湿热，利胆退黄。用于黄疸尿少，湿温暑湿，湿疮瘙痒。 |

| 用法用量 | 内服煎汤，6 ~ 15 g；或入丸、散剂。外用适量，煎汤洗。对于脾虚血亏而致的虚黄、萎黄，一般不宜使用。 |

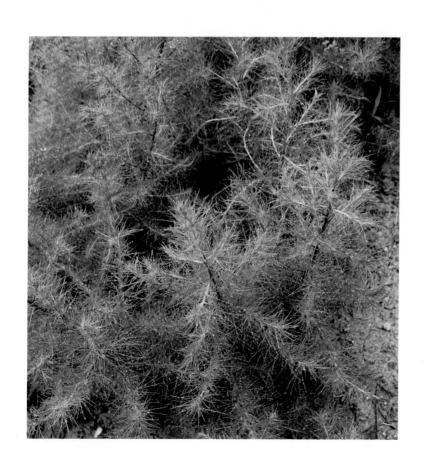

附　方	（1）治感冒、黄疸、漆疮：茵陈全草 15 g，煎汤服。

（2）治水泻、痢疾：鲜茵陈全草 30 g，煎汤服；或捣烂加冷开水擂汁服。

（3）治耳内流脓：茵陈全草捣烂，煎汤服。

（4）治痧斑（四肢发痹、腹中绞痛）、蜂蜇：鲜茵陈草 30 g，捣极烂加冷开水擂汁服，可治痧斑；全草嚼烂外敷，可治蜂蜇。

（5）治皮肤风疹瘙痒：茵陈全草 60 ~ 90 g，水煎浓汁洗患处，洗时须避风。

［方（1）~（5）出自《草药手册》（江西）］

附　注	本种异名：*Oligosporus capillaris* (Thunb.) Poljak.、*Artemisia sacchalinensis* TilBess.、

Artemisia scoparia Waldst. et Kit. f. *sericea* Kom.、*Artemisia scoparia* Waldst. et Kit. var. *heteromorpha* Kitag.、*Artemisia capillaris* Thunb. var. *arbuscula* Miq.。

药材茵陈，为本种的干燥地上部分或幼苗，《中华人民共和国药典》（1963 年版至 2020 年版）、《贵州省中药材、民族药材质量标准·副篇》（2003 年版）、《内蒙古蒙药材标准》（1986 年版）、《维吾尔药材标准·上册》（1993 年版）、《新疆维吾尔自治区药品标准·第二册》（1980 年版）等中有收载。

药材茵陈提取物，为本种的提取物，《中华人民共和国药典》（2010 年版至 2020 年版）中有收载。

《中华人民共和国药典》规定，按干燥品计算，绵茵陈含绿原酸（$C_{16}H_{18}O_9$）不得少于 0.50%；按干燥品计算，花茵陈含滨蒿内酯（$C_{11}H_{10}O_4$）不得少于 0.20%。

菊科 Compositae 蒿属 Artemisia

青蒿

Artemisia carvifolia Buch.-Ham. ex Roxb.

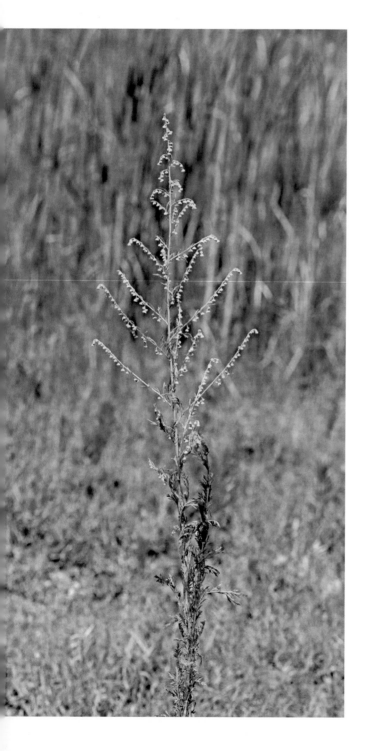

| 药 材 名 |

青蒿根（药用部位：根）、青蒿子（药用部位：果实）、青蒿（药用部位：全草。别名：香青蒿、鸡虱草）。

| 形态特征 |

一年生草本。茎单生，高达 1.5 m，无毛。叶两面无毛；基生叶与茎下部叶 3 回栉齿状羽状分裂，叶柄长；中部叶长圆形、长圆状卵形或椭圆形，长 5 ~ 15 cm，2 回栉齿状羽状分裂，第 1 回全裂，每侧裂片 4 ~ 6，裂片具长三角形栉齿或近线状披针形小裂片，中轴与裂片羽轴有小锯齿，叶柄长 0.5 ~ 1 cm，基部有小形、半抱茎的假托叶；上部叶与苞片叶 1（~ 2）回栉齿状羽状分裂，无柄。头状花序近半球形，直径 0.35 ~ 0.4 cm，具短梗，下垂，基部有线形小苞叶，穗状总状花序组成圆锥花序；总苞片背面无毛；雌花 1 ~ 20；两性花 30 ~ 40。瘦果长圆形。

| 生境分布 |

常散生于低海拔地区的湿润的河岸边沙地、山谷、林缘、路旁等。德兴各地均有分布。

| 资源情况 | 野生资源一般。药材来源于野生。

| 采收加工 | **青蒿根**：秋、冬季采挖，洗净，切段，晒干。

青蒿子：6 ~ 8 月花开前期采摘，除去杂质，阴干；或秋季果实成熟时采收果枝，打下果实，晒干。

青蒿：秋季花盛开时采割，除去老茎，阴干。

| 功能主治 | **青蒿根**：辛、苦，凉。归肾、肝经。清热除蒸，燥湿除痹，凉血止血。用于骨蒸劳热，关节酸痛，大便下血。

青蒿子：甘，凉。清热明目，杀虫。用于骨蒸劳热，泄泻，恶疮，疥癣，风疹。

青蒿：苦、微辛，凉。清热，解暑，除蒸。用于温病，暑热，骨蒸劳热，疟疾，泄泻，黄疸，疥疮，瘙痒。

| 用法用量 | **青蒿根**：内服煎汤，3 ~ 15 g。

青蒿子：内服煎汤，3 ~ 6 g；或研末。外用适量，煎汤洗。

青蒿：内服煎汤，6 ~ 15 g；脾胃虚寒者慎服。外用适量，研末调敷；或鲜品捣敷；或煎汤洗。

| 附　　注 | 本种异名：*Artemisia thunbergiana* Maxim.、*Artemisia apiacea* Hance、*Artemisia carvifolia* Buchanan-Hamilton ex Roxburgh var. *apiacea* (Hance) Pampanini。

菊科 Compositae 蒿属 Artemisia

五月艾
Artemisia indica Willd.

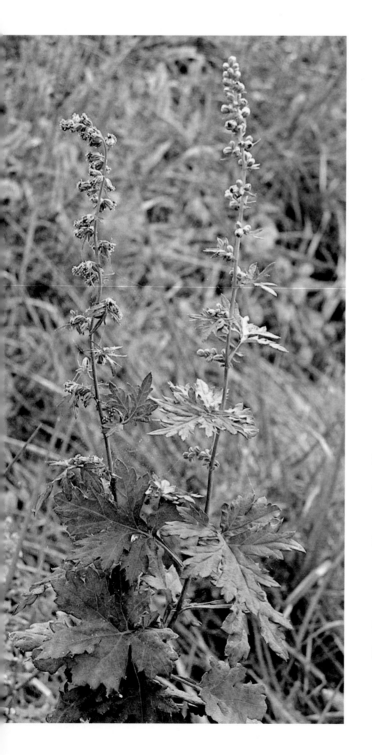

| 药 材 名 |

五月艾叶（药用部位：叶）。

| 形态特征 |

亚灌木状草本。茎单生或少数，高达 1.5 m，分枝多；茎、枝初微被柔毛。叶上面初被灰白色或淡灰黄色绒毛，下面密被灰白色蛛丝状绒毛；基生叶与茎下部叶卵形或长卵形，（1~）2 回羽状分裂或近大头羽状深裂，通常第 1 回全裂或深裂，每侧裂片 3~4，裂片椭圆形，上半部裂片大，第 2 回具裂齿或粗齿，中轴有时有窄翅，叶柄短；中部叶卵形、长卵形或椭圆形，长 5~8 cm，1（~2）回羽状全裂或大头羽状深裂；上部叶羽状全裂；苞片叶 3 全裂或不裂。头状花序卵圆形、长卵圆形或宽卵圆形，直径 0.2~0.25 cm，在茎上组成开展或中等开展的圆锥花序；雌花 4~8；两性花 8~12，檐部紫色。瘦果长圆形或倒卵圆形。

| 生境分布 |

多生于低海拔或中海拔湿润地区的路旁、林缘、坡地及灌丛处。德兴各地均有分布。

| **资源情况** | 野生资源一般。药材来源于野生。

| **采收加工** | 夏、秋季采收，鲜用或晒干。

| **功能主治** | 辛、苦，温；有小毒。归肝、胃、肾经。理气血，逐寒湿，止血，温经，安胎。用于痛经，崩漏，胎动不安。

| **用法用量** | 内服煎汤，3 ~ 10 g；或入丸、散剂；或捣汁。外用适量，捣绒作炷或制成艾条熏灸；或捣敷；或煎汤熏洗；或炒热温熨。

菊科 Compositae 蒿属 Artemisia

牡蒿
Artemisia japonica Thunb.

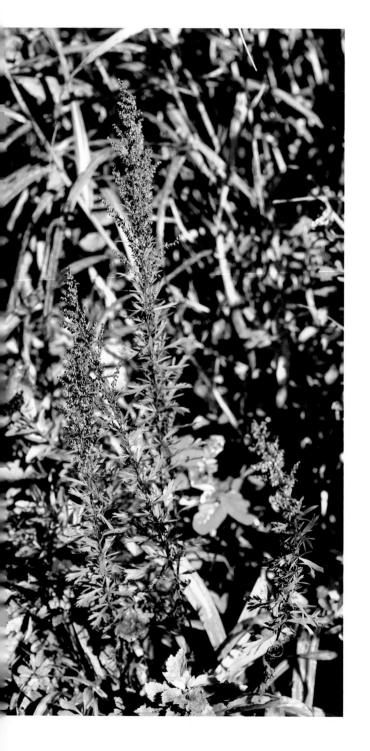

药材名

牡蒿（药用部位：全草）、牡蒿根（药用部位：根）、牡蒿子（药用部位：花序）、熊掌草（药用部位：幼嫩地上部分）。

形态特征

多年生草本。根茎粗壮。茎直立，常丛生，高 50 ~ 150 cm，上部有开展或直立的分枝，被微柔毛或近无毛。下部叶在花期萎谢，匙形，长 3 ~ 8 cm，宽 1 ~ 2.5 cm，下部渐狭，有条形假托叶，上部有齿或浅裂；中部叶楔形，先端有齿或近掌状分裂，近无毛或有微柔毛；上部叶近条形，3 裂或不裂。头状花序极多数，排列成复总状，有短梗及条形苞叶；总苞球形或矩圆形，直径 0.1 ~ 0.2 cm，无毛；总苞片约 4 层，背面多少叶质，边缘宽膜质；外层为雌花，能育，花约 10，内层为两性花，不育。瘦果长几达 0.1 cm，无毛。

生境分布

生于湿润、半湿润或半干旱地区的林缘、林中空地、疏林下、旷野、灌丛、丘陵、山坡、路旁等。德兴各地均有分布。

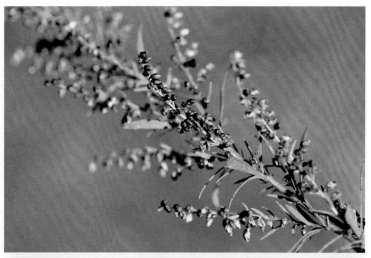

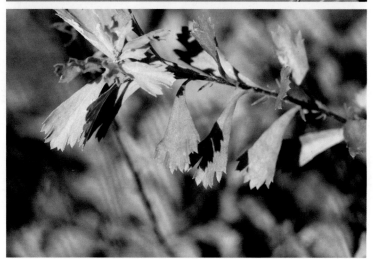

| 资源情况 |　野生资源一般。药材来源于野生。

| 采收加工 |　**牡蒿：**夏、秋季采收，鲜用或晒干。

　　　　　　　　牡蒿根：秋季采挖，除去泥土，洗净，晒干。

　　　　　　　　牡蒿子：9 ~ 10 月花开放前采摘，除去杂质，阴干。

　　　　　　　　熊掌草：3 ~ 4 月份采收，晒干。

| 药材性状 |　**牡蒿：**本品茎呈圆柱形，直径 0.1 ~ 0.3 cm，表面黑棕色或棕色；质坚硬，折断面纤维状，黄白色，中央有白色、疏松的髓。残留的叶片黄绿色至棕黑色，多破碎不全，皱缩卷曲，质脆，易脱落。花序黄绿色，苞片内可见长椭圆形、褐色的种子数枚。气香，味微苦。

　　　　　　　　牡蒿子：本品头状花序呈卵圆形或椭圆形，直径 0.1 ~ 0.15 cm；总苞片 4 层，背面多少叶质，边缘宽膜质；瘦果长不及 0.1 cm。气微香，味微苦、辛。

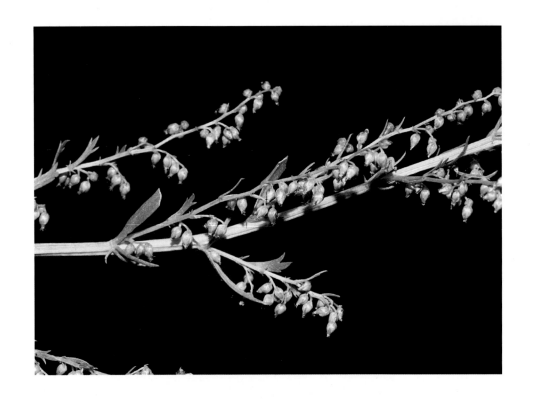

熊掌草：本品茎圆柱形，长 8 ~ 18 cm；表面棕褐色至黄棕色，具柔毛；质坚硬而脆；断面纤维状，黄白色，中央中空或具白色疏松的髓。叶大多破碎不全，皱缩卷曲，呈匙形，上宽下窄，先端有浅齿，黄绿色至棕褐色，上表面具稀毛，下表面具绒毛，质脆易碎。气香，味微苦。

| 功能主治 | 牡蒿：苦，寒。归肺、胆、小肠经。清热解毒，利湿退黄，缓急止痛。用于感冒发热，肺痨咳嗽，湿热黄疸，痧证腹痛，疟疾，疮疡疥癣。

牡蒿根：苦、微甘，平。归肾经。祛风，补虚，杀虫截疟。用于产后伤风感冒，风湿痹痛，劳伤乏力，虚肿，疟疾。

牡蒿子：苦，寒。清虚热。用于虚劳发热，低热不退。

熊掌草：苦，寒。清热解毒，退虚热。用于暑热，疟疾，低热不退，风疹疥癣。

| 用法用量 | 牡蒿：内服煎汤，10 ~ 15 g，鲜品加倍。外用适量，煎汤洗；或鲜品捣敷。

牡蒿根：内服煎汤，15 ~ 30 g。

牡蒿子：内服煎汤，4.5 ~ 9 g。

熊掌草：内服煎汤，4.5 ~ 9 g；或捣汁。外用适量，煎汤洗。

| 附　　方 | （1）治风湿痹痛、头痛：鲜牡蒿根 30 g，煎汤服。

（2）治寒湿浮肿：鲜牡蒿根 30 ~ 60 g，水 1 碗煎至半碗，黄酒冲服。

（3）治疖疮、湿疹：牡蒿全草煎汤洗。

（4）治喉蛾（扁桃体炎）：鲜牡蒿全草煎汤服。［方（1）～（4）出自《草药手册》（江西）］

| 附　注 | 本种异名：*Artemisia glabrata* Wall. ex Bess.、*Artemisia subintegra* Kitam.、*Artemisia cuneifolia* DC.、*Artemisia japonica* Thunb. f. *silvestris* Pamp.、*Artemisia japonica* Thunb. var. *macrocephala* Pamp.。

药材牡蒿，为本种的干燥地上部分，《上海市中药材标准》（1994 年版）中有收载。

药材牡蒿子，为本种的干燥花序，《上海市中药材饮片炮制规范》（2008 年版、2018 年版）中有收载；《上海市中药材标准》（1994 年版）、《江苏省中药材标准》（1989 年版）以"青蒿子"之名收载之。

药材熊掌草，为本种的干燥幼嫩地上部分，《上海市中药材标准》（1994 年版）中有收载。

菊科 *Compositae* 蒿属 *Artemisia*

白苞蒿 *Artemisia lactiflora* Wall. ex DC.

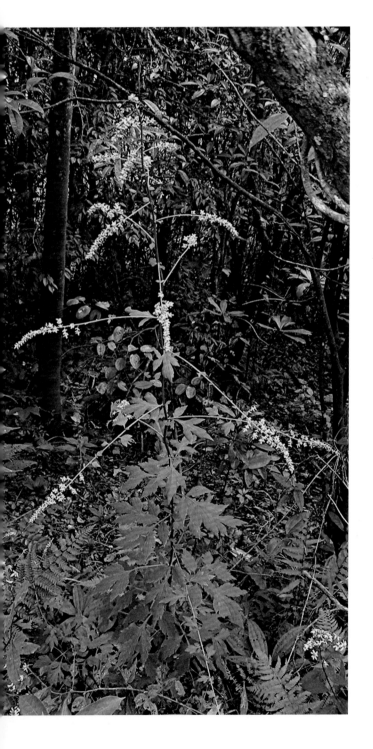

| 药材名 |

鸭脚艾（药用部位：全草或根）。

| 形态特征 |

多年生草本。茎直立，高60～120 cm，直径0.5～1 cm，无毛或被蛛丝状疏毛，上部常有多数花序枝。下部叶在花期枯萎；叶形多变异，长7～18 cm，宽5～12 cm，1或2回羽状深裂，中裂片常又3裂，裂片有深锯齿或浅锯齿，先端渐尖，上面无毛，下面沿脉有微毛，有短柄或长柄，基部有假托叶；上部叶小，细裂或不裂。头状花序极多数，在枝端排列成短或长的复总状花序；总苞卵形，长约0.2 cm，直径1～1.5 cm或达0.2 cm，无梗；总苞片白色或黄白色，约4层，卵形，边缘宽膜质，无毛；花浅黄色，外层为雌花，内层为两性花。瘦果矩圆形，长达0.15 cm，无毛。

| 生境分布 |

多生于林下、林缘、灌丛边缘、山谷等湿润或略为干燥的地区。德兴各地均有分布。

| 资源情况 |

野生资源丰富。药材来源于野生。

| 采收加工 | 夏、秋季采收全草，鲜用或晒干；秋季采挖根，洗净，鲜用或晒干。

| 药材性状 | 本品为不规则的段。茎枝圆柱形或稍扁，直径 0.3 ～ 0.8 cm，部分老茎直径可达 1.5 cm；表面深绿色至褐色，有明显的纵向棱线；质稍韧，不易折断；切面灰黄色，略显纤维性，中空或有较宽广的髓。叶多皱缩或破碎，完整者展平后呈羽状分裂或深裂，似鸭掌状，裂片卵形，先端一片较大，裂片边缘有疏锯齿；上表面深绿色至褐色，下表面色略浅，无毛，有较长的叶柄。有的枝端带有密集成穗状的黄白色头状花序，单个头状花序长圆形，细小。气微，味淡。

| 功能主治 | 辛、微苦，微温。归心、肝、脾经。活血散瘀，理气消肿。用于血瘀，痛经，闭经，产后瘀滞腹痛，食积腹胀，寒湿泄泻，疝气，脚气，阴疽肿痛，跌打损伤，烫火伤。

| 用法用量 | 内服煎汤，10 ～ 15 g，鲜品加倍；或捣汁。外用适量，捣敷；或绞汁涂；或研末撒；或研末调敷。

| 附　　注 | 本种异名：*Artemisia septemlobata* H. Lévl. et Vaniot、*Artemisia lactiflora* Wall. ex DC. f. *septemlobata* (H. Lévl. et Vaniot) Pamp.、*Artemisia lactiflora* Wall. ex DC. f. *henryana* Pamp.。

药材鸭脚艾，为本种的干燥全草，《中华人民共和国卫生部药品标准·中药成方制剂·第三册·附录》（1991 年版）、《广东省中药材标准》（2004 年版、2019 年版）中有收载；《中华人民共和国药典·附录》（2005 年版、2010 年版）、《广西中药材标准》（1990 年版）以"刘寄奴"之名收载之，《江西省中药材标准》（2014 年）以"白花蒿"之名收载之。

菊科 Compositae 蒿属 Artemisia

矮蒿
Artemisia lancea Van.

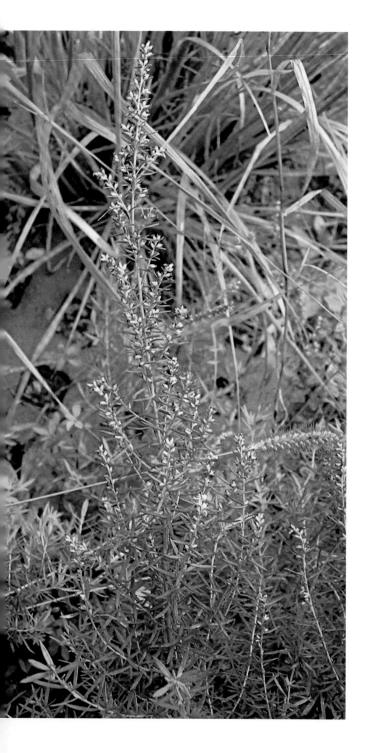

药材名

矮蒿（药用部位：根或叶）。

形态特征

多年生草本。茎常成丛，高达 1.5 m；中部以上有分枝；茎、枝初微被蛛丝状微柔毛。叶上面初微被蛛丝状柔毛及白色腺点和小凹点，下面密被灰白色或灰黄色蛛丝状毛；基生叶与茎下部叶卵圆形，2 回羽状全裂，每侧裂片 3 ~ 4，中部裂片羽状深裂，小裂片线状披针形或线形；中部叶长卵形或椭圆状卵形，长 1.5 ~ 2.5（~ 3）cm，1（~ 2）回羽状全裂，每侧裂片 2 ~ 3，基部 1 对裂片假托叶状；上部叶与苞片叶 5 或 3 全裂，或不裂。头状花序多数，卵圆形或长卵圆形，无梗，直径 0.1 ~ 0.15 cm，在茎上端组成圆锥花序；总苞片背面初微被柔毛；雌花 1 ~ 3；两性花 2 ~ 5，花冠檐部紫红色。瘦果长圆形。

生境分布

生于低海拔至中海拔地区的林缘、路旁、荒坡及疏林下。分布于德兴大茅山等。

| 资源情况 | 野生资源一般。药材来源于野生。

| 采收加工 | 夏、秋季采收，鲜用或晒干。

| 功能主治 | 辛、苦，温；有小毒。散寒止痛，温经止血。用于少腹冷痛，月经不调，宫冷不孕，吐血，衄血，崩漏，妊娠下血，皮肤瘙痒。

| 用法用量 | 内服煎汤，10 ~ 15 g，鲜品加倍。外用适量，捣敷。

| 附　　注 | 本种异名：*Artemisia feddei* H. Lévl. et Vaniot、*Artemisia minutiflora* Nakai、*Artemisia lavandulaefolia* DC. f. *effusa* Pamp.、*Artemisia lavandulaefolia* DC. subsp. *angusta* Pamp.、*Artemisia vulgaris* L. var. *maximowiczii* Nakai。

■菊科■ Compositae ■蒿属■ Artemisia

野艾蒿

Artemisia lavandulaefolia DC.

| **药 材 名** | 野艾叶（药用部位：叶。别名：蚊虫艾）。

| **形态特征** | 多年生草本。茎直立，高 50 ~ 120 cm，直径 0.4 ~ 0.6 cm，上部有斜升的花序枝，被密短毛。下部叶有长柄，2 回羽状分裂，裂片常有齿；中部叶长达 8 cm，宽达 5 cm，基部渐狭成短柄，有假托叶，羽状深裂，裂片 1 ~ 2 对，条状披针形，或无裂片，先端尖，上面被短微毛，密生白腺点，下面有灰白色密短毛，中脉无毛；上部叶渐小，条形，全缘。头状花序极多数，常下倾，在上部的分枝上排列成复总状，有短梗及细长苞叶；总苞矩圆形，长约 0.4 cm，直径约 0.2 cm；总苞片矩圆形，约 4 层，外层渐短，边缘膜质，背面被密毛；花红褐色，外层为雌花，内层为两性花。瘦果长不及 0.1 cm，无毛。

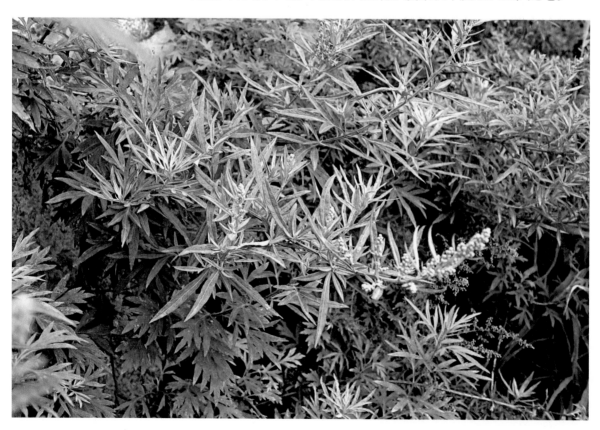

| **生境分布** | 多生于低海拔或中海拔地区的路旁、林缘、山坡、草地、山谷、灌丛及河湖滨草地等。德兴各地均有分布。

| **资源情况** | 野生资源丰富。药材来源于野生。

| **采收加工** | 夏季花未开时采摘，除去枯叶、茎枝及杂质，阴干。

| **药材性状** | 本品叶多皱缩，破碎，完整者展平后呈卵形、长圆形，长 2.5 ~ 6 cm，宽 1 ~ 4 cm。上表面灰绿色至深绿色，有众多的腺点及小凹点，疏被短柔毛，下表面密被白色绒毛；常 2 回羽状全裂或第 2 回深裂，少数羽状全裂或不裂，裂片卵形、长椭圆形至披针形，边缘常无裂齿；叶柄长，常有假托叶。质柔软。气清香，味苦。

| **功能主治** | 苦、辛，温。归肝、脾、肾经。散寒除湿，温经止血，安胎。用于崩漏，先兆流产，痛经，月经不调，湿疹，皮肤瘙痒。

| **用法用量** | 内服煎汤，3 ~ 10 g；或捣汁。外用适量，捣绒作炷或制成艾条熏灸；或捣敷；或煎汤熏洗；或炒热温熨。

| **附　　注** | 本种异名：*Artemisia tristis* Pamp.、*Artemisia grisea* Pamp.、*Artemisia clemensiana* Pamp.、*Artemisia codonocephala* Diels、*Artemisia araneosa* Kitam.、*Artemisia selengensis* Turcz. ex Bess. var. *umbrosa* Ledeb.。
药材野艾叶，为本种的干燥叶，《江苏省中药材标准》（1989 年版、2016 年版）、《甘肃省中药材标准》（2008 年版、2009 年版）中有收载；《内蒙古中药材标准》（1988 年版）、《山东省中药材标准·附录》（1995 年版、2002 年版）以"野艾"之名收载之。

菊科 Compositae 蒿属 Artemisia

蒙古蒿

Artemisia mongolica (Fisch. ex Bess.) Nakai

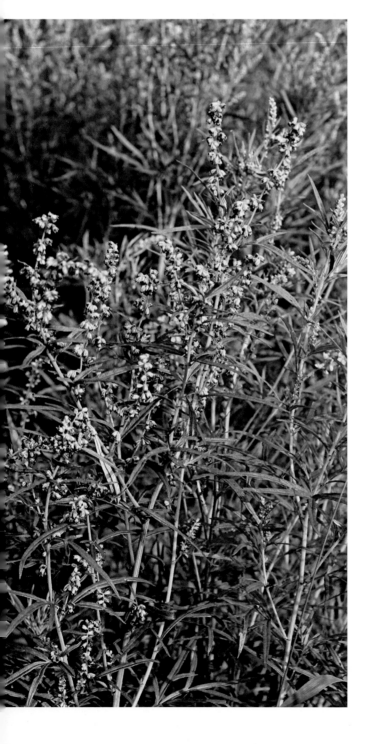

| 药 材 名 |

蒙古蒿（药用部位：茎叶）。

| 形态特征 |

多年生草本。茎少数或单生，分枝多，茎、枝初密被灰白色蛛丝状柔毛。叶上面初被蛛丝状柔毛，下面密被灰白色蛛丝状绒毛；下部叶卵形或宽卵形，2 回羽状全裂或深裂，第 1 回全裂，每侧裂片 2 ~ 3，裂片再次羽状深裂或具浅裂齿，叶柄长；中部叶卵形、近圆形或椭圆状卵形，长（3 ~）5 ~ 9 cm，（1 ~）2 回羽状分裂，第 1 回全裂，每侧裂片 2 ~ 3，叶基部渐窄成短柄，叶柄长 0.5 ~ 2 cm；上部叶与苞片叶卵形或长卵形，羽状全裂、5 或 3 全裂，无柄。头状花序多数，椭圆形，直径 0.12 cm，在茎上组成窄或中等开展的圆锥花序；总苞片背面密被灰白色蛛丝状毛；雌花 5 ~ 10；两性花 8 ~ 15，檐部紫红色。瘦果长圆状倒卵圆形。

| 生境分布 |

多生于中海拔或低海拔地区的山坡、灌丛、河湖岸边及路旁等。德兴各地均有分布。

| 资源情况 | 野生资源较少。药材来源于野生。

| 采收加工 | 夏、秋季采收，鲜用或阴干。

| 功能主治 | 辛、苦，温。归肺、心、肝经。散寒除湿，温经止痛，安胎止血。用于感冒咳嗽，皮肤湿疮，疥癣，痛经，胎动不安，功能失调性子宫出血；外用灸诸疾。

| 用法用量 | 内服煎汤，3 ~ 10 g；或入丸、散剂；或捣汁。外用适量，捣绒作炷或制成艾条熏灸；或捣敷；或煎汤熏洗；或炒热温熨。

| 附　注 | 本种异名：*Artemisia obscura* Pamp.、*Artemisia obscura* Pamp. var. *tenuifolia* Pamp.、*Artemisia vulgaris* L. var. *tenuifolia* Turcz. ex DC.、*Artemisia obscura* Pamp. var. *regina* Pamp.、*Artemisia mongolica* (Fisch. ex Bess.) Nakai var. *interposita* Kitag.。

菊科 Compositae 蒿属 Artemisia

魁蒿
Artemisia princeps Pamp.

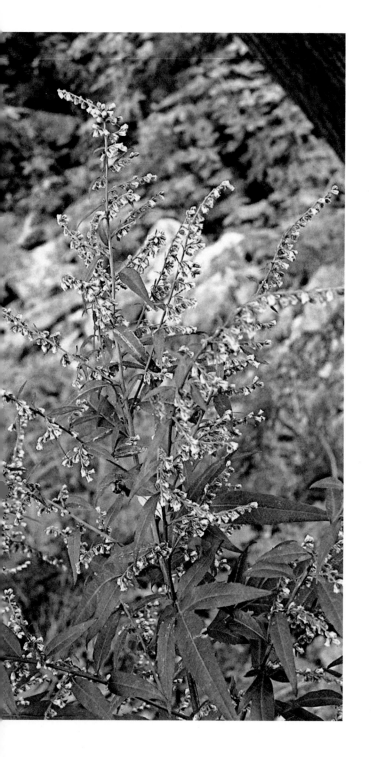

| 药 材 名 |

五月艾（药用部位：叶）。

| 形态特征 |

多年生草本。茎直立，高 60 ~ 120 cm，被蛛丝状薄毛，下部毛常脱落，中部以上多开展或斜升的分枝。下部叶在花期枯萎；中部叶长 6 ~ 10 cm，宽 4 ~ 8 cm，羽状深裂，侧裂片常 2 对，裂片矩圆形，先端急尖，边缘有疏齿或无齿，上面绿色，无毛，下面被灰白色密茸毛；上部叶小，有 3 裂片或不裂，基部常有抱茎的假托叶。头状花序极多数，常下倾，在茎及枝端密集成复总状，有披针形至条形的苞叶；总苞卵形，长 0.25 ~ 0.35 cm，宽 0.2 ~ 0.25 cm，被蛛丝状薄毛；总苞片 3 ~ 4 层，矩圆形，外层背面绿色，边缘膜质，内层边缘宽膜质；花黄色，内层为两性花，外层为雌花。瘦果长约 0.1 cm，无毛。

| 生境分布 |

多生于低海拔或中海拔地区的路旁、山坡、灌丛、林缘及沟边。分布于德兴海口、黄柏等。

| 资源情况 | 野生资源较少。药材来源于野生。 |

| 采收加工 | 夏、秋季采收，鲜用或阴干。 |

| 功能主治 | 辛、苦，温。解毒消肿，散寒除湿，温经止血。用于月经不调，闭经腹痛，崩漏，产后腹痛，腹中寒痛，胎动不安，鼻衄，肠风出血，赤痢下血。 |

| 用法用量 | 内服煎汤，3 ~ 10 g；或入丸、散剂；或捣汁。外用适量，捣绒作炷或制成艾条熏灸；或捣敷；或煎汤熏洗；或炒热温熨。 |

| 附　注 | 本种异名：*Artemisia parvula* Pamp.、*Artemisia vulgaris* L. var. *latiloba* Ledeb.、*Artemisia princeps* Pamp. f. *genuina* Pamp.、*Artemisia montana* (Nakai) Pamp. f. *occidentalis* Pamp.、*Artemisia vulgaris* L. var. *maximoviczii* Nakai。 |

菊科 Compositae 蒿属 Artemisia

猪毛蒿
Artemisia scoparia Waldst. et Kit.

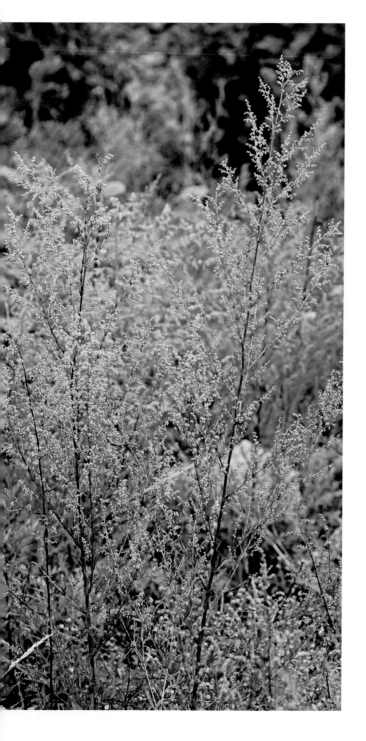

药材名

猪毛蒿（药用部位：幼嫩茎叶）。

形态特征

多年生草本或一、二年生草本。茎单生，稀
2 ~ 3，高达 1.3 m，中部以上分枝，茎、
枝幼被灰白色或灰黄色绢质柔毛。茎下部
叶初两面密被灰白色或灰黄色绢质柔毛，
长卵形或椭圆形，长 1.5 ~ 3.5 cm，2 ~ 3
回羽状全裂，每侧裂片 3 ~ 4，裂片羽状全
裂，每侧小裂片 1 ~ 2，小裂片线形，长
0.3 ~ 0.5 cm，叶柄长 2 ~ 4 cm；中部叶初
两面被柔毛，长圆形或长卵形，长 1 ~ 2 cm，
1 ~ 2 回羽状全裂，每侧裂片 2 ~ 3，不裂
或 3 全裂，小裂片丝线形或毛发状；茎上部
叶与分枝叶及苞片叶 3 ~ 5 全裂或不裂。头
状花序近球形，稀卵圆形，直径 0.1 ~ 0.15
（ ~ 0.2）cm，基部有线形小苞叶，在茎上
组成开展的圆锥花序；总苞片无毛；雌花
5 ~ 7；两性花 4 ~ 10。

生境分布

生于中、低海拔地区的山坡、旷野、路旁等。
德兴各地均有分布。

| **资源情况** | 野生资源一般。药材来源于野生。

| **采收加工** | 春、夏季采收，阴干。

| **药材性状** | 本品为不规则段。茎圆柱形，表面红褐色、褐色，具纵纹，光滑或被稀疏灰白色、绢状柔毛；质脆，易折断，断面不平整，中央有白色髓或小空洞。叶皱缩，多破碎，完整者呈圆形或长卵形，2～3回羽状全裂，两面密被灰白色、绢状柔毛或脱落。头状花序皱缩，较小，总苞片外层革质，内层半膜质。气浓烈清香，味苦。

| **功能主治** | 苦、辛，凉。清热利湿，利胆退黄。用于黄疸，尿少，湿疮瘙痒，风痒疥疮。

| **用法用量** | 内服煎汤，10～15 g；或入丸、散剂；对于脾虚血亏而致的虚黄、萎黄，一般不宜使用。外用适量，煎汤洗。

菊科 Compositae 蒿属 Artemisia

蒌蒿
Artemisia selengensis Turcz. ex Bess.

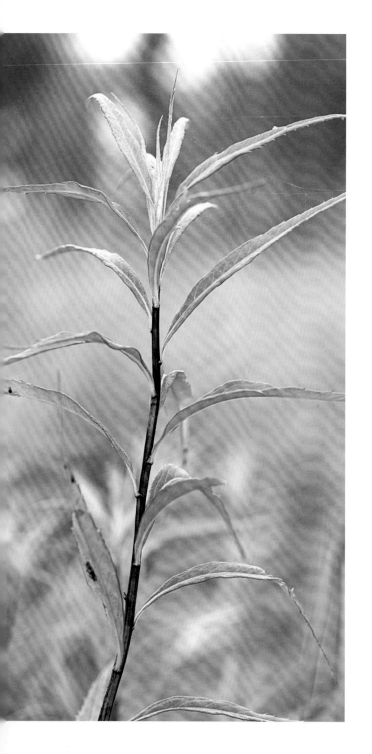

| 药 材 名 |

红陈艾（药用部位：全草或地上部分。别名：黎蒿）。

| 形态特征 |

多年生草本，有地下茎。茎直立，高 60 ～ 150 cm，无毛，常紫红色，上部有多少直立的花序枝。下部叶在花期枯萎；中部叶密集，羽状深裂，长 10 ～ 18 cm，宽约为长的一半，侧裂片 2 对或 1 对，条状披针形或条形，先端渐尖，有疏浅锯齿，上面无毛，下面被白色薄茸毛，基部渐狭成楔形短柄，无假托叶；上部叶 3 裂或不裂，或条形而全缘。头状花序直立或稍下倾，有短梗，多数密集成狭长的复总状花序，有条形苞叶；总苞近钟状，长 0.25 ～ 0.3 cm，宽 0.2 ～ 0.25 cm；总苞片约 4 层，外层卵形，黄褐色，被短绵毛，内层边缘宽膜质；花黄色，内层为两性花，外层为雌花。瘦果微小，无毛。

| 生境分布 |

多生于低海拔地区的河湖岸边与沼泽地带，也生于湿润的疏林、山坡、路旁、荒地等。分布于德兴海口、香屯等，海口、香屯有栽培。

| 资源情况 | 野生资源较少，栽培资源一般。药材来源于栽培。 |

| 采收加工 | 春、夏季采收，鲜用或干燥。 |

| 药材性状 | 本品长 1 m 左右，多弯曲或折断。茎基部圆柱形，直径 0.3 ~ 0.4 cm，无毛；上部枝有棱，微有白柔毛，表面紫褐色，有粗纵纹，叶痕明显，黄褐色，稍突起。叶多皱缩，下部叶 3 ~ 5 深裂，上部叶不分裂，上面黄褐色，无毛，下面密被白色绒毛，有细小点；叶脉在上表面稍突起。有的可见头状花序集成狭长圆锥花丛；花序轴密被白色绒毛。气香，味苦。 |

| 功能主治 | 苦、辛，温。归心、脾经。活血祛瘀，下气通络。用于产后瘀血停积，小腹胀痛，跌打损伤，瘀血肿痛，因伤而大小便下血，胃气虚弱，纳呆，浮肿，河豚中毒。 |

| 用法用量 | 内服煎汤，15 ~ 30 g；或入散、酒剂；孕妇忌服；生用或酒炒用。 |

| 附　注 | 药材红陈艾，为本种的干燥地上部分，《全国中草药汇编·下册》（第二版）中有收载；《四川省中药材标准》（1987 年版、2010 年版）以"刘寄奴"之名收载之。
本种的嫩茎可炒食，如素炒或炒腊肉等。 |

菊科 Compositae 蒿属 Artemisia

南艾蒿 *Artemisia verlotorum* Lamotte

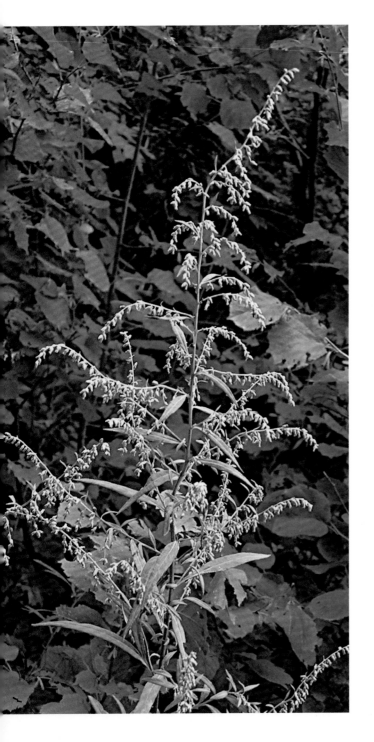

药材名

南艾蒿（药用部位：根、叶）。

形态特征

多年生草本。茎单生或少数，高达 1 m，中、上部分枝；茎、枝初微被柔毛。叶上面近无毛，被白色腺点及小凹点，下面除叶脉外密被灰白色绵毛；基生叶与茎下部叶卵形或宽卵形，1～2 回羽状全裂，具柄；中部叶卵形或宽卵形，长 5～12 cm，1（～2）回羽状全裂，每侧裂片 3～4，裂片披针形或线状披针形，长 3～5 cm，不裂或偶有数浅裂齿，叶柄短或近无柄；上部叶 3～5 全裂或深裂；苞片叶不裂。头状花序椭圆形或长圆形，直径 0.2～0.25 cm，在茎上组成圆锥花序；总苞片背面初微有蛛丝状柔毛；雌花 3～6，两性花 8～18，花冠檐部紫红色。瘦果倒卵圆形或长圆形，稍扁。

生境分布

生于低海拔至中海拔地区的山坡、路旁、田边等。德兴各地均有分布。

资源情况

野生资源一般。药材来源于野生。

| **采收加工** | 春、夏季采收，鲜用或阴干。

| **功能主治** | 散寒，止痛，止血。用于淋证。

| **用法用量** | 内服煎汤，10 ~ 15 g。

菊科 Compositae 紫菀属 Aster

三脉紫菀 Aster ageratoides Turcz.

| 药 材 名 | 山白菊（药用部位：全草或根。别名：红管药）。

| 形态特征 | 多年生草本，高 40 ~ 100 cm。茎直立，有柔毛或粗毛。下部叶宽卵形，急狭成长柄，在花期枯落；中部叶椭圆形或矩圆状披针形，长 5 ~ 15 cm，宽 1 ~ 5 cm，先端渐尖，基部楔形，边缘有 3 ~ 7 对浅锯齿或深锯齿；上部叶渐小，有浅齿或全缘；全部叶纸质，上面有短糙毛，下面有短柔毛，或两面有短茸毛，下面沿脉有粗毛，有离基三出脉，侧脉 3 ~ 4 对。头状花序直径 1.5 ~ 2 cm，排列成伞房状或圆锥伞房状；总苞倒锥状或半球形，宽 0.4 ~ 1 cm；总苞片 3 层，条状矩圆形，上部绿色或紫褐色，下部干膜质；舌状花 10 或更多，舌片紫色、浅红色或白色；管状花黄色。瘦果长

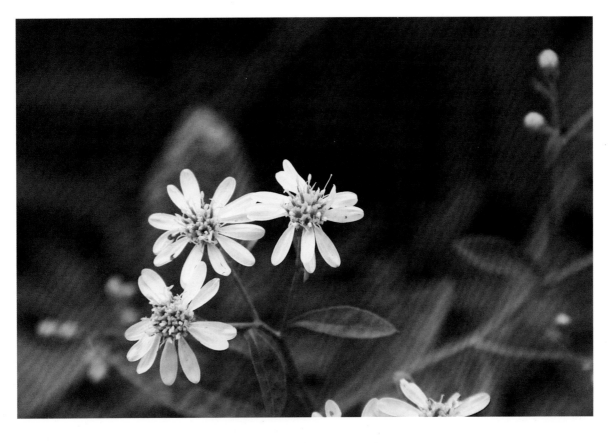

0.2 ～ 0.25 cm；冠毛浅红褐色或污白色。

| **生境分布** | 生于海拔 100 m 以上的林下、林缘、灌丛及山谷湿地。德兴各地均有分布。

| **资源情况** | 野生资源丰富。药材来源于野生。

| **采收加工** | 夏、秋季采收，洗净，鲜用，或扎成把，晾干。

| **药材性状** | 本品根茎较粗壮，有多数棕黄色须根。茎圆柱形，直径 0.1 ～ 0.4 cm，基部光滑或略有毛，有时稍带淡褐色，下部茎呈暗紫色，上部茎多分枝，呈暗绿色；质脆，易折断，断面不整齐，中央有髓，黄白色。单叶互生，叶片多皱缩或破碎，完整叶展平后呈长椭圆状披针形，长 5 ～ 15 cm，宽 1 ～ 5 cm，灰绿色，边缘具疏锯齿，具明显的离基三出脉，表面粗糙，背面网脉显著。头状花序顶生，排列成伞房状或圆锥状，舌状花白色、青紫色或淡红色，管状花黄色。瘦果椭圆形，冠毛污白色或褐色。气微香，味稍苦。

| **功能主治** | 苦、辛，凉。归肺经。清热解毒，祛痰镇咳，凉血止血。用于感冒发热，扁桃体炎，支气管炎，肝炎，肠炎，痢疾，热淋，血热吐衄，痈肿疔毒，蛇虫咬伤。

| **用法用量** | 内服煎汤，15 ～ 60 g。外用适量，鲜品捣敷。

| **附　注** | 本种异名：*Aster trinervis* Roxb. ex D. Don subsp. *ageratoides* (Turcz.) Griers.、*Aster ageratoides* Turcz. subsp. *ageratoides* Griers.、*Aster trinervius* Forbes et Hemsl.。

本种的嫩茎叶经沸水焯烫后可凉拌或炒食。

本种为 20 世纪 70 年代初期被发掘并深入研究的一种防治慢性支气管炎的药物，在江西民间被称为换肺草，在治疗气管炎方面有着较为悠久的药用历史。

菊科 Compositae 紫菀属 Aster

琴叶紫菀
Aster panduratus Nees ex Walper

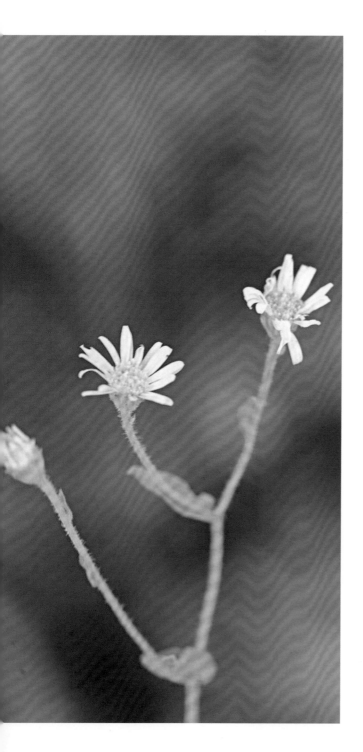

药 材 名

岗边菊（药用部位：全草）。

形态特征

多年生草本，高 50 ~ 100 cm。茎直立，有长粗毛，常有腺。中部叶矩圆状匙形，长 4 ~ 9 cm，宽 1.5 ~ 2.5 cm，先端急尖或钝，有小尖头，下部稍狭，基部扩大成心形或有圆耳，半抱茎，全缘或有疏齿；上部叶渐小，基部心形抱茎，常全缘；全部叶稍厚质，两面有长贴毛和密短毛，有腺，下面沿脉及边缘有长毛。头状花序直径 2 ~ 2.5 cm，在枝端单生或排列成疏散伞房状；总苞半球形，长 0.5 cm，宽 0.6 ~ 0.8 cm；总苞片 3 层，外层草质，先端尖或稍钝，有密短毛及腺，内层上部或中脉草质，边缘膜质而无毛；舌状花约 30，浅紫色；管状花有短毛，裂片 5，长。瘦果长 0.2 cm；冠毛白色或稍红色。

生境分布

生于海拔 100 ~ 1 400 m 的山坡灌丛、草地、溪岸、路旁。德兴各地均有分布。

| 资源情况 | 野生资源较少。药材来源于野生。

| 采收加工 | 夏、秋季拔取带根全草，洗净，切段，晒干。

| 功能主治 | 苦、辛，温。温肺止咳，散寒止痛。用于肺寒咳喘，胃脘冷痛。

| 用法用量 | 内服煎汤，15 ~ 30 g。

| 附　　注 | 本种异名：*Aster argyi* H. Lévl.、*Aster candelabrum* Vaniot、*Aster fordii* Hemsl.。

菊科 Compositae 紫菀属 Aster

紫菀

Aster tataricus L. f.

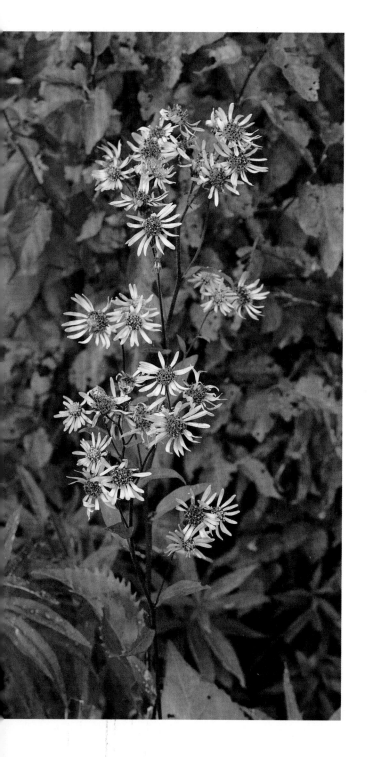

药材名

紫菀（药用部位：根及根茎）。

形态特征

多年生草本，高 40 ~ 150 cm。茎直立，粗壮，有疏粗毛，基部有纤维状残叶片和不定根。基部叶在花期枯落，矩圆状或椭圆状匙形，长 20 ~ 50 cm，宽 3 ~ 13 cm；上部叶狭小；全部叶厚纸质，两面有粗短毛，中脉粗壮，有 6 ~ 10 对羽状侧脉。头状花序直径 2.5 ~ 4.5 cm，排列成复伞房状；总苞半球形，宽 1 ~ 2.5 cm，总苞片 3 层，外层渐短，全部或上部草质，先端尖或圆形，边缘宽膜质，紫红色；舌状花 20 或更多，蓝紫色，中央有多数两性、管状花。瘦果倒卵状矩圆形，紫褐色，长 0.25 ~ 0.3 cm，两面各有 1 或少有 3 脉，有疏粗毛；冠毛污白色或带红色。

生境分布

生于海拔 400 m 以上的低山阴坡湿地、山顶、低山草地及沼泽地。德兴香屯、绕二等曾有栽培，现已逸为野生。

| 资源情况 | 栽培逸为野生资源一般。药材主要来源于栽培。

| 采收加工 | 10 月下旬至翌年早春，待地上部分枯萎后挖掘根部，除去枯叶，将细根编成小辫状，晒至全干。

| 药材性状 | 本品根茎呈不规则块状，大小不一，先端有茎、叶的残基；质稍硬。根茎簇生多数细根，长 3 ～ 15 cm，直径 0.1 ～ 0.3 cm，多编成辫状；表面紫红色或灰红色，有纵皱纹；质较柔韧。气微香，味甜、微苦。

| 功能主治 | 苦、辛，温。归肺经。温肺下气，化痰止咳。用于咳嗽，肺虚劳嗽，肺痿肺痈，咳吐脓血，小便不利。

| 用法用量 | 内服煎汤，4.5 ～ 10 g；或入丸、散剂；有实热者慎服。

| 附 注 | 本种异名：*Aster nakai* H. Lévl. et Vaniot、*Aster tataricus* L. f. var. *minor* Makino、*Aster tataricus* L. f. var. *robustus* Nakai、*Aster tataricus* L. f. var. *nakaii* (H. Lévl. et Vaniot) Kitam.、*Aster tataricus* L. f. var. *vernalis* Nakai。

药材紫菀，为本种的干燥根及根茎，《中华人民共和国药典》（1963 年版至 2020 年版）中有收载。

菊科 Compositae 紫菀属 Aster

陀螺紫菀 *Aster turbinatus* S. Moore

| 药 材 名 | 单头紫菀（药用部位：全草）、单头紫菀根（药用部位：根）。

| 形态特征 | 多年生草本，高 60 ~ 100 cm。茎直立，有糙毛或长粗毛。下部叶卵形或卵状披针形，长 4 ~ 10 cm，宽 3 ~ 7 cm，先端尖或渐尖，基部截形或圆形，渐狭成 4 ~ 8（~ 12）cm、具宽翅的叶柄，边缘有浅齿；中部叶矩圆状或椭圆状披针形，无叶柄，基部有抱茎的圆形小耳；上部叶渐小；全部叶两面有短糙毛，下面沿脉有长糙毛。头状花序直径 2 ~ 4 cm，单生或 2 ~ 3 簇生于茎上部叶腋；总苞倒锥形，长 1 ~ 1.2 cm，宽 1 ~ 1.8 cm；总苞片约 5 层（不包括苞片状的苞叶），厚干膜质，边缘膜质，带紫红色，有睫毛；舌状花蓝紫色；管状花有较深的裂片和较长的筒部。瘦果长 0.3 cm，两面

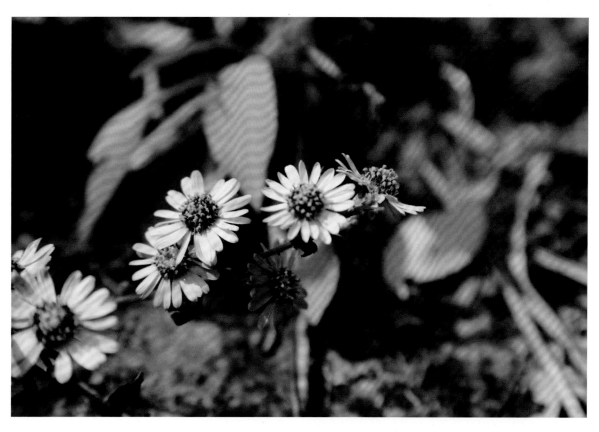

有肋，有密粗毛；冠毛白色。

| **生境分布** | 生于海拔 200 ～ 800 m 的低山山谷、溪岸或林阴地。德兴各地均有分布。

| **资源情况** | 野生资源较少。药材来源于野生。

| **采收加工** | **单头紫菀**：夏、秋季采收，鲜用，或扎成把，晒干。
单头紫菀根：夏、秋季采挖，除去地上部分，洗净，晒干。

| **功能主治** | **单头紫菀**：微苦，凉。归肺、大肠经。清热解毒，健脾止痢，止痒。用于乳痈，乳蛾，泄泻。
单头紫菀根：微苦，凉。归肝、心、脾经。清热解毒。用于乳蛾，乳痈，疳积，消化不良。

| **用法用量** | **单头紫菀**：内服煎汤，15 ～ 30 g。
单头紫菀根：内服煎汤，10 ～ 30 g。

菊科 Compositae 苍术属 *Atractylodes*

苍术

Atractylodes lancea (Thunb.) DC.

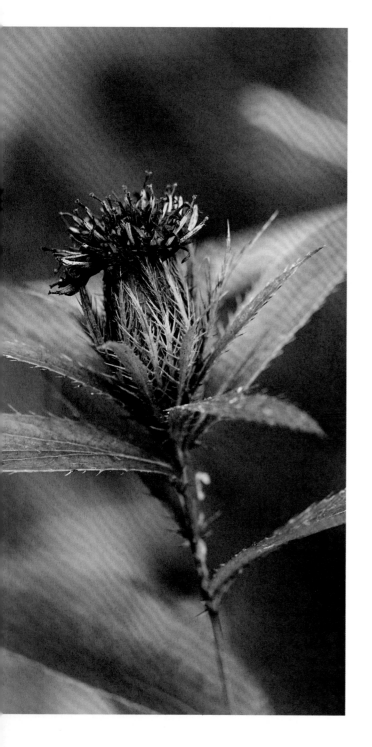

| 药材名 |

苍术（药用部位：根茎）。

| 形态特征 |

多年生草本。根茎长块状。叶卵状披针形至椭圆形，长 3 ~ 5.5 cm，宽 1 ~ 1.5 cm，先端渐尖，基部渐狭，边缘有刺状锯齿，上面深绿色，有光泽，下面淡绿色，叶脉隆起，无柄；下部叶常 3 裂，裂片先端尖，先端裂片极大，卵形，两侧的较小，基部楔形，无柄或有柄。头状花序顶生，叶状苞片 1 列，羽状深裂，裂片刺状；总苞圆柱形；总苞片 5 ~ 7 层，卵形至披针形；花冠筒状，白色或稍带红色，长约 1 cm，上部略膨大，先端 5 裂，裂片条形。瘦果有柔毛；冠毛长约 0.8 cm，羽状。

| 生境分布 |

德兴大茅山及香屯等有栽培。

| 资源情况 |

栽培资源较少。药材来源于栽培。

| 采收加工 |

春、秋季采挖，除去泥沙，晒干，撞去须根。

| 药材性状 | 本品呈不规则连珠状或结节状圆柱形，略弯曲，偶有分枝，长 3 ~ 10 cm，直径 1 ~ 2 cm。表面灰棕色，有皱纹、横曲纹及残留须根，先端具茎痕或残留茎基。质坚实，断面黄白色或灰白色，散有多数橙黄色或棕红色油室，暴露稍久可析出白色细针状结晶。气香特异，味微甘、辛、苦。

| 功能主治 | 辛、苦，温。归脾、胃、肝经。燥湿健脾，祛风散寒，明目。用于湿阻中焦，脘腹胀满，泄泻，水肿，脚气痿躄，风湿痹痛，风寒感冒，夜盲，眼目昏涩。

| 用法用量 | 内服煎汤，3 ~ 9 g；或入丸、散剂；阴虚内热，气虚多汗者禁服。

| 附　　注 | 药材苍术，为本种的干燥根茎，《中华人民共和国药典》（1963 年版至 2020 年版）和《新疆维吾尔自治区药品标准·第二册》（1980 年版）等中有收载。《中华人民共和国药典》规定，按干燥品计算，苍术含苍术素（$C_{13}H_{10}O$）不得少于 0.30%。

菊科 Compositae 苍术属 Atractylodes

白术 Atractylodes macrocephala Koidz.

| **药 材 名** | 白术（药用部位：根茎）。

| **形态特征** | 多年生草本。根茎块状。茎高 50 ~ 60 cm，上部分枝。叶有长柄，3 裂或羽状 5 深裂，裂片卵状披针形至披针形，长 5 ~ 8 cm，宽 1.5 ~ 3 cm，先端长渐尖，基部渐狭，边缘有贴伏的细刺齿，先端裂片较大；茎上部叶狭披针形，不分裂。头状花序较大，长约 2.5 cm，宽约 3.5 cm，基部苞片叶状，长 3 ~ 5 cm，羽状裂片刺状；总苞片 5 ~ 7 层，外面略有微柔毛，外层短，卵形，先端钝，最内层条形，先端尖钝，伸长；花紫红色，花冠长约 1.5 cm。瘦果密生柔毛；冠毛长约 1.3 cm，羽状，基部联合。

| **生境分布** | 栽培种。德兴大茅山一带及新岗山等有栽培。

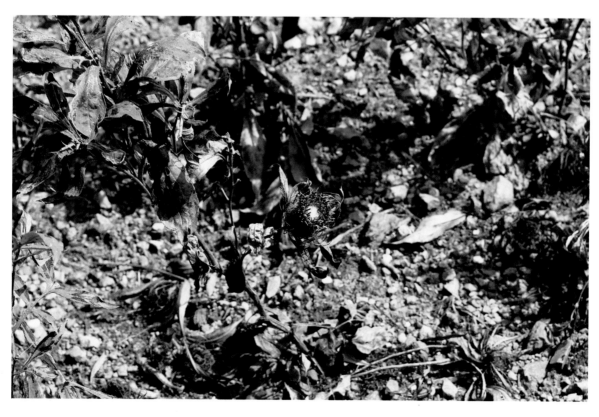

| **资源情况** | 栽培资源一般。药材来源于栽培。

| **采收加工** | 冬季下部叶枯黄、上部叶变脆时采挖，除去泥沙，烘干或晒干，再除去须根。

| **药材性状** | 本品为不规则的肥厚团块，长 3 ~ 13 cm，直径 1.5 ~ 7 cm。表面灰黄色或灰棕色，有瘤状突起及断续的纵皱纹和沟纹，并有须根痕，先端有残留茎基和芽痕。质坚硬，不易折断，断面不平坦，黄白色至淡棕色，有棕黄色的点状油室散在；烘干者断面角质样，色较深或有裂隙。气清香，味甘、微辛，嚼之略带黏性。

| **功能主治** | 苦、甘，温。归脾、胃经。健脾益气，燥湿利水，止汗，安胎。用于脾虚食少，腹胀泄泻，痰饮眩悸，水肿，自汗，胎动不安。

| **用法用量** | 内服煎汤，6 ~ 12 g；或熬膏；或入丸、散剂；阴虚内热，津液亏耗者慎服。利水消肿、固表止汗、除湿治痹宜生用；健脾和胃宜炒用；健脾止泻宜炒焦用。

| **附　　注** | 本种异名：*Atractylis macrocephala* (Koidz.) Hand.-Mazz.、*Atractylis macrocephala* (Koidz.) Hand.-Mazz. var. *hunanensis* Ling、*Atractylis ovata* auct. non Thunb.。
药材白术，为本种的干燥根茎，《中华人民共和国药典》（1963 年版至 2020 年版）和《新疆维吾尔自治区药品标准·第二册》（1980 年版）等中有收载。

菊科 Compositae 鬼针草属 Bidens

婆婆针
Bidens bipinnata L.

| 药 材 名 | 鬼针草（药用部位：全草。别名：一把针、一包针、铁火叉）。

| 形态特征 | 一年生草本，高 50 ~ 100 cm。中部和下部叶对生，2 回羽状深裂，裂片先端尖或渐尖，边缘具不规则的细齿或钝齿，两面略有短毛，具长叶柄；上部叶互生，羽状分裂。头状花序直径 0.5 ~ 1 cm，总花梗长 2 ~ 10 cm；总苞片条状椭圆形，先端尖或钝，被细短毛；舌状花黄色，通常有 1 ~ 3，不发育；管状花黄色，发育，长约 0.5 cm，裂片 5。瘦果条形，长 1 ~ 2 cm，宽约 0.1 cm，具 3 ~ 4 棱，有短毛；先端冠毛 3 ~ 4，芒状，长 0.2 ~ 0.5 cm。

| 生境分布 | 生于路边荒地、山坡及田间。德兴各地均有分布。

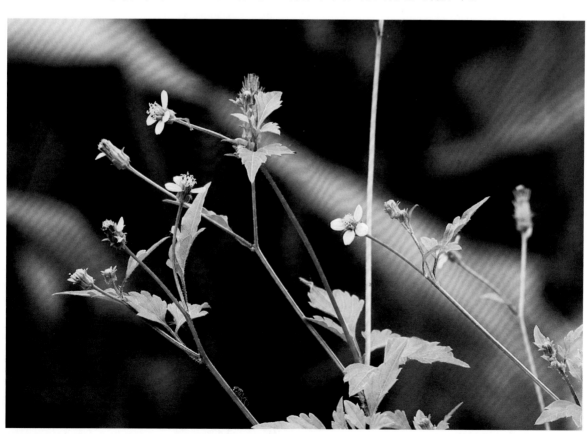

| 资源情况 | 野生资源一般。药材来源于野生。

| 采收加工 | 夏、秋季花盛期采收全草，拣去杂草，鲜用或晒干。

| 药材性状 | 本品茎略呈方形，幼茎有短柔毛。叶纸质而脆，多皱缩、破碎，常脱落。茎顶常有扁平盘状花托，着生 10 余个呈针束状、有 4 棱的果实，有时带有头状花序。气微，味淡。

| 功能主治 | 苦，微寒。归肝、肺、大肠经。清热解毒，祛风除湿，活血消肿。用于咽喉肿痛，泄泻，痢疾，黄疸，肠痈，疔疮肿毒，蛇虫咬伤，风湿痹痛，跌打损伤。

| 用法用量 | 内服煎汤，15 ~ 30 g，鲜品加倍；或捣汁。外用适量，捣敷；或取汁涂；或煎汤熏洗。

| 附　　注 | 药材鬼针草，为本种的干燥全草，《贵州省中药材质量标准》（1988 年版）、《中华人民共和国卫生部药品标准·中药成方制剂·第九册·附录》（1994 年版）、《北京市中药材标准·附录》（1998 年版）、《甘肃省中药材标准》（2008 年版、2009 年版）、《甘肃省 40 种中药材质量标准（试行）》（1995 年版）、《山东省中药材标准》（2002 年版、2012 年版）、《湖北省中药材质量标准》（2009 年版、2018 年版）、《陕西省药材标准》（2015 年版）中有收载；《河南省中药材标准》（1991 年版）以"金盏银盘"之名收载之，《上海市中药材标准》（1994 年版）以"婆婆针"之名收载之。

菊科 Compositae 鬼针草属 Bidens

金盏银盘 *Bidens biternata* (Lour.) Merr. et Sherff

| **药 材 名** | 金盏银盘（药用部位：全草）。

| **形态特征** | 一年生草本，高 30 ~ 150 cm。叶对生，上部叶有时互生，1 ~ 2 回羽状分裂，小裂片卵形至卵状披针形，先端短渐尖或急尖，边缘有锯齿或有时半羽裂，两面被疏柔毛；有叶柄。头状花序直径 0.5 ~ 0.8 cm，具长梗；总苞基部有柔毛；总苞片 2 层，外层苞片 7 ~ 10，条形，被柔毛；舌状花 3 或无，不育，舌片白色；管状花黄色。瘦果条形，具 4 棱，被糙伏毛，先端具 3 ~ 4 芒状冠毛。

| **生境分布** | 生于路边、村旁及荒地中。德兴各地均有分布。

| **资源情况** | 野生资源一般。药材来源于野生。

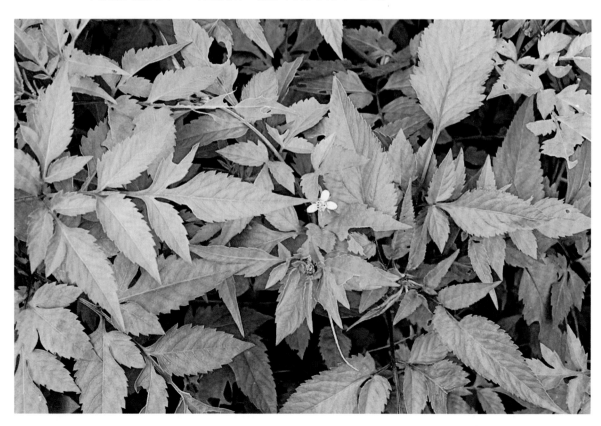

| 采收加工 | 夏、秋季枝叶茂盛和花开时采收，晒干。

| 药材性状 | 本品茎略具 4 棱，表面淡棕褐色，基部直径 0.1 ~ 0.9 cm，长 30 ~ 150 cm。叶对生；一或二回三出复叶，卵形或卵状披针形，长 2 ~ 7 cm，宽 1 ~ 2.5 cm，叶缘具细齿。头状花序干枯，具长梗。瘦果易脱落，残存花托近圆形。气微，味淡。

| 功能主治 | 甘、淡，微寒。归肺、心、胃经。疏散风热，清热解毒。用于风热感冒，乳蛾，肠痈，毒蛇咬伤，湿热泻痢，黄疸；外用于疮疡，痔疮。

| 用法用量 | 内服煎汤，10 ~ 30 g；或浸酒。外用适量，捣敷；或煎汤洗。

| 附　注 | 本种异名：*Coreopsis biternata* Lour.、*Bidens robertianifolia* H. Lévl. et Vaniot、*Bidens chinensis* Willd.。

药材金盏银盘，为本种的干燥全草，《广东省中药材标准》（2004 年版）、《河南省中药材标准》（1991 年版）、《湖南省中药材标准》（2009 年版）、《江西省中药材标准》（2014 年版）、《山东省中药材标准》（2012 年版）、《吉林省中药材标准·第一册》（2019 年版）中有收载。文献中记载的金盏银盘的基原还包括三叶鬼针草 *Bidens pilosa* L.［《江西省中药材标准》（2014 年版）］。

菊科 Compositae 鬼针草属 Bidens

大狼把草

Bidens frondosa L.

| **药 材 名** | 大狼把草（药用部位：地上部分）。 |

| **形态特征** | 一年生草本。茎直立，分枝，常带紫色。叶对生，一回羽状复叶，小叶 3 ~ 5，披针形，长 3 ~ 10 cm，宽 1 ~ 3 cm，边缘有粗锯齿，通常背面被稀疏短柔毛。头状花序单生于茎、枝端，连同总苞苞片直径 1.2 ~ 2.5 cm，高约 1.2 cm，外层苞片通常 8，披针形或匙状倒披针形，叶状，内层苞片长圆形，膜质，具淡黄色边缘；舌状花无或极不明显；管状花两性，5 裂。瘦果扁平，狭楔形，先端芒刺 2，有倒刺毛。 |

| **生境分布** | 生于田野湿润处。德兴各地均有分布。 |

| **资源情况** | 野生资源丰富。药材来源于野生。 |

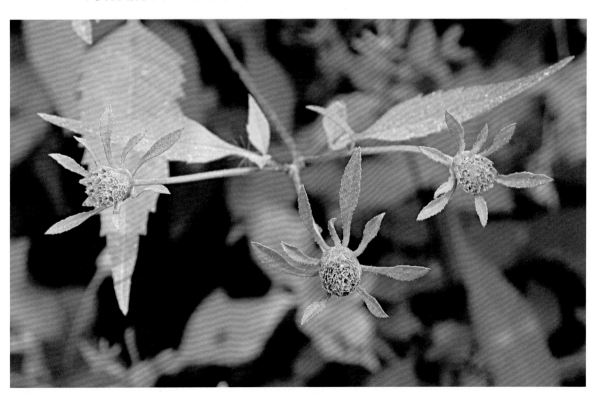

| **采收加工** | 6 ~ 9 月采收，洗净，切段，晒干。 |

| **药材性状** | 本品全株通直，上部具分枝。茎圆柱形，下部呈类四方形，具钝棱而，直径 0.2 ~ 1.5 cm，表面浅棕色至暗紫色，具纵纹；质脆，易折断，断面灰白色，髓部宽或中空。叶对生，一回羽状复叶，小叶 3 ~ 5，多卷曲或破碎，完整者展平后呈披针形，先端渐尖，边缘有粗锯齿，背面被稀疏短柔毛；具明显小叶柄。头状花序顶生或腋生，总苞片多数，外层叶状。瘦果扁平，倒卵状楔形，长 0.6 ~ 1.1 cm，先端芒刺 2，长 0.2 ~ 0.4 cm，两侧有倒刺毛。气微，味微苦。 |

| **功能主治** | 苦，平。归脾、肺经。补虚清热。用于体虚乏力，盗汗，咯血，疳积，痢疾。 |

| **用法用量** | 内服煎汤，15 ~ 30 g。 |

| **附 注** | 本种异名：*Bidens melanocarpa* Wiegand、*Bidens melanocarpa* Wiegand var. *pallida* Wiegand、*Bidens frondosa* L. var. *anomala* Porter ex Fernald、*Bidens frondosa* L. var. *pallida* (Wiegand) Wiegand、*Bidens frondosa* L.var. *stenodonta* Fernald & H. St. John。
药材大狼把草，为本种的干燥地上部分，《上海市中药材标准》（1994 年版）中有收载。 |

菊科 Compositae 鬼针草属 Bidens

鬼针草 *Bidens pilosa* L.

| 药 材 名 | 鬼针草（药用部位：全草。别名：盲肠草、铁火叉、一包针）。

| 形态特征 | 一年生草本，高 30 ～ 100 cm。中部叶对生，3 深裂或羽状分裂，裂片卵形或卵状椭圆形，先端尖或渐尖，基部近圆形，边缘有锯齿或分裂；上部叶对生或互生，3 裂或不裂。头状花序直径约 0.8 cm；总苞基部被细软毛，外层总苞片 7 ～ 8，匙形，绿色，边缘具细软毛；舌状花白色或黄色，有数朵不发育；管状花黄色，长约 0.45 cm，裂片 5。瘦果条形，具 4 棱，稍有硬毛；冠毛 3 ～ 4，芒状。

| 生境分布 | 生于村旁、路边及荒地中。德兴各地均有分布。

| 资源情况 | 野生资源丰富。药材来源于野生。

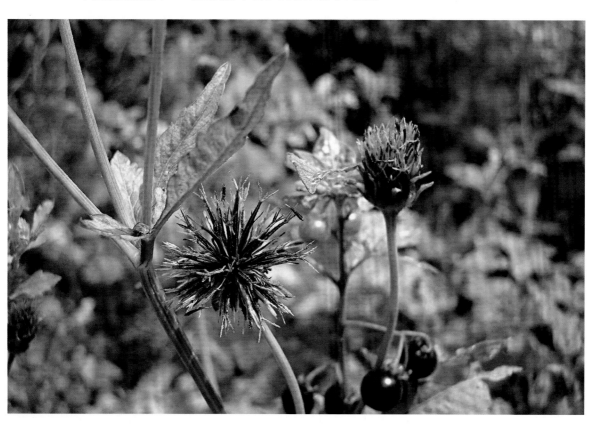

| **采收加工** | 夏、秋季枝叶茂盛和花开时采收，晒干。

| **药材性状** | 本品茎呈钝四棱形，基部直径可达 0.6 cm。中部叶对生，茎下部叶较小，常在开花前枯萎；中部叶具柄，三出，小叶椭圆形或卵状椭圆形，叶缘具粗锯齿；顶生小叶稍大，对生或互生。头状花序总苞草质，绿色，边缘被短柔毛，托片膜质，背面褐色，边缘黄棕色；花黄棕色或黄褐色，无舌状花。有时可见 10 余个长条形、具 4 棱的果实；果实棕黑色，先端有针状冠毛 3 ~ 4，具倒刺。气微，味淡。

| **功能主治** | 甘、淡，微寒。归肺、心、胃经。疏散风热，清热解毒。用于风热感冒，乳蛾，肠痈，毒蛇咬伤，湿热泻痢，黄疸；外用于疖疮，痔疮。

| **用法用量** | 内服煎汤，10 ~ 30 g，鲜品加倍；或熬膏；或捣汁；妇女经期忌服。外用适量，捣敷；或煎汤洗。

| **附 注** | 本种异名：*Bidens pilosa* L. var. *radiata* Sch.-Bip.、*Bidens pilosa* L. var. *minor* (Blume) Sherff、*Bidens chilensis* Candolle、*Bidens pilosa* L. f. *rubiflora* S. S. Ying、*Bidens pilosa* L. f. *radiata* Schultz Bipontinus。

药材鬼针草，为本种的干燥全草，《湖南省中药材标准》（1993 年版、2009 年版）、《中华人民共和国卫生部药品标准·中药成方制剂·第九册·附录》（1994 年版）、《贵州省中药材、民族药材质量标准》（2003 年版）、《贵州省中药材质量标准》（1988 年版）、《广西中药材标准》（1990 年版）、《广西壮族自治区壮药质量标准·第二卷》（2011 年版）、《广西壮族自治区瑶药材质量标准·第二卷》（2021 年版）、《福建省中药材标准（试行稿）·第一批》（1990 年版）、《湖北省中药材质量标准》（2009 年版、2018 年版）、《陕西省药材标准》（2015 年版）中有收载；《福建省中药材标准》（2006 年版）以"三叶鬼针草"之名收载之，《中华人民共和国卫生部药品标准·中药成方制剂·第六册·附录》（1992 年版）、《广东省中药材标准》（2004 年版）、《河南省中药材标准》（1991 年版）以"金盏银盘"之名收载之。

菊科 Compositae 鬼针草属 Bidens

白花鬼针草 *Bidens pilosa* L. var. *radiata* Sch.-Bip.

| 药 材 名 | 白花鬼针草（药用部位：全草或地上部分。别名：鬼针草）。

| 形态特征 | 本变种与鬼针草的区别主要在于本变种头状花序边缘具舌状花5～7，舌片椭圆状倒卵形，白色，长0.5～0.8 cm，宽0.35～0.5 cm，先端钝或有缺刻。

| 生境分布 | 生于村旁、路边及荒地中。德兴各地均有分布。

| 资源情况 | 野生资源一般。药材来源于野生。

| 采收加工 | 夏、秋季采收，切段，晒干。

| 药材性状 | 本品呈条状。茎钝四棱形。下部叶3裂或不分裂；中部叶具柄，三

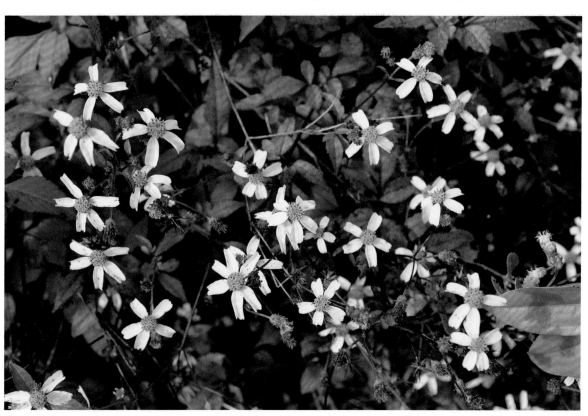

出，小叶 3，椭圆形或卵状椭圆形，先端锐尖，基部近圆形或阔楔形，不对称，边缘具锯齿。头状花序边缘具舌状花 5 ~ 7，舌片椭圆状倒卵形，长 0.5 ~ 0.8 cm，宽 0.3 ~ 0.5 cm，黄白色，先端钝或有缺刻。气微，味微苦。

| 功能主治 | 甘、微苦，平。归肺、胃、胆、大肠经。清热解毒，利湿退黄。用于感冒发热，风湿痹痛，湿热黄疸，痈肿疮疖。

| 用法用量 | 内服煎汤，15 ~ 30 g。外用适量，捣敷；或煎汤熏洗。

| 附　　注 | 本种异名：*Bidens pilosa* L. var. *minor* (Bl.) Sherff。
药材白花鬼针草，为本种的干燥地上部分或全草，《中华本草》《中药大辞典》中有收载；《贵州省中药材、民族药材质量标准》（2003 年版）、《广西中药材标准》（1990 年版）、《云南省中药饮片标准·第二册》（2005 年版）、《广西壮族自治区壮药质量标准·第二卷》（2011 年版）、《广西壮族自治区瑶药材质量标准·第二卷》（2021 年版）以"鬼针草"之名收载之。

菊科 Compositae 鬼针草属 Bidens

狼杷草
Bidens tripartita L.

| **药 材 名** | 狼杷草（药用部位：地上部分或全草。别名：针包草、鬼叉草、铁火叉）。

| **形态特征** | 一年生草本，高 30 ～ 150 cm。叶对生，无毛，叶柄有狭翅；中部叶通常羽状 3 ～ 5 裂，先端裂片较大，椭圆形或矩椭圆状披针形，边缘有锯齿；上部叶 3 深裂或不裂。头状花序顶生或腋生，直径 1 ～ 3 cm；总苞片多数，外层倒披针形，叶状，长 1 ～ 4 cm，有睫毛；花黄色，全为两性、管状花。瘦果扁平，两侧边缘各有 1 列倒钩刺；冠毛 2，少有 3 ～ 4，芒状，具倒钩刺。

| **生境分布** | 生于山脚湿地、水田、沟渠及路旁湿地。德兴各地均有分布。

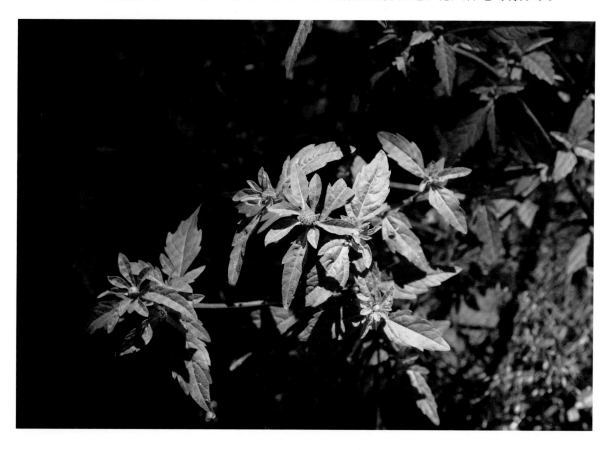

| 资源情况 | 野生资源丰富。药材来源于野生。

| 采收加工 | 8～9月割取，鲜用或晒干。

| 药材性状 | 本品茎略呈方形，由基部分枝，节上生根，表面绿色略带紫红色。叶对生，叶柄具狭翅，中部叶常羽状分裂，裂片椭圆形或矩圆状披针形，边缘有锯齿；上部叶3裂或不分裂。头状花序顶生或腋生；总苞片披针形，叶状，有睫毛；花黄棕色，无舌状花。气微，味微苦。

| 功能主治 | 甘、微苦，凉。归心、肺、大肠经。清热解毒，利湿，通经。用于肺热咳嗽，咯血，咽喉肿痛，赤白痢疾，黄疸，月经不调，经闭，疳积，瘰疬结核，湿疹癣疮，毒蛇咬伤。

| 用法用量 | 内服煎汤，10～30 g，鲜品加倍；或捣汁。外用适量，捣敷；或研末撒；或研末调敷。

| 附　　方 | （1）治劳力伤：狼杷草与紫金牛各12 g，红枣10个，煎汤服。
（2）治阑尾炎：鲜狼杷草全草30～90 g，煎汤服。
（3）治盗汗：狼杷草9～12 g，煎汤服。
（4）治赤白久痢：狼杷草12 g，煎汤，酌加冰糖溶化服。
（5）治癣疮、慢性湿疹：狼杷草叶或全草研细末，癣疮用醋调搽，慢性湿疹用麻油调搽或干擦患处。［方（1）～（5）出自《草药手册》（江西）］

| 附　　注 | 本种异名：*Bidens shimadai* Hayata、*Bidens tripartita* L. f. *limosa* Komarov、*Bidens tripartita* L. var. *cernuifolia* Sherff、*Bidens tripartita* L. var. *shimadai* Yamam.。
药材狼杷草，为本种的干燥全草或地上部分，《中华本草》《中药大辞典》中有收载；《中华人民共和国药典》（1977年版）、《辽宁省中药材标准》（2009年版）以"狼把草"之名收载之。

菊科 Compositae 艾纳香属 Blumea

台北艾纳香 *Blumea formosana* Kitam.

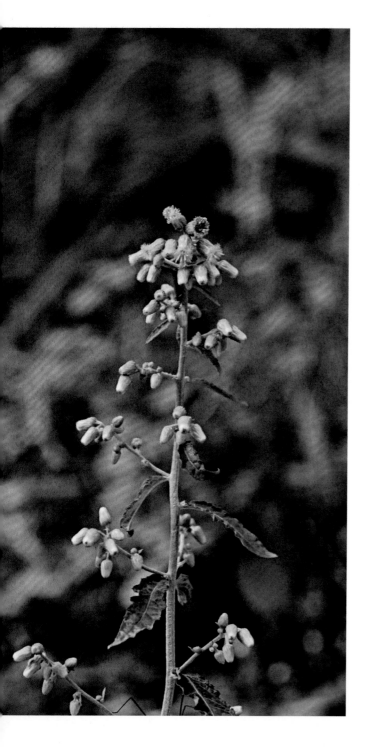

| 药 材 名 |

台湾艾纳香（药用部位：全草）。

| 形态特征 |

一年生草本。茎被白色长柔毛，基部常脱毛。茎中部叶倒卵状长圆形，长 12 ～ 20 cm，边缘疏生点状细齿或小尖头，上面被柔毛，下面被紧贴的白色绒毛，兼有密腺体，有时毛脱落，近无柄；上部叶长圆形或长圆状披针形，长 5 ～ 12 cm；最上部叶苞片状。头状花序直径约 1 cm，排成顶生圆锥花序，花序梗被白色绒毛；总苞球状钟形，长约 1 cm；总苞片 4 层，外层线状披针形，长 0.2 ～ 0.3 cm，背面被密柔毛，兼有腺体。花黄色；雌花多数，花冠细管状；两性花较少，花冠管状，檐部 5 浅裂，裂片卵状三角形，有密腺点。瘦果圆柱形，有 10 棱，长约 0.1 cm，被白色腺状粗毛；冠毛污黄色或黄白色。

| 生境分布 |

生于低山山坡、草丛、溪边或疏林下。分布于德兴大茅山东矿场部等。

| **资源情况** | 野生资源一般。药材来源于野生。

| **采收加工** | 夏、秋季采收，阴干。

| **功能主治** | 苦、微辛，凉。归心、大肠、肾经。清热解毒，利尿消肿。用于急性气管炎，痢疾，肠炎，急性肾炎，尿路感染，疖肿。

| **用法用量** | 内服煎汤，3 ~ 10 g。外用适量，研末调敷。

菊科 Compositae 金盏花属 Calendula

金盏花 *Calendula officinalis* L.

| 药 材 名 | 金盏菊（药用部位：全草）、金盏菊花（药用部位：花）、金盏菊根（药用部位：根及根茎）。

| 形态特征 | 一年生草本，被柔毛及腺毛。茎直立，高30～60cm，通常上部分枝。叶无柄，下部叶匙形，长15～20cm，全缘；上部叶长椭圆形或长椭圆状倒卵形，长5～15cm，宽1～3cm，全缘或波状，具极疏小尖头状细齿，先端钝尖，稀急尖，基部稍呈耳状抱茎。头状花序单生于枝端，直径3～5cm，具总花序梗；总苞片2层，披针形，外层较内层稍长，先端渐尖；花黄色或橙黄色；舌状花通常3层，舌片伸展，先端3裂齿；管状花檐部裂片三角状披针形；花药箭形。果实3层，显著内弯，先端及基部延伸成钩状，两侧具翅，

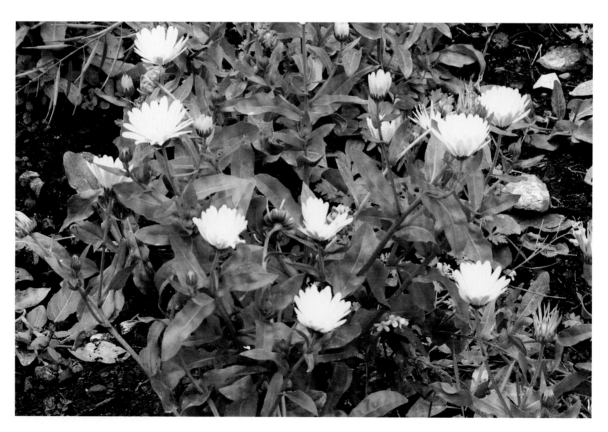

脊部具不规则的横折皱。花期 4 ~ 9 月，果期 5 ~ 10 月。

| **生境分布** | 德兴有栽培以供观赏。

| **资源情况** | 栽培资源一般。药材来源于栽培。

| **采收加工** | 金盏菊：春、夏季采收，鲜用，或切段，晒干。

金盏菊花：春、夏季采收，鲜用或阴干。

金盏菊根：夏季花期采挖，割去地上部分，烘干或置通风处干燥，亦可鲜用。

| **药材性状** | 金盏菊花：本品呈扁球形或不规则球形，直径 1.5 ~ 4 cm。总苞由 1 ~ 2 层苞片组成，苞片长卵形，边缘膜质。舌状花 1 ~ 2 列，类白色或黄色；花瓣紧缩或松散，有的散离。体轻，质柔润，有的松软。气清香，味甘、微苦。

金盏菊根：本品根茎粗短，先端有多数茎基及叶柄残痕，质稍硬。根茎簇生多数细根，表面棕褐色，有纵皱纹，质较柔韧。气微香，味微苦。

| **功能主治** | 金盏菊：苦，寒。归肝、大肠经。清热解毒，活血调经。用于中耳炎，月经不调。

金盏菊花：淡，平。归心、肾经。凉血止血，清热泻火。用于肠风便血，目赤肿痛。

金盏菊根：微苦，平。活血散瘀，行气止痛。用于癥瘕，疝气，胃寒疼痛。

| **用法用量** | 金盏菊：内服煎汤，5 ~ 15 g。外用适量，鲜品取汁滴耳。

金盏菊花：内服煎汤，5 ~ 10 朵。外用适量，捣敷；或煎汤洗。

金盏菊根：内服煎汤，30 ~ 60 g，鲜品可用至 120 g。

菊科 Compositae 翠菊属 Callistephus

翠菊
Callistephus chinensis (L.) Nees

| 药 材 名 | 翠菊（药用部位：叶、花序）。

| 形态特征 | 一年生或二年生草本，高 30 ~ 100 cm。茎直立，有白色糙毛。中部茎叶卵形、匙形或近圆形，长 2.5 ~ 6 cm，宽 2 ~ 4 cm，边缘有粗锯齿，两面被疏短硬毛，叶柄长 2 ~ 4 cm，有狭翅；上部叶渐小。头状花序大，单生于枝端，直径 6 ~ 8 cm；总苞半球形，宽 2 ~ 5 cm；总苞片 3 层，外层叶质，长 1 ~ 2.5 cm，边缘有白色糙毛；外围雌花舌状，1 层或多层，中央有多数管状花。瘦果有柔毛；冠毛 2 层，外层短，易脱落。

| 生境分布 | 通常引为植物园、花园、庭院及其他公共场所的观赏栽植品。德兴有引种栽培。

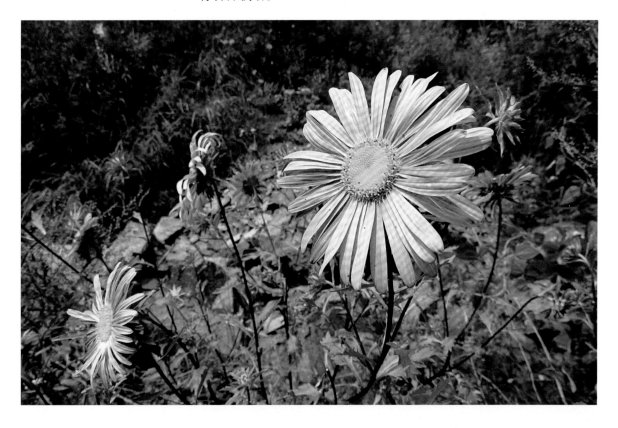

| **资源情况** | 栽培资源较少。药材来源于栽培。 |

| **采收加工** | 夏、秋季采收，阴干。 |

| **功能主治** | 清热凉血。用于血热吐衄。 |

| **用法用量** | 内服煎汤，6～9 g。 |

| **附　　注** | 本种异名：*Callistemma sinensis* (L.) Brotherson、*Callistemma hortense* Cass.、*Callistemma chinensis* (L.) Skeels、*Diplopappus chinensis* (L.) Less.、*Callistephus hortensis* Cass.、*Aster chinensis* L.。 |

菊科 Compositae 飞廉属 Carduus

节毛飞廉 *Carduus acanthoides* Linn.

| **药 材 名** | 飞廉（药用部位：地上部分）。

| **形态特征** | 二年生或多年生草本。茎单生，茎、枝被稀疏或下部稍密的长节毛。基部及下部茎生叶长椭圆形或长倒披针形，长 6 ～ 29 cm，羽状浅裂、半裂或深裂，侧裂片 6 ～ 12 对，半椭圆形、偏斜半椭圆形或三角形；向上的叶渐小，头状花序下部叶宽线形或线形；花序下部的茎翼有时为针刺状。头状花序生于茎端、枝端；总苞卵圆形，直径 1.5 ～ 2.5 cm；总苞片多层，向内层渐长，疏被蛛丝毛，最外层线形或钻状长三角形，宽 0.15 ～ 0.16 cm，最内层线形或钻状披针形；小花红紫色。瘦果长椭圆形，浅褐色，有多数横皱纹；冠毛白色，锯齿状。

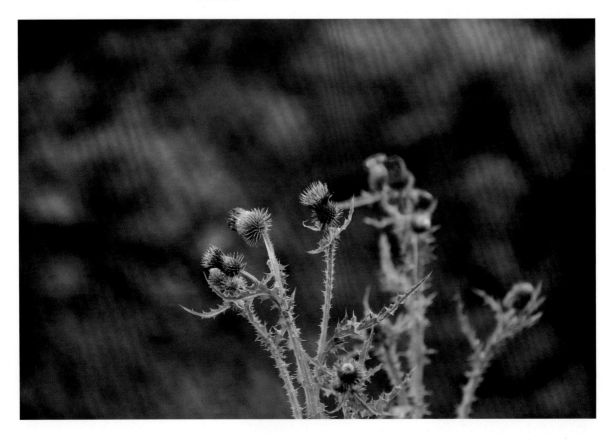

| **生境分布** | 生于海拔 260 m 以上的山坡、草地、林缘、灌丛、山谷、山沟、水边或田间。德兴各地均有分布。

| **资源情况** | 野生资源丰富。药材来源于野生。

| **采收加工** | 夏、秋季割取地上部分，除去杂质，晒干。

| **药材性状** | 本品茎呈圆柱形，直径 0.2 ~ 1 cm，具纵棱，并附有绿色的翅，翅有针刺，质脆，断面髓部白色，常呈空洞状。叶椭圆状披针形，长 6 ~ 29 cm，羽状深裂，裂片边缘具刺，上面绿色，具细毛或近光滑，下面具蛛丝状毛。头状花序干缩，总苞卵圆形，黄褐色；苞片数层，线状披针形，先端长尖成刺状，向外反卷，内层苞片膜质，带紫色；花紫红色，冠毛刺状，黄白色。气、味微弱。

| **功能主治** | 微苦，凉。归肺、膀胱、肝经。祛风，清热，利湿，凉血止血，活血消肿。用于感冒咳嗽，头痛眩晕，尿路感染，乳糜尿，带下，黄疸，风湿痹痛，吐血，衄血，尿血，月经过多，功能失调性子宫出血，跌打损伤，疔疮疖肿，痔疮肿痛，烧伤。

| **用法用量** | 内服煎汤，9 ~ 30 g；或入丸、散剂；或浸酒；脾胃虚寒，无瘀滞者忌用。外用适量，煎汤洗；或鲜品捣敷。

| **附　　注** | 本种异名：*Carduus crispus* auct. non L.。

菊科 Compositae 飞廉属 Carduus

丝毛飞廉 Carduus crispus L.

| 药 材 名 | 飞廉（药用部位：地上部分）。

| 形态特征 | 二年生草本。主根直或偏斜。茎直立，高 70 ~ 100 cm，具条棱，有绿色翅，翅有齿刺。下部叶椭圆状披针形，长 5 ~ 20 cm，羽状深裂，裂片边缘具刺，长 0.3 ~ 1 cm，上面绿色，具微毛或无毛，下面初时有蛛丝状毛，后渐变无毛；上部叶渐小。头状花序 2 ~ 3，生于枝端，直径 1.5 ~ 2.5 cm；总苞钟状，长约 2 cm，宽 1.5 ~ 3 cm；总苞片多层，外层较内层逐渐变短，中层条状披针形，先端长尖呈刺状，向外反卷，内层条形，膜质，稍带紫色；花筒状，紫红色。瘦果长椭圆形，先端平截，基部收缩；冠毛白色或灰白色，刺毛状，稍粗糙。

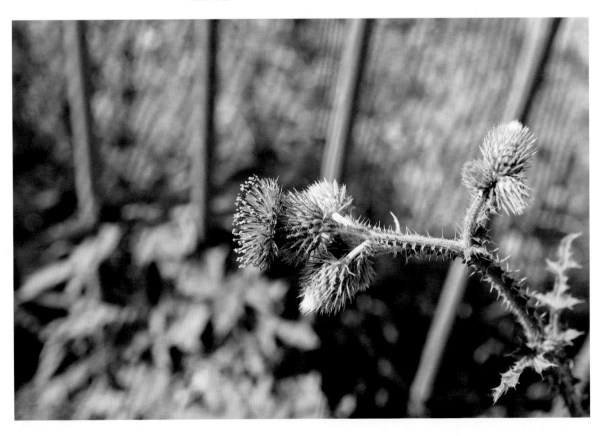

| 生境分布 | 生于海拔 400 m 以上的山坡草地、田间、荒地河旁及林下。德兴各地均有分布。 |

| 资源情况 | 野生资源丰富。药材来源于野生。 |

| 采收加工 | 夏、秋季割取地上部分，除去杂质，晒干。 |

| 药材性状 | 本品茎呈圆柱形，直径 0.2 ～ 1 cm，具纵棱，并附有绿色的翅，翅有针刺，质脆，断面髓部白色，常呈空洞状。叶椭圆状披针形，长 5 ～ 20 cm，羽状深裂，裂片边缘具刺，上面绿色，具细毛或近光滑，下面具蛛丝状毛。头状花序干缩，总苞钟形，黄褐色；苞片数层，线状披针形，先端长尖呈刺状，向外反卷，内层苞片膜质，带紫色；花紫红色，冠毛刺状，黄白色。气微，味微苦。 |

| 功能主治 | 微苦，凉。归肺、膀胱、肝经。祛风，清热，利湿，凉血止血，活血消肿。用于感冒咳嗽，头痛眩晕，尿路感染，乳糜尿，带下，黄疸，风湿痹痛，吐血，衄血，尿血，月经过多，功能失调性子宫出血，跌打损伤，疔疮疖肿，痔疮肿痛，烧伤。 |

| 用法用量 | 内服煎汤，9 ～ 30 g；或入丸、散剂；或浸酒；脾胃虚寒，无瘀滞者忌用。外用适量，煎汤洗；或鲜品捣敷。 |

| 附　注 | 药材飞廉，为本种的干燥地上部分，《陕西省药材标准》（2015 年版）、《中华人民共和国卫生部药品标准·藏药·第一册》（1995 年版）、《上海市中药材标准·附录》（1994 年版）、《青海省藏药标准》（1992 年版）中有收载。 |

菊科 Compositae 天名精属 Carpesium

天名精 *Carpesium abrotanoides* L.

| 药 材 名 | 天名精（药用部位：全草。别名：野烟草、北鹤虱、野烟叶）、鹤虱（药用部位：成熟果实）。

| 形态特征 | 多年生草本，高 50 ~ 100 cm。茎直立，上部多分枝，密生短柔毛，下部近无毛。下部叶宽椭圆形或矩圆形，长 10 ~ 15 cm，宽 5 ~ 8 cm，先端尖或钝，基部狭成具翅的叶柄，边缘有不规则的锯齿或全缘，上面有贴生短毛，下面有短柔毛和腺点；上部叶渐小，矩圆形，无叶柄。头状花序多数，沿茎、枝腋生，有短梗或近无梗，直径 0.6 ~ 0.8 cm，平立或稍下垂；总苞钟状球形；总苞片 3 层，外层极短，卵形，先端尖，有短柔毛，中层和内层矩圆形，先端圆钝，无毛；花黄色，外围的雌花花冠丝状，3 ~ 5 齿裂，中央的两性花花冠筒状，先端 5 齿裂。瘦果条形，具细纵条，先端有短喙，有腺点。

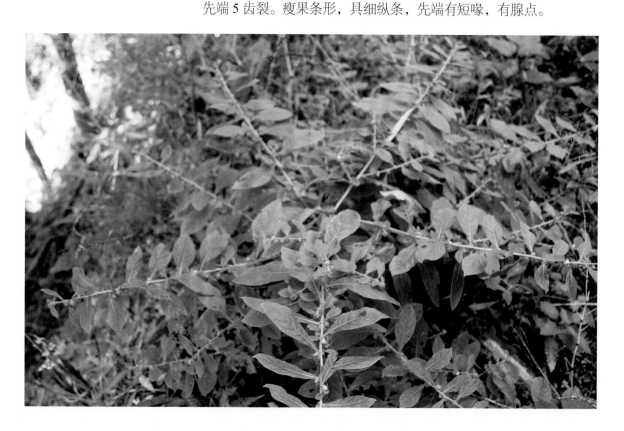

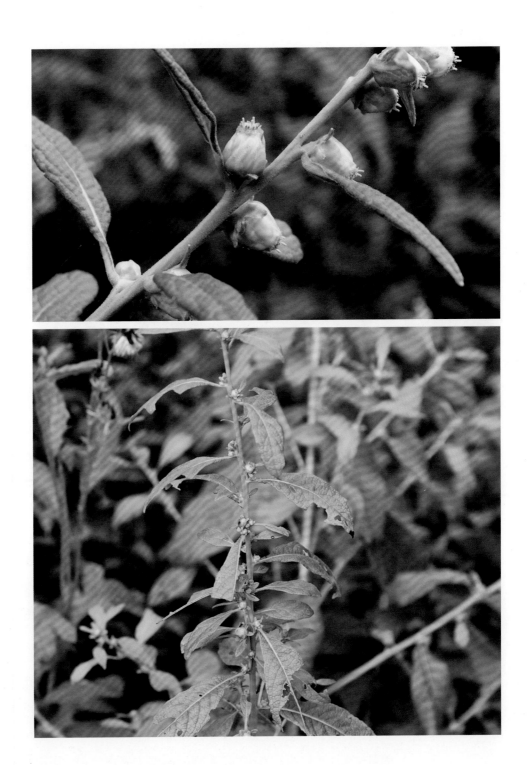

| 生境分布 | 生于村旁、路边荒地、溪边及林缘。德兴各地均有分布。

| 资源情况 | 野生资源丰富。药材来源于野生。

| 采收加工 | 天名精：7 ～ 8 月采收，洗净，鲜用或晒干。
　　　　　　鹤虱：秋季果实成熟时割取地上部分，晒干，打下果实，除去杂质。

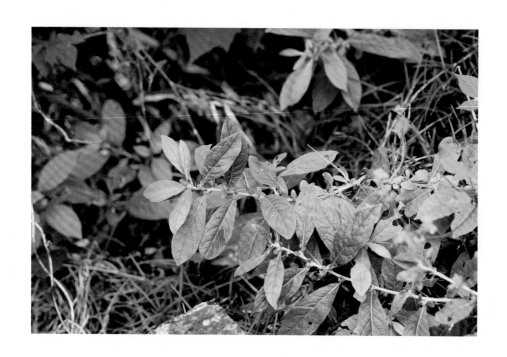

| **药材性状** | **天名精**：本品根茎不明显，有多数细长的棕色须根。茎表面黄绿色或黄棕色，有纵条纹，上部多分枝；质较硬，易折断，断面类白色，髓白色、疏松。叶多皱缩或脱落，完整叶片卵状椭圆形或长椭圆形，长 10 ~ 15 cm，宽 5 ~ 8 cm，先端尖或钝，基部狭成具翅的短柄，边缘有不规则的锯齿或全缘，上面有贴生短毛，下面有短柔毛或腺点；质脆，易碎。头状花序多数，腋生，花序梗极短；花黄色。气特异，味淡、微辛。

鹤虱：本品呈圆柱状，细小，长 0.3 ~ 0.4 cm，直径不及 0.1 cm。表面黄褐色或暗褐色，具多数纵棱。先端收缩成细喙状，先端扩展成灰白色圆环；基部稍尖，有着生痕迹。果皮薄，具纤维性，种皮菲薄、透明，子叶 2，类白色，稍有油性。气特异，味微苦。 |
| --- | --- |
| **功能主治** | **天名精**：苦、辛，寒。归肝、肺经。清热，化痰，解毒，杀虫，破瘀，止血。用于乳蛾，喉痹，急、慢惊风，牙痛，疔疮肿毒，痔漏，皮肤痒疹，毒蛇咬伤，虫积，血瘕，吐血，衄血，血淋，创伤出血。

鹤虱：苦、辛，平；有小毒。归脾、胃经。杀虫消积。用于蛔虫病，蛲虫病，绦虫病，虫积腹痛，疳积。 |
| **用法用量** | **天名精**：内服煎汤，9 ~ 15 g；或研末，3 ~ 6 g；或捣汁；或入丸、散剂；脾胃虚寒者慎服。外用适量，捣敷；或煎汤熏洗及含漱。

鹤虱：内服煎汤，3 ~ 9 g；多入丸、散剂；孕妇慎服。 |

附　　方	（1）治急性喉炎、喉症：①鲜天名精茎叶和醋点喉。②根捣汁，开水冲服。 （2）治毒虫刺螫：天名精茎叶捣汁涂。 （3）治肿毒疮疡：天名精全草1株，煎汤洗或捣敷。［方（1）～（3）出自《草药手册》（江西）］
附　　注	本种异名：*Carpesium thunbergianum* Siebold et Zucc.。 药材鹤虱，为本种的干燥成熟果实，《中华人民共和国药典》（1963年版至2020年版）、《新疆维吾尔自治区药品标准·第二册》（1980年版）中有收载。 药材天名精，为本种的干燥全草，《中华人民共和国药典·附录》（2010年版）、《湖北省中药材质量标准》（2009年版、2018年版）、《湖南省中药材标准》（1993年版、2009年版）、《江苏省中药材标准》（1989年版）中有收载；《上海市中药材标准》（1994年版）以"天名精草"之名收载之。

菊科 Compositae 天名精属 *Carpesium*

烟管头草 *Carpesium cernuum* L.

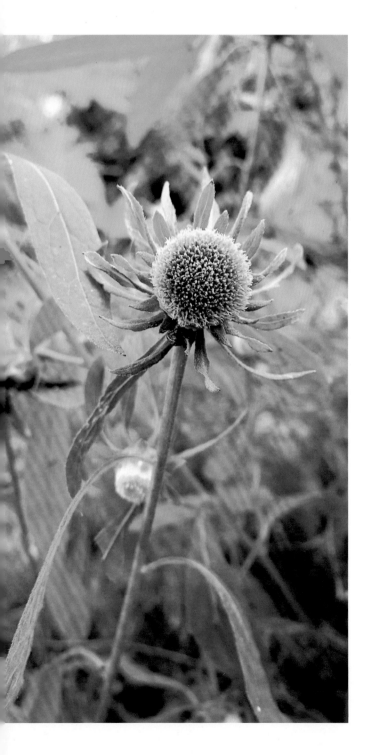

| 药 材 名 |

杓儿菜（药用部位：全草。别名：野烟叶）、挖耳草根（药用部位：根）。

| 形态特征 |

多年生草本。茎直立，高 50 ~ 100 cm，分枝，被白色长柔毛，上部毛较密。下部叶匙状矩圆形，长 6 ~ 12 cm，宽 4 ~ 6 cm，基部楔状收缩成具翅的叶柄，边缘有不规则的锯齿，两面有白色长柔毛和腺点；中部叶向上渐小，矩圆形或矩圆状披针形，叶柄短。头状花序在茎和枝的先端单生，直径 1.5 ~ 1.8 cm，下垂；基部有数个条状披针形、不等长的苞片；总苞杯状，长 0.7 ~ 0.8 cm；总苞片 4 层，外层卵状矩圆形，有长柔毛，中层和内层干膜质，矩圆形，钝，无毛；花黄色，外围的雌花筒状，3 ~ 5 齿裂；中央的两性花有 5 裂片。瘦果条形，长约 0.5 cm，有细纵条，先端有短喙和腺点。

| 生境分布 |

生于路边荒地及山坡、沟边等处。德兴各地均有分布。

| 资源情况 | 野生资源一般。药材来源于野生。

| 采收加工 | 杓儿菜：秋季初开花时采收，鲜用，或切段，晒干。

挖耳草根：秋季采收，切片，晒干。

| 药材性状 | 杓儿菜：本品地上部分长 50 ~ 100 cm。茎圆柱形，有纵条纹，质硬，不易折断。茎下部叶长椭圆形，长 6 ~ 12 cm，宽 4 ~ 6 cm，多皱缩，易碎，绿色或绿褐色，两面均被白色或淡黄色柔毛和腺点；中、上部叶较小。头状花序单生于茎端或枝端，下垂；苞片多数，其中 2 ~ 3 枚较大，长 2 ~ 4 cm；总苞直径0.8 ~ 1.8 cm，总苞片 4 层，外层苞片叶状，披针形，与内层苞片等长，草质或基部干膜质，先端常反卷。雌花狭筒状；两性花筒状。气微，味苦。

| 功能主治 | 杓儿菜：苦、辛，寒；有小毒。清热解毒，消肿止痛。用于感冒发热，高热惊风，咽喉肿痛，痄腮，牙痛，尿路感染，淋巴结结核，疮疡疖肿，乳腺炎。

挖耳草根：苦，凉。归心经。清热解毒。用于痢疾，牙痛，乳蛾，子宫脱垂，脱肛。

| 用法用量 | 杓儿菜：内服煎汤，6 ~ 15 g，鲜品 15 ~ 30 g；或鲜品捣汁；脾胃虚弱者慎服。外用适量，鲜品捣敷；或煎汤含漱；或煎汤洗。

挖耳草根：内服煎汤，5 ~ 15 g。

| 附　　注 | 本种异名：*Carpesium spathiforme* Hosokawa。

药材杓儿菜，为本种的干燥全草，《中华本草》《中药大辞典》中有收载；《贵州省中药材、民族药材质量标准》（2003 年版）以"野烟叶"之名收载之。

菊科 Compositae　天名精属 Carpesium

金挖耳

Carpesium divaricatum Sieb. et Zucc.

| 药 材 名 | 金挖耳（药用部位：全草）、金挖耳根（药用部位：根）。

| 形态特征 | 多年生草本。茎较细弱，直立，高 25 ~ 100 cm，中部有分枝，被短柔毛。下部叶卵形或卵状矩圆形，长 7 ~ 15 cm，宽 3 ~ 5 cm，基部圆形、截形或微心形，边缘有不规则的锯齿；叶柄长 2 ~ 2.5 cm，无翅；上部叶渐小，卵状矩圆形或矩圆状披针形，无叶柄或近无叶柄，基部楔形，有不明显的细锯齿或全缘；全部叶两面有贴生短毛和腺点。头状花序较小，直径 0.6 ~ 1 cm，下垂，在茎和枝的先端单生，少有近总状，基部有 2 ~ 4 矩圆状披针形的苞片；总苞卵状球形，长 0.5 ~ 0.6 cm；总苞片 4 层，外层宽卵形，急尖，中层和内层矩圆形或条状矩圆形；花黄色，外围的雌花圆柱形，中

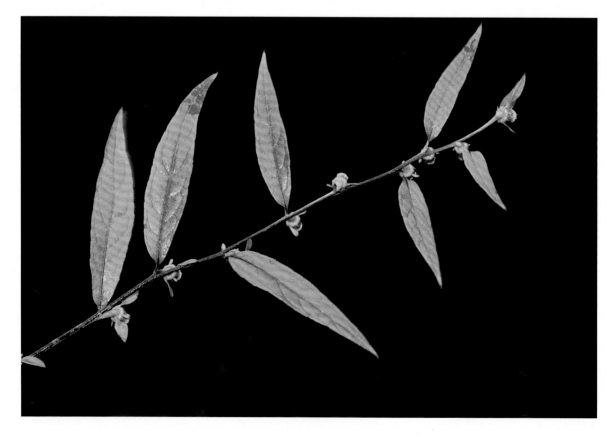

央的两性花筒状，有 5 裂片。瘦果条形，先端有短喙和腺点。

| 生境分布 | 生于路旁及山坡灌丛中。德兴各地均有分布。

| 资源情况 | 野生资源一般。药材来源于野生。

| 采收加工 | **金挖耳**：8 ~ 9 月花期时采收，鲜用，或切段，晒干。
金挖耳根：秋季采收，切片，晒干。

| 药材性状 | **金挖耳**：本品地上部分长 30 ~ 60 cm，茎圆柱形，细而长，通体被有丝光毛，幼嫩处尤为浓密，表面灰绿色至暗棕色。叶多皱缩、破碎，卵状长圆形，灰绿色至棕绿色。茎基丛生细根，长 5 ~ 10 cm，暗棕色。有时带有头状花序，呈枯黄色。有青草气，味涩。

| 功能主治 | **金挖耳**：苦、辛，寒。清热解毒，消肿止痛。用于感冒发热，头风，风火赤眼，咽喉肿痛，痄腮，乳痈，疮疖肿毒，痔疮出血，腹痛泄泻，急惊风。
金挖耳根：微苦、辛，平。止痛，解毒。用于产后腹痛，水泻腹痛，牙痛，乳蛾。

| 用法用量 | **金挖耳**：内服煎汤，6 ~ 15 g；或捣汁；气虚者忌用。外用适量，鲜品捣敷；或煎汤洗。
金挖耳根：内服煎汤，6 ~ 15 g；或捣烂冲酒。外用适量，捣敷。

| 附　　注 | 本种异名：*Carpesium atkinsonianum* Hemsl.。
药材金挖耳，为本种的干燥全草，《中华本草》《中药大辞典》中有收载；《贵州省中药材、民族药材质量标准》（2003 年版）以"野烟叶"之名收载之。

菊科 Compositae 天名精属 *Carpesium*

小花金挖耳

Carpesium minum Hemsl.

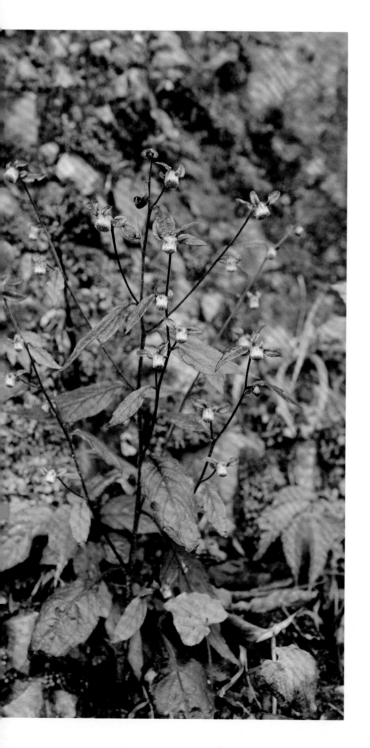

| 药 材 名 |

小金挖耳（药用部位：全草）。

| 形态特征 |

多年生草本。茎高达 30 cm，基部常带紫褐色，密被卷曲柔毛，有腺点。叶稍厚，下部叶椭圆形或椭圆状披针形，长 4 ~ 9 cm，宽 1 ~ 2.2 cm，初被柔毛，后渐脱落，几无毛或沿叶脉有稀疏柔毛，两面均有腺点状突起，边缘中上部有不明显的疏锯齿，齿端有腺体状胼胝，叶柄长 1 ~ 3 cm，与叶片中肋通常均带紫色，被毛与茎相似；上部叶较小，披针形或条状披针形，近全缘，具短柄或无柄。头状花序单生于茎端、枝端，花序梗长；苞叶 2 ~ 4，线状披针形，长 0.6 ~ 1.5 cm，密被柔毛；总苞钟状，直径 0.4 ~ 0.6 cm，苞片 3 ~ 4 层，外层较短，卵形或卵状披针形，干膜质，背面被柔毛，内层线状披针形。瘦果长约 0.18 cm。

| 生境分布 |

生于海拔 800 ~ 1 000 m 的山坡草丛中及水沟边。分布于德兴三清山北麓、大茅山等。

| 资源情况 | 野生资源较少。药材来源于野生。

| 采收加工 | 春、夏季采收，鲜用，或切段，晒干。

| 药材性状 | 本品茎基部呈紫褐色，密被卷曲柔毛。叶披针形至椭圆形，先端锐尖或钝，基部渐狭；叶片绿色，两面均有腺点状突起，触之有粗糙感，叶缘有明显的疏锯齿或全缘；叶柄与叶片中肋通常均带紫色，被柔毛。头状花序单生于茎端、枝端；苞叶条状披针形，密被短柔毛；总苞钟状，苞片卵形至卵状披针形，干膜质。气香，味微苦。

| 功能主治 | 辛、苦，凉。归心、肺经。解毒消肿，清热凉血。用于吐血，咯血，尿血，血崩，无名肿毒，腮腺炎。

| 用法用量 | 内服煎汤，5 ～ 15 g。外用适量，捣敷。

| 附 注 | 本种异名：*Carpesium minus* Hemsley。

菊科 Compositae 石胡荽属 *Centipeda*

石胡荽 *Centipeda minima* (L.) A. Br. et Aschers.

| **药 材 名** | 鹅不食草（药用部位：全草。别名：偷鸡打、胡椒草）。

| **形态特征** | 一年生小草本。茎铺散，多分枝。叶互生，长 0.7 ~ 1.8 cm，楔状倒披针形，先端钝，边缘有不规则的疏齿，无毛或仅背面有微毛。头状花序小，扁球形，直径约 0.3 cm，单生于叶腋，无总花梗或近无总花梗；总苞半球形，总苞片 2 层，椭圆状披针形，绿色，边缘膜质，外层较内层大；花托平，无托片；花杂性，淡黄色或黄绿色，全部筒状；外围的雌花多层，花冠细，有不明显的裂片；中央的两性花花冠明显 4 裂。瘦果椭圆形，长 0.1 cm，具 4 棱，边缘有长毛；无冠毛。

| **生境分布** | 生于路旁、荒野阴湿地。德兴各地均有分布。

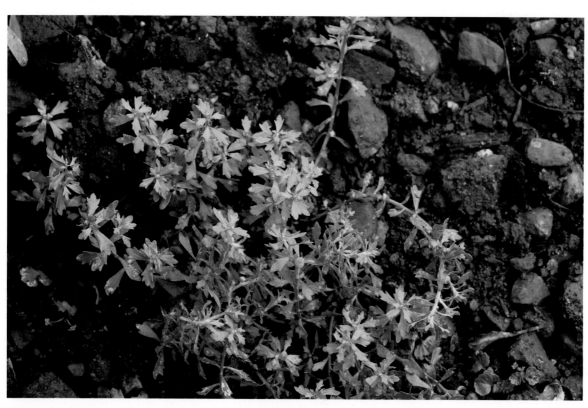

| 资源情况 | 野生资源丰富。药材来源于野生。 |

| 采收加工 | 夏、秋季花开时采收，洗去泥沙，晒干。 |

| 药材性状 | 本品缠结成团。须根纤细，淡黄色。茎细，多分枝；质脆，易折断，断面黄白色。叶小，近无柄；叶片多皱缩、破碎，完整者展平后呈匙形，表面灰绿色或棕褐色，边缘有 3 ～ 5 锯齿。头状花序黄色或黄褐色。气微香，久嗅有刺激感，味苦、微辛。 |

| 功能主治 | 辛，温。归肺经。发散风寒，通鼻窍，止咳。用于风寒头痛，咳嗽痰多，鼻塞不通，鼻渊流涕。 |

| 用法用量 | 内服煎汤，6 ～ 9 g；或入丸、散剂；血虚者、孕妇、肺胃有热者忌用。外用适量，捣敷；或捣烂塞鼻；或研末嗜鼻。 |

| 附　注 | 本种异名：*Sphaeromorphaea centipeda* DC.、*Myriogyne minuta* (G. Forst.) Less.、*Cotula minima* (L.) Willd.、*Cotula orbicularis* Lour.、*Centipeda minuta* (Less.) C. B. Clarke、*Artemisia minima* L.。
药材鹅不食草，为本种的干燥全草，《中华人民共和国药典》（1963 年版至 2020 年版）、《贵州省中药材、民族药材质量标准·副篇》（2003 年版）、《福建省中药材标准（试行稿）·第一批》（1990 年版）、《新疆维吾尔自治区药品标准·第二册》（1980 年版）、《贵州省中药材标准规格·上集》（1965 年版）、《广西壮族自治区壮药质量标准·第二卷》（2011 年版）中有收载。
《中华人民共和国药典》规定，按干燥品计算，鹅不食草含短叶老鹳草素 A（$C_{20}H_{26}O_5$）不得少于 0.10%。 |

菊科 Compositae 茼蒿属 Chrysanthemum

茼蒿
Chrysanthemum coronarium L.

| **药 材 名** | 茼蒿（药用部位：茎叶）。 |

| **形态特征** | 一年生草本，高达1 m。茎直立，无毛，柔软。叶无叶柄，椭圆形、倒卵状披针形、倒卵状椭圆形或长匙形，边缘不规则深齿裂或羽裂，裂片边缘齿钝。头状花序异形，单生于枝端，直径 4 ~ 6 cm；舌状花黄色或黄白色。舌状花瘦果有 3 凸起的翅肋，翅肋间有数个不明显的纵肋；盘花瘦果有多数纵肋；无冠毛。 |

| **生境分布** | 栽培于花园以供观赏。德兴各地均有栽培。 |

| **资源情况** | 栽培资源丰富。药材来源于栽培。 |

| **采收加工** | 春、夏季采收，鲜用。 |

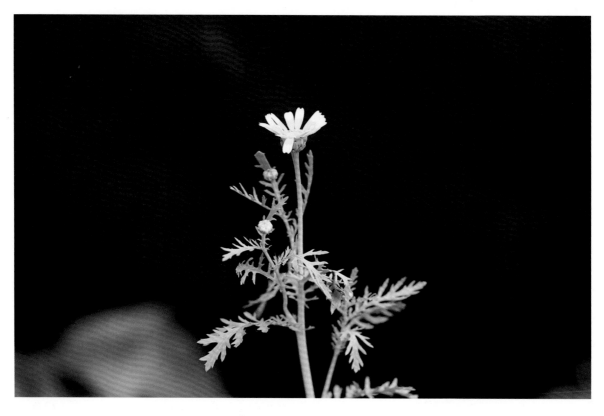

| **功能主治** | 辛、苦，凉。归心、脾、胃经。和脾胃，消痰饮，安心神。用于脾胃不和，二便不利，咳嗽痰多，烦热不安。 |

| **用法用量** | 内服煎汤，鲜品 60 ~ 90 g；不可多食，泄泻者禁用。 |

| **附　注** | 本种异名：*Chrysanthemum spatiosum* Bailey、*Matricaria coronaria* (L.) Desr.。 |

菊科 Compositae 蓟属 Cirsium

蓟
Cirsium japonicum Fisch. ex DC.

| 药 材 名 | 大蓟（药用部位：地上部分。别名：勒莎草、牛戳嘴、老虎卵）、大蓟炭（药用部位：大蓟的炮制加工品）。

| 形态特征 | 多年生草本，有多数肉质圆锥根。茎直立，高 50 ~ 100 cm，有分枝，基部有白色丝状毛。基部叶有柄，花时不凋落，倒披针形或倒卵状椭圆形，长 15 ~ 30 cm，表面绿色，疏生长毛，背面脉上有长毛，边缘羽状分裂，裂片 5 ~ 6 对，长椭圆形，裂片边缘有刺；中部叶长椭圆形，基部无柄，抱茎，边缘羽状深裂，有刺；上部叶渐小。头状花序顶生，球形；总苞长 3.5 ~ 2 cm，宽 2.5 ~ 4 cm，外面有蛛丝状毛；总苞片多层，线状披针形，外层较内层的短，先端渐尖，有短刺，最内层较长，无刺；花紫色或玫瑰色，花冠管纤细，裂片长短不一。瘦果长椭圆形；冠毛羽状，较花冠略短，暗灰

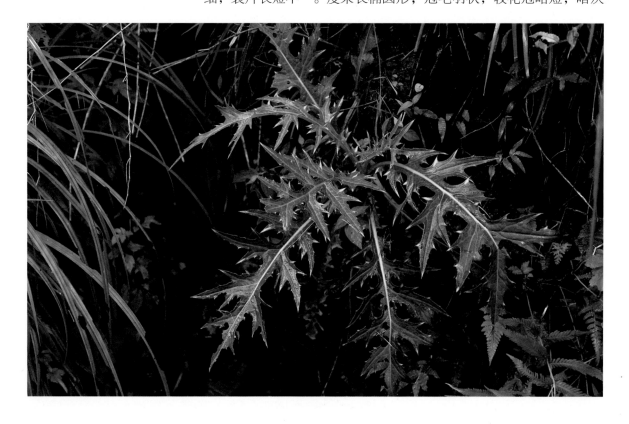

色。花期 6 ~ 8 月。

| **生境分布** | 生于海拔 400 m 以上的山坡林中、林缘、灌丛中、草地、荒地、田间、路旁或溪旁。德兴各地均有分布。

| **资源情况** | 野生资源一般。药材来源于野生。

| **采收加工** | **大蓟**：夏、秋季花开时采割，除去杂质，鲜用或晒干。
大蓟炭：取大蓟段，照炒炭法炒至表面焦黑色。

| **药材性状** | **大蓟**：本品茎呈圆柱形，基部直径可达 1.2 cm；表面绿褐色或棕褐色，有数条纵棱，被丝状毛；断面灰白色，髓部疏松或中空。叶皱缩，多破碎，完整叶片展平后呈倒披针形或倒卵状椭圆形，羽状深裂，边缘具不等长的针刺；上表面灰绿色或黄棕色，下表面色较浅，两面均具灰白色丝状毛。头状花序顶生，球形或椭圆形，总苞黄褐色，羽状冠毛灰白色。气微，味淡。
大蓟炭：本品呈不规则的段状。表面黑褐色。质地疏脆，断面棕黑色。气焦香。

| **功能主治** | **大蓟**：甘、苦，凉。归心、肝经。凉血止血，散瘀解毒，消痈。用于衄血，吐血，尿血，便血，崩漏，外伤出血，痈肿疮毒。
大蓟炭：苦、涩，凉。归心、肝经。凉血止血。用于衄血，吐血，尿血，便血，崩漏，外伤出血。

| **用法用量** | **大蓟**：内服煎汤，9 ~ 15 g，鲜品可用至 30 ~ 60 g；虚寒出血、脾胃虚寒者禁服。外用适量，捣敷。
大蓟炭：入丸、散剂，5 ~ 10 g。

| **附　　注** | 药材大蓟，为本种的干燥地上部分，《中华人民共和国药典》（1977 年版至 2020 年版）和《新疆维吾尔自治区药品标准·第二册》（1980 年版）等中有收载。
药材大蓟炭，为本种的炮制加工品，《中华人民共和国药典》（2005 年版至 2015 年版）中有收载。
《中华人民共和国药典》规定，按干燥品计算，大蓟含柳穿鱼叶苷（$C_{28}H_{34}O_{15}$）不得少于 0.20%。

菊科 Compositae　蓟属 Cirsium

线叶蓟

Cirsium lineare (Thunb.) Sch.-Bip.

| 药 材 名 | 线叶蓟（药用部位：全草或根）。

| 形态特征 | 多年生草本。根肉质，长纺锤形。茎高 50 ～ 90 cm，上部分枝，疏被蛛丝状绒毛。叶条形至条状披针形，长 3 ～ 11 cm，宽 0.7 ～ 2.5 cm，先端钝，具刺尖，无柄或有短柄，全缘或有齿，或具不整齐的裂片，边缘具细刺，上面绿色，粗糙，下面密被灰白色绒毛，有明显的脉 1。头状花序单生于枝端，直立，卵球形，长 2 ～ 2.5 cm，宽 1.5 ～ 2 cm，基部微凹；总苞片稍黏，外层披针形，先端具刺尖，内层长条形，先端有干膜质附片，边缘具啮蚀状细齿；花冠紫色，长 1.8 ～ 2 cm，筒部与檐部近等长。瘦果矩圆形，长约 0.3 cm，具黑褐色条斑；冠毛污白色，长 1.3 cm。

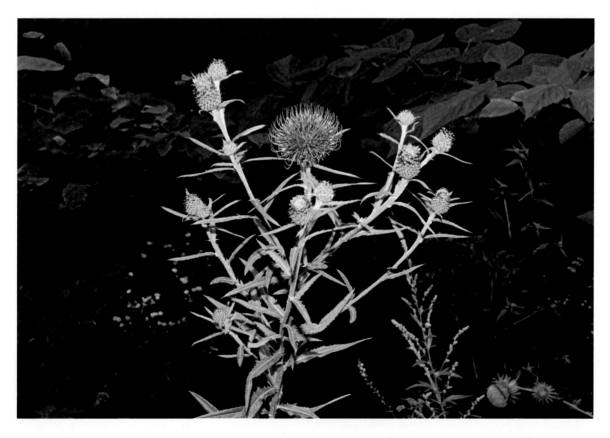

| 生境分布 | 生于海拔 900 m 以上的山坡或路旁。分布于德兴三清山北麓等。 |

| 资源情况 | 野生资源较少。药材来源于野生。 |

| 采收加工 | 秋季采挖，鲜用，或切片，晒干。 |

| 功能主治 | 酸，温。归肝、肾经。活血散瘀，解毒消肿。用于月经不调，闭经，痛经，乳腺炎，跌打损伤，尿路感染，痈疖，蛇咬伤。 |

| 用法用量 | 内服煎汤，15 ~ 30 g。外用适量，捣敷。 |

| 附　　注 | 本种异名：*Cnicus chinensis* Benth.、*Spanioptilon lineare* (Thunb.) Less.、*Cirsium tsoongianum* Ling、*Carduus linearis* Thunb.、*Cnicus linearis* (Thunb.) Benth.。 |

菊科 Compositae 白酒草属 Conyza

香丝草 *Conyza bonariensis* (L.) Cronq.

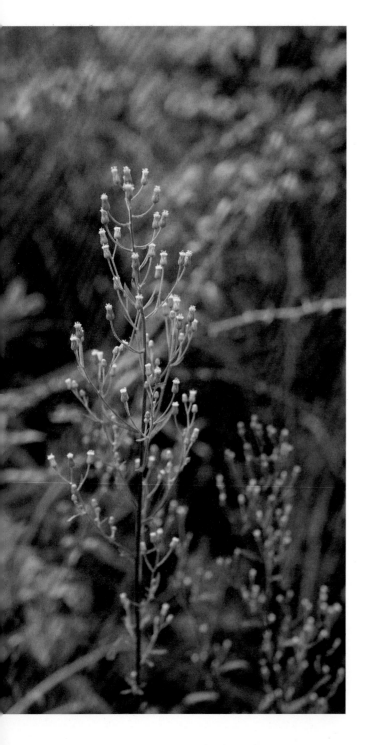

| 药材名 |

野塘蒿（药用部位：全草）。

| 形态特征 |

一年生或二年生草本。茎高达 50 cm，密被贴短毛，兼有疏长毛。下部叶倒披针形或长圆状披针形，长 3 ~ 5 cm，基部渐窄成长柄，具粗齿或羽状浅裂；中部叶和上部叶具短柄或无柄，窄披针形或线形，长 3 ~ 7 cm，中部叶具齿，上部叶全缘；叶两面均密被糙毛。头状花序直径 0.8 ~ 1 cm，在茎端排成总状或总状圆锥花序，花序梗长 1 ~ 1.5 cm；总苞椭圆状卵形，长约 0.5 cm，总苞片 2 ~ 3 层，线形，背面密被灰白色糙毛，具干膜质边缘；雌花多层，白色，花冠细管状，长 0.3 ~ 0.35 cm；两性花淡黄色，花冠管状，5 齿裂。瘦果线状披针形，长 0.15 cm，被疏短毛；冠毛 1 层，淡红褐色。

| 生境分布 |

常生于荒地、田边、路旁，为一种常见的杂草。德兴各地均有分布。

| **资源情况** | 野生资源一般。药材来源于野生。

| **采收加工** | 夏、秋季采收，鲜用，或切段，晒干。

| **功能主治** | 苦，凉。归心、胃、肝经。清热解毒，除湿止痛，止血。用于感冒，疟疾，风湿性关节炎，疮疡脓肿，外伤出血。

| **用法用量** | 内服煎汤，9 ~ 12 g。外用适量，捣敷。

| **附　注** | 本种异名：*Erigeron linifolius* Wall.、*Erigeron sumatrensis* Retz.、*Erigeron crispus* Pourr.、*Erigeron bonariensis* L.、*Conyza leucodasys* Miq.。

菊科 Compositae 白酒草属 Conyza

小蓬草
Conyza canadensis (L.) Cronq.

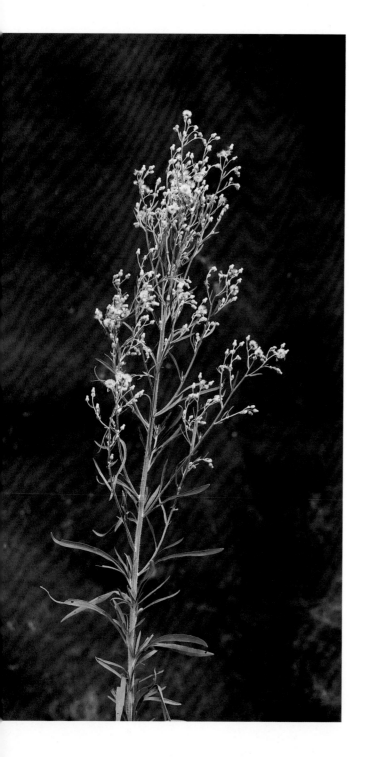

| 药 材 名 |

小飞蓬（药用部位：全草）。

| 形 态 特 征 |

一年生草本，具锥形直根。茎直立，高
50 ～ 100 cm，有细条纹及粗糙毛，上部多
分枝。叶互生，条状披针形或矩圆状条形，
基部狭，无明显叶柄，先端尖，全缘或具微
锯齿，边缘有长睫毛。头状花序多数，直径
约 0.4 cm，有短梗，密集作圆锥状或伞房圆
锥状；总苞半球形，直径约 0.3 cm；总苞片
2 ～ 3 层，条状披针形，边缘膜质，几无毛；
舌状花直立，白色、微紫色，条形至披针形；
两性花筒状，5 齿裂。瘦果矩圆形；冠毛污
白色，刚毛状。

| 生 境 分 布 |

常生于旷野、荒地、田边和路旁，为一种
常见的杂草。德兴各地均有分布。

| 资 源 情 况 |

野生资源丰富。药材来源于野生。

| 采 收 加 工 |

春、夏季采收，鲜用，或切段，晒干。

| **药材性状** | 本品茎表面呈黄绿色或绿色，具细棱及粗糙毛。单叶互生，叶片展平后呈线状披针形，基部狭，先端渐尖，具疏锯齿或全缘，有长缘毛。多数小头状花序集成圆锥花序状，花黄棕色。气香特异，味微苦。

| **功能主治** | 微苦、辛，凉。归肝、胆、胃、大肠经。清热利湿，散瘀消肿。用于黄疸，肠炎，肝炎，胆囊炎，跌打损伤，风湿骨痛，疮疖肿痛，外伤出血，牛皮癣。

| **用法用量** | 内服煎汤，15～30 g。外用适量，鲜品捣敷。

| **附　注** | 本种异名：*Erigeron canadensis* L.。

菊科 Compositae 白酒草属 *Conyza*

白酒草 *Conyza japonica* (Thunb.) Less.

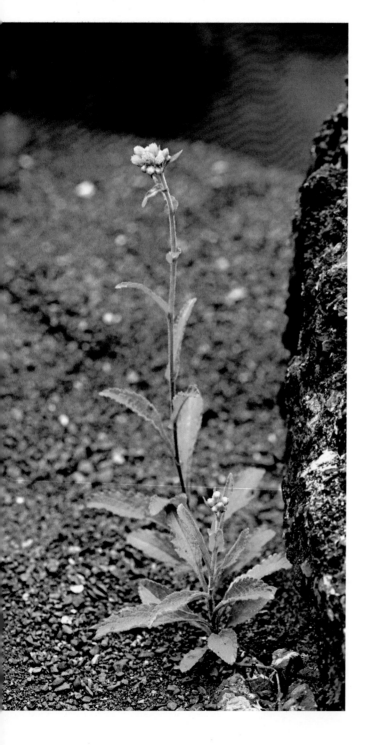

| 药 材 名 |

白酒草（药用部位：全草或根）。

| 形态特征 |

一年生或二年生草本。茎直立，高达 30 cm，少分枝，全株被长柔毛或粗毛。单叶互生，披针形或卵状披针形，长 3 ~ 5 cm，宽 1 ~ 2 cm，边缘具锯齿，先端急尖，基生叶具短叶柄，茎生叶半抱茎，两面被长柔毛。头状花序数个密集成伞房状，稀单生；总苞钟状，总苞片 2 ~ 3 层，边缘膜质；缘花为雌花，2 至多层，有小舌片或呈丝状，带紫色；两性花筒状，黄色。瘦果小、扁，有 2 ~ 5 棱；冠毛 1 层，绵毛状。

| 生境分布 |

常生于海拔 700 m 以上的山谷田边、山坡草地或林缘。德兴各地均有分布。

| 资源情况 |

野生资源丰富。药材来源于野生。

| 采收加工 |

夏、秋季采收，切段，晒干。

| **功能主治** | 苦、辛，寒。清热止痛，祛风化痰。用于肋膜炎，肺炎，咽喉肿痛，小儿惊风。 |

| **用法用量** | 内服煎汤，9 ~ 15 g。 |

| **附　注** | 本种异名：*Blumea subcapitata* Matsum. et Hayata、*Conyza multicaulis* DC.、*Conyza asteroides* DC.、*Conyza veronicaefolia* Wall. ex DC.、*Erigeron japonicum* Thunb.。 |

菊科 Compositae 金鸡菊属 Coreopsis

剑叶金鸡菊
Coreopsis lanceolata L.

| 药 材 名 | 线叶金鸡菊（药用部位：全草）。

| 形态特征 | 多年生草本，高 30 ~ 70 cm，有纺锤状根。茎直立，无毛或基部被软毛，上部有分枝。茎基部叶成对簇生，叶片匙形或线状倒披针形，长 3.5 ~ 7 cm，宽 1.3 ~ 1.7 cm；茎上部叶全缘或 3 深裂，裂片长圆形或线状披针形，顶裂片较大，长 6 ~ 8 cm，宽 1.5 ~ 2 cm，基部窄，先端钝，叶柄长 6 ~ 7 cm；上部叶无柄，线形或线状披针形。头状花序在茎端单生，直径 4 ~ 5 cm；总苞片内、外层近等长，披针形，长 0.6 ~ 1 cm，先端尖；舌状花黄色，舌片倒卵形或楔形；管状花狭钟形。瘦果圆形或椭圆形，长 0.25 ~ 0.3 cm，边缘有宽翅，先端有 2 短鳞片。花期 5 ~ 9 月。

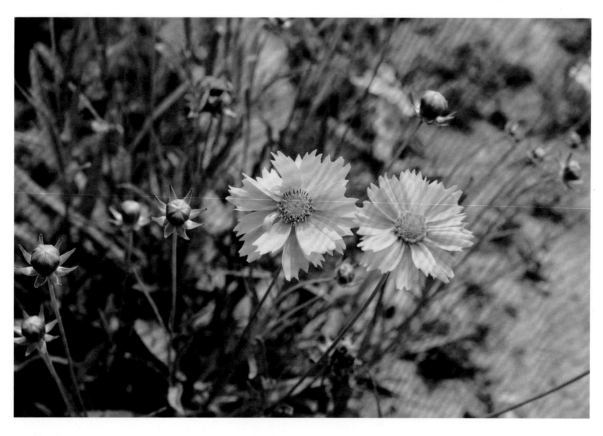

| 生境分布 | 德兴常栽培于路边以供观赏。

| 资源情况 | 栽培资源一般。药材来源于栽培。

| 采收加工 | 夏、秋季采收，鲜用，或切段，晒干。

| 药材性状 | 本品多皱缩、破碎，完整者湿润后展平呈匙形、倒波形或线状倒披针形，长 3.5 ~ 7 cm，宽 1.3 ~ 1.7 cm，表面黄褐色或黑褐色，无毛或具稀疏白色柔毛，先端钝尖或圆钝，基部狭，全缘或 3 深裂，裂片长圆形或线状披针形，顶裂片较大，质轻脆；叶柄长 6 ~ 7 cm，基部膨大，黄褐色。气微，味淡、微辛。

| 功能主治 | 辛，平。归肝、肾经。清热解毒，化瘀消肿。用于咳嗽，无名肿毒，外伤出血。

| 用法用量 | 外用适量，捣敷。

菊科 Compositae 金鸡菊属 Coreopsis

两色金鸡菊 Coreopsis tinctoria Nutt.

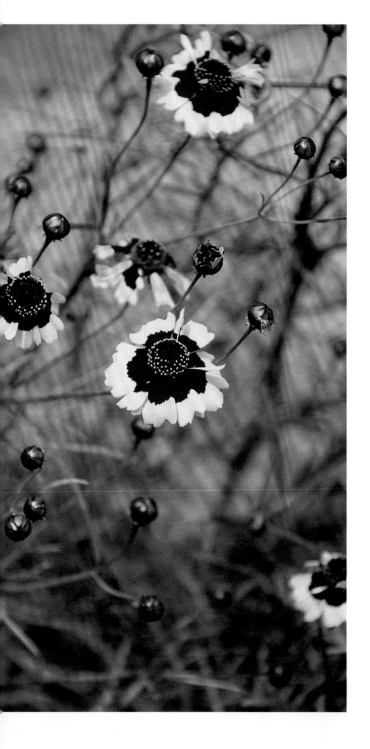

| 药 材 名 |

蛇目菊（药用部位：全草）。

| 形态特征 |

一年生草本，无毛，高 30 ~ 100 cm。茎直立，上部有分枝。叶对生，下部叶及中部叶有长柄，2 回羽状全裂，裂片线形或线状披针形，全缘；上部叶无柄或下延成翅状柄，线形。头状花序多数，有细长花序梗，直径 2 ~ 4 cm，排列成伞房或疏圆锥花序状；总苞半球形，总苞片外层较短，长约 0.3 cm，内层卵状长圆形，长 0.5 ~ 0.6 cm，先端尖；舌状花黄色，舌片倒卵形，长 0.8 ~ 1.5 cm；管状花红褐色，狭钟形。瘦果长圆形或纺锤形，长 0.25 ~ 0.3 cm，两面光滑或有瘤状突起，先端有 2 细芒。花期 5 ~ 9 月，果期 8 ~ 10 月。

| 生境分布 |

德兴各地均有栽培以供观赏。

| 资源情况 |

栽培资源丰富。药材来源于栽培。

| **采收加工** | 春、夏季采收，鲜用，或切段，晒干。 |

| **功能主治** | 甘，平。归心、肺经。清热解毒，化湿。用于痢疾，目赤肿痛，痈疮肿毒。 |

| **用法用量** | 内服煎汤，15 ~ 30 g。外用适量，捣敷。 |

| **附　　注** | 本种异名：*Calliopsis tinctoria* (Nutt.) DC.。 |

菊科 Compositae 秋英属 Cosmos

秋英
Cosmos bipinnata Cav.

| **药 材 名** | 秋英（药用部位：全草）。

| **形态特征** | 一年生或多年生草本，高达 2 m。茎无毛或稍被柔毛。叶 2 回羽状深裂。头状花序单生，直径 3 ~ 6 cm，花序梗长 6 ~ 18 cm；总苞片外层披针形或线状披针形，近革质，淡绿色，具深紫色条纹，长 1 ~ 1.5 cm，内层椭圆状卵形，膜质；舌状花紫红色、粉红色或白色，舌片椭圆状倒卵形，长 2 ~ 3 cm；管状花黄色，长 0.6 ~ 0.8 cm，管部短，上部圆柱形，有披针状裂片。瘦果黑紫色，长 0.8 ~ 1.2 cm，无毛，上端具长喙，有 2 ~ 3 尖刺。

| **生境分布** | 德兴各地均有栽培以供观赏。

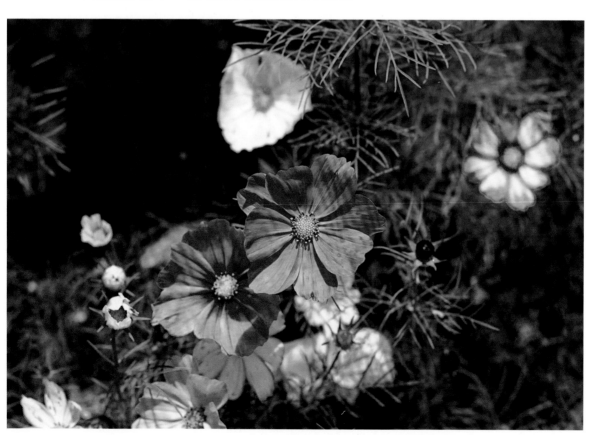

| **资源情况** | 栽培资源一般。药材来源于栽培。

| **采收加工** | 夏、秋季采收,阴干。

| **功能主治** | 清热解毒,明目化湿。用于痢疾,目赤肿痛。

| **用法用量** | 内服煎汤,9 ~ 15 g。

| **附　　注** | 本种异名:*Cosmos bipinnatus* Cavanilles。

菊科 Compositae 秋英属 Cosmos

黄秋英
Cosmos sulphureus Cav.

| 药 材 名 | 硫磺菊（药用部位：全草）。

| 形态特征 | 一年生草本。多分枝，叶为对生的二回羽状复叶，深裂，裂片呈披针形，有短尖，叶缘粗糙，与大波斯菊相比，叶片更宽。花为舌状花，有单瓣和重瓣 2 种，直径 3 ~ 5 cm，颜色多为黄色、金黄色、橙色、红色。瘦果总长 1.8 ~ 2.5 cm，棕褐色，坚硬，粗糙，有毛，先端有细长喙。

| 生境分布 | 栽培以供观赏。德兴各地花坛均有栽培。

| 资源情况 | 栽培资源较少。药材来源于栽培。

| 采收加工 | 夏、秋季采收，阴干。

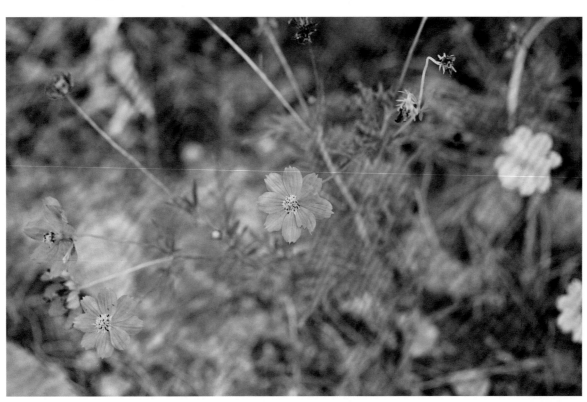

| **功能主治** | 清热解毒，明目化湿。用于咳嗽。

| **用法用量** | 内服煎汤，9 ~ 15 g。

菊科 Compositae 野茼蒿属 Crassooephalum

野茼蒿 *Crassocephalum crepidioides* (Benth.) S. Moore

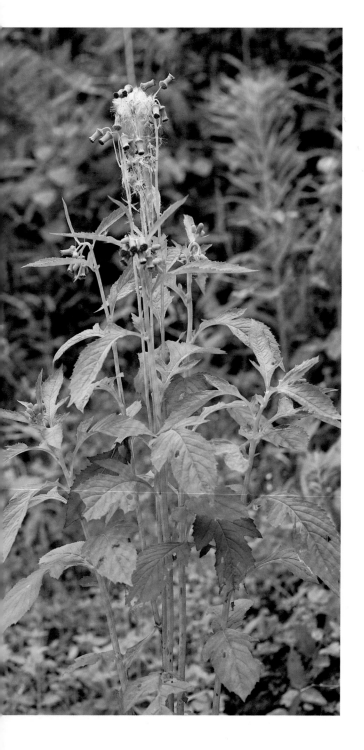

| 药 材 名 |

野木耳菜（药用部位：全草）。

| 形态特征 |

一年生直立草本，高 20 ～ 100 cm。茎有纵条纹，光滑无毛。叶互生，膜质，矩圆状椭圆形，长 7 ～ 12 cm，宽 4 ～ 5 cm，边缘有重锯齿或有时基部羽状分裂，两面近无毛；叶柄长 2 ～ 2.5 cm。头状花序直径约 2 cm，排成圆锥状生于枝顶；总苞圆柱形，苞片 2 层，条状披针形，长约 1 cm，边缘膜质，先端有小束毛，基部有数片小苞片；花全为两性花，管状，粉红色，花冠先端 5 齿裂，花柱基部小球状，分枝先端有线状、被毛的尖端。瘦果狭圆柱形，赤红色，有条纹，被毛；冠毛丰富，白色。

| 生境分布 |

生于海拔 300 ～ 1 800 m 的山坡路旁、水边、灌丛中。德兴各地均有分布。

| 资源情况 |

野生资源丰富。药材来源于野生。

| **采收加工** | 夏季采收，鲜用或晒干。 |

| **功能主治** | 微苦、辛，平。清热解毒，调和脾胃。用于感冒，肠炎，痢疾，口腔炎，乳腺炎，消化不良。 |

| **用法用量** | 内服煎汤，30 ~ 60 g；或绞汁。外用适量，捣敷。 |

| **附　　注** | 本种异名：*Gynura crepidioides* Benth.。 |

菊科 Compositae 大丽花属 *Dahlia*

大丽花 *Dahlia pinnata* Cav.

| 药 材 名 | 大理菊（药用部位：块根）。

| 形态特征 | 多年生草本，有巨大棒状块根。茎直立，多分枝，高 1.5 ~ 2 m，粗壮。叶 1 ~ 3 回羽状全裂，上部叶有时不分裂，裂片卵形或长圆状卵形，下面灰绿色，两面无毛。头状花序大，有长花序梗，常下垂，宽 6 ~ 12 cm；总苞片外层约 5，卵状椭圆形，叶质，内层膜质，椭圆状披针形；舌状花 1 层，白色、红色或紫色，常呈卵形，先端有不明显的 3 齿或全缘；管状花黄色，有时栽培种全部为舌状花。瘦果长圆形，长 0.9 ~ 1.2 cm，宽 0.3 ~ 0.4 cm，黑色，扁平，有 2 不明显的齿。

| 生境分布 | 德兴各地均有栽培。

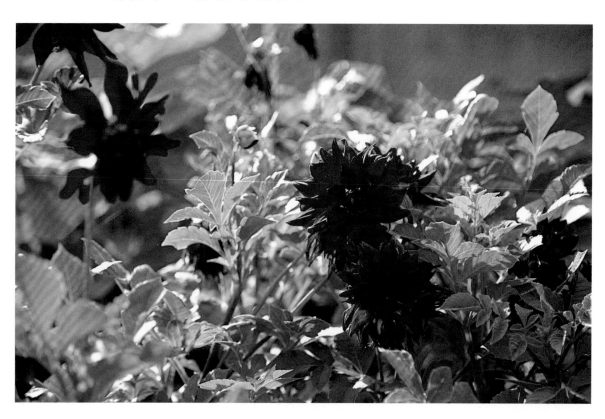

| **资源情况** | 栽培资源较少。药材来源于栽培。 |

| **采收加工** | 夏、秋季采挖，洗净，干燥。 |

| **药材性状** | 本品呈长纺锤形，微弯，有的已压扁，有的切成两瓣，长 6 ~ 10 cm，直径 3 ~ 4.5 cm。表面灰白色或类白色，未去皮的黄棕色，有明显而不规则的纵沟纹，先端有茎基痕，先端及尾部均呈纤维状。质硬，不易折断，断面类白色，角质化。气微，味淡。 |

| **功能主治** | 辛、甘，凉。归心、肺、胃经。疏风清热，活血消肿，解毒止痛。用于风疹，湿疹，疮疡肿毒，牙龈肿痛，跌打肿痛。 |

| **用法用量** | 内服煎汤，6 ~ 12 g。外用适量，捣敷。 |

| **附　注** | 本种异名：*Dahlia variabilia* Desf.、*Dahlia purpurea* Poir.、*Dahlia rosea* Cav.、*Georgina variabilis* Willd.。 |

菊科 Compositae 菊属 *Dendranthema*

野菊
Dendranthema indicum (L.) Des Moul.

| 药 材 名 | 野菊花（药用部位：头状花序）、野菊（药用部位：全草或根。别名：苦薏）。

| 形态特征 | 多年生草本，高 25 ～ 100 cm。根茎粗厚、分枝，有长或短的地下匍匐枝。茎直立或基部铺展。基生叶脱落；茎生叶卵形或矩圆状卵形，长 6 ～ 7 cm，宽 1 ～ 2.5 cm，羽状深裂，顶裂片大，侧裂片常 2 对，卵形或矩圆形，全部裂片边缘浅裂或有锯齿；上部叶渐小；全部叶上面有腺体及疏柔毛，下面灰绿色，毛较多，下部渐狭成具翅的叶柄，基部有具锯齿的托叶。头状花序直径 1.5 ～ 2.5 cm，在茎枝先端排成伞房状圆锥花序或不规则伞房花序；总苞直径 0.8 ～ 2 cm，长 0.5 ～ 0.6 cm；总苞片边缘宽膜质；舌状花黄色，雌性；

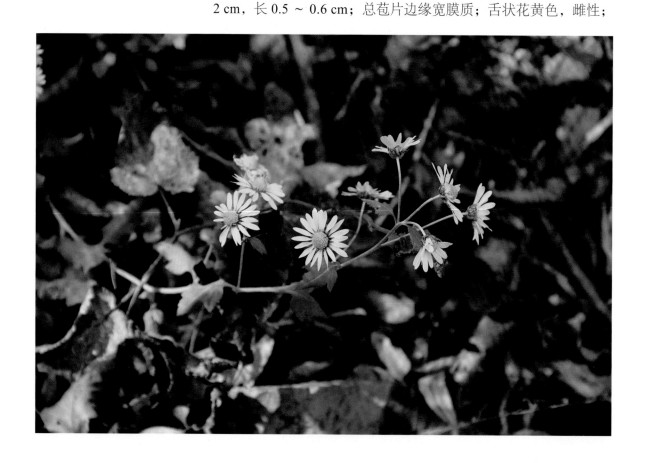

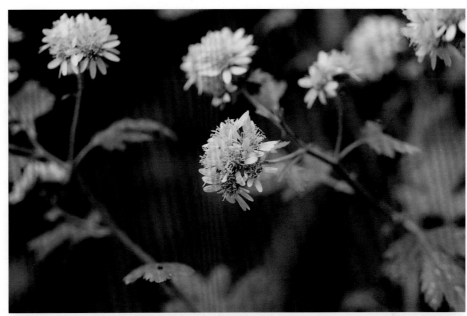

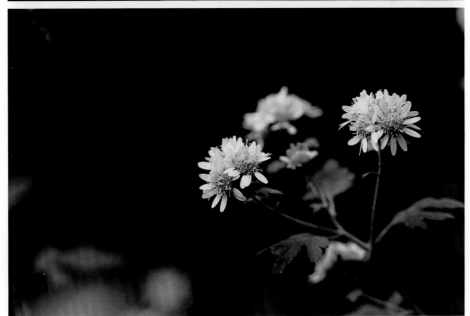

盘花两性，管状。瘦果全部同形，有 5 极细、几明显的纵肋，无冠状冠毛。

| **生境分布** | 生于山坡草地、灌丛、河边水湿地、滨海盐渍地、田边及路旁。德兴各地均有分布。

| **资源情况** | 野生资源丰富。药材来源于野生。

| **采收加工** | **野菊花**：秋、冬季花初开时采摘，晒干，或蒸后晒干。
野菊：夏、秋季采收，鲜用或晒干。

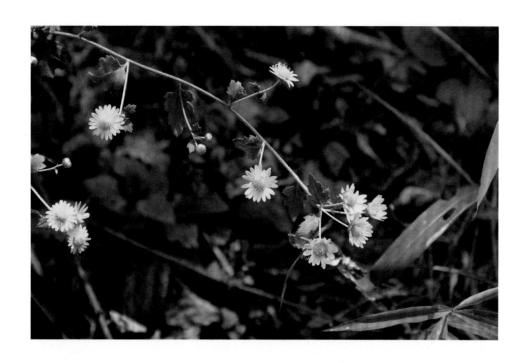

| **药材性状** | **野菊花**：本品呈类球形，直径 1.5 ～ 2.5 cm，棕黄色。总苞由 4 ～ 5 层苞片组成，外层苞片卵形或条形，外表面中部灰绿色或浅棕色，通常被白毛，边缘膜质；内层苞片长椭圆形，膜质，外表面无毛。总苞基部有的残留总花梗。舌状花 1 轮，黄色至棕黄色，皱缩、卷曲；管状花多数，深黄色。体轻。气芳香，味苦。

野菊：本品长 25 ～ 90 cm，被白色柔毛。茎呈圆柱形，上部有分枝，浅棕色，具纵纹，粗 0.2 ～ 0.5 cm；质脆，易折断，断面中部有白色的髓。单叶互生，叶柄长 1 ～ 2 cm；叶片多皱缩，展平后呈卵形，羽状深裂，侧裂片 2，顶裂片 1，边缘具锯齿；叶片上表面柔毛短少，呈绿色，下表面密被柔毛，呈灰绿色；叶腋处有时可见 1 对 3 深裂的假托叶。先端可见呈伞房状排列的头状花序，花苞直径 0.3 ～ 1.0 cm。香气特异，味微苦、辛。 |

| **功能主治** | **野菊花**：苦、辛，微寒。归肝、心经。清热解毒，泻火平肝。用于疔疮痈肿，目赤肿痛，头痛眩晕。

野菊：苦、辛，寒。归肺、肝经。清热解毒。用于感冒，气管炎，肝炎，高血压，痢疾，痈肿，疔疮，目赤肿痛，瘰疬，湿疹。 |

| **用法用量** | **野菊花**：内服煎汤，9 ～ 15 g，鲜品可用至 30 ～ 60 g；脾胃虚寒者慎服。外用适量，捣敷；或煎汤漱口；或煎汤淋洗。

野菊：内服煎汤，6 ～ 12 g，鲜品 30 ～ 60 g；或捣汁。外用适量，捣敷；或煎汤洗；或熬膏涂。 |

| **附　方** | （1）治肾炎：野菊花、金钱草、车前草各 3 g，煎汤服，忌盐。

（2）治暑疖、皮肤湿烂疮：野菊花或茎叶，煎汤洗患处，并做湿热敷，每日 3～4 次。

（3）治湿疹、脓疱疮：野菊花全草，水煮 2 次，滤去渣，将两次滤汁混合，慢火浓缩成半凝固状的稠膏，用时以膏涂搽或敷贴患处。

（4）治皮肤浅溃疡：野菊花全草，加水煎浓汁，以纱布数层浸药汁贴患处。

（5）治跌打扭伤：鲜野菊花连根全草 30 g，酒、水各半煎，红糖调服；外用鲜叶捣烂，酌加酒酿糟或红砂糖，捣敷患处。［方（1）～（5）出自《草药手册》（江西）］

| **附　注** | 本种异名：*Chrysanthemum indicum* L.、*Tanacetum indicum* (L.) Sch. Bip.、*Pyrethrum indicum* (L.) Cass.、*Matricaria indica* (L.) Desr.、*Chrysanthemum sabinii* Lindl.、*Chrysanthemum lushanense* Kitam.。

药材野菊花，为本种的干燥头状花序，《中华人民共和国药典》（1977 年版至 2020 年版）、《广西壮族自治区壮药质量标准·第二卷》（2011 年版）、《新疆维吾尔自治区药品标准·第二册》（1980 年版）、《湖南省中药材标准》（1993 年版）、《贵州省中药材质量标准》（1988 年版）中有收载。

药材野菊，为本种的干燥地上部分，《浙江省中药材标准·第一册》（2017 年版）中有收载。

《中华人民共和国药典》规定，按干燥品计算，野菊花含蒙花苷（$C_{28}H_{32}O_{14}$）不得少于 0.80%。

菊科 Compositae 菊属 Dendranthema

菊花 *Dendranthema morifolium* (Ramat.) Tzvel.

| **药 材 名** | 菊花（药用部位：头状花序）、菊花苗（药用部位：幼嫩茎叶）、菊花叶（药用部位：叶）、菊花根（药用部位：根）。

| **形态特征** | 多年生草本，高 60 ~ 150 cm。根茎多少木质化。茎直立，基部有时木质化。叶卵形至披针形，边缘有粗大锯齿或深裂，基部楔形，有叶柄。头状花序直径 2.5 ~ 20 cm，单生或数个集生于茎枝先端；外层总苞片绿色，条形，边缘膜质；舌状花白色、红色、紫色或黄色。瘦果不发育（用分根法及嫁接法繁殖）。

| **生境分布** | 栽培于德兴黄柏、新岗山等。

| **资源情况** | 栽培资源丰富。药材来源于栽培。

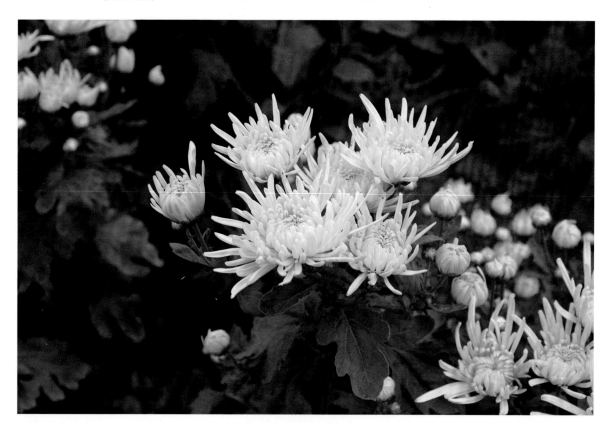

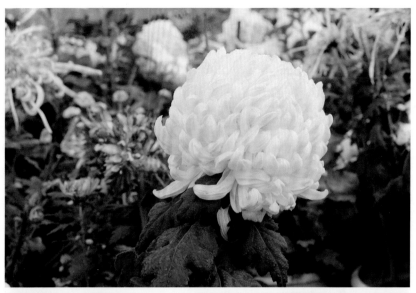

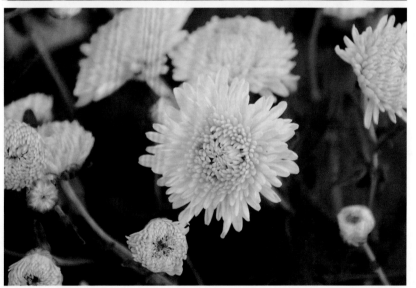

| 采收加工 | 菊花：9 ~ 11 月花盛开时分批采收，阴干或焙干，或熏、蒸后晒干。药材按产地加工方法不同，分为"亳菊""滁菊""贡菊""杭菊""怀菊"。

菊花苗：春季或夏初采收，鲜用或晒干。

菊花叶：夏、秋季采摘，洗净，鲜用或晒干。

菊花根：秋、冬季采挖，洗净，鲜用或晒干。

| 药材性状 | 菊花：本品亳菊呈倒圆锥形或圆筒形，有时稍压扁成扇形，直径 1.5 ~ 3 cm，离散。总苞碟状；总苞片 3 ~ 4 层，卵形或椭圆形，草质，黄绿色或褐绿色，外面被柔毛，边缘膜质。花托半球形，无托片或托毛。舌状花数层，雌性，位于外围，类白色，劲直，上举，纵向折缩，散生金黄色的腺点；管状花多数，

两性，位于中央，为舌状花所隐藏，黄色，先端 5 齿裂。瘦果不发育，无冠毛。滁菊呈不规则球形或扁球形，直径 1.5 ～ 2.5 cm。舌状花类白色，不规则扭曲，内卷，边缘皱缩，有时可见淡褐色的腺点；管状花大多隐藏。贡菊呈扁球形或不规则球形，直径 1.5 ～ 2.5 cm。舌状花白色或类白色，斜升，上部反折，边缘稍内卷而皱缩，通常无腺点；管状花少，外露。杭菊呈碟形或扁球形，直径 2.5 ～ 4 cm，常数个相连成片。舌状花类白色或黄色，平展或微折叠，彼此粘连，通常无腺点；管状花多数，外露。怀菊呈不规则球形或扁球形，直径 1.5 ～ 2.5 cm。多数为舌状花，舌状花类白色或黄色，不规则扭曲，内卷，边缘皱缩，有时可见腺点；管状花大多隐藏。体轻，质柔润，干时松脆。气清香，味甘、微苦。

| **功能主治** | **菊花**：甘、苦，微寒。归肺、肝经。散风清热，平肝明目，清热解毒。用于风热感冒，头痛眩晕，目赤肿痛，眼目昏花，疮痈肿毒。

菊花苗：甘、微苦，凉。归肺、肝、胆经。清肝明目。用于头风眩晕，目生翳膜。

菊花叶：辛、甘，平。归心、肺、肝、胆经。清肝明目，解毒消肿。用于头风，目眩，疔疮，痈肿。

菊花根：苦、甘，寒。利小便，清热解毒。用于癃闭，咽喉肿痛，痈肿疔毒。

| **用法用量** | **菊花**：内服煎汤，5 ～ 10 g；或入丸、散剂；或泡茶；气虚胃寒、食减泄泻者慎用。外用适量，煎汤洗；或捣敷。

菊花苗：内服煎汤，6 ～ 12 g。外用适量，煎汤熏洗。

菊花叶：内服煎汤，9 ～ 15 g；或捣汁。外用适量，捣敷。

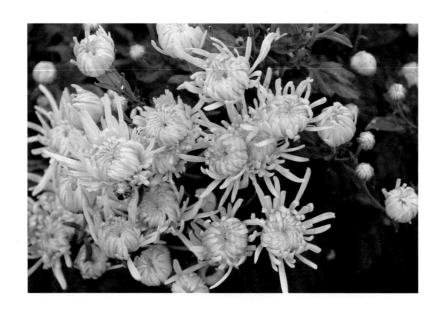

菊花根: 内服煎汤, 15 ~ 30 g; 或捣汁。外用适量, 捣敷。

| 附　方 | (1) 用于下肢溃疡: 鲜菊花全草 250 g, 扛板归 150 g, 煎汤洗。
(2) 用于疔疮: 鲜菊花叶适量捣敷, 根、茎、煎汤服。[方(1)~(2)出自《草药手册》(江西)]

| 附　注 | 本种异名: *Chrysanthemum morifolium* Ramat.、*Tanacetum sinense* (Sabine) Sch. Bip.、*Tanacetum morifolium* (Ramat.) Kitam.、*Pyrethrum sinense* (Sabine) DC.、*Dendranthema sinense* (Sabine) Des Moul.。

药材菊花, 为本种的干燥头状花序,《中华人民共和国药典》(1963 年版至 2020 年版)、《内蒙古蒙药材标准》(1986 年版)、《新疆维吾尔自治区药品标准·第二册》(1980 年版)等中有收载。

药材菊花叶, 为本种的干燥叶,《上海市中药材标准·附录》(1994 年版)中有收载。

药材菊花根, 为本种的干燥根,《上海市中药材标准·附录》(1994 年版)中有收载。

《中华人民共和国药典》规定, 按干燥品计算, 菊花含绿原酸 ($C_{16}H_{18}O_9$) 不得少于 0.20%, 含木犀草苷 ($C_{21}H_{20}O_{11}$) 不得少于 0.080%, 含 3,5-O- 二咖啡酰基奎宁酸 ($C_{25}H_{24}O_{12}$) 不得少于 0.70%。

菊科 Compositae 东风菜属 Doellingeria

东风菜 *Doellingeria scaber* (Thunb.) Nees

| **药 材 名** | 东风菜（药用部位：全草或根茎）。

| **形态特征** | 多年生直立草本，高 100 ~ 150 cm。叶互生，心形，长 9 ~ 15 cm，宽 6 ~ 15 cm，基部急狭成长 10 ~ 15 cm 的叶柄，边缘有具小尖头的齿，两面有糙毛；中部以上的叶常有楔形、具宽翅的叶柄。头状花序直径 1.8 ~ 2.4 cm，排成圆锥伞房状；总苞片约 3 层，不等长，边缘宽膜质；外围 1 层雌花约 10，舌状，舌片白色，条状矩圆形；中央有多数两性花，花冠管状，上部 5 齿裂，裂片条状披针形。瘦果倒卵圆形或椭圆形，有 5 厚肋，无毛；冠毛污黄白色，与管状花花冠等长。

| **生境分布** | 生于山谷坡地、草地和灌丛中，极常见。德兴各地均有分布。

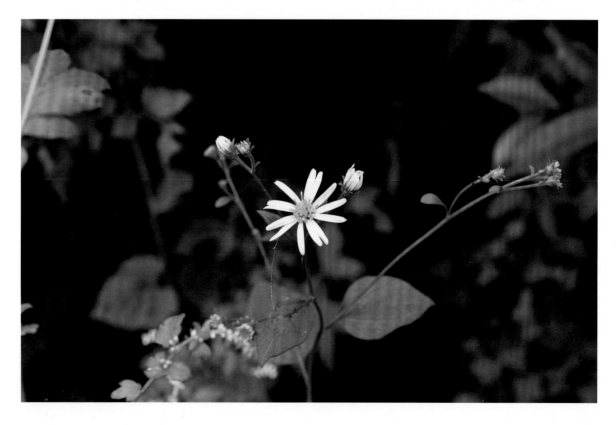

| 资源情况 | 野生资源丰富。药材来源于野生。

| 采收加工 | 夏、秋季采收全草，秋季采挖根茎，洗净，鲜用或晒干。

| 药材性状 | 本品茎呈圆柱形，稍有分枝，长 100 ~ 120 cm，直径 0.6 ~ 1.2 cm，表面黄棕色，有多条细纵纹，下部光滑，上部有白色柔毛，质脆，易折断，断面中空。叶多皱缩、破碎，完整叶展平后呈卵状三角形，质厚，长 9 ~ 15 cm，宽 6 ~ 15 cm，绿褐色，柄有窄翼，边缘有锯齿或重锯齿，表面粗糙，两面有细毛。有时可见多数黄色的头状花序；总苞半球形，总苞片边缘干膜质。质脆，易碎。气微，味微苦。

| 功能主治 | 辛、甘，寒。归肝经。清热解毒，明目，利咽。用于风热感冒，头痛目眩，目赤肿痛，咽喉红肿，急性肾炎，肺病吐血，跌打损伤，痈肿疔疮，蛇咬伤。

| 用法用量 | 内服煎汤，15 ~ 30 g。外用适量，鲜全草捣敷。

| 附　注 | 本种异名：*Aster scaber* Thunb.、*Aster komarovii* H. Lévl. et Vaniot、*Biotia discolor* Maxim.、*Biotia corymbosa* (Sol. ex Aiton) DC. var. *discolor* Regel。
药材东风菜，为本种的干燥根茎或全草，《上海市中药材标准·附录》（1994 年版）中有收载。

菊科 Compositae 鳢肠属 Eclipta

鳢肠 Eclipta prostrata (L.) L.

| 药 材 名 | 墨旱莲（药用部位：地上部分。别名：墨汁草）。

| 形态特征 | 一年生草本，高 15 ~ 60 cm。茎直立或平卧，被伏毛，着土后节上易生根。叶披针形、椭圆状披针形或条状披针形，长 3 ~ 10 cm，全缘或有细锯齿，无叶柄或基部叶有叶柄，被糙伏毛。头状花序直径约 0.9 cm，有梗，腋生或顶生；总苞片 5 ~ 6，草质，被毛；托片披针形或刚毛状；花杂性；舌状花雌性，白色，舌片小，全缘或 2 裂；管状花两性，裂片 4。管状花的瘦果三棱状，舌状花的瘦果扁四棱形；表面具瘤状突起，无冠毛。

| 生境分布 | 生于河边、田边或路旁。德兴各地均有分布。

| 资源情况 | 野生资源丰富。药材来源于野生。

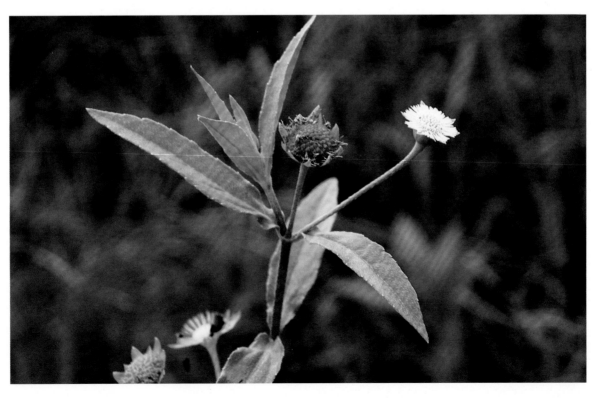

| 采收加工 | 花开时采割，晒干。

| 药材性状 | 本品全体被白色茸毛。茎呈圆柱形，有纵棱，直径 0.2 ～ 0.5 cm；表面绿褐色或墨绿色。叶对生，近无柄，叶片皱缩、卷曲或破碎，完整者展平后呈长披针形，全缘或具浅齿，墨绿色。头状花序直径约 0.9 cm。瘦果椭圆形而扁，长 0.2 ～ 0.3 cm，棕色或浅褐色。气微，味微咸。

| 功能主治 | 甘、酸，寒。归肾、肝经。滋补肝肾，凉血止血。用于肝肾阴虚，牙齿松动，须发早白，眩晕耳鸣，腰膝酸软，阴虚血热，吐血，衄血，尿血，血痢，崩漏下血，外伤出血。

| 用法用量 | 内服煎汤，6 ～ 12 g；或熬膏；或捣汁；或入丸、散剂；脾肾虚寒者慎服。外用适量，捣敷；或捣绒塞鼻；或研末调敷。

| 附　　方 | （1）治吐血、咯血、鼻衄、便血：鲜墨旱莲全草 60 ～ 90 g，捣烂擂汁服。
（2）治血尿：墨旱莲全草 30 g，车前草 15 g，瘦肉 100 ～ 200 g，煮汤煎药服。
（3）治痔核突发肿痛：鲜墨旱莲（连根）60 g，捣烂，加开水擂汁服；外用鲜全草捣敷患处。
（4）治肺痨病：墨旱莲蒸鸭食。
（5）治刀伤出血：墨旱莲捣敷患处；或干者研末撒患处。
（6）治疔疮肿毒：墨旱莲、苦瓜叶、犁头草，加食盐少许或蜂蜜，捣敷。［方（1）～（6）出自《草药手册》（江西）］

| 附　　注 | 本种异名：*Verbesina prostrata* L.、*Verbesina alba* L.、*Eclipta marginata* Boiss.、*Eclipta erecta* L.、*Eclipta thermalis* Bunge、*Eclipta alba* (L.) Hassk.。
药材墨旱莲，为本种的干燥地上部分或全草，《中华人民共和国药典》（1977年版至 2020 年版）、《福建省中药材标准（试行稿）·第一批》（1990 年版）、《广西壮族自治区壮药质量标准·第二卷》（2011 年版）中有收载；《中华人民共和国药典》（1963 年版）以"旱莲花（墨旱莲）"之名收载之，《新疆维吾尔自治区药品标准·第二册》（1980 年版）以"旱莲草"之名收载之。《中华人民共和国药典》规定，按干燥品计算，墨旱莲含蟛蜞菊内酯（$C_{16}H_{12}O_7$）不得少于 0.040%。

菊科 Compositae 一点红属 Emilia

一点红 *Emilia sonchifolia* (L.) DC.

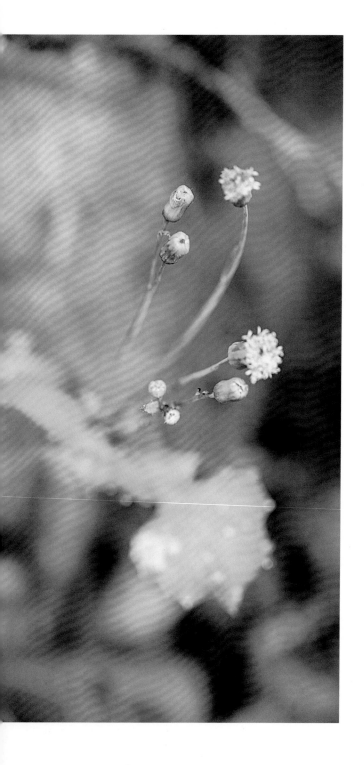

| 药 材 名 |

羊蹄草（药用部位：全草。别名：散血丹、紫背草）。

| 形 态 特 征 |

直立或近直立草本，高 10 ~ 40 cm，光滑无毛或被疏毛，多少分枝。枝条柔弱，粉绿色。叶稍肉质；茎下部叶卵形，长 5 ~ 10 cm，宽 4 ~ 5 cm，琴状分裂，边缘具钝齿；茎上部叶小，通常全缘或有细齿；全无柄，常抱茎，上面深绿色，下面常为紫红色。头状花序直径 1 ~ 1.3 cm，具长梗，组成疏散的伞房花序，花枝常二歧分枝；花全为两性，筒状，5 齿裂；总苞圆柱状，苞片 1 层，与花冠等长，花紫红色。瘦果长约 0.24 cm，狭矩圆柱形，有棱；冠毛白色，柔软，极丰富。

| 生 境 分 布 |

常生于海拔 800 m 以上的山坡荒地、田埂、路旁。德兴各地均有分布。

| 资 源 情 况 |

野生资源丰富。药材来源于野生。

| 采收加工 | 夏、秋季采挖,晒干,或趁鲜切段,晒干。

| 药材性状 | 本品长 10 ~ 40 cm。根细而弯曲,有须根。茎细圆柱形,表面暗绿色,下部被茸毛。叶多皱缩,展平后基生叶呈琴状分裂,长 5 ~ 10 cm,宽 2.5 ~ 5 cm,灰绿色或暗绿色,先端裂片大,近三角形,基部抱茎,边缘具疏钝齿;茎生叶渐狭。头状花序 2 ~ 3 个排成聚伞状,总苞圆柱形,苞片 1 层,呈条状披针形或近条形,长约 1 cm;管状花棕黄色,冠毛白色。瘦果狭矩圆形,长约 0.3 cm,有棱。气微,味苦。

| 功能主治 | 苦,凉。归肺、胃、大肠经。清热解毒,散瘀消肿。用于风热感冒,肺热咳喘,咽喉肿痛,口疮,湿热泄泻,热毒泻痢,热淋涩痛,睾丸肿痛,乳痈,疮疖痈肿,蛇串疮,湿疹,跌打损伤。

| 用法用量 | 内服煎汤,9 ~ 18 g,鲜品 15 ~ 30 g;或捣汁含咽;孕妇慎用。外用适量,煎汤洗;或捣敷。

| 附　方 | (1)治阴肿毒、乳痈:鲜羊蹄草适量,葱头 1 个,红砂糖少许,共捣敷患处,每日换药 1 ~ 2 次,未化脓者能内消。
(2)治指疔(蛇指头):鲜羊蹄草适量,砂糖(或白糖)少许,捣敷。
(3)治耳脓(耳内经常流出臭秽脓水或黏液,时止时发):将鲜羊蹄草洗净,用开水浸润后,捣烂,绞取自然汁,用时将药汁滴入已洗净的耳内,每日 2 ~ 3次,有排脓、消肿、止痛之效。
(4)治溃烂飞疡(多患四肢,局部红肿灼热起泡、痛痒,接着便腐烂蔓延):用鲜羊蹄草茎、叶适量,捣敷患处,日夜各换药 1 次。[方(1)~(4)出自《草药手册》(江西)]

| 附　注 | 本种异名:*Senecio sonchifolius* (L.) Moench、*Emilia sinica* Miq.、*Crassocephalum sonchifolium* (L.) Less.、*Cacalia sonchifolia* L.。
药材羊蹄草,为本种的新鲜或干燥全草,《中华本草》《中药大辞典》中有收载;《中华人民共和国药典》(1977 年版、2010 附录)、《贵州省中药材、民族药材质量标准》(2003 年版)、《福建省中药材标准》(2006 年版)、《广东省中药材标准》(2010 年版)、《广西壮族自治区壮药质量标准·第一卷》(2008 年版)、《广西壮族自治区瑶药材质量标准·第二卷》(2021 年版)、《湖南省中药材标准》(2005 年版)、《江西省中药材标准》(2014 年版)以"一点红"之名收载之。

菊科 Compositae 飞蓬属 *Erigeron*

一年蓬
Erigeron annuus (L.) Pers.

| 药 材 名 |　一年蓬（药用部位：全草。别名：先走草）。

| 形态特征 |　一年生或二年生草本。茎直立，高 30 ～ 100 cm，上部有分枝，全株被上曲的短硬毛。叶互生，基生叶矩圆形或宽卵形，长 4 ～ 17 cm，宽 1.5 ～ 4 cm，边缘有粗齿，基部渐狭成具翅的叶柄，中部叶和上部叶较小，矩圆状披针形或披针形，长 1 ～ 9 cm，宽 0.5 ～ 2 cm，具短柄或无叶柄，边缘有不规则的齿裂，最上部叶通常条形，全缘，具睫毛。头状花序排列成伞房状或圆锥状；总苞半球形；总苞片 3 层，草质，密被长直节毛；舌状花 2 层，白色或淡蓝色，舌片条形；两性花筒状，黄色。瘦果披针形，压扁；冠毛异形，雌花的冠毛有 1 层极短而连接成环状的膜质小冠，两性花的冠毛有 1 层极短的鳞片状毛和 10 ～ 15 糙毛。

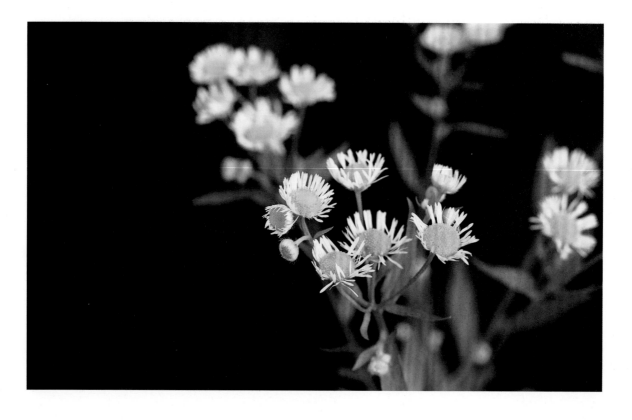

| **生境分布** | 常生于路边旷野或山坡荒地。德兴各地均有分布。

| **资源情况** | 野生资源丰富。药材来源于野生。

| **采收加工** | 夏、秋季采收，洗净，鲜用或晒干。

| **药材性状** | 本品根呈圆锥形，有分枝，黄棕色，具多数须根。全体疏被粗毛。茎呈圆柱形，长 40 ～ 80 cm，直径 0.2 ～ 0.4 cm，表面黄绿色，有纵棱线，质脆，易折断，断面有大形、白色的髓。单叶互生，叶片皱缩或已破碎，完整者展平后呈披针形，黄绿色。有的于枝顶和叶腋可见头状花序排列成伞房状或圆锥状，花淡棕色。气微，味微苦。

| **功能主治** | 甘、苦，凉。归胃、大肠经。消食止泻，清热解毒，截疟。用于消化不良，胃肠炎，齿龈炎，疟疾，毒蛇咬伤。

| **用法用量** | 内服煎汤，30 ～ 60 g。外用适量，捣敷。

| **附　　方** | （1）治疟疾：一年蓬全草 30 g，水蜈蚣 15 g，益母草 15 g，鸡蛋 1 个，煎汤服，每日 1 剂。
（2）治蛇咬伤：一年蓬根捣烂，与雄黄一同外敷。［方（1）～（2）出自《草药手册》（江西）］

| **附　　注** | 本种异名：*Stenactis annua* Cass.、*Erigeron heterophyllus* Muhl. ex Willd.、*Aster annuus* L.

菊科 Compositae 泽兰属 Eupatorium

多须公
Eupatorium chinense L.

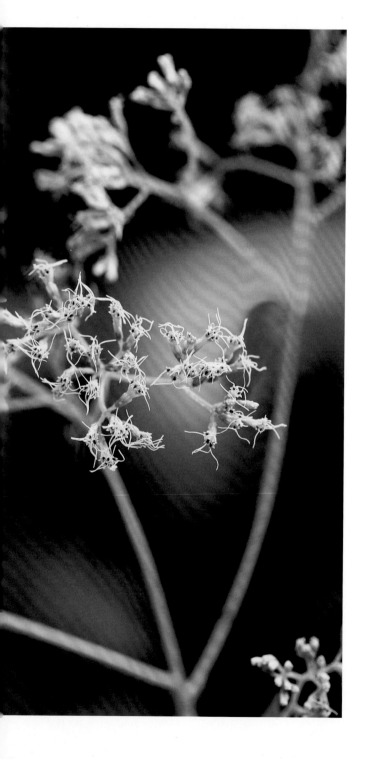

药材名

广东土牛膝（药用部位：根）、华泽兰（药用部位：全草）。

形态特征

多年生草本或半灌木，高达 1.5 m。茎上部或花序分枝被细柔毛。叶卵形、矩卵形或宽卵形，长 3.5 ~ 10 cm，宽 2 ~ 5 cm，边缘有规则的圆锯齿，上面无毛，下面被柔毛及腺点，先端急尖、短尖或长渐尖，基部圆形或截形，有短叶柄。头状花序多数，在茎顶或分枝先端排成伞房花序或复伞房花序；总苞狭钟状；总苞片先端钝或稍圆；头状花序含 5 小花，花两性，筒状。瘦果有腺点。

生境分布

生于海拔 800 m 以上的山谷、山坡林缘、林下、灌丛、山坡草地、村舍旁及田间。德兴各地均有分布。

资源情况

野生资源丰富。药材来源于野生。

采收加工

广东土牛膝：秋季采挖，洗净，切段，晒干。

华泽兰：夏季采收，除去杂质，鲜用或晒干。

| 药材性状 | **广东土牛膝**：本品根呈须状圆柱形，一般长 10 ～ 35 cm，最长可达 50 cm，直径 0.2 ～ 0.4 cm，外表黄棕色。质坚硬而脆，易折断，断面白色。略有甘草气，味淡。

华泽兰：本品长 1 ～ 2 m。根丛生。茎圆柱形，表面淡褐色或绿褐色，茎上部或花序分枝淡紫褐色，被细柔毛。叶对生，卵形或宽卵形，长 2 ～ 10 cm，宽 1 ～ 5 cm，先端渐尖或钝，叶缘有规则圆锯齿，叶柄短。头状花序多数。果实黑色或绿黑色。气微，味淡。

| 功能主治 | **广东土牛膝**：苦、甘，凉；有毒。清热利咽，凉血散瘀，解毒消肿。用于咽喉肿痛，白喉，吐血，血淋，赤白下痢，跌打损伤，痈疮肿毒，毒蛇咬伤，烫火伤。

华泽兰：微苦、辛，凉。归肺、肝经。清热解毒，祛风消肿，行瘀。用于感冒发热，咳嗽，咽痛，风湿痹痛，外伤肿痛。

| 用法用量 | **广东土牛膝**：内服煎汤，10 ～ 20 g，鲜品 30 ～ 60 g。外用适量，捣敷；或煎汤洗。

华泽兰：内服煎汤，10 ～ 15 g，鲜品 30 ～ 60 g；孕妇禁服。外用适量，捣敷；或煎汤洗。

| 附　注 | 本种异名：*Eupatorium japonicum* Thunb.、*Eupatorium reevesii* Wall.、*Eupatorium crenatifolium* Hand.-Mazz.。

药材广东土牛膝，为本种的干燥根，《广东省中药材标准》（2004 年版）、《广西中药材标准·第二册》（1996 年版）中有收载。

药材华泽兰，为本种的干燥全草，《中华本草》《中药大辞典》《全国中草药汇编》中有收载；《江西省中药材标准》（1996 年版、2014 年版）以"华佩兰"之名收载之，《云南省中药材标准·第二册·彝族药》（2005 年版）以"火升麻"之名收载之。

菊科 Compositae 泽兰属 *Eupatorium*

白头婆 *Eupatorium japonicum* Thunb.

| 药 材 名 | 山佩兰（药用部位：全草或地上部分）。

| 形态特征 | 多年生草本，高 1 ～ 2 m。茎分枝，但通常不分枝，上部被细柔毛。叶对生，有长短不等的叶柄，椭圆形或矩椭圆形，长 7 ～ 12 cm，宽 2 ～ 5 cm，边缘有深或浅、大或小的锯齿，上面几无毛，下面被柔毛且沿脉的毛较多，并有腺点，基部楔形渐狭。头状花序多数，在茎顶或分枝先端排成伞房状；总苞钟状；总苞片先端钝；头状花序含 5 两性管状花；冠毛与花冠等长。瘦果有腺点及柔毛。

| 生境分布 | 生于山坡草地、密疏林下、灌丛中、水湿地及河岸、水旁。德兴各地均有分布。

| 资源情况 | 野生资源丰富。药材来源于野生。

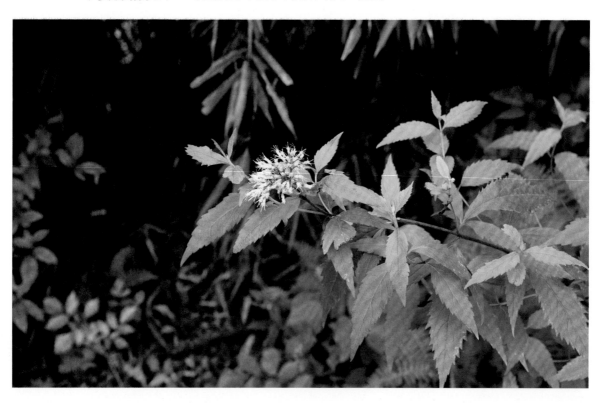

| **采收加工** | 夏、秋季采收，洗净，鲜用或晒干。

| **药材性状** | 本品茎呈圆柱形，长 40 ～ 80 cm，表面棕色或暗紫红色，具纵皱纹及散在的紫色斑点，被白色毛茸；质坚硬，折断面黄白色，呈纤维状，中央具白色、疏松的髓。叶对生，多破碎，皱缩、卷曲，完整叶片展平后常 3 裂，裂片呈卵状长椭圆形，先端渐尖或锐尖，基部楔形，边缘具粗锯齿，上面深绿色，下面淡绿色，质脆，易脱落。花序着生于枝端，管状花多存在，外有膜质总苞残存，有的还带有瘦果。气芳香，味微涩。

| **功能主治** | 辛、苦，平。祛暑发表，化湿和中，理气活血，解毒。用于夏伤暑湿，发热头痛，胸闷腹胀，消化不良，胃肠炎，感冒，咳嗽，咽喉炎，扁桃体炎，月经不调，跌打损伤，痈肿，蛇咬伤。

| **用法用量** | 内服煎汤，9 ～ 15 g；或研末，每次 6 ～ 9 g，每日 2 次。外用适量，捣敷。

| **附　　方** | （1）治跌打损伤：①山佩兰 30 g，南天竹根 30 g，酒 500 g，浸 7 日，每次服 15 ～ 30 g。②外用山佩兰叶适量，捣敷。③山佩兰根 21 g，甜酒适量，煎汤服。

（2）治痛经：山佩兰、丹参各 12 g，香附 9 g，煎汤服。

（3）治血瘀经痛：山佩兰 15 g，丹皮 12 g，白鸡冠花 30 g，煎汤服。

（4）治痈肿、溃疡：鲜山佩兰全草适量，煎汤淋洗患处，或捣敷患处。［方（1）～（4）出自《草药手册》（江西）］

| **附　　注** | 本种异名：*Eupatorium album* L、*Eupatorium wallichii* DC.、*Eupatorium chinense* L. var. *simplicifolium* (Makino) Kitam.、*Eupatorium fortunei* Turcz. f. *aureo-reticulatum* (Makino) Nakai、*Eupatorium japonicum* Thunb. var. *simplicifolium* Makino。

药材山佩兰，为本种的干燥地上部分，《中华本草》《中药大辞典》中有收载；《中华人民共和国卫生部药品标准·中药成方制剂·第八册·附录》（1993 年版）以"水泽兰"之名收载之。

菊科 Compositae 泽兰属 Eupatorium

林泽兰 *Eupatorium lindleyanum DC.*

| **药 材 名** | 野马追（药用部位：地上部分）。

| **形态特征** | 多年生草本。茎枝密被白色柔毛，下部及中部红色或淡紫红色。中部茎生叶长椭圆状披针形或线状披针形，长 3 ~ 12 cm，不裂或 3 全裂，基部楔形，两面粗糙，被白色粗毛及黄色腺点；全部茎生叶边缘有犬齿，几无柄。花序分枝及花梗密被白色柔毛；总苞钟状，总苞片约 3 层；外层苞片长 0.1 ~ 0.2 cm，披针形或宽披针形，中层及内层苞片长 0.5 ~ 0.6 cm，长椭圆形或长椭圆状披针形；苞片绿色或紫红色，先端尖。瘦果黑褐色，长 0.3 cm，椭圆状，散生黄色腺点；冠毛白色。

| **生境分布** | 生于海拔 200 m 以上的山谷阴处水湿地、林下湿地或草原上。德兴

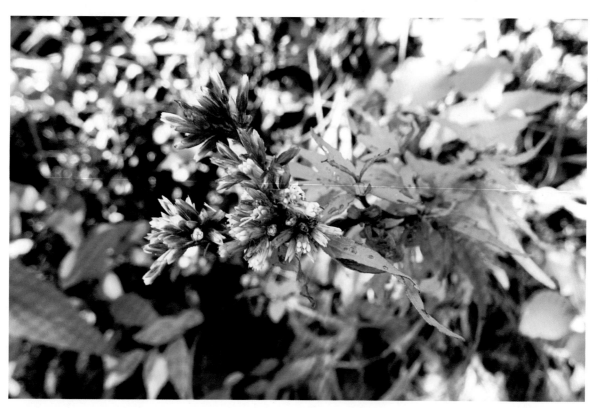

各地均有分布。

| **资源情况** | 野生资源较少。药材来源于野生。

| **采收加工** | 秋季采收，除去杂质，晒干。

| **药材性状** | 本品茎呈圆柱形，长 30 ~ 90 cm，直径 0.2 ~ 0.5 cm；表面黄绿色或紫褐色，有纵棱，密被灰白色茸毛；质硬，易折断，断面纤维性，髓部白色。叶对生，无柄；叶片多皱缩，展平后叶片 3 全裂，似轮生，裂片条状披针形，中间裂片较长；先端钝圆，边缘具疏锯齿，上表面绿褐色，下表面黄绿色，两面被毛，有腺点。头状花序顶生。气微，叶味苦、涩。

| **功能主治** | 苦，平。归肺经。清肺止咳，化痰平喘，降血压。用于支气管炎，咳喘痰多，高血压。

| **用法用量** | 内服煎汤，30 ~ 60 g。

| **附　　注** | 本种异名：*Eupatorium subtetragonum* Miq.、*Eupatorium lindleyanum* DC. var. *trifoliolatum* Makino、*Eupatorium kirilowii* Turcz.、*Eupatorium lindleyanum* DC. f. *aureo-reticulatum* Makino、*Eupatorium lindleyanum* DC. f. *aureoreticulatum* Makino。
药材野马追，为本种的干燥地上部分，《中华人民共和国药典》（1977 年版、2010 年版至 2020 年版）、《中华人民共和国卫生部药品标准·中药成方制剂·第五册·附录》（1992 年版）、《江苏省中药材标准》（1989 年版）中有收载。

菊科 Compositae 鼠麴草属 *Gnaphalium*

宽叶鼠麴草 *Gnaphalium adnatum* (Wall. ex DC.) Kitam.

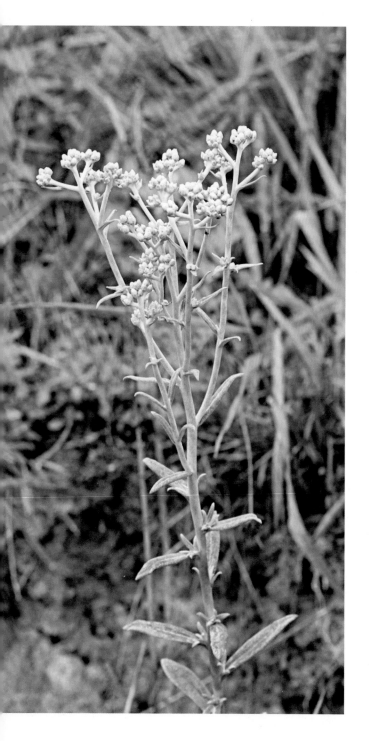

| 药 材 名 |

地膏药（药用部位：全草）。

| 形态特征 |

一年生草本，高 60 ~ 100 cm。茎粗壮，直立，基部木质，上部分枝，密生白色厚绵毛。基部叶在花期枯萎，茎生叶倒卵状披针形或倒披针状条形，长 4 ~ 8 cm，宽 0.7 ~ 2.5 cm，先端具小尖，基部抱茎，全缘，叶脉 3，两面有密绒毛，杂有密糠秕状短毛；上部叶渐小，披针形或条状披针形。头状花序多数，在茎和枝端排成球状、紧密的复伞房状，直径 0.5 ~ 0.7 cm；总苞球状，长 0.6 cm，宽 0.5 ~ 0.6 cm；总苞片 5 ~ 6 层，白色或淡黄白色，干膜质，外层苞片短，宽卵形，密生绒毛，内层苞片矩圆形或窄矩圆形；花黄色，外围有多数雌花，中央有 4 ~ 7 两性花；雌花丝状，有 3 ~ 4 小齿；两性花筒状，5 齿裂。瘦果矩圆形，有乳头状突起。

| 生境分布 |

生于海拔 500 ~ 600 m 的山坡、路旁或灌丛中。分布于德兴大茅山等。

| **资源情况** | 野生资源一般。药材来源于野生。

| **采收加工** | 秋季采收，晒干，或鲜品随采随用。

| **药材性状** | 本种干燥茎枝呈圆柱形，直径 0.4 ~ 0.8 cm，具纵条纹，密被白色绵毛，灰绿色。易折断，断面不整齐，类白色，中空。叶片卷曲、皱缩，完整者展平后呈倒卵状长圆形或倒披针状长圆形，长 4 ~ 8 cm，宽 0.7 ~ 2.5 cm，先端具短尖头，基部渐狭，全缘，两面密被白色绵毛，主脉两面凸起，灰绿色。头状花序小，在茎和枝端排成球状紧密的复伞房状；总苞近球形，长 0.6 cm，宽 0.5 ~ 0.6 cm，总苞片干膜质，淡黄色；雌花和两性花小。偶见圆柱形种子。气微，味苦。

| **功能主治** | 苦，寒。归肝、大肠经。清热燥湿，解毒散结，止血。用于湿热痢疾，痈疽肿毒，瘰疬，外伤出血。

| **用法用量** | 内服煎汤，9 ~ 15 g。外用适量，捣敷。

| **附 注** | 本种异名：*Anaphalis serico-albida* (Vaniot) Lévl.、*Gnaphalium sericeo-albidum* H. Lévl. et Vaniot、*Gnaphalium esquirolii* H. Lévl.、*Gnaphalium formosanum* Hayata、*Anaphalis adnata* Wall. ex DC.、*Anaphalis esquirolii* H. Lévl.。

菊科 Compositae 鼠麴草属 Gnaphalium

鼠麴草 Gnaphalium affine D. Don

| **药 材 名** | 鼠曲草（药用部位：全草。别名：大叶毛水曲、指甲草、止咳草）。

| **形态特征** | 二年生草本，高 10 ~ 50 cm。茎直立，簇生，茎常自基部分枝成丛，密生白色绵毛。叶互生，基部叶在花期枯萎，下部叶和中部叶倒披针形或匙形，长 2 ~ 7 cm，宽 0.4 ~ 1.2 cm，先端具小尖，基部渐狭，下延，无叶柄，全缘，两面有灰白色绵毛。头状花序多数，通常在先端密集成伞房状；总苞球状钟形，长 0.3 cm，宽 0.35 cm；总苞片 3 层，金黄色，干膜质，先端钝，外层总苞片较短，宽卵形，内层总苞片矩圆形；花黄色，外围的雌花花冠丝状；中央的两性花花冠管状，长约 0.2 cm，先端 5 裂。瘦果矩圆形，长约 0.05 cm，有乳头状突起；冠毛黄白色。

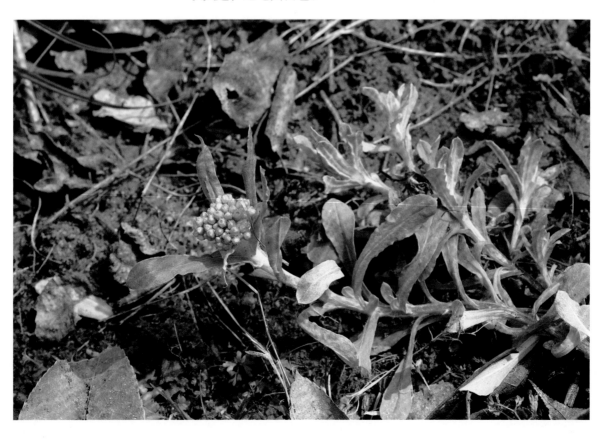

| 生境分布 | 生于低海拔地区的干地或湿润草地上，尤以稻田最为常见。德兴各地均有分布。

| 资源情况 | 野生资源丰富。药材来源于野生。

| 采收加工 | 春季花开时采收，去尽杂质，晒干，贮藏于干燥处，或鲜品随采随用。

| 药材性状 | 本品密被灰白色绵毛。根较细，灰棕色。茎常自基部分枝成丛，长 15 ~ 30 cm，直径 0.1 ~ 0.2 cm。叶片皱缩、卷曲，完整者展平后呈条状匙形或倒披针形，长 2 ~ 7 cm，宽 0.4 ~ 1.2 cm，全缘，两面均密被灰白色绵毛；质柔软。头状花序顶生，多数，金黄色或棕黄色，舌状花及管状花多已脱落，花托扁平，有花脱落后的痕迹。气微，味微甘。

| 功能主治 | 甘、微酸，平。归肺经。化痰止咳，祛风除湿，解毒。用于咳喘痰多，风湿痹痛，泄泻，水肿，蚕豆病，赤白带下，痈肿疔疮，阴囊湿痒，荨麻疹，高血压。

| 用法用量 | 内服煎汤，6 ~ 15 g；或研末；或浸酒。外用适量，煎汤洗；或捣敷。

| 附　注 | 本种异名：*Gnaphalium ramigerum* DC.、*Gnaphalium javanicum* DC.、*Gnaphalium multiceps* DC.、*Gnaphalium confusum* DC.、*Gnaphalium luteo-album* L. var. *multiceps* Hook. f.、*Gnaphalium luteo-album* L. subsp. *affine* (D. Don) J. Kost.。
药材鼠曲草，为本种的干燥全草，《中华人民共和国药典》（1977 年版）、《上海市中药材标准》（1994 年版）、《贵州省中药材、民族药材质量标准》（2003 年版）、《山东省中药材标准》（1995 年版、2002 年版）、《广东省中药材标准》（2019 年版）中有收载；《北京市中药材标准·附录》（1998 年版）、《江苏省中药材标准》（1989 年版、2016 年版）以"佛耳草"之名收载之。

菊科 Compositae 鼠麹草属 Gnaphalium

秋鼠麹草 *Gnaphalium hypoleucum* DC.

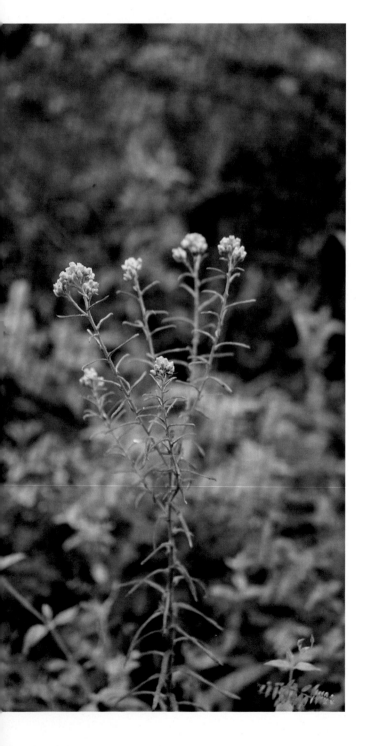

| 药 材 名 |

天水蚁草（药用部位：全草）。

| 形态特征 |

一年生草本，高 30 ~ 60 cm。茎直立，叉状分枝，茎、枝有白色绵毛和密腺毛。下部叶在花期枯萎；中部茎生叶较密集，条形或条状披针形，长 4 ~ 5 cm，宽 0.25 ~ 0.7 cm，基部耳状抱茎，全缘，上面绿色，有糠秕状短毛，下面密生白色绵毛；上部叶渐小，条形。头状花序多数，在茎端和枝端密集成伞房状，花序梗长 0.2 ~ 0.4 cm，密生白色绵毛；总苞球状钟形，长约 0.4 cm，宽 0.6 ~ 0.7 cm；总苞片 5 层，干膜质，金黄色，先端钝，外层总苞片较短，有白色绵毛，内层总苞片无毛；花黄色，外围的雌花丝状，短于花柱，中央的两性花筒状，有 5 裂片。瘦果矩圆形，有细点；冠毛污白色。

| 生境分布 |

生于海拔 200 ~ 800 m 的空旷沙土地、山地路旁及山坡上。德兴各地均有分布。

| 资源情况 |

野生资源丰富。药材来源于野生。

| 采收加工 | 夏、秋季采收，洗净，鲜用或晒干。

| 药材性状 | 本品干燥全草长 30 ～ 60 cm，带有花序，密被白色绵毛，质较松软。根细，棕褐色。茎单一或丛生，圆柱形。基生叶已脱落，茎生叶互生，无柄，叶片常皱缩、卷曲，完整者展平后呈线形，长 4 ～ 5 cm，宽 0.25 ～ 0.7 cm，先端锐尖，基部耳状抱茎，背面密被白色绵毛。头状花序多数，呈伞房状。花黄色。气微，味甘、苦。

| 功能主治 | 苦、甘，微寒。归肺经。疏风清热，解毒，利湿。用于感冒，咳嗽，泄泻，痢疾，风湿痛，疮疡，瘰疬。

| 用法用量 | 内服煎汤，9 ～ 15 g。外用适量，鲜品捣敷。

| 附　　方 | （1）治感冒：天水蚁草 21 g，生姜 3 片，煎汤服。
（2）治咳嗽：天水蚁草 30 g，冰糖 30 g，煎汤服。
（3）治下肢慢性溃疡：鲜天水蚁草适量，红糖少许，捣敷。［方（1）～（3）出自《江西草药》］

| 附　　注 | 本种异名：*Gnaphalium confertum* Benth.。
药材天水蚁草，为本种的干燥全草，《中华本草》《中药大辞典》中有收载；《贵州省中药材、民族药材质量标准》（2003 年版）以"鼠曲草"之名收载之。

菊科 Compositae 鼠麴草属 Gnaphalium

细叶鼠麴草 Gnaphalium japonicum Thunb.

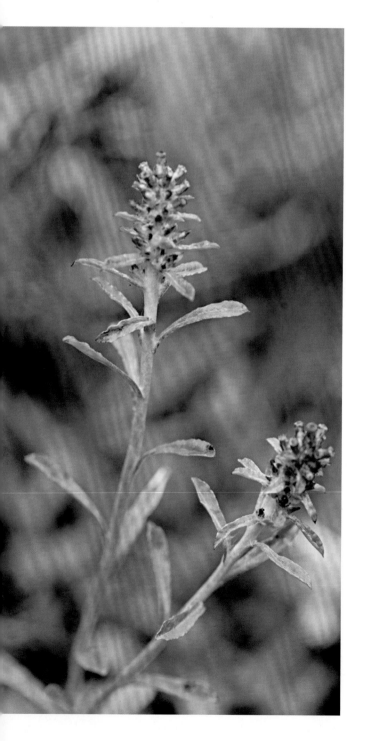

| 药 材 名 |

天青地白（药用部位：全草）。

| 形态特征 |

年生细弱草本，高 8 ～ 27 cm。茎纤细，通常单一或 2 ～ 10 簇生，密生白色绵毛。基生叶莲座状，花期宿存，条状倒披针形，长 2.5 ～ 10 cm，宽 0.4 ～ 0.7 cm，具小尖，基部渐狭，全缘，上面绿色，有疏绵毛或无毛，下面密被白色绒毛；茎生叶向上渐小，条形，长 2 ～ 2.5 cm，宽 0.2 ～ 0.4 cm，基部有极小的叶鞘，在花序上通常 3 ～ 5 星状排列。头状花序多数，在茎端密集成球状；总苞钟状，长约 0.5 cm，宽 0.4 ～ 0.5 cm；总苞片 3 层，红褐色，干膜质，先端钝，外层总苞片宽椭圆形，内层总苞片窄矩圆形；花全部结实，外围的雌花花冠丝状，中央的两性花花冠筒状，上部粉红色，5 齿裂。瘦果矩圆形，有细点；冠毛白色。

| 生境分布 |

生于低海拔地区的草地或耕地。德兴各地均有分布。

| **资源情况** | 野生资源丰富。药材来源于野生。

| **采收加工** | 春季开花后采收，鲜用或晒干。

| **药材性状** | 本品根丛生，纤细而长，棕色。茎细长，老茎疏被白色绵毛，嫩茎毛较密。基生叶丛生，条形，常向叶背反卷；茎生叶小，稀疏互生，卷折，上表面暗绿色，疏被绵毛，下表面白色，密被白色绒毛。有的于枝顶可见簇生的头状花序，花淡红棕色，或已结成椭圆形的瘦果。气微，味淡。

| **功能主治** | 甘、淡，微寒。归肝、小肠经。疏风清热，利湿，解毒。用于感冒，咳嗽，咽喉痛，目赤肿痛，淋浊，带下，疮疡疔毒，蛇咬伤，跌打损伤。

| **用法用量** | 内服煎汤，9～30 g。外用适量，捣敷。

| **附　　方** | （1）治乳痈：天青地白、佛甲草（均鲜）各适量，捣敷。
（2）治肿毒（蜂窝组织炎）：鲜天青地白适量，水、酒少许，捣敷。
（3）治热淋：鲜天青地白 60 g，捣汁，米泔水（煮开）冲服。
（4）治目赤（结膜炎）：天青地白 30～60 g，冰糖 30 g，煎汤服。
（5）治毒蛇咬伤：鲜天青地白适量，捣敷。［方（1）～（5）出自《江西草药》］

| **附　　注** | 药材天青地白，为本种的干燥全草，《福建省中药材标准》（2006 年版）中有收载；《贵州省中药材、民族药材质量标准》（2003 年版）以"鼠曲草"之名收载之。
本种喜光。

菊科 Compositae 鼠麴草属 Gnaphalium

匙叶鼠麴草 Gnaphalium pensylvanicum Willd.

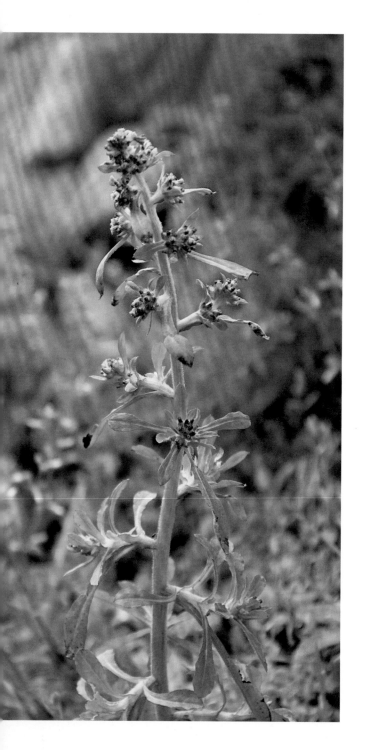

| 药 材 名 |

匙叶鼠麴草（药用部位：全草）。

| 形态特征 |

一年生草本。茎高 30 ~ 45 cm，被白色绵毛。下部叶无柄，倒披针形或匙形，长 6 ~ 10 cm，宽 1 ~ 2 cm，全缘或呈微波状，上面被疏毛，下面密被灰白色绵毛；中部叶倒卵状长圆形或匙状长圆形，长 2.5 ~ 3.5 cm，叶向上渐小。头状花序多数，长 0.3 ~ 0.4 cm，宽约 0.3 cm，数个成束簇生，再排列成顶生或腋生、紧密的穗状花序；总苞卵形，直径约 0.3 cm；总苞片 2 层，污黄色或麦秆黄色，膜质；雌花多数，花冠丝状，长约 0.3 cm，先端 3 齿裂，花柱分枝较两性花的长；两性花少数。瘦果长圆形，长约 0.05 cm，有乳头状突起；冠毛绢毛状，污白色，易脱落，基部联合成环。

| 生境分布 |

常生于篱园或耕地上。分布于德兴三清山北麓等。

| 资源情况 |

野生资源较少。药材来源于野生。

| 采收加工 | 春季开花后采收，鲜用或晒干。

| 功能主治 | 甘，平。清热解毒，宣肺平喘。用于感冒，风湿关节痛。

| 用法用量 | 内服煎汤，9 ～ 15 g。外用适量，捣敷。

| 附　　注 | 本种异名：*Gnaphalium chinense* Gand.、*Gnaphalium spathulatum* Lamarck、*Gnaphalium purpureum* L. subsp. *pensylvanicum* (Willdenow) O. Bolos & Vigo、*Gnaphalium purpureum* L. var. *spathulatum* Baker。
本种耐旱性强。

菊科 Compositae 菊三七属 Gynura

菊三七
Gynura japonica (Thunb.) Juel.

| 药 材 名 | 土三七（药用部位：全草或根。别名：狗头七）。

| 形态特征 | 高大多年生草本，高 60 ~ 150 cm。根粗大呈块状。基部叶在花期常枯萎；基部叶和下部叶较小，椭圆形，不分裂至羽状分裂，具长柄或短柄；叶片椭圆形或长圆状椭圆形，长 10 ~ 30 cm，宽 8 ~ 15 cm，羽状深裂，顶裂片大，侧裂片 3 ~ 6 对，边缘有大小不等的粗齿或锐锯齿、缺刻，稀全缘，上面绿色，下面绿色或变紫色，两面被贴生短毛或近无毛；上部叶较小。头状花序多数，直径 1.5 ~ 1.8 cm，于花茎枝端排成伞房状圆锥花序；每一花序枝有 3 ~ 8 头状花序；总苞狭钟状或钟状，长 1 ~ 1.5 cm，宽 0.8 ~ 1.5 cm；小花 50 ~ 100，花冠黄色或橙黄色，长 1.3 ~ 1.5 cm。瘦果圆柱形，

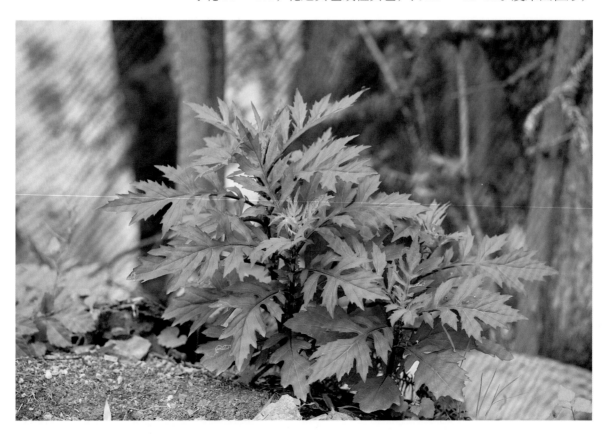

棕褐色，长 0.4 ~ 0.5 cm；冠毛丰富，白色。

| **生境分布** | 常生于海拔 1 200 m 以上的山谷、山坡草地、林下或林缘。分布于德兴三清山北麓、大茅山等。

| **资源情况** | 野生资源较少，偶见栽培。药材来源于栽培。

| **采收加工** | 全草于 7 ~ 8 月生长茂盛时采收，鲜用或干燥。根于秋季茎叶枯萎时采挖，除去须根及杂质，干燥。

| **药材性状** | 本品全草长 50 ~ 100 cm。根茎呈拳形团块状，长 3 ~ 6 cm，直径约 3 cm，表面灰棕色或棕黄色，鲜品常带淡紫红色，全体多具瘤状突起，突起物先端常有茎基或芽痕，下面有细根或细根痕；质坚实，不易折断，断面不平坦，灰黄色，角质样，鲜品白色；气微，味甘淡后微苦。茎单一或上部分枝，具纵沟及细柔毛，表面黄绿色或略带紫色。叶互生，多皱缩，长可达 20 cm，叶柄长约 2 cm，茎上部叶近无柄；完整叶片羽状深裂，边缘具不规则的锯齿，膜质。头状花序排成圆锥状生于枝顶，花全为两性花，筒状，黄色。气微，味淡而后微苦。

| **功能主治** | 甘、苦，温；有小毒。归肝、胃经。祛风除湿，散瘀消肿，止痛止血。用于风湿疼痛，跌打损伤，吐血，衄血，便血，崩漏，疮疖痈肿。

| **用法用量** | 内服煎汤，根 3 ~ 9 g；全草 10 ~ 30 g；或根研末，1.5 ~ 3 g；孕妇、儿童慎服。外用适量，鲜品捣敷；或研末调敷。

| **附 注** | 本种异名：*Gynura pinnatifida* Van.、*Gynura aurita* C. Winkl.、*Gynura vaniotii* H. Lévl.、*Gynura segetum* (Lour.) Merr.、*Gynura flava* Hayata、*Kleinia japonica* (Thunb.) Less.、*Cacalia segetum* Lour.、*Cacalia pinnatifida* Lour.。
药材菊三七，为本种的新鲜或干燥根或全草，《中华人民共和国卫生部药品标准·中药成方制剂·第三册·附录》（1991 年版）、《中华人民共和国卫生部药品标准·中药材·第一册》（1992 年版）、《辽宁省药品标准》（1980 年版、1987 年版）、《云南省中药材标准·第二册·彝族药》（2005 年版）中有收载；《中华人民共和国卫生部药品标准·中药成方制剂·第十五册·附录》（1998 年版）以"菊叶三七"之名收载之。

菊科 Compositae 菊三七属 Gynura

平卧菊三七
Gynura procumbens (Lour.) Merr.

| 药 材 名 | 蛇接骨（药用部位：全草）。

| 形态特征 | 多年生攀援草本。茎匍匐，淡褐色或紫色，无毛。叶卵形、卵状长圆形或椭圆形，长 3 ~ 8 cm，宽 1.5 ~ 3.5 cm，全缘或有波状齿，下面紫色，两面无毛或疏被柔毛，基部圆钝或楔状窄成叶柄，叶柄长 0.5 ~ 1.5 cm，无毛；上部茎生叶和花序枝叶退化，披针形或线状披针形，近无柄。顶生或腋生伞房花序具 3 ~ 5 头状花序，花序梗细长，有 1 ~ 3 线形苞片，疏被毛或无毛；总苞窄钟状或漏斗状，长 1.5 ~ 1.7 cm，基部有线形小苞片，总苞片 11 ~ 13，长圆状披针形，长 1.5 ~ 1.7 cm，干时紫色，背面无毛；小花橙黄色，花冠长 1.2 ~ 1.5 cm，上部扩大，裂片卵状披针形。瘦果圆柱形，栗褐色，无毛；冠毛细绢毛状。

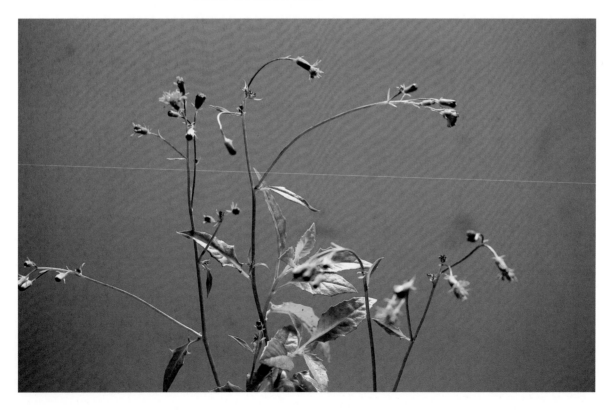

| 生境分布 | 德兴有栽培，作为蔬菜或茶叶使用。

| 资源情况 | 栽培资源一般。药材来源于栽培。

| 采收加工 | 全年均可采收，鲜用或晒干。

| 药材性状 | 本品长约 50 cm。茎下部弯曲，略肉质，绿褐色。叶互生，多皱缩，完整叶片展平后呈卵形或椭圆形，长 3 ~ 8 cm，宽 1.5 ~ 3.5 cm，先端渐尖，基部楔形，叶缘具不规则的浅锯齿，两面具短粗毛。头状花序顶生。瘦果小。气微，味微辛。

| 功能主治 | 辛、微苦，凉。归肺、肾经。散瘀，消肿，清热止咳。用于跌打损伤，风湿关节痛，肺炎，肺结核，痈疮肿毒。

| 用法用量 | 内服煎汤，3 ~ 6 g。外用适量，捣敷。

| 附　　注 | 本种异名：*Gynura cavalerei* H. Lévl.、*Gynura sarmentosa* (Blume) DC.、*Cacalia sarmentosa* Blume、*Cacalia procumbens* Lour.。

菊科 Compositae 向日葵属 Helianthus

向日葵 *Helianthus annuus* L.

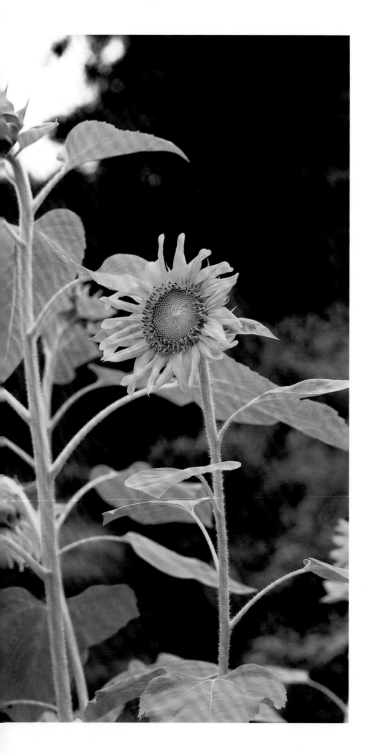

药材名

向日葵子（药用部位：种子）、向日葵花（药用部位：花）、向日葵花盘（药用部位：花盘）、向日葵叶（药用部位：叶）、向日葵茎髓（药用部位：茎内髓心）、向日葵根（药用部位：根）。

形态特征

一年生草本，高 1 ~ 3 m。茎直立，粗壮，被粗硬刚毛，髓部发达。叶互生，宽卵形，长 10 ~ 30 cm 或更长，先端渐尖或急尖，基部心形或截形，边缘具粗锯齿，两面被糙毛，基部具 3 脉，有长叶柄。头状花序单生于茎端，直径可达 35 cm；总苞片卵圆形或卵状披针形，先端尾状渐尖，被长硬刚毛；雌花舌状，金黄色，不结实；两性花筒状，花冠棕色或紫色，结实；花托平，托片膜质。瘦果矩卵形或椭圆形，稍扁，灰色或黑色；冠毛具 2 鳞片，呈芒状，脱落。

生境分布

德兴各地均有栽培。

资源情况

栽培资源一般。药材来源于栽培。

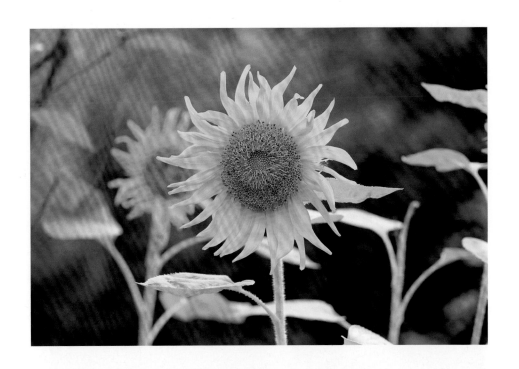

| 采收加工 | 向日葵子：秋季果实成熟后割取花盘，晒干，打下果实，再晒干，剥出种子。

向日葵花：夏季花开时采摘，鲜用或晒干。

向日葵花盘：秋季采收，去净果实，鲜用或晒干。

向日葵叶：夏、秋季采收，鲜用或晒干。

向日葵茎髓：秋季采收，鲜用或晒干。

向日葵根：夏、秋季采挖，洗净，鲜用或晒干。

| 药材性状 | 向日葵子：本品呈浅灰色或黑色，扁长卵形或椭圆形，内藏种子 1，淡黄色。

向日葵花盘：本品呈扁平圆盘状，大小不一。总苞具苞片多层，周围有 1 轮舌状花，淡棕黄色，中央管状花淡棕色。基部有残余花梗。气微，味淡。

向日葵叶：本品多皱缩、破碎，有的向一侧卷曲，完整者展平后广卵圆形，长 10 ～ 30 cm，宽 8 ～ 25 cm，先端急尖或渐尖，上表面绿褐色，下表面暗绿色，均被粗毛，边缘具粗锯齿，基部截形或心形，3 脉，叶柄长 10 ～ 25 cm。质脆，易碎。气微，味微苦、涩。

| 功能主治 | 向日葵子：甘，平。透疹，止痢，透痈脓。用于疹发不透，血痢，慢性骨髓炎。

向日葵花：苦，平。归肝经。祛风，平肝，利湿。用于头晕，耳鸣，小便淋沥。

向日葵花盘：甘，寒。归肝经。清热，平肝，止痛，止血。用于高血压，头痛，头晕，耳鸣，脘腹痛，痛经，子宫出血，疮疹。

向日葵叶：苦，凉。归肝、胃经。降血压，截疟，解毒。用于高血压，疟疾，疔疮。

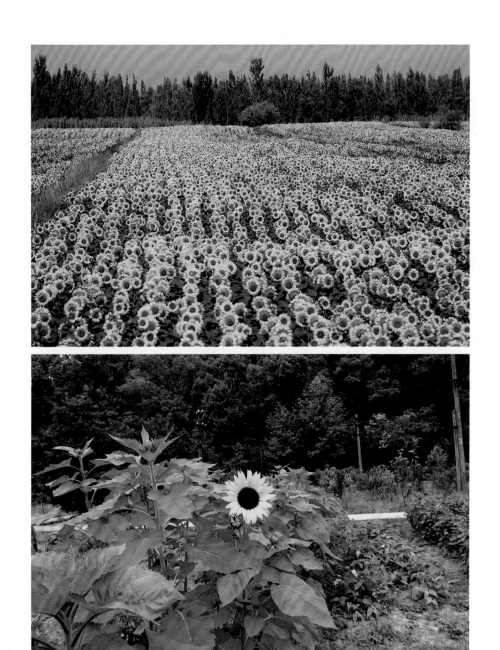

向日葵茎髓：甘，平，归膀胱经。清热，利尿，止咳。用于淋浊，带下，乳糜尿，百日咳，风疹。

向日葵根：甘、淡，微寒。归胃、膀胱经。清热利湿，行气止痛。用于淋浊，水肿，带下，疝气，脘腹胀痛，跌打损伤。

| **用法用量** | 向日葵子：内服捣碎，15 ～ 30 g；或开水炖。外用适量，捣敷；或榨油涂。

向日葵花：内服煎汤，15 ～ 30 g；孕妇忌服。

向日葵花盘：内服煎汤，15 ～ 60 g。外用适量，捣敷；或研末敷。

向日葵叶：内服煎汤，25 ~ 30 g，鲜品加倍。外用适量，捣敷。

向日葵茎髓：内服煎汤，9 ~ 15 g。

向日葵根：内服煎汤，9 ~ 15 g，鲜品加倍；或研末。外用适量，捣敷。

| 附　　方 | （1）治虚弱头风：黑色葵花子（去壳）30 g，与猪脑髓蒸食。

（2）治小儿麻疹不透：向日葵种子 1 小酒杯，捣碎，开水冲服。

（3）治血痢：向日葵子 30 g，冲开水炖 1 小时，加冰糖服。

（4）治慢性骨髓炎：向日葵子生、熟各半，研末调蜂蜜敷。［方（1）~（4）出自《草药手册》（江西）］

| 附　　注 | 本种异名：*Helianthus lenticularis* Douglas ex Lindley、*Helianthus macrocarpus* Candolle、*Helianthus jaegeri* Heiser、*Helianthus aridus* Rydberg、*Helianthus annuus* L. var. *lenticularis* (Douglas ex Lindley) Steyermark。

药材向日葵叶，为本种的干燥叶，《山东省中药材标准》（2002 年版、2012 年版）中有收载。

菊科 Compositae 向日葵属 Helianthus

菊芋

Helianthus tuberosus L.

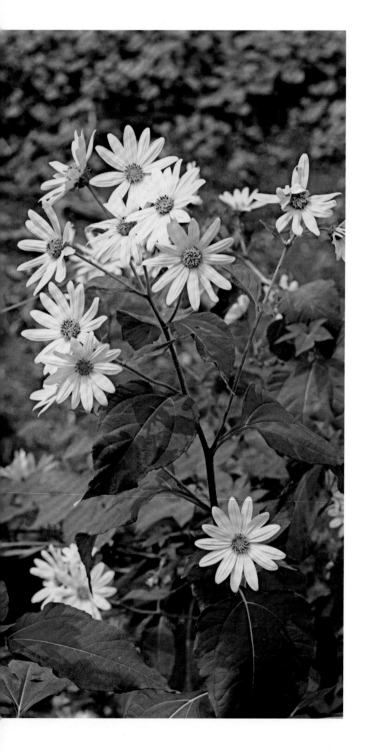

| 药 材 名 |

菊芋（药用部位：块茎或茎叶。别名：洋姜）。

| 形态特征 |

多年生草本，高 1 ~ 3 m，具块状地下茎。茎直立，上部分枝，被短糙毛或刚毛。基部叶对生，上部叶互生，矩卵形至卵状椭圆形，长 10 ~ 15 cm，宽 3 ~ 9 cm，脉 3，上面粗糙，下面有柔毛，边缘有锯齿，先端急尖或渐尖，基部宽楔形，叶柄上部有狭翅。头状花序数个，生于枝端，直径 5 ~ 9 cm；总苞片披针形，开展；舌状花淡黄色；管状花黄色。瘦果楔形，有毛，上端常有 2 ~ 4 具毛的扁芒。

| 生境分布 |

德兴各地均有栽培，并逸为野生。

| 资源情况 |

栽培资源丰富，栽培逸为野生资源一般。药材主要来源于栽培。

| 采收加工 |

秋季采挖块茎，夏、秋季采收茎叶，洗净，

鲜用或晒干。

| **药材性状** | 本品根茎呈类椭圆形、类球形，常有球状分枝，长 3 ～ 10 cm，直径 1 ～ 6 cm；外表灰黄色、棕黄色或浅紫红色，有近似环状的突起节，有芽痕，先端残留茎基；质较硬；断面浅黄白色；气微，味微甜。茎上部分枝，被短糙毛或刚毛。基部叶对生，上部叶互生，长卵形至卵状椭圆形，长 10 ～ 15 cm，宽 3 ～ 9 cm，脉 3，上面粗糙，下面有柔毛，边缘具锯齿，先端急尖或渐尖，基部宽楔形，叶柄上部具狭翅；气微香，味微甘、微苦。

| **功能主治** | 甘、微苦，凉。清热凉血，接骨。用于热病，肠热出血，跌打损伤，骨折肿痛。

| **用法用量** | 内服煎汤，10 ～ 15 g；或块茎 1 个，生嚼服。外用适量，鲜茎叶捣敷。

| **附　注** | 本种异名：*Helianthus tomentosus* Michaux、*Helianthus tuberosus* L. var. *subcanescens* A. Gray。

菊科 Compositae 泥胡菜属 Hemistepta

泥胡菜

Hemistepta lyrata (Bunge) Bunge

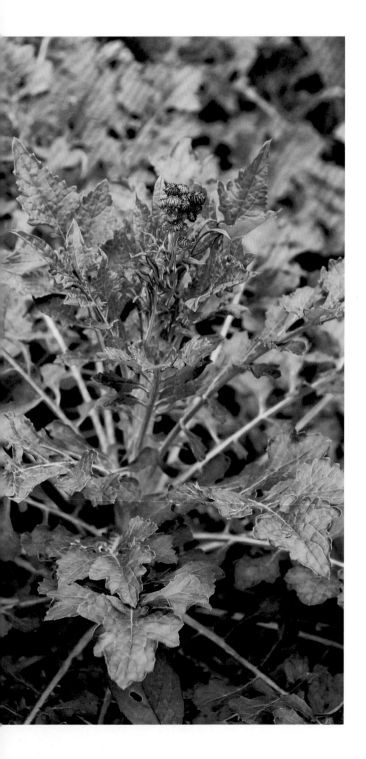

| 药 材 名 |

泥胡菜（药用部位：全草或根）。

| 形态特征 |

二年生草本。茎直立，高 30 ~ 80 cm，无毛或有白色蛛丝状毛。基生叶莲座状，具柄，倒披针形或倒披针状椭圆形，长 7 ~ 21 cm，提琴状羽状分裂，顶裂片三角形，较大，有时 3 裂，侧裂片 7 ~ 8 对，长椭圆状倒披针形，下面被白色蛛丝状毛；中部叶椭圆形，无柄，羽状分裂；上部叶条状披针形至条形。头状花序多数；总苞球形，长 1.2 ~ 1.4 cm，宽 1.8 ~ 2.2 cm；总苞片 5 ~ 8 层，外层较短，卵形，中层椭圆形，内层条状披针形，背面先端下具一紫红色、鸡冠状的附片；花紫色。瘦果圆柱形，长 0.25 cm，具 15 纵肋；冠毛白色，2 层，羽状。

| 生境分布 |

生于海拔 50 m 以上的山坡、山谷、平原、丘陵、林缘、林下、草地、荒地、田间、河边、路旁等处。德兴各地均有分布。

| 资源情况 |

野生资源丰富。药材来源于野生。

| 采收加工 | 夏、秋季采集，洗净，鲜用或晒干。

| 药材性状 | 本品全草长 30 ~ 80 cm。茎具纵棱，光滑或略被绵毛。叶互生，多卷曲、皱缩，完整叶片展平后呈倒披针状卵圆形或倒披针形，羽状深裂。常有头状花序或球形总苞。瘦果圆柱形，长 0.25 cm，具纵棱及白色冠毛。气微，味微苦。

| 功能主治 | 辛、苦，寒。归肝、肾经。清热解毒，散结消肿。用于痔漏，痈肿疔疮，乳痈，淋巴结炎，风疹瘙痒，外伤出血，骨折。

| 用法用量 | 内服煎汤，9 ~ 15 g。外用适量，捣敷；或煎汤洗。

| 附　注 | 本种异名：*Serratula tinctoria* L.、*Serratula multicaulis* Wall.、*Saussurea affinis* Spreng. ex DC.、*Saussurea carthamoides* Buch.-Ham. ex DC.、*Haplotaxis bungei* (DC.) Benth. et Hook. f. ex Franch. et Sav.。

菊科 Compositae 旋覆花属 Inula

旋覆花 *Inula japonica* Thunb.

| **药 材 名** | 旋覆花（药用部位：头状花序）、金沸草（药用部位：地上部分）、旋覆花根（药用部位：根）。 |

| **形态特征** | 多年生草本，高 30 ～ 70 cm，被长伏毛。叶狭椭圆形，基部渐狭或有半抱茎的小耳，无叶柄，边缘有小尖头的疏齿或全缘，下面有疏伏毛和腺点。头状花序直径 2.5 ～ 4 cm，多数或少数排成疏散伞房状，花序梗细；总苞片 5 层，条状披针形，仅最外层披针形而较长；舌状花黄色，先端有 3 小齿；管状花长约 0.5 cm。瘦果长 0.1 ～ 0.12 cm，圆柱形，有 10 沟，先端截形，被疏短毛；冠毛白色，有微糙毛 20 或更多，与管状花近等长。 |

| **生境分布** | 生于海拔 150 m 以上的山坡路旁、湿润草地、河岸和田埂上。分布 |

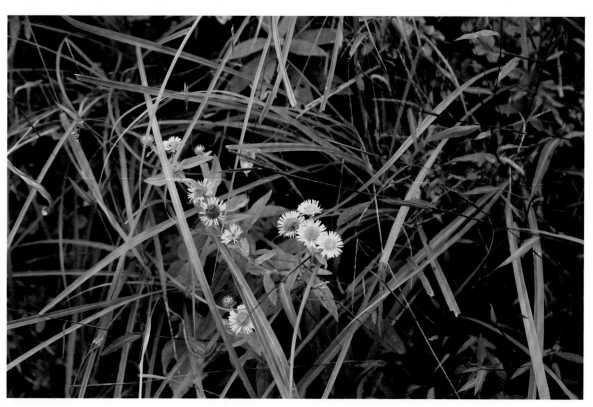

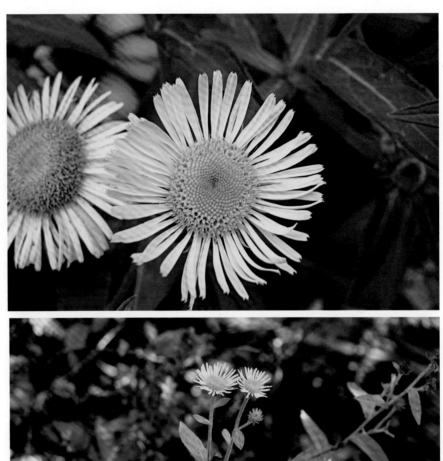

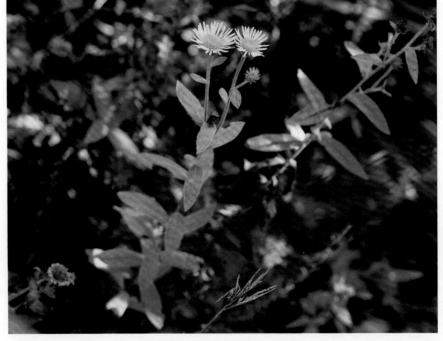

于德兴三清山北麓、大茅山及香屯等。

| **资源情况** | 野生资源稀少。药材来源于野生。

| **采收加工** | **旋覆花**：夏、秋季花开时采收，除去杂质，阴干或晒干。

金沸草：夏、秋季采割，晒干。

旋覆花根：秋季采挖，洗净，晒干。

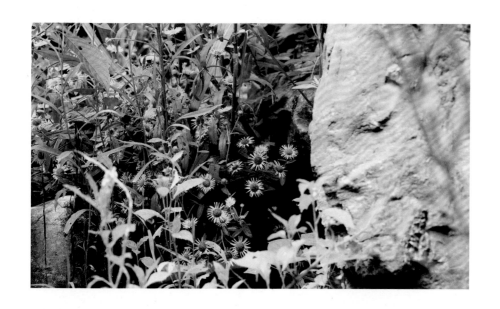

| **药材性状** | **旋覆花**：本品呈扁球形或类球形，直径 2.5 ~ 4 cm。总苞由多数苞片组成，呈覆瓦状排列，苞片披针形或条形，灰黄色，长 0.4 ~ 1.1 cm；总苞基部有时残留花梗，苞片及花梗表面被白色茸毛；舌状花 1 列，黄色，长约 1 cm，多卷曲，常脱落，先端 3 齿裂；管状花多数，棕黄色，长约 0.5 cm，先端 5 齿裂；子房先端有多数白色冠毛，长 0.5 ~ 0.6 cm。有的可见椭圆形小瘦果。体轻，易散碎。气微，味微苦。

金沸草：本品茎呈圆柱形，上部分枝，长 30 ~ 70 cm，直径 0.2 ~ 0.5 cm；表面绿褐色或棕褐色，疏被短柔毛，有多数细纵纹；质脆，断面黄白色，髓部中空。叶互生，叶片椭圆状披针形，宽 1 ~ 2.5 cm，边缘不反卷。头状花序较大，直径 2.5 ~ 4 cm，冠毛长约 0.5 cm。气微，味微苦。

| **功能主治** | **旋覆花**：苦、辛、咸，微温。归肺、脾、胃、大肠经。降气，消痰，行水，止呕。用于风寒咳嗽，痰饮蓄结，胸膈痞闷，咳喘痰多，呕吐嗳气，心下痞硬。

金沸草：苦、辛、咸，温。归肺、大肠经。降气，消痰，行水。用于外感风寒，痰饮蓄结，咳喘痰多，胸膈痞满。

旋覆花根：咸，温。祛风湿，平喘咳，解毒生肌。用于风湿痹痛，喘咳，疔疮。

| **用法用量** | **旋覆花**：内服煎汤（纱布包煎或滤去毛），3 ~ 10 g；阴虚劳嗽、风热燥咳者禁服。

金沸草：内服煎汤，5 ~ 10 g；或鲜品捣汁；阴虚劳嗽、温热燥咳者禁服。外用适量，捣敷；或煎汤洗。

旋覆花根：内服煎汤，9 ~ 15 g。外用适量，捣敷。

| 附　注 | 本种异名：*Inula repanda* Turcz.、*Limbarda japonica* (Thunb.) Raf.、*Inula britanica* L. var. *tymiensis* Kudo、*Inula britanica* L. var. *japonica* (Thunb.) Franch. et Sav.、*Inula britannica* L. subsp. *japonica* (Thunb.) Kitam.。

药材金沸草，为本种的干燥地上部分，《中华人民共和国药典》（1990 年版至 2020 年版）中有收载；《中华人民共和国药典》（1977 年版、1985 年版）、《新疆维吾尔自治区药品标准·第二册》（1980 年版）以"金佛草"之名收载之。

药材旋覆花，为本种的干燥头状花序，《中华人民共和国药典》（1985 年版至 2020 年版）、《广西壮族自治区壮药质量标准·第二卷》（2011 年版）等中有收载；《中华人民共和国药典》（1963 年版、1977 年版）、《新疆维吾尔自治区药品标准·第二册》（1980 年版）以"旋复花"之名收载之。

菊科 Compositae 旋覆花属 Inula

线叶旋覆花 *Inula lineariifolia* Turcz.

| **药 材 名** | 金沸草（药用部位：地上部分）、旋覆花（药用部位：头状花序）。

| **形态特征** | 多年生草本，被毛，基部常有不定根。叶条状披针形，有时椭圆状披针形，下部渐狭成长叶柄，边缘常反卷，下面有腺点及被蛛丝状柔毛或长伏毛。头状花序直径 1.5 ~ 2.5 cm，于枝端单生或 3 ~ 5 排列成伞房状，花序梗长 0.5 ~ 3 cm；总苞片约 4 层，多少等长或外层较短，被腺点和短柔毛或长柔毛，内层除中脉外干膜质，有睫毛；舌状花黄色，背面有腺点，先端有 3 小齿；管状花外面有腺点。瘦果圆柱形，有细沟，被短粗毛；冠毛白色，与管状花花冠等长，有多数微糙毛。

| **生境分布** | 生于海拔 150 ~ 500 m 的山坡、荒地、路旁、河岸。分布于德兴大

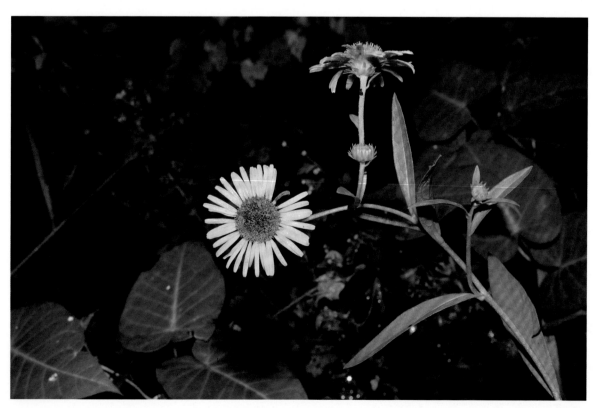

茅山等。

| 资源情况 | 野生资源较少。药材来源于野生。

| 采收加工 | 金沸草：夏、秋季采割，晒干。

旋覆花：夏、秋季花开放时采收，除去杂质，阴干或晒干。

| 药材性状 | 金沸草：本品茎呈圆柱形，上部分枝，长 30 ~ 70 cm，直径 0.2 ~ 0.5 cm；表面绿褐色或棕褐色，疏被短柔毛，有多数细纵纹；质脆，断面黄白色，髓部中空。叶互生，叶片条形或条状披针形，长 5 ~ 10 cm，宽 0.5 ~ 1 cm；先端尖，基部抱茎，全缘，边缘反卷，上表面近无毛，下表面被短柔毛。头状花序顶生，直径 0.5 ~ 1 cm，冠毛白色，长约 0.2 cm。气微，味微苦。

旋覆花：本品呈半球形，直径 0.5 ~ 1 cm。总苞由多数苞片组成，苞片线条形或披针形，黄绿色；总苞基部有时残留花梗，苞片及花梗表面被有柔毛和腺点；外围舌状花 1 列，黄色；管状花 20 ~ 30，冠毛白色，有时呈微红色，与管状花近等长。质柔软轻松，手捻易散碎。气微，味微苦、咸。

| 功能主治 | 金沸草：咸，温。归肺、大肠经。散风寒，化痰饮，消肿毒，祛风湿。用于风寒咳嗽，伏饮痰喘，胁下胀痛，疔疮肿毒，风湿疼痛。

旋覆花：苦、辛、咸，微温。归肺、脾、胃、大肠经。消痰行水，降气止呕。用于风寒咳嗽，痰饮蓄结，胸膈痞闷，咳喘痰多，呕吐嗳气，心下痞硬。

| 用法用量 | 金沸草：内服煎汤，3 ~ 9 g；或鲜品捣汁；阴虚劳嗽、温热燥咳者禁服。外用适量，捣敷；或煎汤洗。

旋覆花：内服煎汤，3 ~ 10 g，包煎。

| 附　　注 | 本种异名：*Inula squarrosa* L.、*Inula britanica* L. var. *maximoviczii* Regel、*Inula britanica* L. var. *lineariifolia* Regel、*Inula britanica* L. subsp. *lineariifolia* Kitam.、*Inula britannica* L. subsp. *lineariifolia* (Turcz.) Kitam.。

药材金沸草，为本种的干燥地上部分，《中华人民共和国药典》（1990 年版至 2020 年版）中有收载；《中华人民共和国药典》（1977 年版、1985 年版）、《新疆维吾尔自治区药品标准·第二册》（1980 年版）以"金佛草"之名收载之。

药材旋覆花，为本种的干燥头状花序，《湖南省中药材标准》（1993 年版）中有收载；《中华人民共和国药典》（1963 年版）以"旋复花"之名收载之。

菊科 Compositae 苦荬菜属 Ixeris

剪刀股

Ixeris japonica (Burm. f.) Nakai

| 药 材 名 | 剪刀股(药用部位:全草)。

| 形态特征 | 多年生草本,高达 35 cm。基生叶匙状倒披针形或舌形,长 3 ~ 11 cm,基部渐窄成具窄翼的柄,边缘有锯齿、羽状半裂或深裂,或大头羽状半裂或深裂,侧裂片 1 ~ 3 对,偏斜三角形或椭圆形,顶裂片椭圆形、长倒卵形或长椭圆形;茎生叶与基生叶同形、长椭圆形或长倒披针形,无柄或渐窄成短柄;花序分枝或花序梗的叶卵形。头状花序 1 ~ 6 排列成伞房花序;总苞钟状,长 1.4 cm,总苞片 2 ~ 3 层,外层卵形,长 0.2 cm,内层长椭圆状披针形或长披针形,长 1.4 cm,背面先端有或无小鸡冠状突起;舌状小花 24,黄色。瘦果褐色,几纺锤形,长 0.5 cm,无毛,有 10 凸起的尖翅肋,喙长 0.2 cm,细丝状。

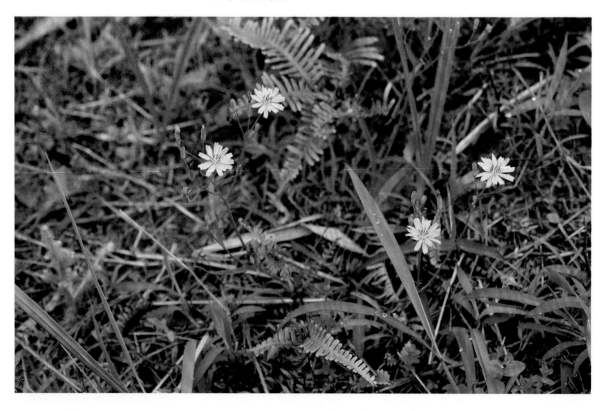

| 生境分布 | 生于路边潮湿地及田边。分布于德兴三清山北麓、大茅山及海口等。

| 资源情况 | 野生资源丰富。药材来源于野生。

| 采收加工 | 春季采收，洗净，鲜用或晒干。

| 药材性状 | 本品主根呈圆柱形或纺锤形，表面灰黄色至棕黄色。叶基生，多破碎或皱缩、卷曲，完整者展平后呈匙状倒披针形，长 3 ~ 11 cm，宽 1.5 ~ 3 cm，先端钝，基部下延成叶柄，全缘或具稀疏的锯齿，或羽状深裂。花茎上常有不完整的头状花序或总苞。偶见长圆形瘦果，扁平。气微，味苦。

| 功能主治 | 苦，寒。归胃、肝、肾经。清热解毒，利尿消肿。用于肺脓疡，咽痛，目赤，乳腺炎，痈疽疮疡，水肿，小便不利。

| 用法用量 | 内服煎汤，10 ~ 15 g；气血虚弱者慎服。外用适量，捣敷。

| 附　注 | 本种异名：*Youngia debilis* (Poir.) DC.、*Prenanthes debilis* Thunb.、*Lactuca debilis* (Thunb.) Benth. ex Maxim.、*Lactuca trifida* Kitam.、*Lapsana japonica* Burm. f.、*Ixeris debilis* (Thunb.) A. Gray。
本种的嫩苗可直接凉拌，或开水焯烫后凉拌。

苦荬菜 *Ixeris polycephala* Cass.

| **药 材 名** | 多头苦荬（药用部位：全草）。

| **形态特征** | 一年生或二年生草本，高 15 ~ 30 cm，无毛。基生叶条状披针形，长 8 ~ 22 cm，宽 0.6 ~ 1.3 cm，先端渐尖，基部狭窄成柄，全缘，稀羽状分裂；茎生叶椭圆状披针形或披针形，长 6 ~ 14 cm，宽 0.8 ~ 1.4 cm，无柄，先端渐尖，基部耳状抱茎。头状花序密集成伞房状或近伞房状，具细梗；总苞长 0.6 ~ 0.8 cm；外层总苞片小，卵形，内层总苞片 8，卵状披针形，长 0.5 ~ 0.8 cm；舌状花黄色，长 0.8 ~ 0.9 cm，先端 5 齿裂。瘦果纺锤形，长 0.3 ~ 0.4 cm，具翅棱，先端有短尖头，喙长约 0.1 cm；冠毛白色。

| **生境分布** | 生于海拔 300 m 以上的山坡林缘、灌丛、草地、田野路旁。德兴各

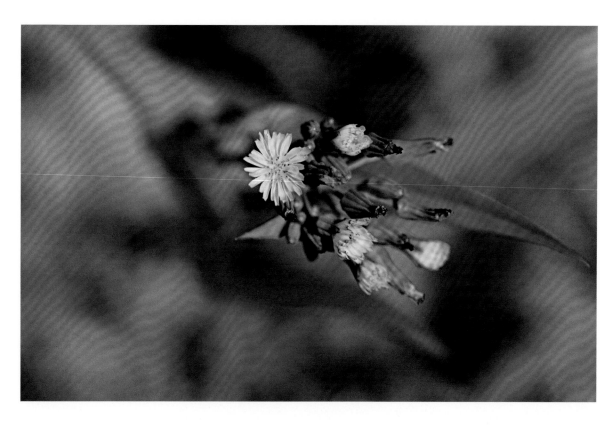

地山区均有分布。

| **资源情况** | 野生资源一般。药材来源于野生。

| **采收加工** | 夏季采收，洗净，鲜用或晒干。

| **药材性状** | 本品长 15～30 cm。完整基生叶叶片展平后呈线状披针形，长 8～22 cm，宽 0.5～1.3 cm，全缘或具短尖齿，稀羽状分裂；茎生叶椭圆状披针形或披针形，长 6～14 cm，宽 0.8～1.4 cm，基部箭形抱茎。头状花序密集成伞房状或近伞房状。瘦果纺锤形，长 0.3～0.4 cm，有翅棱，喙长约 0.1 cm。气微，味苦。

| **功能主治** | 苦，凉。归肝经。清热，解毒，利湿。用于咽痛，目赤肿痛，阑尾炎，疔疮肿毒。

| **用法用量** | 内服煎汤，9～15 g，鲜品 30～45 g。外用适量，鲜品捣敷。

| **附　　注** | 本种异名：*Lactuca matsumurae* Makino、*Lactuca biauriculata* H. Lévl. et Vaniot、*Lactuca polycephala* (Cass.) Benth.、*Ixeris matsumurae* (Makino) Nakai、*Crepis bonii* Gagnep.。

本种的嫩苗开水焯烫后可凉拌或炒食。

菊科 Compositae 马兰属 Kalimeris

马兰 *Kalimeris indica* (L.) Sch.-Bip.

| **药 材 名** | 马兰（药用部位：全草。别名：黄鳅串、马兰头、马连甲）、马兰根（药用部位：根茎）。

| **形态特征** | 多年生草本，高 30 ~ 70 cm。茎直立。叶互生，薄质，倒披针形或倒卵状矩圆形，长 3 ~ 10 cm，宽 0.8 ~ 5 cm，先端钝或尖，基部渐狭，无叶柄，边缘有疏粗齿或羽状浅裂，上部叶小，全缘。头状花序直径约 2.5 cm，单生于枝顶，排列成疏伞房状；总苞片 2 ~ 3 层，倒披针形或倒披针状矩圆形，上部草质，有疏短毛，边缘膜质，有睫毛；舌状花 1 层，舌片淡紫色；管状花多数，管部被短毛。瘦果倒卵状矩圆形，极扁，长 0.15 ~ 0.2 cm，褐色，边缘浅色而有厚肋，上部被腺毛及短柔毛；冠毛长 0.01 ~ 0.03 cm，易脱落，不等长。

| **生境分布** | 生于路边、田野、山坡上。德兴各地均有分布。

| **资源情况** | 野生资源丰富。药材来源于野生。

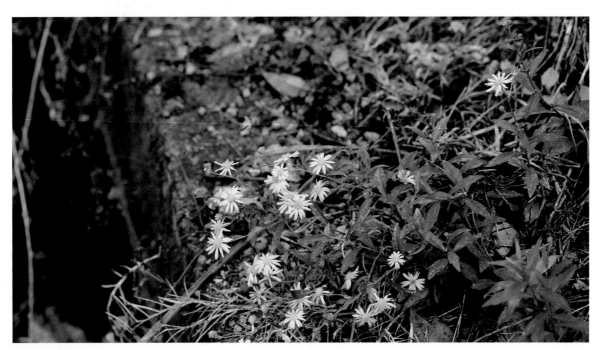

| 采收加工 | 马兰：夏、秋季采收，鲜用或晒干。
马兰根：秋、冬季采挖，除去杂质，洗净，鲜用或晒干。

| 药材性状 | 马兰：本品根茎呈细长圆柱形，着生多数浅棕黄色细根和须根。茎圆柱形，直径 0.2 ~ 0.3 cm，表面黄绿色，有细纵纹，质脆，易折断，断面中央有白色髓。叶互生，叶片皱缩、卷曲，多已碎落，完整者展平后呈倒卵形、椭圆形或披针形，被短毛。有的于枝顶可见头状花序，花淡紫色或已结果。瘦果倒卵状长圆形，扁平，有毛。气微，味淡、微涩。

马兰根：本品呈细长圆柱形，新的根状茎，多枝生、疏生于老根茎上，常弯曲交错，直径 0.1 ~ 0.2 cm，淡黄褐色至土黄色，具横皱缩及细纵皱纹，节不明显，可见芽或芽痕；根纤细，疏而散生于节的周围，长可达 5 cm 以上，直径在 0.1 cm 以下。质韧，不易折断（当年生根茎质韧，易折断），断面略呈纤维状，髓部白色。气微，味微涩。

| 功能主治 | 马兰：辛，寒。归胃、肺、肝、大肠、肾、膀胱经。清火解毒，凉血活血，利湿止痛。用于痄腮，牙痛，鼻衄，胃脘痛，热淋尿急，腰痛水肿，黄疸，胁痛，湿热泻痢，月经不调，女阴瘙痒，虫蛇咬伤。

马兰根：辛，平。归肺、肝经。清热解毒，止血，利尿，消肿。用于鼻衄，牙龈出血，咯血，皮下出血。湿热黄疸，小便淋痛，咽喉肿痛。

| 用法用量 | 马兰：内服煎汤，10 ~ 30 g，鲜品 30 ~ 60 g；或捣汁；孕妇慎服。外用适量，捣敷；或煎汤熏洗。

马兰根：内服煎汤，10 ~ 30 g。

| 附　注 | 本种异名：*Matricaria cantonensis* Lour.、*Hisutsua cantonensis* (Lour.) DC.、*Hisutsua serrata* Hook. et Arn.、*Boltonia cantonensis* (Lour.) Franch. et Sav.、*Boltonia indica* (L.) Benth.、*Aster yangtzensis* Migo、*Aster indicus* L.。

药材马兰，为本种的干燥全草，《湖北省中药材质量标准》（2009 年版）中有收载；《中华人民共和国药典》（1977 年版、2010 年版附录）、《福建省中药材标准》（2006 年版）、《湖北省中药材质量标准》（2018 年版）、《湖南省中药材标准》（2009 年版）、《贵州省中药材、民族药材质量标准》（2003 年版）、《贵州省中药材质量标准》（1988 年版）、《四川省中药材标准》（2010 年版）以"马兰草"之名收载之，《广东省中药材标准》（2010 年版）以"鸡儿肠"之名收载之。

药材马兰根，为本种的干燥或新鲜根茎，《上海市中药材标准》（1994 年版）中有收载。

本种的嫩苗开水焯烫后可凉拌或炒食，根茎可炖汤。

菊科 Compositae 马兰属 Kalimeris

毡毛马兰
Kalimeris shimadai (Kitam.) Kitam.

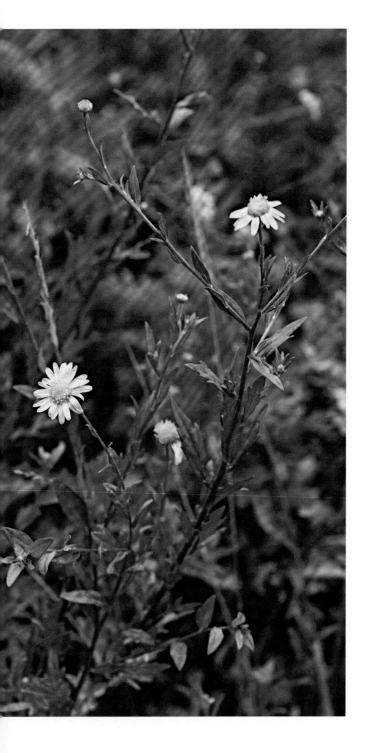

| 药 材 名 |

毡毛马兰（药用部位：全草）。

| 形态特征 |

多年生草本，高 50 ~ 120 cm，密被短粗毛。茎直立，多分枝。叶互生，厚质，倒卵形、倒披针形或椭圆形，长 3 ~ 7 cm，宽 1.5 ~ 3 cm，先端圆钝或尖，基部渐狭，无叶柄，中部以上边缘有浅齿，上部叶渐小，全缘，两面均密被短硬毛。头状花序直径 2 ~ 2.5 cm，单生于枝顶或排成疏伞房状；总苞片草质，边缘膜质，背面被密毛，有睫毛；舌状花 1 层，舌片淡紫色，长约 1.2 cm；管状花长约 0.4 cm。瘦果倒卵形，极扁，长 0.2 ~ 0.3 cm，灰褐色，边缘有肋，被贴伏短毛；冠毛膜片状，锈褐色，不脱落，长 0.03 cm，近等长。

| 生境分布 |

生于林缘、草坡、溪岸，常见。分布于德兴海口等。

| 资源情况 |

野生资源一般。药材来源于野生。

| **采收加工** | 夏、秋季采收，鲜用或晒干。

| **功能主治** | 辛、苦，凉。清热解毒，利尿，凉血，止血。用于感冒发热，咽喉肿痛，疮疖肿毒，血热吐血，衄血。

| **用法用量** | 内服煎汤，10 ~ 30 g，鲜品 30 ~ 60 g；或捣汁；孕妇慎服。外用适量，捣敷。

| **附　　注** | 本种异名：*Asteromoea shimadai* Kitam.、*Asteromoea lautureana* Debx、*Asteromoea indica* Blume ex DC. var. *lautureana* Yamam.、*Aster shimadai* (Kitam.) Nemoto、*Aster indicus* L. var. *lautureanus* Yamam.。
本种的嫩苗开水焯烫后可凉拌或炒食。

菊科 Compositae 莴苣属 Lactuca

毛脉山莴苣 *Lactuca raddeana* Maxim.

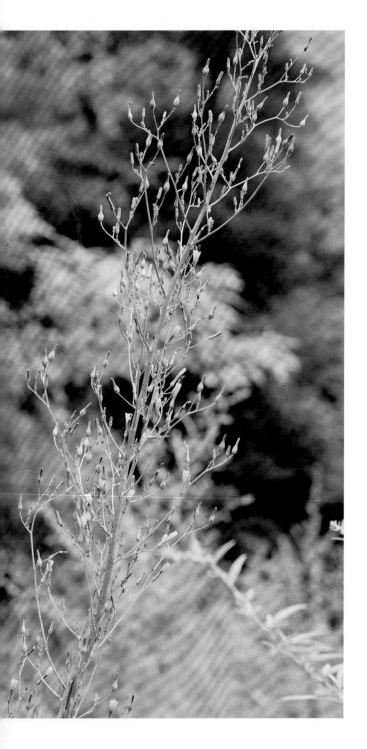

| 药 材 名 |

山苦菜（药用部位：全草或根）。

| 形态特征 |

二年生或多年生草本。茎高 65 ~ 120 cm，淡红色，常密被狭膜片状毛，上部无毛。叶多变异，边缘有不等大的齿缺，下面沿脉有较多的膜片状毛；下部叶早落，叶柄长，有翅，大头羽状全裂或深裂，先端裂片三角状戟形或卵形，侧裂片 1 ~ 3 对；茎中上部叶叶柄有宽翅，叶片卵形或卵状三角形，有 1 对侧裂片或无。头状花序圆柱状，有 9 ~ 10 小花，多数在茎枝先端排成狭圆锥花序；舌状花黄色。瘦果倒卵形，压扁，每面有 5 ~ 6 高起的纵肋，有宽边；果颈喙部极短；冠毛白色，全部同形。

| 生境分布 |

生于林下、灌丛及平原草地。分布于德兴三清山北麓等。

| 资源情况 |

野生资源较少。药材来源于野生。

| **采收加工** | 夏、秋季采收，洗净，切段，鲜用或晒干。

| **功能主治** | 苦，寒。归肺、脾经。清热解毒，祛风除湿。用于风湿痹痛，发痧腹痛，疮疡疖肿，蛇咬伤。

| **用法用量** | 内服煎汤，15 ~ 30 g；或浸酒，1.5 ~ 3 g。外用适量，嫩叶捣膏；或根磨酒搽。

| **附　注** | 本种异名：*Pterocypsela elata* (Hemsl.) Shih、*Pterocypsela raddeana* (Maxim.) Shih、*Lactuca vaniotii* H. Lévl.、*Lactuca alliariifolia* H. Lévl. et Vaniot、*Lactuca elata* Hemsl.、*Prenanthes hieraciifolia* H. Léveillé。

本种的嫩苗开水焯烫后可凉拌或炒食。

菊科 Compositae 六棱菊属 Laggera

六棱菊
Laggera alata (D. Don) Sch.-Bip. ex Oliv.

| 药 材 名 | 鹿耳翎（药用部位：全草或地上部分）、鹿耳翎根（药用部位：根）。

| 形态特征 | 多年生草本，高 40 ～ 100 cm。叶互生，椭圆状倒披针形或椭圆形，上部叶条状披针形，先端钝或短尖，基部渐狭且下延于茎成翅状，密被短疣毛。头状花序直径 1 ～ 1.5 cm，多数，排成圆锥状，果时稍下垂；总苞片多层，条状披针形，质坚硬，被短腺毛；外层短，长常为最内层的 1/5 ～ 1/3；花多数，黄色，杂性，雌花丝状，两性花筒状；雄蕊 5，花药结合。瘦果圆柱状，长约 0.1 cm，被柔毛，具 10 肋；冠毛白色，易脱落。

| 生境分布 | 生于旷野、路旁及山坡阳处。德兴各地均有分布。

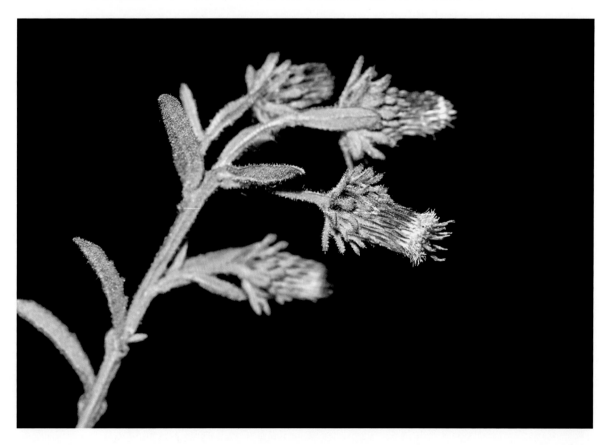

| **资源情况** | 野生资源一般。药材来源于野生。

| **采收加工** | **鹿耳翎**：秋季采收，鲜用，或切段，晒干。
鹿耳翎根：秋季采收，洗净，鲜用或晒干。

| **药材性状** | **鹿耳翎**：本品长短不一。老茎粗壮，直径 0.6 ~ 1 cm，灰棕色，有不规则的纵皱纹。枝条棕黄色，有皱纹及黄色腺毛。茎枝具翅 4 ~ 6，灰绿色至黄棕色，被有短腺毛；质坚而脆，断面中心有髓。叶互生，多破碎，灰绿色至黄棕色，被黄色短腺毛。气香，味微苦、辛。

| **功能主治** | **鹿耳翎**：辛、苦，微温。归脾、肾经。祛风除湿，散瘀，解毒。用于感冒发热，肺热咳嗽，风湿性关节炎，腹泻，肾炎水肿，闭经，跌打损伤，疔疮痈肿，瘰疬，毒蛇咬伤，湿疹瘙痒。

鹿耳翎根：辛，凉。祛风，解毒，散瘀。用于头痛，毒蛇咬伤，肝硬化，闭经。

| **用法用量** | **鹿耳翎**：内服煎汤，9 ~ 15 g，鲜品 30 ~ 60 g；或捣汁。外用适量，捣敷；或煎汤洗。

鹿耳翎根：内服煎汤，15 ~ 30 g，鲜品 60 g。外用适量，捣敷。

| **附　方** | （1）治青竹蛇咬伤：鹿耳翎根 60 g，磨水内服；另用鲜鹿耳翎茎叶适量，捣敷。
（2）治肝硬化：鹿耳翎根 30 ~ 60 g，煎汤服，每日 1 剂。［方（1）~（2）出自《江西草药》］

| **附　注** | 本种异名：*Inula exiccata* H. Lévl.、*Erigeron alatum* D. Don、*Blumea alata* (Roxb.) DC.、*Vernonia alata* F. Heyne ex DC.、*Laggera angustifolia* Hayata、*Conyza alata* Roxb.。
药材鹿耳翎，为本种的干燥全草或地上部分，《中华本草》《中药大辞典》中有收载；《广西中药材标准》（1990 年版）、《广东省中药材标准》（2010 年版）、《广西壮族自治区瑶药材质量标准·第二卷》（2021 年版）以"六棱菊"之名收载之。

菊科 Compositae 稻槎菜属 *Lapsana*

稻槎菜
Lapsana apogonoides Maxim.

| **药 材 名** | 稻槎菜（药用部位：全草）。

| **形态特征** | 一年生草本，高 10 ~ 20 cm。基生叶有柄，羽状分裂，长 4 ~ 10 cm，宽 1 ~ 2 cm，顶裂片较大，卵形，侧裂片 3 ~ 4 对，椭圆形。头状花序小，组成疏散伞房状圆锥花序，有纤细的梗；总苞椭圆形，长约 0.5 cm；外层总苞片卵状披针形，长约 0.1 cm，内层总苞片 5 ~ 6，椭圆状披针形，长约 0.45 cm，全部苞片无毛；小花全部舌状，两性，结实，花冠黄色。瘦果椭圆状披针形，扁，长 0.3 ~ 0.4 cm，上部收缩，先端两侧各具下垂的长钩刺 1，果棱多条；无冠毛。

| **生境分布** | 生于田野、荒地及路边。分布于德兴三清山北麓等。

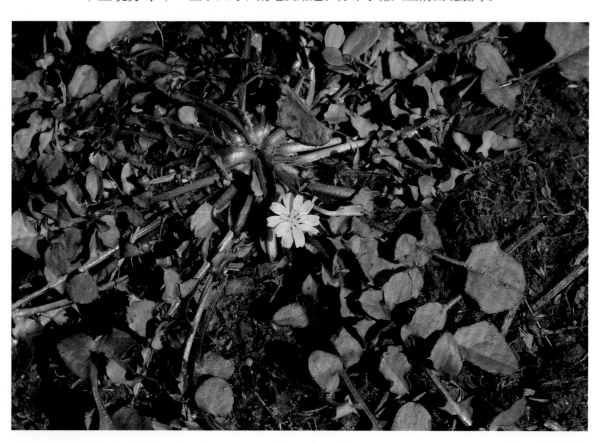

| **资源情况** | 野生资源丰富。药材来源于野生。 |

| **采收加工** | 春、夏季采收，洗净，鲜用或晒干。 |

| **功能主治** | 苦，平。归肺、肝经。清热解毒，透疹。用于咽喉肿痛，痢疾，疮疡肿毒，蛇咬伤，麻疹透发不畅。 |

| **用法用量** | 内服煎汤，15 ~ 30 g；或捣汁。外用适量，鲜品捣敷。 |

| **附　注** | 本种异名：*Lapsanastrum apogonoides* (Maxim.) J. H. Pak et Bremer。
本种的嫩苗可炒食或煮汤。 |

菊科 Compositae 橐吾属 Ligularia

大头橐吾 *Ligularia japonica* (Thunb.) Less.

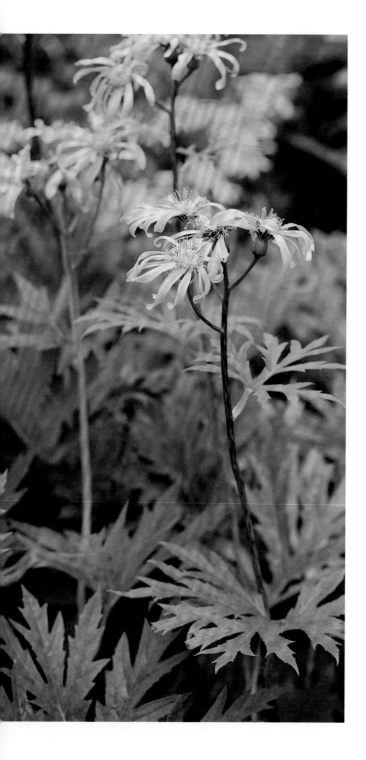

药材名

兔打伞（药用部位：全草或根。别名：鬼打伞、兔儿伞）。

形态特征

多年生草本，高 50 ~ 100 cm。茎直立，直径达 1 cm，无毛或被蛛丝状毛。茎下部叶有长达 70 cm 而基部稍扩大、抱茎的长柄，叶片长、宽均达 30 cm 或更多，基部稍心形，掌状深裂，裂片又掌状浅裂，小裂片又常有锯齿或近全缘，上面绿色，下面浅绿色，初被微柔毛，后近无毛；中部叶有短柄；上部叶小，掌状深裂，有扩大、抱茎的短柄。花序伞房状，总花梗长，无苞叶，密被短卷毛；头状花序 2 ~ 8，直径可达 10 cm；总苞宽钟状，长 2 ~ 2.4 cm，密被短毛；总苞片约 10，1 层，宽矩圆形，先端尖；舌状花约 10，1 层，舌片黄色，长 4 ~ 5 cm，宽约 0.8 cm；管状花多数，长约 2 cm。瘦果圆柱形，长 0.9 cm，有纵条纹；冠毛红褐色，长约 1 cm。

生境分布

生于海拔 900 m 以上的水边、山坡草地及林下。分布于德兴大茅山及香屯、红岭等。

| 资源情况 | 野生资源一般。药材来源于野生。

| 采收加工 | 夏、秋季采收，洗净，鲜用，或切段，晒干。

| 功能主治 | 辛，平。归肝、胃经。舒筋活血，解毒消肿。用于跌打损伤，无名肿毒，毒蛇咬伤，痈疖，湿疹。

| 用法用量 | 内服煎汤，15 ~ 30 g。外用适量，鲜品捣敷。

| 附　注 | 本种异名：*Senecio palmatifidus* Wittr. et Juel、*Erythrochaete palmatifida* Siebold et Zucc.、*Senecio macranthus* C. B. Clarke、*Ligularia macrantha* (C. B. Clarke) H. Koyama、*Arnica japonica* Thunb.。

菊科 Compositae 假福王草属 Paraprenanthes

假福王草 *Paraprenanthes sororia* (Miq.) Shih

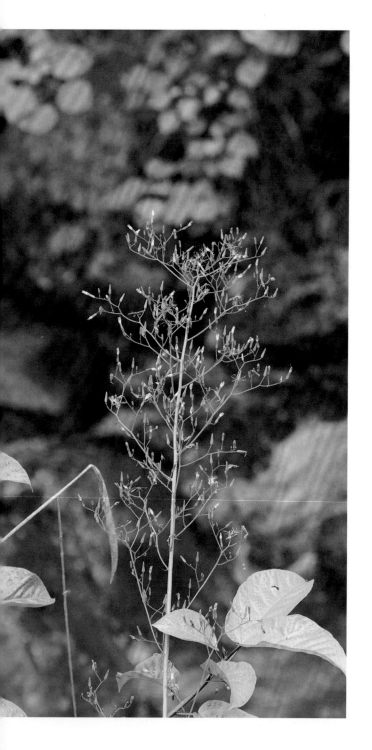

| 药 材 名 |

堆莴苣（药用部位：全草或根）。

| 形态特征 |

一年生草本。茎上部分枝，茎枝无毛。下部及中部茎生叶大头羽状半裂或深裂，有长4～7 cm的翼柄，顶裂片宽三角状戟形、三角状心形、三角形或宽卵状三角形，长5.5～15 cm，边缘有锯齿或重锯齿，基部戟形、心形或平截，侧裂片披针形或菱状披针形，羽轴有翼；上部叶不裂，戟形、卵状戟形、披针形或长椭圆形，有短翼柄或无柄；叶两面无毛。头状花序组成圆锥状花序，花序分枝无毛；总苞圆柱状，长1.1 cm；总苞片4层，背面无毛，有时淡紫红色，外层卵形或披针形，长0.1～0.2 cm，内层线状披针形，长1.1 cm；舌状小花粉红色。瘦果长0.43～0.5 cm，每面有5纵肋。

| 生境分布 |

生于海拔200 m以上的山坡、山谷灌丛、林下。分布于德兴香屯等。

| 资源情况 |

野生资源一般。药材来源于野生。

| **采收加工** | 夏、秋季采收，洗净，鲜用。

| **功能主治** | 苦，寒。清热解毒，止血。用于疮疖肿毒，蝮蛇咬伤，外伤出血。

| **用法用量** | 外用适量，鲜品捣敷。

| **附　注** | 本种异名：*Paraprenanthes hastata* Shih、*Paraprenanthes luchunensis* Shih、*Paraprenanthes pilipes* (Migo) Shih、*Lactuca sororia* Miq.、*Paraprenanthes thirionni* (H. Lévl.) Shih、*Mycelis sororia* (Miq.) Nakai、*Lactuca thirionni* H. Lévl.。

菊科 Compositae 蜂斗菜属 Petasites

蜂斗菜

Petasites japonicus (Sieb. et Zucc.) Maxim.

| 药 材 名 |　蜂斗菜（药用部位：全草或根）。

| 形态特征 |　多年生草本，全株多少被白色茸毛或绵毛，有根茎。早春从根茎先长出花茎，高 7 ~ 25 cm，近雌雄异株，雌株花茎在花后增长，高可达 70 cm。后生出基生叶，圆肾形，直径 8 ~ 12（ ~ 30）cm，先端圆形，基部耳状心形，边缘有齿，下面常被蛛丝状白绵毛，具掌状脉，有长叶柄。苞叶披针形，长 3 ~ 8 cm。头状花序密集于花茎先端，组成总状聚伞花序；雌花花冠细丝状，白色；总苞片 2 层，近等长，长椭圆形，先端钝；雄株花冠筒状或两性，5 齿裂，裂齿披针形，急尖，黄白色，不育。瘦果条形，光滑无毛；冠毛丰富，白色。

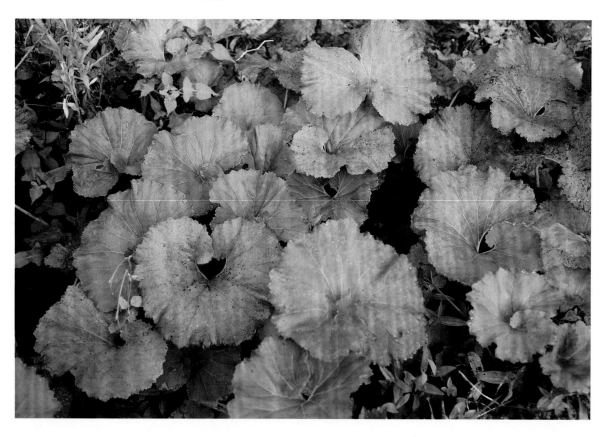

| 生境分布 | 常生于溪流边、草地或灌丛中，常有栽培。分布于德兴大茅山等，大目源等有栽培。

| 资源情况 | 野生资源一般，栽培资源一般。药材来源于野生。

| 采收加工 | 夏、秋季采挖，洗净，鲜用或晒干。

| 功能主治 | 苦、辛，凉。归心、肺经。清热解毒，散瘀消肿。用于咽喉肿痛，痈肿疔毒，毒蛇咬伤，跌打损伤。

| 用法用量 | 内服煎汤，9 ～ 15 g。外用适量，鲜品捣敷；或煎汤含漱。

| 附　注 | 本种异名：*Tussilago petasites* Thunb.、*Petasites liukiuensis* Kitam.、*Petasites albus* A. Gray、*Nardosmia japonica* Siebold et Zucc.、*Petasites spurius* Miq.。

菊科 Compositae 毛连菜属 Picris

日本毛连菜 *Picris japonica* Thunb.

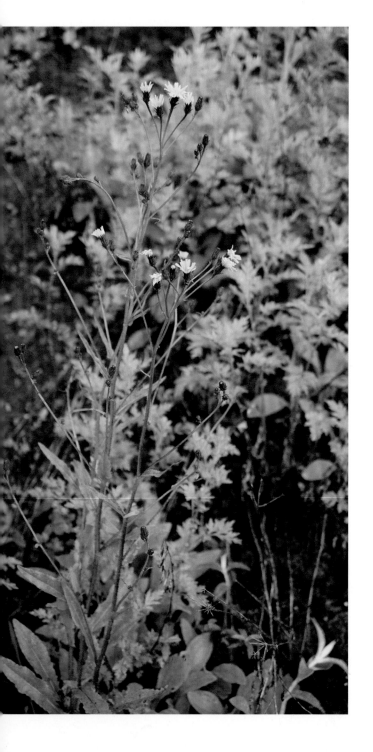

| 药 材 名 |

日本毛连菜（药用部位：全草）。

| 形态特征 |

多年生草本。茎枝被黑色或黑绿色的钩状硬毛。基生叶在花期枯萎；下部茎生叶倒披针形、椭圆状披针形或椭圆状倒披针形，长12 ~ 20 cm，基部渐窄成翼柄，边缘有细尖齿、钝齿或呈浅波状；中部叶披针形，无柄，基部稍抱茎；上部叶线状披针形；叶均被硬毛。头状花序组成伞房花序或伞房圆锥花序，有线形苞叶；总苞圆柱状钟形；总苞片3层，黑绿色，背面被近黑色硬毛，外层线形，长0.25 ~ 0.5 cm，内层长圆状披针形或线状披针形，长1 ~ 1.2 cm，边缘宽膜质；舌状小花黄色，舌片基部疏被柔毛。瘦果椭圆状，长0.3 ~ 0.5 cm，棕褐色；冠毛污白色。

| 生境分布 |

生于山坡草地、林缘、林下、灌丛、林间荒地、田边、河边、沟边或高山草甸。分布于德兴三清山北麓等。

| 资源情况 |

野生资源较少。药材来源于野生。

| **采收加工** | 夏、秋季采收，鲜用或干燥。

| **功能主治** | 辛，凉。清热解毒，祛瘀，消肿止痛。用于流行性感冒，乳痈，跌打损伤，无名肿毒。

| **用法用量** | 内服煎汤，3 ~ 9 g。

| **附　注** | 本种异名：*Aster esquirolii* H. Lévl.、*Picris davurica* Fisch. ex Hornem.、*Picris mairei* H. Lévl.。

菊科 Compositae 翅果菊属 Pterocypsela

高大翅果菊

Pterocypsela elata (Hemsl.) Shih

| 药 材 名 | 高大翅果菊（药用部位：全草或根）。

| 形态特征 | 多年生草本。茎紫红色或带紫红色斑纹，有节毛至无毛，上部分枝。中下部茎生叶卵形、宽卵形、三角状卵形、椭圆形或三角形，长 5 ~ 11 cm，基部楔形渐窄或骤窄成翼柄；向上的叶与中下部叶同形或披针形；叶两面粗糙，边缘有锯齿或无齿。头状花序组成窄圆锥花序或总状圆锥花序；总苞片 4 层，外层卵形，长 0.15 ~ 0.35 cm，中、内层长 1 ~ 1.1 cm。瘦果椭圆形，黑褐色，边缘有宽厚翅，每面有 3 细脉纹，先端具长 0.05 cm 的粗喙。

| 生境分布 | 生于山谷或山坡林缘、林下、灌丛中或路边。分布于德兴花桥、香屯等。

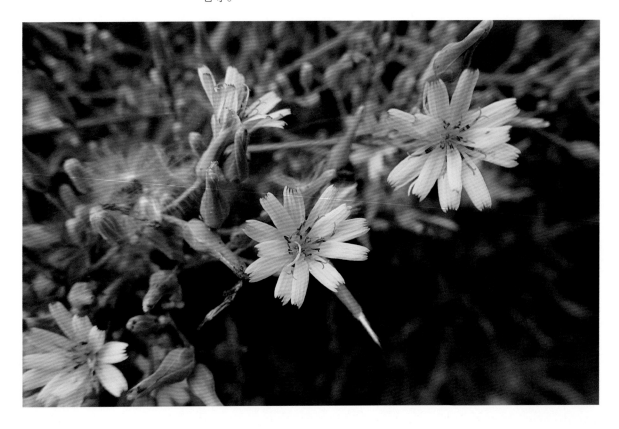

| **资源情况** | 野生资源一般。药材来源于野生。

| **采收加工** | 夏、秋季采收，鲜用或干燥。

| **功能主治** | 辛，平。止咳化痰，祛风。用于风寒咳嗽，肺痈。

| **用法用量** | 内服煎汤，9 ~ 15 g。外用适量，鲜品捣敷。

| **附　　注** | 本种异名：*Lactuca elata* Hemsl.、*Lactuca raddeana* Maxim. var. *elata* (Hemsl.) Kitam.、*Lactuca raddeana* Maxim. var. *compacta* Bar. et Skv.、*Prenanthes hieraciifolia* H. Léveillé。

菊科 Compositae 翅果菊属 *Pterocypsela*

台湾翅果菊
Pterocypsela formosana (Maxim.) Shih

| 药 材 名 | 苦丁（药用部位：全草或根）。

| 形态特征 | 一年生草本，高达 1.5 m。上部茎枝有长刚毛或无毛。下部及中部茎生叶椭圆形、披针形或倒披针形，羽状深裂或近全裂，翼柄长达5 cm，柄基抱茎，顶裂片长披针形、线状披针形或三角形，侧裂片2 ~ 5 对，椭圆形或宽镰状，上方侧裂片较大，裂片有锯齿；上部叶与中部叶同形并等样分裂或不裂而为披针形，全缘，基部圆耳状半抱茎；叶两面粗糙。头状花序组成伞房状花序；总苞片 4 ~ 5 层，最外层宽卵形，长 0.2 cm，外层椭圆形，长 0.7 cm，中、内层披针形或长椭圆形，长达 1.5 cm；舌状小花黄色。瘦果椭圆形，长0.4 cm，棕黑色，边缘有宽翅，每面有 1 细纵脉纹，先端具长 0.28 cm的细丝状喙。

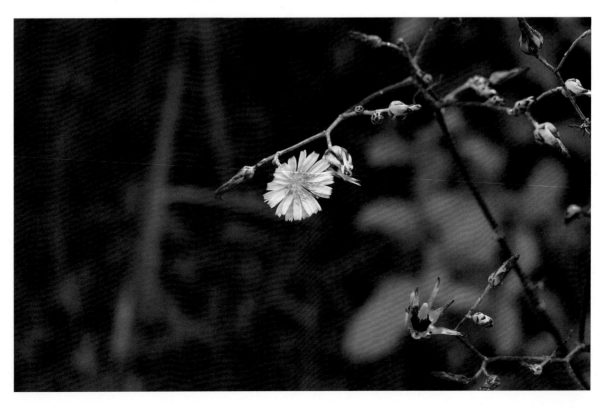

| **生境分布** | 生于海拔 140 m 以上的山坡草地、田间、路旁。德兴各地均有分布。

| **资源情况** | 野生资源一般。药材来源于野生。

| **采收加工** | 春、夏季采收，洗净，鲜用或晒干。

| **功能主治** | 苦，寒；有小毒。归心、肝经。清热解毒，祛风湿，活血。用于疔疮痈肿，咽喉肿痛，疥癣，痔疮，蛇咬伤，风湿痹痛，跌打损伤。

| **用法用量** | 内服煎汤，15 ~ 30 g；或浸酒。外用适量，捣敷；或煎汤洗。

| **附　注** | 本种异名：*Pterocypsela sonchus* (Lévl. et Vaniot) Shih、*Lactuca sonchus* H. Lévl. et Vaniot、*Lactuca morii* Hayata。

本种的嫩茎叶焯水后可凉拌或炒食。

菊科 Compositae 翅果菊属 Pterocypsela

翅果菊

Pterocypsela indica (L.) Shih

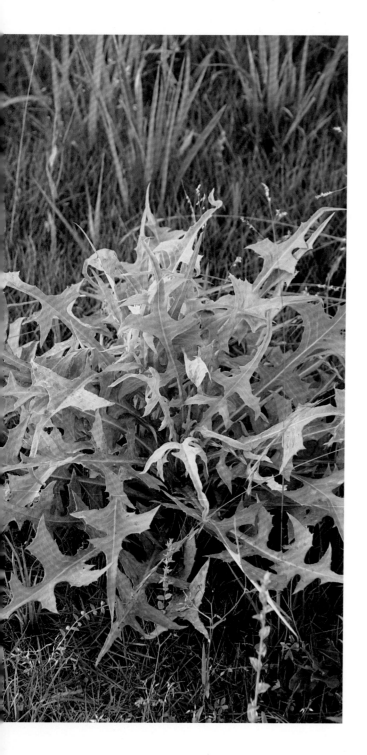

| 植物别名 |

山莴苣。

| 药 材 名 |

山莴苣（药用部位：全草或根。别名：野苦麻、苦麻、野苦菜）。

| 形态特征 |

一年生或二年生草本。茎枝无毛。茎生叶线形，无柄，两面无毛，中部茎生叶长达21 cm或更多，常全缘，或基部、中部以下有小尖头或疏生细齿或尖齿，或茎生叶线状长椭圆形、长椭圆形或倒披针状长椭圆形，中下部茎生叶长15～20 cm，边缘有三角形锯齿或偏斜、卵状的大齿。头状花序在果期呈卵圆形，组成圆锥花序；总苞长1.5 cm；总苞片4层，边缘染紫红色，外层卵形或长卵形，长0.3～0.35 cm，中、内层长披针形或线状披针形，长1 cm或更多；舌状小花25，黄色。瘦果椭圆形，长0.3～0.5 cm，黑色，边缘有宽翅，先端具长0.05～0.15 cm的喙，每面有1细纵脉纹。

| 生境分布 |

生于山谷、山坡林缘及林下、灌丛中、水沟

边、山坡草地或田间。德兴各地均有分布。

| **资源情况** | 野生资源较丰富。药材来源于野生。

| **采收加工** | 春、夏季采收，洗净，鲜用或晒干。

| **药材性状** | 本品根呈圆锥形，多自顶部分枝。长 5 ~ 15 cm，直径 0.7 ~ 1.7 cm。先端有圆盘形的芽或芽痕。表面灰黄色或灰褐色，具细纵皱纹及横向点状须根痕；经加工蒸煮者呈黄棕色，半透明状。质坚实，较易折断，折断面近平坦，隐约可见不规则的形成层环纹，有时有放射状裂隙。气微臭，味微甜而后苦。茎长条形而抽皱。叶互生，无柄，叶形多变，叶缘不分裂、深裂或全裂，基部扩大，戟形半抱茎。有的可见头状花序或果序。果实黑色，有灰白色长冠毛。气微，味微甜而后苦。

| **功能主治** | 苦，寒。归肺经。清热解毒，活血，止血。用于咽喉肿痛，肠痈，疮疖肿毒，子宫颈炎，产后瘀血腹痛，疣瘤，崩漏，痔疮出血。

| **用法用量** | 内服煎汤，9 ~ 15 g。外用适量，鲜品捣敷。

| **附　注** | 本种异名：*Lactuca indica* L.、*Pterocypsela laciniata* (Houtt.) Shih、*Prenanthes laciniata* Houtt.、*Lactuca brevirostris* Champion ex Bentham、*Lactuca cavaleriei* H. Lévl.、*Lactuca kouyangensis* H. Lévl.。
本种的嫩茎叶焯水后可凉拌或炒食。

菊科 Compositae 翅果菊属 Pterocypsela

多裂翅果菊
Pterocypsela laciniata (Houtt.) Shih

| **药 材 名** | 多裂翅果菊（药用部位：全草或根）。

| **形态特征** | 多年生无毛草本。根分枝成萝卜状。茎高 0.6 ~ 2 m。中下部茎生叶全形倒披针形、椭圆形或长椭圆形，规则或不规则 2 回羽状深裂，长达 30 cm，宽达 17 cm，无柄，基部宽大，顶裂片狭线形，一回侧裂片 5 对或更多；向上的茎生叶渐小，同样分裂或不裂而为线形。头状花序多数，在茎枝先端组成圆锥花序；总苞片 4 ~ 5 层，外层卵形、宽卵形或卵状椭圆形，长 0.4 ~ 0.9 cm，中、内层长披针形，长 1.4 cm，全部总苞片边缘或上部边缘染红紫色；舌状小花 21，黄色。瘦果椭圆形，棕黑色，长 0.5 cm，宽 0.2 cm，边缘有宽翅，每面有一高起的细脉纹，先端急尖成长 0.05 cm 的粗喙；冠毛白色。

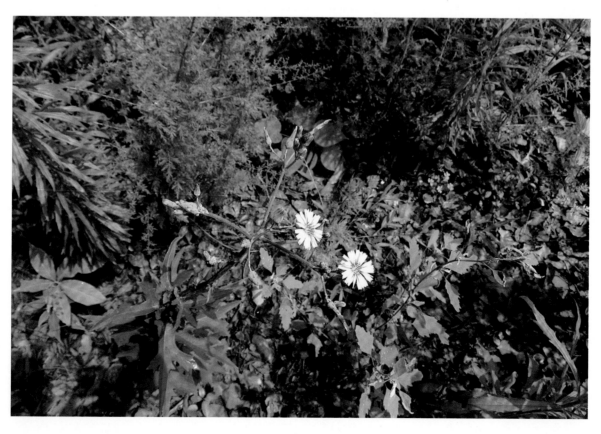

| **生境分布** | 生于海拔 300 m 以上山谷、山坡林缘、灌丛、草地及荒地。德兴各地均有分布。 |

| **资源情况** | 野生资源一般。药材来源于野生。 |

| **采收加工** | 夏、秋季采收，鲜用或干燥。 |

| **功能主治** | 清热解毒，理气止血。用于暑热痧气，腹胀疼痛，带下。 |

| **用法用量** | 内服煎汤，9 ~ 15 g。外用适量，鲜品捣敷。 |

| **附　注** | 本种异名：*Lactuca laciniata* (Houtt.) Makino、*Lactuca indica* L. f. *runcinata* (Maxim.) Kitam.、*Lactuca squarrosa* (Thunberg) Miquel var. *laciniata* (Houtt.) Kuntze、*Lactuca squarrosa* (Thunberg) Miquel var. *runcinato-pinnatifida* Komarov。
本种的嫩茎叶焯水后可凉拌或炒食。 |

菊科 Compositae 匹菊属 Pyrethrum

除虫菊
Pyrethrum cinerariifolium Trev.

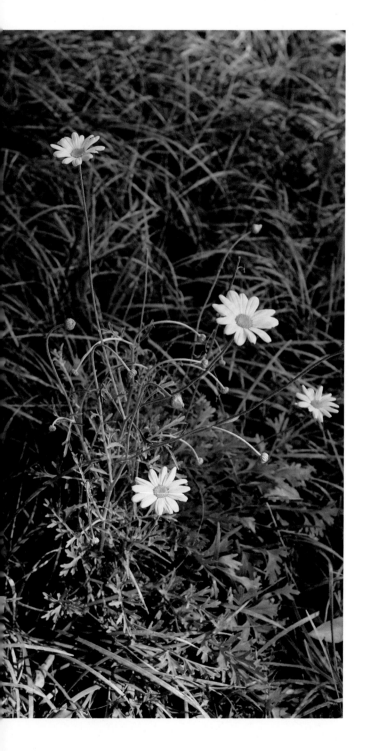

| 药 材 名 |

除虫菊（药用部位：全草或头状花序）。

| 形态特征 |

多年生草本，高 15 ～ 45 cm，全株浅银灰色，被贴伏绒毛，叶下面毛更密。茎单生或少数簇生，不分枝或分枝。叶银灰色，有腺点；基生叶长达（10 ～）20 cm，有长叶柄，叶片卵形或矩圆形，沿有翅的羽轴羽状全裂，一回羽片再羽状或掌状浅裂或深裂，末回羽片条形至矩圆状卵形，先端钝或短渐尖。头状花序单生于茎枝先端，排成疏散、不规则的伞房状，异形；总苞直径 1.2 ～ 1.8 cm；外层总苞片无膜质边缘，异色，内层总苞片有宽而光亮的膜质边缘，先端有加宽的附片；舌状花白色。瘦果有 5 ～ 7 纵肋；冠状冠毛长不足 0.1 cm，边缘截齐或有齿缺。

| 生境分布 |

德兴有栽培。

| 资源情况 |

栽培资源较少。药材来源于栽培。

| **采收加工** | 春季花完全开时，选晴天采收，风干。 |

| **药材性状** | 本品头状花序呈扁球形，直径约 1 cm，总苞片 40 或更多，覆瓦状排列，2 ~ 4 层。苞片近披针形，淡黄绿色，被短毛。花托扁圆形。边缘为 1 层舌状花，花 15 ~ 30，雌性，花冠淡黄色，先端 3 裂。中央管状花 200 ~ 300，两性，花冠黄色，先端 5 裂，聚药雄蕊 5，子房暗棕色，有 5 棱，具冠毛。气微香，味苦而辣。 |

| **功能主治** | 苦，凉；有毒。杀虫。用于疥癣，灭蚊、蝇、蚤、虱、臭虫。 |

| **用法用量** | 外用适量，研末调敷。 |

| **附　注** | 本种异名：*Tanacetum cinerariifolium* (Treviranus) Schultz Bipontinus、*Chrysanthemum cinerariifolium* (Trevis.) Vis.。 |

本品常作蚊香原料，亦作粉剂或乳油剂。敏感者接触或吸入后，可出现皮疹、鼻炎、哮喘等。吸入较多或吞服，则可引起恶心、呕吐、胃肠绞痛、腹泻、头痛、耳鸣、恶梦、晕厥等。婴儿还可出现面色苍白、惊厥等。

菊科 Compositae 秋分草属 *Rhynchospermum*

秋分草

Rhynchospermum verticillatum Reinw.

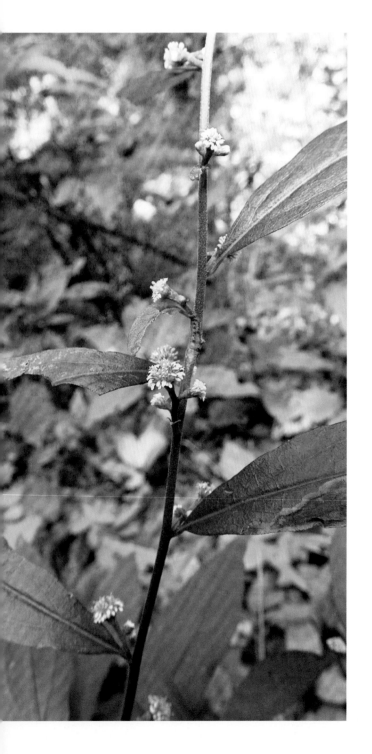

| 药 材 名 |

大鱼鳅串（药用部位：全草）。

| 形态特征 |

多年生草本，高 25 ～ 100 cm。茎单生或簇生，被尘状柔毛。下部茎生叶倒披针形、矩椭圆状倒披针形或矩椭圆形，少匙形，长 4.5 ～ 14 cm，宽 2.5 ～ 4 cm，两面被伏短柔毛，边缘自中部以上有波状锯齿，叶柄长，有翅；上部叶渐小。头状花序单生于叉状分枝先端、叶腋或近总状排列，直径约 0.5 cm，花序梗密被锈色尘状短柔毛；总苞宽钟状或在果期呈半球形，宽 0.3 ～ 0.4 cm；总苞片 2 ～ 3 层；外围雌花 2 ～ 3 层，舌状，中央有多数两性管状花。瘦果有脉状加厚的边缘，雌花的瘦果有喙，两性花的瘦果喙短或无喙；冠毛纤细、易脱落。

| 生境分布 |

生于海拔 400 m 以上的沟边、水旁、林缘、林下或杂木林下阴湿处。分布于德兴大茅山东矿场部等。

| 资源情况 |

野生资源丰富。药材来源于野生。

| **采收加工** | 夏、秋季采收，洗净，晒干。

| **功能主治** | 淡，平。归肝、肾经。清湿热，利水消肿。用于湿热带下，急、慢性肝炎，肝硬化腹水。

| **用法用量** | 内服煎汤，15 ~ 30 g。

| **附　注** | 本种异名：*Zollingeria scandens* Sch.-Bip.、*Rhynchospermum. formosanum* Yamam.、*Leptocoma racemosa* Less.、*Rhynchospermum verticillatum* Reinw. var. *subsessile* Oliver ex Miquel。

三角叶风毛菊 *Saussurea deltoidea* (DC.) Sch.-Bip.

| **药 材 名** | 三角叶风毛菊（药用部位：根）。

| **形态特征** | 二年生草本，高 80 ～ 150 cm。茎上部分枝，被蛛丝状绵毛和糠
秕状短毛。下部和中部叶长 20 ～ 25 cm，提琴状羽裂，侧裂片 1 ～
2 对，矩圆形，中裂片大，三角形或三角状戟形，先端尖，基部
狭成楔状的翼，有粗锯齿；上部叶渐小，三角形或三角状卵形，
基部楔形；全部叶上面粗糙，有糠秕状毛，下面有白色茸毛。头
状花序在枝端单生，直径 2.5 ～ 3.5 cm；总苞宽钟状，长约 1.5 cm，
总苞片 5 ～ 7 层，绿色或先端紫色，有蛛丝状绵毛，外层卵状矩
圆形，有细齿，内层条形或条状披针形；花白色，长 1.3 ～ 1.5 cm。
瘦果黑色，矩圆形，长 0.3 ～ 0.4 cm，具 4 棱，先端有具齿的小冠；
冠毛白色，羽毛状。

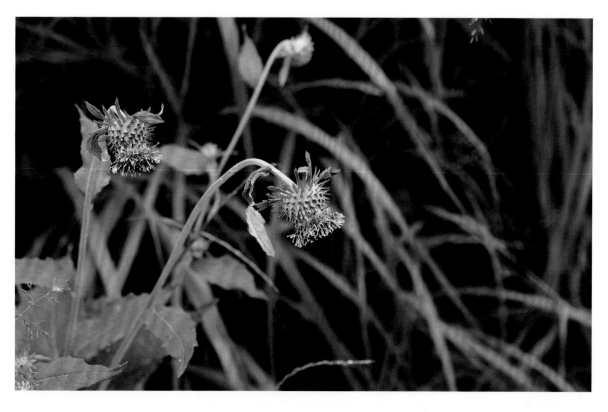

| 生境分布 | 生于海拔 800 m 以上的山坡、草地、林下、灌丛、荒地、牧场、杂木林中及河谷林缘。分布于德兴三清山北麓等。

| 资源情况 | 野生资源较少。药材来源于野生。

| 采收加工 | 夏、秋季采挖，洗净，晒干。

| 功能主治 | 甘、微苦，温。祛风湿，通经络，健脾消疳。用于风湿痹痛，带下，腹泻，痢疾，疳积，胃寒疼痛。

| 用法用量 | 内服煎汤，9 ~ 15 g。外用适量，捣敷。

| 附 注 | 本种异名：*Aplotaxis deltoidea* (Wall.) DC.、*Saussurea radiata* Franch.、*Saussurea kouytcheensis* H. Lévl.、*Saussurea lamprocarpa* Hemsl.、*Saussurea formosana* Hayata、*Frolovia formosana* (Hayata) Lipsch.。

菊科 Compositae 千里光属 Senecio

林荫千里光 *Senecio nemorensis* L.

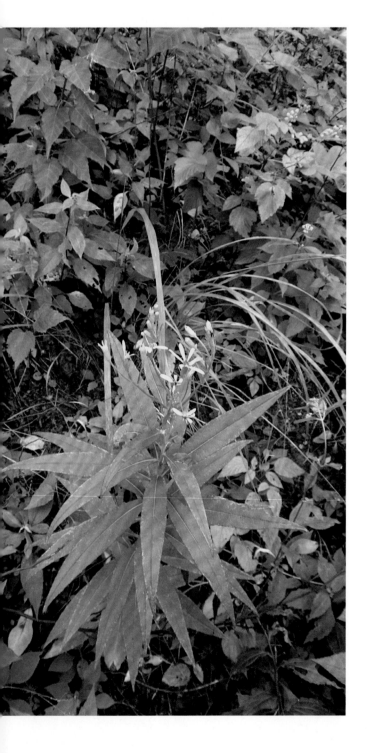

药材名

黄菀（药用部位：全草）。

形态特征

多年生草本。茎单生或有时丛生，高 45 ~ 100 cm，近无毛，上部有稍斜升的花序枝。下部叶在花期常枯萎；中部叶较大，披针形或矩圆状披针形，基部近无柄而半抱茎，边缘有细锯齿，长约 15 cm，宽约 5 cm，两面被疏毛或近无毛，有细羽状脉；上部叶条状披针形至条形。头状花序多数，排列成复伞房状；花序梗细长，被短柔毛，有条形苞叶；总苞近柱状，长 0.6 ~ 0.7 cm，基部有数个条形苞叶，总苞片 10 ~ 12，1 层，条状矩圆形，先端三角形，背面有短毛；舌状花约 5，黄色，舌片条形；管状花多数。瘦果圆柱形，有纵沟，无毛；冠毛白色，有多数不等长的毛。

生境分布

生于海拔 770 m 以上的林中开旷处、草地或溪边。分布于德兴三清山北麓等。

资源情况

野生资源较少。药材来源于野生。

| **采收加工** | 8～9 月采收，洗净，鲜用或晒干。

| **功能主治** | 苦、辛，寒。清热解毒。用于痢疾，肠炎，肝炎，结膜炎，中耳炎，痈疽疔毒。

| **用法用量** | 内服煎汤，6～12 g。外用适量，鲜品捣敷。

| **附　　注** | 本种异名：*Senecio ganpinensis* Vaniot、*Senecio sarracenicus* L.、*Senecio kematongensis* Vaniot、*Senecio octoglossus* DC.、*Senecio taiwanensis* Hayata、*Senecio tozanensis* Hayata。

菊科 Compositae 千里光属 *Senecio*

千里光
Senecio scandens Buch.-Ham. ex D. Don

| 药 材 名 | 千里光（药用部位：地上部分。别名：一扫光）。

| 形态特征 | 多年生草本。茎曲折，攀缘，长 2 ~ 5 m，多分枝，初常被密柔毛，后脱毛。叶有短柄，叶片长三角形，长 6 ~ 12 cm，宽 2 ~ 4.5 cm，先端长渐尖，基部截形或近斧形至心形，边缘有浅齿或深齿，或叶的下部有 2 ~ 4 对深裂片，稀近全缘，两面被短柔毛至无毛。头状花序多数，在茎端及枝端组成复总状的伞房花序，总花梗常反折或开展，被密微毛，有细条形苞叶；总苞圆柱状钟形，长 0.5 ~ 0.7 cm，基部有数个条形小苞片；总苞片 12 ~ 13，1 层，条状披针形，先端渐尖；舌状花 8 ~ 9，黄色，长约 1 cm；管状花多数。瘦果圆柱形，有纵沟，被短毛；冠毛白色，约与管状花等长。

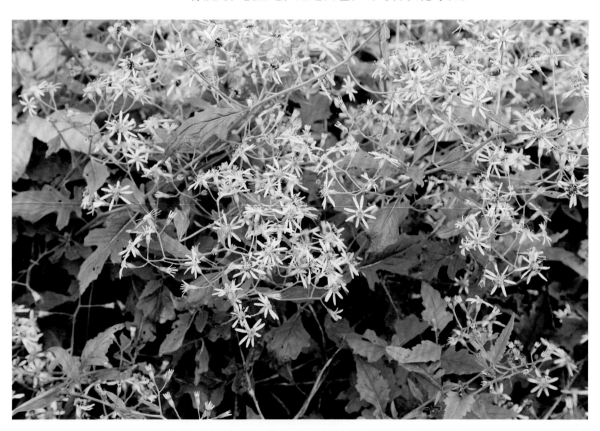

| 生境分布 | 常生于森林、灌丛中，攀缘于灌木、岩石上或溪边。德兴各地均有分布。

| 资源情况 | 野生资源丰富。药材来源于野生。

| 采收加工 | 全年均可采收（以 9 ~ 10 月为佳），除去杂质，鲜用或阴干。

| 药材性状 | 本品茎呈细圆柱形，稍弯曲，上部有分枝；表面灰绿色、黄棕色或紫褐色，具纵棱，密被灰白色柔毛。叶互生，多皱缩、破碎，完整叶片展平后呈卵状披针形或长三角形，有时具 1 ~ 6 侧裂片，边缘有不规则的锯齿，基部戟形或截形，两面有细柔毛。头状花序；总苞钟形；花黄色至棕色，冠毛白色。气微，味苦。

| 功能主治 | 苦，寒。归肺、肝经。清热解毒，明目，利湿。用于痈肿疮毒，感冒发热，目赤肿痛，泄泻痢疾，皮肤湿疹。

| 用法用量 | 内服煎汤，15 ~ 30 g，鲜品加倍。外用适量，煎汤洗；或熬膏搽；或鲜品捣敷；或捣取汁点眼。

| 附 注 | 本种异名：*Senecio intermedius* Wight、*Senecio stipulatus* Wall. ex DC.、*Senecio hibernus* Makino、*Senecio solanifolius* J. F. Jeffrey、*Senecio hindsii* Benth.、*Senecio chinensis* (Spreng.) DC.、*Senecio campylodes* DC.。
药材千里光，为本种的干燥地上部分，《中华人民共和国药典》（1977 年版、2000 年版附录、2005 年版附录、2010 年版至 2020 年版）、《福建省中药材标准（试行稿）·第一批》（1990 年版）、《福建省中药材标准》（2006 年版）、《贵州省中药材质量标准》（1988 年版）、《河南省中药材标准》（1991 年版）、《上海市中药材标准》（1994 年版）、《四川省中药材标准》（1987 年版增补本）、《广东省中药材标准》（2004 年版）、《湖南省中药材标准》（2009 年版）、《贵州省中药材、民族药材质量标准》（2003 年版）中有收载。
《中华人民共和国药典》规定，按干燥品计算，千里光含金丝桃苷（$C_{21}H_{20}O_{12}$）不得少于 0.030%。

菊科 Compositae 豨莶属 Siegesbeckia

豨莶
Siegesbeckia orientalis L.

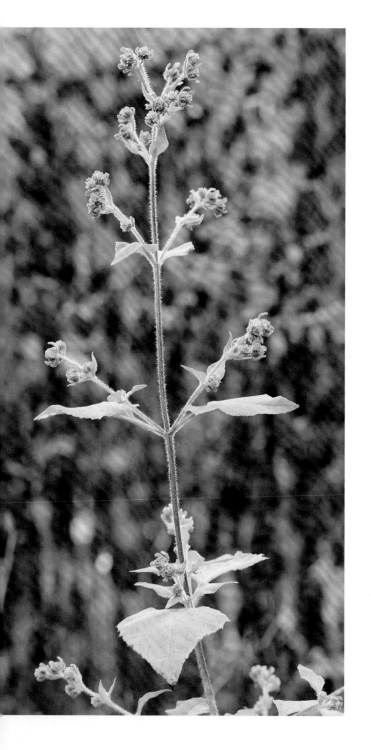

药材名

豨莶草（药用部位：地上部分。别名：老陈婆、粘糊草、油草子）、豨莶果（药用部位：果实）、豨莶根（药用部位：根）。

形态特征

一年生草本。茎高 30 ~ 100 cm，被白色柔毛。茎中部叶三角状卵形或卵状披针形，长 4 ~ 10 cm，宽 1.8 ~ 6.5 cm，两面被毛，下面有腺点，边缘有不规则的浅齿或粗齿，基部宽楔形，下延成翅柄。头状花序多数，排成圆锥状；总苞片 2 层，背面被紫褐色、头状、有柄的腺毛；雌花舌状，黄色；两性花筒状。瘦果长 0.3 ~ 0.35 cm，无冠毛。

生境分布

生于海拔 110 m 以上的山野、荒草地、灌丛、林缘及林下。德兴各地均有分布。

资源情况

野生资源丰富。药材来源于野生。

采收加工

豨莶草：夏、秋季花开前和花期均可采割，除去杂质，晒干。

豨莶果：夏、秋季采收，晒干。

豨莶根：秋、冬季采挖，洗净，切段，鲜用。

| 药材性状 | 豨莶草：本品茎略呈方柱形，多分枝，长 30 ~ 100 cm，直径 0.3 ~ 1 cm；表面灰绿色、黄棕色或紫棕色，有纵沟和细纵纹，被灰色柔毛；节明显，略膨大；质脆，易折断，断面黄白色或带绿色，髓部宽广，类白色，中空。叶对生，叶片多皱缩、卷曲，展平后呈卵圆形，灰绿色，边缘有钝锯齿，两面皆有白色柔毛，主脉三出。有的可见黄色头状花序，总苞片匙形。气微，味微苦。

| 功能主治 | 豨莶草：辛、苦，寒。归肝、肾经。祛风湿，利关节，解毒。用于风湿痹痛，筋骨无力，腰膝酸软，四肢麻痹，半身不遂，风疹湿疮。

豨莶果：苦，温。归大肠经。驱蛔虫。用于蛔虫病。

豨莶根：祛风，除湿，生肌。用于风湿顽痹，头风，带下，烫火伤。

| 用法用量 | 豨莶草：内服煎汤，一般 9 ~ 12 g，大剂量可用至 30 ~ 60 g；或捣汁；或入丸、散剂；无风湿者慎服；生用或大剂量应用易致呕吐。外用适量，捣敷；或研末撒；或煎汤熏洗。

豨莶果：内服煎汤，9 ~ 15 g，早晨饭后煎浓汁顿服，连服 2 日。

豨莶根：内服煎汤，鲜品 60 ~ 120 g。外用适量，捣敷。

| 附　注 | 本种异名：*Siegesbeckia humilis* Koidzumi、*Siegesbeckia brachiata* Roxburgh、*Siegesbeckia caspia* Fischer & C. A. Meyer、*Siegesbeckia esquirolii* H. Léveillé & Vaniot、*Siegesbeckia microcephala* Candolle。

药材豨莶草，为本种的干燥地上部分，《中华人民共和国药典》（1977 年版至 2020 年版）、《新疆维吾尔自治区药品标准·第二册》（1980 年版）中有收载。《中华人民共和国药典》规定，按干燥品计算，豨莶草含奇壬醇（$C_{20}H_{34}O_4$）不得少于 0.050%。

菊科 Compositae 蒲儿根属 Sinosenecio

蒲儿根
Sinosenecio oldhamianus (Maxim.) B. Nord.

| **药 材 名** | 蒲儿根（药用部位：全草）。

| **形态特征** | 一年生或二年生草本，高 40 ~ 80 cm。茎直立，下部及叶柄着生处
被蛛丝状绵毛或近无毛，多分枝。下部叶有长柄，干后膜质，叶片
近圆形，基部浅心形，长、宽均为 3 ~ 5 cm，稀达 8 cm，边缘有深
及浅的重锯齿，上面近无毛，下面多少被白色蛛丝状毛，有掌状脉；
上部叶渐小，有短柄，三角状卵形，先端渐尖。头状花序复伞房状
排列，常多数，花序梗细长，有时具细条形苞叶；总苞宽钟状，直
径 0.4 ~ 0.5 cm，长 0.3 ~ 0.4 cm，总苞片 10 余枚，先端细尖，边
缘膜质；舌状花 1 层，舌片黄色，条形；管状花多数，黄色。瘦果
倒卵状圆柱形，长稍超过 0.1 cm；冠毛白色，长约 0.3 cm。

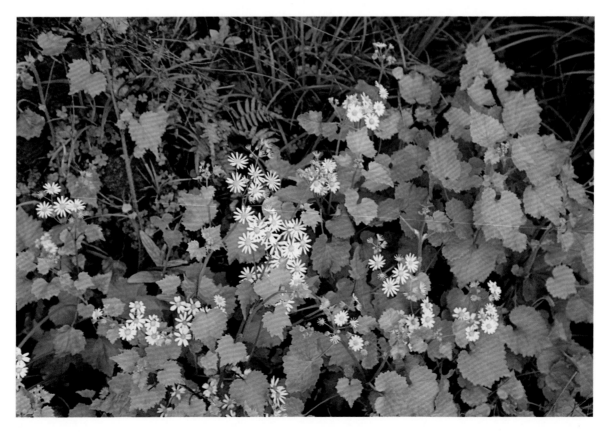

| 生境分布 | 生于海拔 360 m 以上的林缘、溪边、潮湿岩石边、草坡、田边。德兴各地均有分布。

| 资源情况 | 野生资源丰富。药材来源于野生。

| 采收加工 | 夏、秋季采收，鲜用或干燥。

| 药材性状 | 本品长 40 ~ 80 cm。茎圆柱形，具纵条纹，下部被蛛丝状绵毛，上部近无毛，上部多分枝；表面灰绿色；断面不整齐，近白色。叶片草质或近膜质，皱曲或破碎，完整者展平后呈心状圆形或阔卵状心形，叶面淡黄绿色，近无毛，叶背灰绿色，密被白色蛛丝状绵毛；叶柄长 1.5 ~ 6 cm。茎端、枝端有头状花序组成的复伞房状花序，总花序梗纤细，长 1 ~ 2.5 cm；总苞宽钟形，长 0.3 ~ 0.4 cm；花黄色，舌状花 1 层，舌片先端全缘或 3 齿裂；管状花多数，长 0.5 ~ 0.6 cm。偶见倒卵状圆柱形瘦果，长约 0.1 cm，具白色长冠毛。气微，味苦。

| 功能主治 | 辛、苦，凉；有小毒。归心、膀胱经。解毒，活血。用于疮疡，疮毒化脓，金疮。

| 用法用量 | 内服煎汤，9 ~ 15 g。外用适量，鲜品捣敷；或干品研末调敷。

| 附　注 | 本种异名：*Aster dimorphophyllis* Franch. et Sav.、*Senecio martinii* Vaniot、*Sinosenecio savatieri* (Franch.) B. Nord.、*Senecio savatieri* Franch.、*Senecio oldhamianus* Maxim.。

菊科 Compositae 一枝黄花属 Solidago

一枝黄花 *Solidago decurrens* Lour.

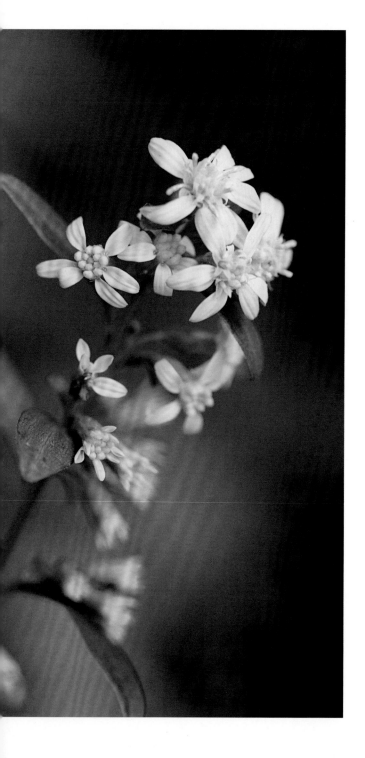

| 药 材 名 |

一枝黄花（药用部位：全草。别名：山马兰）。

| 形态特征 |

多年生草本。茎单生或丛生。中部茎生叶椭圆形、长椭圆形、卵形或宽披针形，长2 ~ 5 cm，下部楔形渐窄，叶柄具翅，仅中部以上边缘具齿或全缘；向上叶渐小；下部叶与中部叶同形，叶柄具长翅；叶两面有柔毛或下面无毛。头状花序直径0.6 ~ 0.9 cm，长0.6 ~ 0.8 cm，多数在茎上部组成长6 ~ 25 cm的总状花序或伞房圆锥花序，稀成复头状花序；总苞片4 ~ 6层，披针形或窄披针形，中、内层长0.5 ~ 0.6 cm；舌状花舌片椭圆形，长0.6 cm。瘦果长0.3 cm，无毛，稀先端疏被柔毛。

| 生境分布 |

生于海拔560 m以上的阔叶林林缘、林下、灌丛及山坡草地上。德兴各地均有分布。

| 资源情况 |

野生资源一般。药材来源于野生。

| 采收加工 | 秋、冬季花盛期割取地上部分，鲜用或阴干。

| 药材性状 | 本品长 30 ~ 100 cm。根茎短粗，簇生淡黄色细根。茎圆柱形，直径 0.2 ~
0.5 cm；表面黄绿色、灰棕色或暗紫红色，有棱线，上部被毛；质脆，易折断，
断面纤维性，有髓。单叶互生，多皱缩、破碎，完整叶片展平后呈卵形或披针形，
长 2 ~ 5 cm，宽 1 ~ 1.5 cm；先端稍尖或钝，全缘或有不规则的疏锯齿，基部
下延成柄。头状花序直径约 0.6 ~ 0.8 cm，排成总状，偶有黄色舌状花残留，
多皱缩、扭曲，苞片 4 ~ 6 层，卵状披针形。瘦果细小。气微香，味微苦、辛。

| 功能主治 | 辛、苦，凉。归肺、肝经。清热解毒，疏散风热。用于喉痹，乳蛾，咽喉肿痛，
疮疖肿毒，风热感冒。

| 用法用量 | 内服煎汤，9 ~ 15 g，鲜品 20 ~ 30 g；孕妇忌服。外用适量，鲜品捣敷；或煎
浓汤搽。

| 附　　注 | 本种异名：*Solidago cantonensis* Lour.、*Solidago pubescens* Wall.、*Amphirhapis
chinensis* Sch. Bip.、*Amphirhapis leiocarpa* Benth.。
药材一枝黄花，为本种的干燥全草，《中华人民共和国药典》（1977 年版、
2010 年版至 2020 年版）、《上海市中药材标准》（1994 年版）、《福建省中
药材标准》（2006 年版）、《福建省中药材标准（试行稿）·第一批》（1990
年版）、《贵州省中药材、民族药材质量标准》（2003 年版）、《贵州省中药
材质量标准》（1988 年版）、《湖南省中药材标准》（2009 年版）中有收载。
《中华人民共和国药典》规定，按干燥品计算，一枝黄花含无水芦丁（$C_{27}H_{30}O_{16}$）
不得少于 0.10%。

菊科 Compositae 裸柱菊属 Soiiva

裸柱菊
Soliva anthemifolia (Juss.) R. Br.

| **药 材 名** | 裸柱菊（药用部位：全草）。

| **形态特征** | 一年生矮小草本。茎通常短于叶，丛生。叶互生，具叶柄，长 5 ～ 10 cm，2 或 3 回羽状分裂，裂片条形，全缘或 3 裂，被长柔毛或近无毛。头状花序无梗，聚生于短茎上，近球状，直径 0.6 ～ 1.2 cm；总苞片约 2 层，矩圆形或披针形，边缘干膜质；花托扁平，无托片；花异型；外围的雌花数层，无花冠；中央的两性花筒状，基部渐狭，有 2 或 3 裂齿，常不结实。瘦果扁平，边缘翅上有横皱纹，顶部冠以宿存的芒状花柱和蛛丝状毛。

| **生境分布** | 生于荒地或田野。德兴各地均有分布。

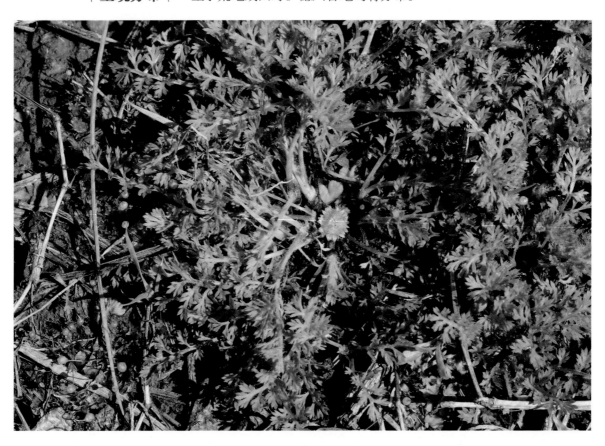

| 资源情况 | 野生资源丰富。药材来源于野生。

| 采收加工 | 全年均可采收，鲜用或晒干。

| 功能主治 | 辛，温；有小毒。化气散结，消肿解毒。用于痈疮疖肿，风毒流注，瘰疬，痔疮。

| 用法用量 | 内服煎汤，6 ~ 15 g。外用适量，捣敷。

| 附　　注 | 本种异名：*Gymnostyles anthemifolia* Juss.。

菊科 Compositae 苦苣菜属 Sonchus

长裂苦苣菜 *Sonchus brachyotus* DC.

| 药 材 名 | 苣荬菜（药用部位：全草）。

| 形态特征 | 一年生无毛草本，高 50 ~ 100 cm。基生叶与下部茎生叶全形卵形、长椭圆形或倒披针形，长 6 ~ 19 cm，羽状深裂、半裂或浅裂，极少不裂，无柄或有长 1 ~ 2 cm 的短翼柄，基部圆耳状扩大，半抱茎，侧裂片 3 ~ 5 对或奇数，线状长椭圆形、长三角形或三角形；中上部茎生叶较小；最上部茎生叶宽线形或宽线状披针形。头状花序少数，在茎枝先端组成伞房状花序；总苞钟状，长 1.5 ~ 2 cm；总苞片 4 ~ 5 层，最外层卵形，长 0.6 cm，中层长三角形至披针形，长 0.9 ~ 1.3 cm，内层长披针形，长 1.5 cm；舌状小花多数，黄色。瘦果长椭圆状，长约 0.3 cm，每面有 5 高起的纵肋；冠毛白色，长 1.2 cm。

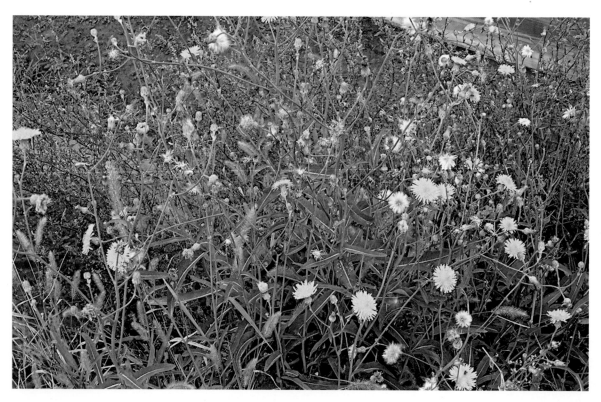

生境分布	生于海拔 350 m 以上的山地草坡、河边。德兴各地均有分布。

资源情况	野生资源一般。药材来源于野生。

采收加工	春、夏季开花前采收，除去杂质，鲜用或晒干。

药材性状	本品根呈圆柱形，下部渐细，表面淡黄棕色，先端具基生叶痕和茎。茎圆柱形，表面淡黄棕色。叶皱缩或破碎，上面深绿色，下面灰绿色，完整叶片展平后呈宽披针形或长圆状披针形，长 6 ~ 19 cm，宽 1.5 ~ 2.5 cm，先端有小尖刺，基部呈耳状抱茎。有时带有残存的头状花序。质脆，易碎。气微，味淡、微咸。

功能主治	苦，寒。归胃、大肠、肝经。清热解毒，消肿排脓，凉血止血。用于咽喉肿痛，疮疖肿毒，痔疮，热痢，肺痈，肠痈，吐血，衄血，咯血，尿血，便血，崩漏。

用法用量	内服煎汤，9 ~ 15 g，鲜品 30 ~ 60 g；或鲜品绞汁。外用适量，煎汤熏洗；或鲜品捣敷。

附　注	本种异名：*Sonchus chinensis* Fisch.、*Sonchus fauriei* H. Lévl.、*Sonchus cavaleriei* H. Lévl.、*Sonchus taquetii* H. Lévl.、*Sonchus shzucinianus* Turcz. ex Herder。 药材苦荬菜，为本种的干燥全草，《黑龙江省中药材标准》（2001 年版）、《吉林省药品标准》（1977 年版）、《宁夏中药材标准》（1993 年版、2018 年版）、《辽宁省中药材标准·第一册》（2009 年版）、《陕西省药材标准》（2015 年版）中有收载；《江西省中药材标准》（2014 年版）、《山西省中药材标准》（2014 年版）以"北败酱"之名收载之，《吉林省中药材标准·第二册》（2019 年版）以"长裂苣巨头菜"之名收载之。

菊科 Compositae 兔儿伞属 Syneilesis

兔儿伞
Syneilesis aconitifolia (Bunge) Maxim.

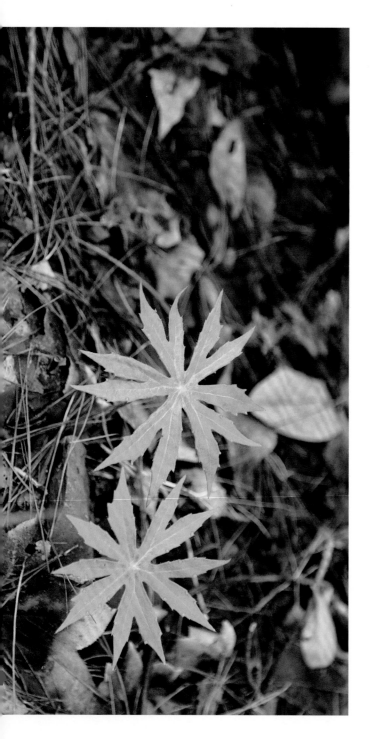

| 药 材 名 |

兔儿伞（药用部位：根及根茎、全草）。

| 形态特征 |

多年生草本。根茎匍匐。茎高 70 ~ 120 cm，无毛。基生叶 1，花期枯萎；茎生叶 2，互生，叶片圆盾形，直径 20 ~ 30 cm，掌状深裂，裂片 7 ~ 9，作 2 ~ 3 回叉状分裂，宽 0.4 ~ 0.8 cm，边缘有不规则的锐齿，无毛，下部茎生叶有长 10 ~ 16 cm 的叶柄；中部茎生叶较小，直径 12 ~ 24 cm，通常有 4 ~ 5 裂片，叶柄长 2 ~ 6 cm。头状花序多数，在先端密集成复伞房状，花序梗长 0.5 ~ 1.6 cm，基部有条形苞片；总苞圆筒状；总苞片 5，1 层，矩圆状披针形，长 0.9 ~ 1.2 cm，无毛；花筒状、淡红色，上部狭钟状，5 裂。瘦果圆柱形，长 0.5 ~ 0.6 cm，有纵条纹；冠毛灰白色或淡红褐色。

| 生境分布 |

生于海拔 500 ~ 1 800 m 的山坡荒地林缘或路旁。德兴各地均有分布。

| 资源情况 |

野生资源一般。药材来源于野生。

| **采收加工** | 春、夏季采收，鲜用，或切段，晒干。

| **药材性状** | 本品根茎呈扁圆柱形，多弯曲，长 1 ~ 4 cm，直径 0.3 ~ 0.8 cm；表面棕褐色，粗糙，具不规则的环节和纵皱纹，两侧向下生多条根。根类圆柱状，弯曲，长 5 ~ 15 cm，直径 0.1 ~ 0.3 cm；表面灰棕色或淡棕黄色，密被灰白色根毛，具细纵皱纹；质脆，易折断，折断面略平坦，皮部白色，木部棕黄色。气微、特异，味辛、凉。

| **功能主治** | 辛、苦，微温；有毒。归肺、大肠经。祛风除湿，舒筋活血，解毒消肿。用于风湿麻木，肢体疼痛，跌打损伤，月经不调，痛经，痈疽肿毒，瘰疬，痔疮。

| **用法用量** | 内服煎汤，10 ~ 15 g；或浸酒；孕妇禁服。外用适量，鲜品捣敷；或煎汤洗；或取汁涂。

| **附　　注** | 本种异名：*Senecio aconitifolius* (Bge.) Turcz.、*Cacalia aconitifolia* Bunge。药材兔儿伞，为本种的干燥根及根茎或全草，《中华人民共和国卫生部药品标准·中药成方制剂·第十册·附录》（1995 年版）、《广西中药材标准·第二册》（1996 年版）中有收载。

菊科 Compositae 蒲公英属 Taraxacum

蒲公英
Taraxacum mongolicum Hand.-Mazz.

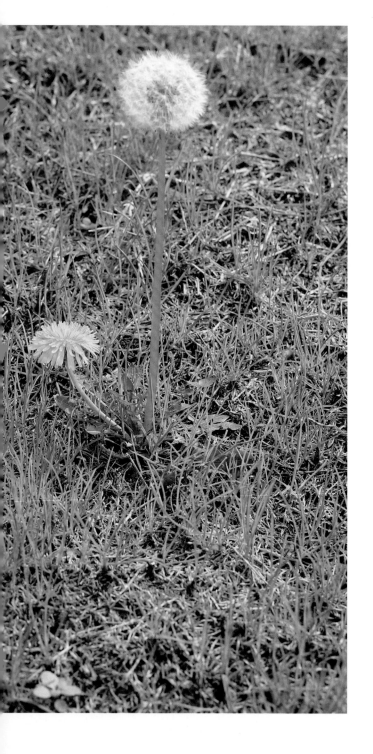

| 药 材 名 |

蒲公英（药用部位：全草。别名：奶奶草、黄花地丁、黄花草）。

| 形态特征 |

多年生草本。根垂直。叶莲座状平展，矩圆状倒披针形或倒披针形，长 5 ~ 15 cm，宽 1 ~ 5.5 cm，羽状深裂，侧裂片 4 ~ 5 对，矩圆状披针形或三角形，具齿，顶裂片较大，戟状矩圆形，羽状浅裂或仅具波状齿，基部狭成短叶柄，被疏蛛丝状毛或几无毛。花葶数个，与叶多少等长，上端被密蛛丝状毛；总苞淡绿色，外层总苞片卵状披针形至披针形，边缘膜质，被白色长柔毛，先端有或无小角，内层条状披针形，长为外层的 1.5 ~ 2 倍，先端有小角状突起；舌状花黄色。瘦果褐色，长 0.4 cm，上半部有尖小瘤，喙长 0.6 ~ 0.8 cm；冠毛白色。

| 生境分布 |

广泛生于中、低海拔地区的山坡草地、路边、田野、河滩。德兴各地均有分布。

| 资源情况 |

野生资源一般。药材来源于野生。

| 采收加工 | 春季至秋季花初开时采挖，除去杂质，洗净，晒干。

| 药材性状 | 本品呈皱缩、卷曲的团块状。根呈圆锥状，多弯曲，长 3 ~ 7 cm；表面棕褐色，抽皱；根头部有棕褐色或黄白色的茸毛，有的已脱落。叶基生，多皱缩、破碎，完整叶片展平后呈倒披针形，绿褐色或暗灰绿色，先端尖或钝，边缘浅裂或羽状分裂，基部渐狭，下延成柄状，下表面主脉明显。花茎 1 至数条，每条顶生头状花序，总苞片多层，内面 1 层较长，花冠黄褐色或淡黄白色。有的可见多数具白色冠毛的长椭圆形瘦果。气微，味微苦。

| 功能主治 | 苦、甘、寒。归肝、胃经。清热解毒，消肿散结，利尿通淋。用于疔疮肿毒，乳痈，瘰疬，目赤，肺痈，肠痈，湿热黄疸，热淋涩痛。

| 用法用量 | 内服煎汤，10 ~ 30 g，大剂量可用至 60 g；或捣汁；或入散剂；非实热之证及阴疽者慎服。外用适量，捣敷。

| 附　方 | （1）治急火眼：鲜蒲公英 60 g，黄栀子 7 枚，煎汤服；并将毛巾用开水浸湿做热敷，每日数次，每次敷 10 分钟。
（2）治痈疽疔毒、皮肤湿疮、风火牙痛、丹毒、漆疮：蒲公英 60 g，马兰嫩叶 30 g，酢浆草 30 g，均鲜品，共捣敷或取汁擦患处。
（3）治口疳糜烂：鲜蒲公英 60 g，煎浓汁，频饮。［方（1）~（3）出自《草药手册》（江西）］

| 附　注 | 本种异名：*Taraxacum argute-denticulatum* Nakai et Koidz. ex Koidz.、*Taraxacum pseudodissectum* Nakai et Koidz.、*Taraxacum huhhoticum* Z. Xu et H. C. Fu、*Taraxacum hondae* Nakai et Koidz. ex Koidz.、*Taraxacum hangchouense* Koidz.。
药材蒲公英，为本种的干燥全草，《中华人民共和国药典》（1963 年版至 2020 年版）、《新疆维吾尔自治区药品标准·第二册》（1980 年版）、《贵州省中药材标准规格·上集》（1965 年版）、《内蒙古蒙药材标准》（1986 年版）等中有收载。
《中华人民共和国药典》规定，按干燥品计算，蒲公英含菊苣酸（$C_{22}H_{18}O_{12}$）不得少于 0.45%。

菊科 Compositae 苍耳属 Xanthium

苍耳
Xanthium sibiricum Patrin ex Widder

| 药 材 名 | 苍耳（药用部位：地上部分。别名：野落苏）、苍耳子（药用部位：成熟带总苞的果实）、苍耳花（药用部位：花）、苍耳根（药用部位：根）。

| 形态特征 | 一年生草本，高达 90 cm。叶三角状卵形或心形，长 4 ~ 9 cm，宽 5 ~ 10 cm，基出脉 3，两面被贴生的糙伏毛；叶柄长 3 ~ 11 cm。雄头状花序球形，密生柔毛；雌头状花序椭圆形，内层总苞片结成囊状。成熟、具瘦果的总苞变坚硬，绿色、淡黄色或红褐色，外面疏生具钩的总苞刺，苞刺长 0.1 ~ 0.15 cm，喙长 0.15 ~ 0.25 cm；瘦果 2，倒卵形。

| 生境分布 | 常生于平原、丘陵、低山、荒野路边、田边。德兴各地均有分布。

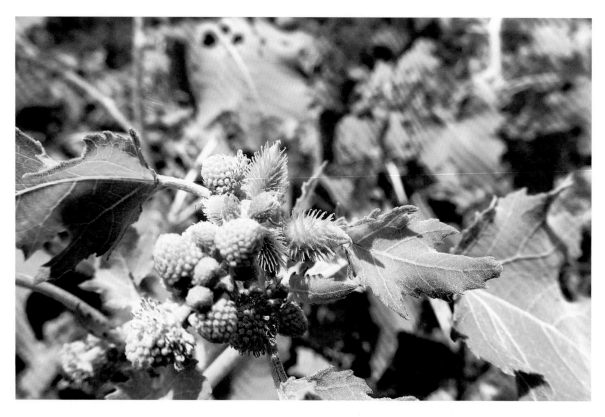

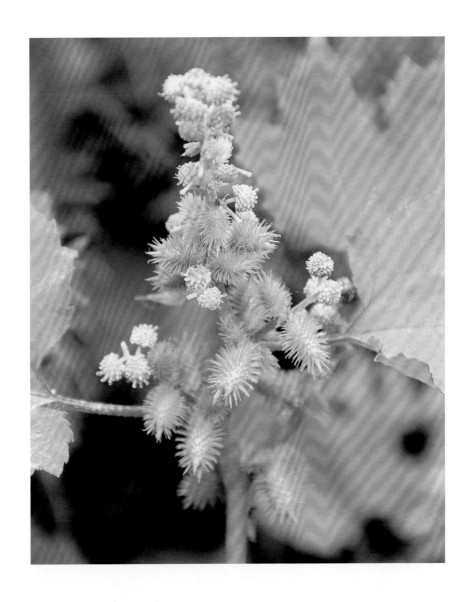

| **资源情况** | 野生资源丰富。药材来源于野生。 |

| **采收加工** | 苍耳：夏、秋季花开或带有幼果时采割，除去杂质，干燥。 |

苍耳子：秋季果实成熟时采收，干燥，除去梗、叶等杂质。

苍耳花：夏季采收，鲜用或晒干。

苍耳根：秋后采挖，鲜用，或切片，晒干。

| **药材性状** | 苍耳：本品茎呈圆柱形，上部分枝，长 20 ~ 60 cm，直径 4 ~ 10 mm。表面暗绿色，散布黑褐色斑点，微有棱条，粗糙或被白色短毛；体轻，易折断，断面中部有髓。叶互生，有长柄；叶片宽三角形，长 4 ~ 9 cm，宽 5 ~ 10 cm，先端锐尖，基部稍呈心形，边缘 3 ~ 5 浅裂，有不规则的粗齿，上表面黄绿色，下表面苍绿色，两面被短毛。气微，味苦。 |

苍耳子：本品呈纺锤形或卵圆形，长 1 ~ 1.5 cm，直径 0.4 ~ 0.7 cm。表面黄棕色或黄绿色，全体有钩刺，先端有 2 较粗的刺，分离或相连，基部有果柄痕。质硬而韧，横切面中央有纵隔膜，2 室，各有 1 瘦果。瘦果略呈纺锤形，一面较平坦，先端具一凸起的花柱基，果皮薄，灰黑色，具纵纹。种皮膜质，浅灰色，子叶 2，有油性。气微，味微苦。

| **功能主治** | 苍耳：苦、辛，微寒；有小毒。归肺、脾、肝经。祛风散热，解毒杀虫。用于头风，头晕，湿痹拘挛，目赤，目翳，风癞，疔肿，热毒疮疡，皮肤瘙痒。

苍耳子：辛、苦，温；有毒。归肺经。散风寒，通鼻窍，祛风湿。用于风寒头痛，鼻塞流涕，鼻鼽，鼻渊，风疹瘙痒，湿痹拘挛。

苍耳花：祛风，除湿，止痒。用于白癜顽痒，白痢。

苍耳根：微苦，平；有小毒。清热解毒，利湿。用于疔疮，痈疽，丹毒，缠喉风，阑尾炎，子宫颈炎，痢疾，肾炎水肿，乳糜尿，风湿痹痛。

| **用法用量** | 苍耳：内服煎汤，6 ~ 12 g，大剂量可用至 30 ~ 60 g；或捣汁；或熬膏；或入丸、散剂；内服不宜过量；气虚血亏者慎服。外用适量，捣敷；或烧存性研末调敷；或煎汤洗；或熬膏敷。

苍耳子：内服煎汤，3 ~ 10 g；或入丸、散剂。外用适量，捣敷；或煎汤洗。

苍耳花：内服煎汤，6 ~ 15 g。外用适量，捣敷。

苍耳根：内服煎汤，15 ~ 30 g；或捣汁；或熬膏。外用适量，煎汤熏洗；或熬膏涂。

| **附　　方** | （1）治伤风感冒：苍耳嫩叶 15 ~ 20 g，煎汤服。

（2）治牙齿肿痛：苍耳草根 15 g，煎汤 2 次分服，每日 1 剂。

（3）治毒蛇咬伤：鲜苍耳全草适量，洗净，捣取自然汁，每次 1 汤匙，日服 2 次，温冬酒冲服。［方（1）~（3）出自《草药手册》（江西）］

| **附　　注** | 本种异名：*Xanthium strumarium* L.、*Xanthium mongolicum* Kitag.、*Xanthium inaequilaterum* DC.、*Xanthium orientale* Blume、*Xanthium japonicum* Widder。

药材苍耳子，为本种的干燥成熟带总苞的果实，《中华人民共和国药典》（1963 年版至 2020 年版）、《湖南省中药材标准》（1993 年版、2009 年版）、《新疆维吾尔自治区药品标准·第二册》（1980 年版）、《贵州省中药材标准规格·上集》（1965 年版）等中有收载。

药材苍耳，为本种的干燥地上部分或全草，《中华人民共和国卫生部药品标准·中

药成方制剂·第九册·附录》（1994 年版）、《贵州省中药材、民族药材质量标准》
（2003 年版）、《中华人民共和国卫生部药品标准·中药成方制剂·第二册·附录》
（1990 年版）、《广西壮族自治区壮药质量标准·第一卷》（2008 年版）、《广
西中药材标准》（1990 年版）、《广东省中药材标准》（2010 年版）、《上海
市中药材标准》（1994 年版）、《江苏省中药材标准》（1989 年版、2016 年版）、
《江西省中药材标准》（1996 年版、2014 年版）、《四川省中药材标准》（1987
年版增补本、2010 年版）、《甘肃省中药材标准》（2008 年版、2009 年版）、
《宁夏中药材标准》（2018 年版）、《重庆市中药材质量标准·第一批》（2022
年版）中有收载。

《中华人民共和国药典》规定，按干燥品计算，苍耳子含绿原酸（$C_{16}H_{18}O_9$）不
得少于 0.25%。

本品有毒，剂量过大可致中毒，轻者表现为全身乏力，精神萎靡，食欲不振，
恶心呕吐，腹痛腹泻或便秘，继则出现头昏头痛，嗜睡或烦躁不安，心率增快
或减慢，低热出汗，两颊潮红而口鼻周围苍黄或出现轻度黄疸、肝肿大。重者
可发生昏迷抽搐，休克，尿闭，胃肠道大量出血或出现肺水肿以致呼吸、循环
或肾功能衰竭而死亡。

菊科 Compositae 黄鹌菜属 Youngia

红果黄鹌菜 *Youngia erythrocarpa* (Vaniot) Babcock et Stebbins

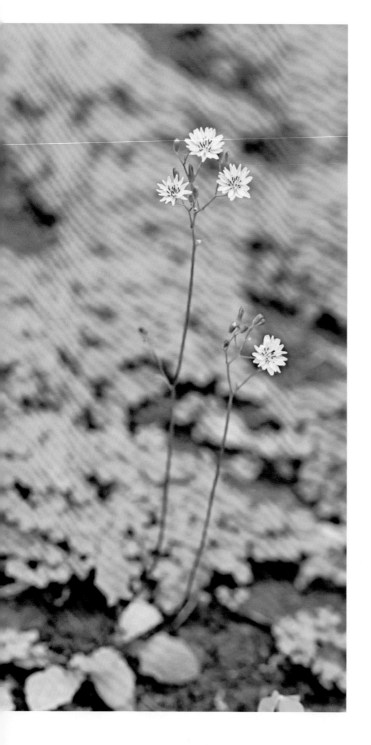

| 药 材 名 |

红果黄鹌菜（药用部位：全草）。

| 形态特征 |

一年生草本，高 20 ～ 50 cm。茎直立，不分枝或从基部分枝。叶琴状羽裂，长 6 cm，宽 3 cm，顶裂片三角形，基部截形，宽 2 ～ 3 cm，具齿或有不明显裂片，侧裂片 2 ～ 3 对，上面 1 对较大，椭圆形或矩圆形，边缘具细齿，两面有疏短柔毛；叶柄长为叶片长的 1/4 ～ 1/3。头状花序小，有 10 ～ 13 小花，组成圆锥花序；花序梗细，长 0.2 ～ 2.5 cm；总苞圆柱形，长 0.4 ～ 0.6 cm，开花时宽 0.1 cm，在果期钟形，宽 0.2 cm；外层总苞片 5，条状披针形，长 0.05 ～ 0.1 cm，内层总苞片 6 ～ 8，披针形；舌状花黄色，长约 0.6 cm。瘦果暗红色，长约 0.25 cm，具 11 ～ 14 粗细不等的纵肋；冠毛白色。

| 生境分布 |

生于海拔 460 m 以上的山坡草丛、沟地及平原荒地。分布于德兴三清山北麓等。

| 资源情况 |

野生资源较少。药材来源于野生。

| **采收加工** | 春、夏季采收，鲜用或干燥。

| **功能主治** | 微苦，平。清热解毒，消肿止痛。用于感冒，咽痛，乳痈，疮疖肿毒，风湿性关节炎，跌打损伤。

| **用法用量** | 内服煎汤，9 ~ 15 g，鲜品 30 ~ 60 g；或捣汁。外用适量，鲜品捣敷。

| **附　注** | 本种异名：*Lactuca erythrocarpa* Vaniot。

菊科 Compositae 黄鹌菜属 *Youngia*

黄鹌菜
Youngia japonica (L.) DC.

| 药 材 名 | 黄鹌菜（药用部位：全草）。

| 形态特征 | 一年生草本，高 20 ~ 90 cm。茎直立。基生叶丛生，倒披针形，琴状或羽状半裂，长 8 ~ 14 cm，宽 1.3 ~ 3 cm，顶裂片较侧裂片稍大，侧裂片向下渐小，有深波状齿，无毛或有细软毛，叶柄具翅或有不明显的翅；茎生叶少数，通常 1 ~ 2。头状花序小，有 10 ~ 20 小花，组成聚伞状圆锥花序；总花梗细，长 0.2 ~ 1 cm；总苞在果期钟状，长 0.4 ~ 0.7 cm；外层总苞片 5，极小，三角形或卵形，内层总苞片 8，披针形；舌状花黄色，长 0.45 ~ 1 cm。瘦果红棕色或褐色，纺锤形，长 0.15 ~ 0.25 cm，稍扁平，有 11 ~ 13 粗细不等的纵肋；冠毛白色。

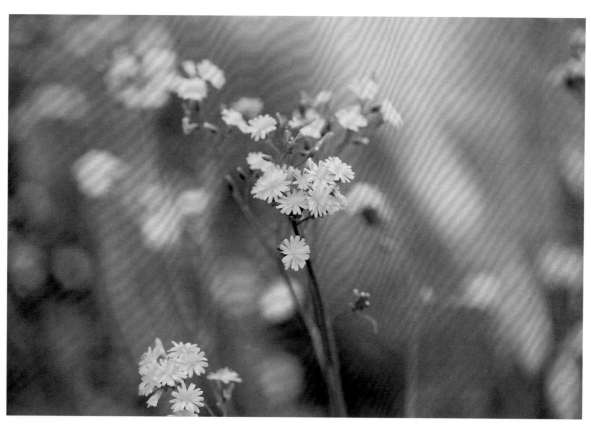

| **生境分布** | 生于山坡、山谷、山沟林缘、林下、林间草地、潮湿地、河边沼泽地、田间与荒地上。德兴各地均有分布。

| **资源情况** | 野生资源丰富。药材来源于野生。

| **采收加工** | 春季采收全草，鲜用，或切段，晒干。

| **功能主治** | 甘、微苦，凉。清热解毒，利尿消肿。用于感冒，咽痛，结膜炎，乳痈，疮疖肿毒，毒蛇咬伤，痢疾，肝硬化腹水，急性肾炎，淋浊，血尿，带下，风湿性关节炎，跌打损伤。

| **用法用量** | 内服煎汤，9 ~ 15 g，鲜品 30 ~ 60 g；或捣汁；外感未清、湿热内蕴、积滞未净、胀闷未消者均忌服。外用适量，鲜品捣敷；或捣汁含漱。

| **附　注** | 本种异名：*Youngia paosa* Steud.、*Youngia formosana* (Hayata) Hara、*Youngia multiflora* (Thunb.) DC.、*Youngia napifera* DC. ex Wight、*Prenanthes stricta* Blume、*Prenanthes multiflora* Thunb.、*Prenanthes japonica* L.。

泽泻科 Alismataceae 泽泻属 Alisma

窄叶泽泻

Alisma canaliculatum A. Braun et Bouche.

| **植物别名** | 汗枪箭。

| **药 材 名** | 大箭（药用部位：全草。别名：水泽泻）。

| **形态特征** | 多年生水生或沼生草本。块茎直径 1 ~ 3 cm。沉水叶条形，叶柄状；挺水叶披针形，稍呈镰状弯曲，长 6 ~ 45 cm，叶脉 3 ~ 5，叶柄长 9 ~ 27 cm。花葶高 40 ~ 100 cm；花序长 35 ~ 65 cm，具 3 ~ 6 轮分枝，每轮分枝 3 ~ 9；花两性，花梗长 2 ~ 4.5 cm；外轮花被片长圆形，长 0.3 ~ 0.35 cm，具 5 ~ 7 脉，边缘窄膜质，内轮花被片白色，近圆形，边缘不整齐；花柱小；花丝长约 0.1 cm，花药黄色。瘦果倒卵形或近三角形，长 0.2 ~ 0.25 cm，背部较宽，具 1 明显的深沟槽；果喙自顶部伸出。

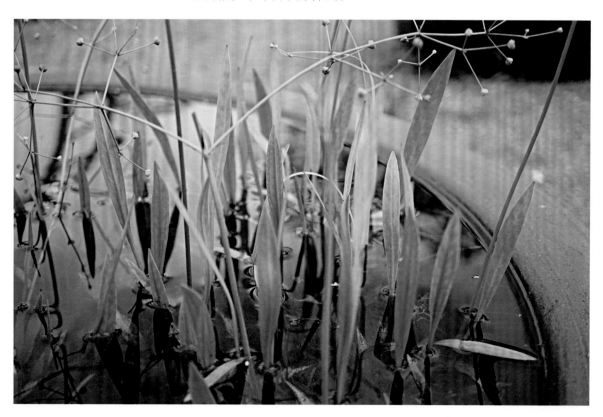

| **生境分布** | 生于湖边、溪流、水塘、沼泽及积水湿地。分布于德兴香屯红岭等。 |

| **资源情况** | 野生资源较少。药材来源于野生。 |

| **采收加工** | 8 ~ 9 月采收，晒干或鲜用。 |

| **功能主治** | 淡，微寒。归肺、肾经。清热利湿，解毒消肿。用于小便不通，水肿，无名肿毒，皮肤疱疹，湿疹，蛇咬伤。 |

| **用法用量** | 内服煎汤，30 ~ 60 g；或浸酒。外用适量，捣敷。 |

泽泻科 Alismataceae 慈姑属 Sagittaria

矮慈姑 *Sagittaria pygmaea* Miq.

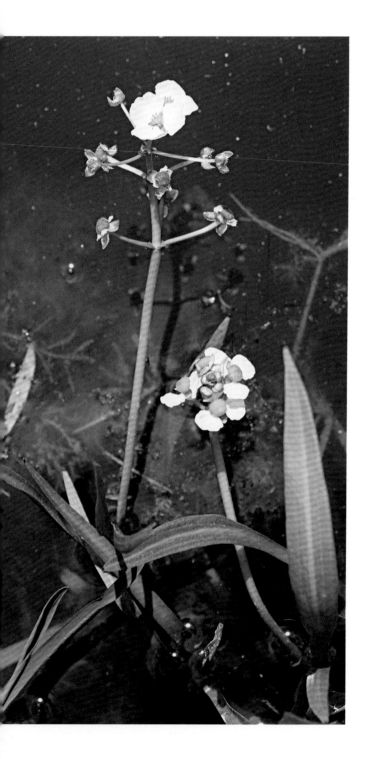

植物别名

瓜皮草、剪刀草。

药材名

鸭舌头（药用部位：全草。别名：鸭舌草、鸭舌子、小箭）。

形态特征

一年生沼生或沉水草本。匍匐茎短细，根状。叶条形，稀披针形，长 2 ~ 30 cm，通常具横脉。花葶高 5 ~ 35 cm，通常挺水；花序总状，长 2 ~ 10 cm，具花 2 ~ 3 轮；苞片长 0.2 ~ 0.3 cm，椭圆形，膜质；花单性，外轮花被片绿色，倒卵形，长 0.5 ~ 0.7 cm，具条纹，宿存，内轮花被片白色，长 1 ~ 1.5 cm，宽 1 ~ 1.6 cm，圆形或扁圆形；雌花 1，单生，或与 2 雄花组成 1 轮；雄花具梗，雄蕊多，花丝长短、宽窄随花期不同而异，通常长 0.1 ~ 0.2 cm，花药长椭圆形，长 0.1 ~ 0.15 cm。瘦果两侧压扁，具翅，近倒卵形，长 0.3 ~ 0.5 cm，背翅具鸡冠状齿裂；果喙自腹侧伸出，长 0.1 ~ 0.15 cm。

生境分布

生于沼泽、水田、沟溪浅水处。分布于德兴

海口、香屯等。

| **资源情况** | 野生资源一般。药材来源于野生。

| **采收加工** | 夏、秋季采收，鲜用或晒干。

| **功能主治** | 苦、甘，凉。归脾经。清热解毒，除湿镇痛。用于肺热咳嗽，咽喉肿痛，小便热痛，湿疹，烫伤；外用于痈肿，蛇咬伤。

| **用法用量** | 内服煎汤，鲜品 15 ~ 30 g。外用适量，捣敷。

| **附　注** | 本种异名：*Sagittaria altigena* Handel-Mazzetti ex Samuelsson、*Sagittaria sagittifolia* Linnaeus var. *pygmaea* (Miquel) Makino。

泽泻科 Alismataceae 慈姑属 Sagittaria

野慈姑 *Sagittaria trifolia* L.

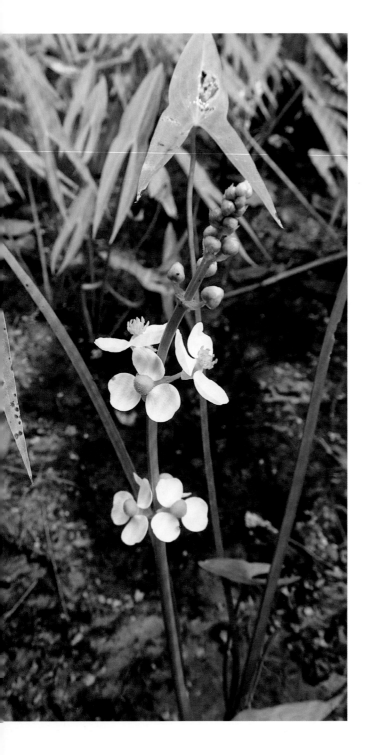

植物别名

水慈姑、鸡咀夹、叉子草。

药材名

慈姑（药用部位：球茎。别名：槎牙、茨菰、白地栗）、慈姑叶（药用部位：地上部分。别名：剪刀草、密州剪刀草、慈姑苗）。

形态特征

多年生水生或沼生草本。根茎横走，较粗壮，末端膨大或否。挺水叶箭形，叶片长短、宽窄变异很大，通常顶裂片短于侧裂片；叶柄基部渐宽，鞘状，边缘膜质。花葶挺水，高 20 ～ 70 cm；花序总状或圆锥状，长 5 ～ 20 cm，具分枝 1 ～ 2，具花多轮，每轮 2 ～ 3 花；苞片 3，基部多少合生；花单性；花被片反折，外轮花被片椭圆形或广卵形，长 0.3 ～ 0.5 cm，内轮花被片白色或淡黄色，长 0.6 ～ 1 cm；雌花通常 1 ～ 3 轮；雄花多轮，花梗斜举，长 0.5 ～ 1.5 cm，雄蕊多数，花药黄色。瘦果两侧压扁，长约 0.4 cm，背翅多少不整齐；果喙短。

生境分布

生于湖泊、池塘、沼泽、沟渠、水田等水域。

德兴各地均有分布。

| 资源情况 | 野生资源较丰富。药材来源于野生。

| 采收加工 | 慈姑：秋季初霜后至翌年春季发芽前均可采收，洗净，鲜用或晒干。

慈姑叶：夏、秋季叶盛时采收，鲜用或切段，晒干。

| 药材性状 | 慈姑：本品鲜品呈长卵圆形或椭圆形，长 2.2 ~ 4.5 cm，直径 1.8 ~ 3.2 cm。表面黄白色或黄棕色，有的微呈青紫色，具纵皱纹和横环状节，节上残留红棕色的鳞叶，鳞叶脱落后显淡绿黄色。先端具芽，芽长 5 ~ 7 cm，或芽脱落的圆形痕；基部钝圆或平截，切断面类白色，水分较多，富含淀粉。干品多纵切或横切成块状，切面灰白色。粉性强。气微，味微苦、甜。

慈姑叶：本品皱缩，全体长 15 ~ 30 cm，外表面灰褐色至深褐色。展平后，叶片形态不一，有的呈狭带状或阔狭不等，有的呈卵形或戟形，先端钝或短尖，基部裂片向两侧开展；叶柄三棱形。质脆，易破碎。气微，味辣。

| 功能主治 | 慈姑：甘、微苦、微辛，微寒。归肝、肺、脾、膀胱经。活血凉血，止咳通淋，散结解毒。用于产后血闷，胎衣不下，带下，崩漏，衄血，呕血，咳嗽咯血，淋浊，疮肿，目赤肿痛，角膜白斑，瘰疬，睾丸炎，骨膜炎，毒蛇咬伤。

慈姑叶：苦、微辛，寒。清热解毒，凉血化瘀，利水消肿。用于咽喉肿痛，黄疸，水肿，恶疮肿毒，丹毒，瘰疬，湿疹，蛇虫咬伤。

| 用法用量 | 慈姑：内服煎汤，15 ~ 30 g；或绞汁；孕妇慎服。外用适量，捣敷；或磨汁沉淀后点眼。

慈姑叶：内服煎汤，10 ~ 30 g；或捣汁。外用适量，研末调敷；或鲜品捣敷；不宜久敷。

| 附　方 | 治肺炎：寒泡刺根、白毛藤、天竹叶根、金银花藤、车前草、天葵子、野慈姑、黄荆子，煎汤服。［出自《土方草药汇编》（德兴）］

| 附　注 | 药材慈姑叶，为本种的干燥叶，《上海市中药材标准》（1994 年版）中有收载。

水鳖科 Hydrocharitaceae 水车前属 Ottelia

龙舌草 *Ottelia alismoides* (Linn.) Pers.

| 药 材 名 | 龙舌草（药用部位：全草。别名：水车前）。

| 形态特征 | 沉水草本。茎短缩。叶基生，膜质；叶片因生境条件的不同而形态各异，多为广卵形、卵状椭圆形、近圆形、心形或狭长形，长约 20 cm 或更长，全缘或有细齿；在植株个体发育的不同阶段，叶形常变化。两性花，偶见单性花；佛焰苞椭圆形至卵形，长 2.5 ~ 4 cm，宽 1.5 ~ 2.5 cm，有 3 ~ 6 纵翅，翅有时呈折叠的波状，在翅不发达的脊上有时出现瘤状突起；总花梗长 40 ~ 50 cm；花无梗，单生；花瓣白色、淡紫色或浅蓝色；雄蕊 3 ~ 12，花药黄色，长 0.3 ~ 0.4 cm；花柱 6 ~ 10，2 深裂。果实长 2 ~ 5 cm。

| 生境分布 | 生于湖泊、沟渠、水塘、水田及积水洼地。分布于德兴大茅山等。

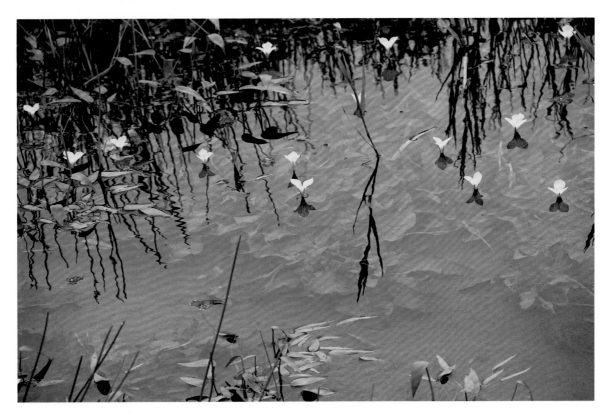

| 资源情况 | 野生资源一般。药材来源于野生。

| 采收加工 | 夏、秋季采收，鲜用或晒干。

| 功能主治 | 甘、淡，凉。清热化痰，解毒利尿。用于肺热咳嗽，肺痨，咯血，哮喘，水肿，小便不利；外用于痈肿，烫火伤。

| 用法用量 | 内服煎汤，15 ~ 30 g。外用适量，捣敷；或研末调敷。

| 附　　方 | 治肝炎：龙舌草 36 g，鸡蛋 1 个。水煎服。［出自《草药手册》（江西）］

| 附　　注 | 本种异名：*Stratiotes alismoides* Linnaeus、*Damasonium alismoides* (Linnaeus) R. Brown、*Damasonium indicum* Willdenow、*Ottelia alismoides* (Linn.) Pers. f. *oryzetorum* Komarov、*Ottelia condorensis* Gagnepain。

眼子菜科 Potamogetonaceae 眼子菜属 Potamogeton

鸡冠眼子菜 *Potamogeton cristatus* Rgl. et Maack.

| **药 材 名** | 眼子菜（药用部位：全草。别名：水板凳）。

| **形态特征** | 多年生水生草本。茎纤细，圆柱形或近圆柱形，直径约 0.05 cm，近基部常匍匐于地面，于节处生出多数纤长的须根，具分枝。叶二型；花期前全部为沉水型叶，叶片线形，互生，无柄，长 2.5 ~ 7 cm；近花期或花开时出现浮水叶，通常互生，在花序梗下近对生，叶片椭圆形、矩圆形或矩圆状卵形，稀披针形，长 1.5 ~ 2.5 cm，具长 1 ~ 1.5 cm 的柄。穗状花序顶生或假腋生，具花 3 ~ 5 轮，密集；花序梗稍膨大，长 0.8 ~ 1.5 cm；花小，花被片 4；雌蕊 4，离生。果实斜倒卵形，长约 0.2 cm；背部中脊明显呈鸡冠状，喙长约 0.1 cm，斜伸。

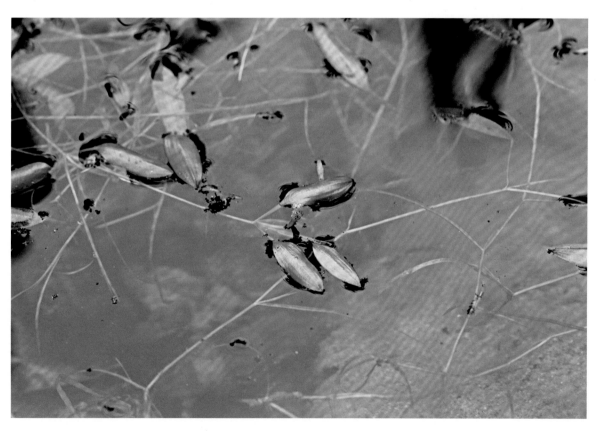

| **生境分布** | 生于静水池塘及水稻田中。德兴各地均有分布，主要分布于香屯。 |

| **资源情况** | 野生资源丰富。药材来源于野生。 |

| **采收加工** | 3 ~ 4 月采收，洗净，晒干或鲜用。 |

| **药材性状** | 本品呈团状，灰绿色。茎纤细，长短不一，直径约 0.1 cm，有纵纹，有的带细根茎。叶常皱缩或破碎，完整者二型；浮水叶互生，花序下面的叶对生，叶片呈阔披针形或近长椭圆形，长 3 ~ 12 cm，宽 2 ~ 3.5 cm，先端渐尖或钝圆，基部近圆形，全缘，略带革质；沉水叶披针形，长约 9 cm；叶柄长 3 ~ 14 cm。穗状花序，生于浮水叶叶腋，长 2 ~ 4.5 cm，花密生，花序梗长 2 ~ 7 cm。小核果阔卵形，长约 0.35 cm，宽 0.25 ~ 0.3 cm，背部有 3 脊。气微，味微苦。 |

| **功能主治** | 苦，寒。归肝、胆、膀胱经。清热解毒，利湿通淋，止血，驱蛔。用于湿热痢疾，黄疸，热淋，带下，鼻衄，痔疮出血，蛔虫病，疮痈肿毒。 |

| **用法用量** | 内服煎汤，9 ~ 15 g，鲜品 30 ~ 60 g。外用适量，捣敷。 |

| **附　方** | （1）治螬气腹痛：眼子菜用黄糖炒后熬水服。
（2）治痔疮：眼子菜 30 g，马鞭草 9 g，煎汤，兑黄鳝血内服。［方（1）~（2）出自《草药手册》（江西）］ |

| **附　注** | 本种异名：*Potamogeton iriomotensis* Masamune。
本种的嫩茎叶焯水后可炒食、凉拌、做汤。 |

眼子菜科 Potamogetonaceae 眼子菜属 Potamogeton

眼子菜 *Potamogeton distinctus* A. Benn.

| 药 材 名 | 眼子菜（药用部位：全草）、眼子菜根（药用部位：嫩根）、案板芽（带根茎的芽）。

| 形态特征 | 多年生水生草本。茎圆柱形，直径 0.15 ~ 0.2 cm，通常不分枝。浮水叶革质，披针形、宽披针形至卵状披针形，长 2 ~ 10 cm，具长5 ~ 20 cm 的柄；沉水叶披针形至狭披针形，草质，具柄，常早落；托叶膜质，长 2 ~ 7 cm，呈鞘状抱茎。穗状花序顶生，具花多轮，开花时伸出水面，花后沉没水中；花序梗稍膨大，较茎粗，花时直立，花后自基部弯曲，长 3 ~ 10 cm；花小，花被片 4，绿色；雌蕊2。果实宽倒卵形，长约 0.35 cm，背部具明显 3 脊。

| 生境分布 | 生于池塘、水田和水沟等水体多呈微酸性至中性的静水中。德兴各

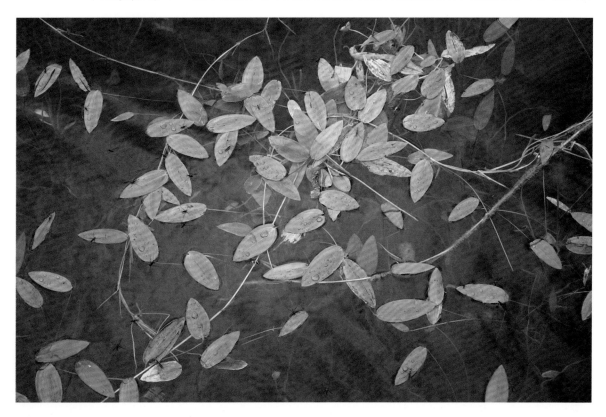

地均有分布。

| **资源情况** | 野生资源丰富。药材来源于野生。

| **采收加工** | 眼子菜：3 ~ 4 月采收，洗净，晒干或鲜用。
眼子菜根：春季采挖，除去泥土、杂质，洗净，鲜用或晒干。
案板芽：春季采收，洗净，晒干或鲜用。

| **功能主治** | 眼子菜：苦，寒。归肝、胆、膀胱经。清热解毒，利湿通淋，止血，驱蛔。用于目赤肿痛，痢疾，黄疸，淋证，水肿，带下，血崩，痔血，小儿疳积，蛔虫病；外用于痈疖肿毒。
眼子菜根：苦，寒。归胃、大肠经。理气和中，止血。用于气痞腹痛，腰痛，痔疮出血。
案板芽：苦、甘，寒。归肝、胆、膀胱经。清热解毒，清肝明目，除湿利水，凉血止血。用于赤白痢疾，疮疖痈肿，湿热黄疸，小便赤痛，鼻衄，痔疮出血。

| **用法用量** | 眼子菜：内服煎汤，9 ~ 15 g，鲜品 30 ~ 60 g。外用适量，捣敷。
眼子菜根：内服煎汤，9 ~ 15 g；或研末。
案板芽：内服煎汤，9 ~ 12 g，鲜品 30 ~ 60 g。

| **附　　注** | 本种异名：*Potamogeton fontigenus* Y. H. Guo, S. C. Sun & H. Q. Wang、*Potamogeton franchetii* A. Bennett、*Potamogeton longipetiolatus* E. G. camus、*Potamogeton perversus* A. Bennett。
药材案板草，为本种的干燥全草，《四川省中草药标准（试行稿）·第二批》（1979 年版）中有收载，同属植物浮叶眼子菜 *Potamogeton natans* L. 与本种同等药用。
药材案板芽，为本种的新鲜或干燥带根茎的芽，《贵州省中药材、民族药材质量标准》（2003 年版）中有收载。
本种的嫩茎叶焯水后可炒食、凉拌、做汤。

眼子菜科 | Potamogetonaceae | 眼子菜属 | *Potamogeton*

竹叶眼子菜 *Potamogeton wrightii* Morong

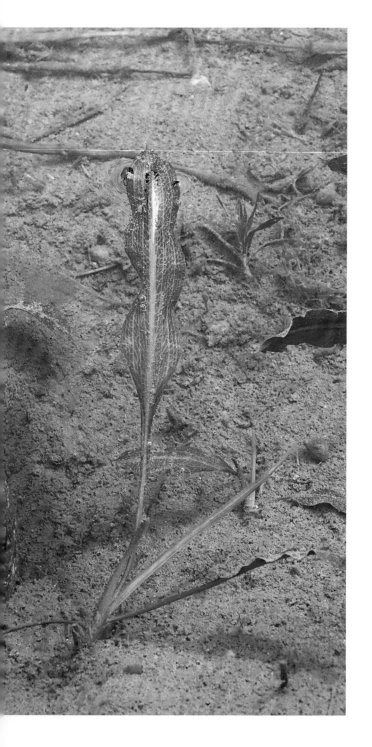

| 植物别名 |

马来眼子菜。

| 药 材 名 |

竹叶眼子菜（药用部位：全草）。

| 形态特征 |

多年生沉水草本。根茎发达，白色。茎圆柱形，直径约 0.2 cm，不分枝或具少数分枝，节间长可超过 10 cm。叶条形或条状披针形，具长柄；叶片长 5 ~ 19 cm，边缘浅波状，有细微锯齿；托叶大而明显，近膜质，无色或淡绿色，与叶片离生，鞘状抱茎，长 2.5 ~ 5 cm。穗状花序顶生，具花多轮，密集或稍密集；花序梗膨大，稍粗于茎，长 4 ~ 7 cm；花小，花被片 4，绿色；雌蕊 4，离生。果实倒卵形，长约 0.3 cm，两侧稍扁，背部具明显 3 脊，中脊狭翅状，侧脊锐。

| 生境分布 |

生于灌渠、池塘、河流等多呈微酸性的静、流水体中。德兴各地均有分布。

| 资源情况 |

野生资源丰富。药材来源于野生。

| 采收加工 | 3 ~ 4 月采收，洗净，晒干或鲜用。

| 功能主治 | 苦，寒。清热，利水，止血，消肿，驱蛔。用于目赤肿痛，痢疾，黄疸，淋证，水肿，带下，血崩，痔血，小儿疳积，蛔虫病；外用于痈疖肿毒。

| 用法用量 | 内服煎汤，9 ~ 15 g。外用适量，捣敷。

| 附　　注 | 本种异名：*Potamogeton intortusifolius* J. B. He, L. Y. Zhou & H. Q. Wang、*Potamogeton japonicus* Franchet & Savatier、*Potamogeton mucronatus* C. Presl、*Potamogeton malaianus* Miq.。

眼子菜科 Potamogetonaceae 眼子菜属 Potamogeton

浮叶眼子菜 *Potamogeton natans* L.

| **药 材 名** | 水案板（药用部位：全草）。

| **形态特征** | 多年生水生草本。根茎发达，白色，常具红色斑点。茎圆柱形，直径 0.15 ~ 0.2 cm，通常不分枝。浮水叶革质，卵形至矩圆状卵形或卵状椭圆形，长 4 ~ 9 cm，具长柄；沉水叶质厚，叶柄状，呈半圆柱状的线形，长 10 ~ 20 cm；托叶近无色，长 4 ~ 8 cm，鞘状抱茎，常呈纤维状宿存。穗状花序顶生，长 3 ~ 5 cm，具花多轮，开花时伸出水面；花序梗稍膨大，开花时通常直立，花后弯曲而使穗沉没水中，长 3 ~ 8 cm；花小，花被片 4，绿色；雌蕊 4，离生。果实倒卵形，外果皮常为灰黄色，长 0.35 ~ 0.45 cm；背部钝圆，或具不明显的中脊。

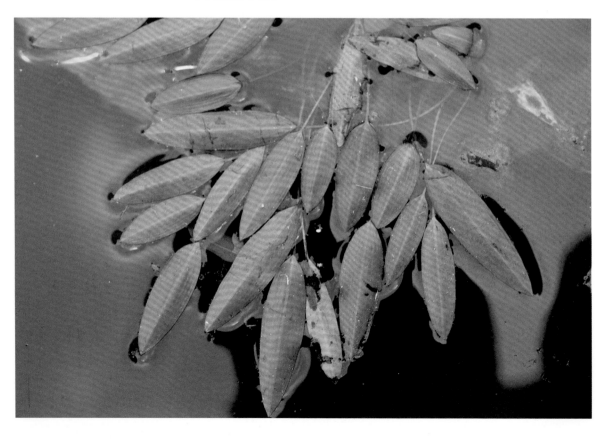

| 生境分布 | 生于湖泊、沟塘等水体多呈微酸性的静水或缓流中。分布于德兴三清山北麓。

| 资源情况 | 野生资源一般。药材来源于野生。

| 采收加工 | 8 ~ 10 月采收，鲜用或切段，晒干。

| 药材性状 | 本品根状茎匍匐，具红色斑点。叶宽椭圆形或倒圆形，先端钝圆，基部心形或下延，叶柄长于叶片。穗状花序顶生，呈圆柱形，具较紧密排列的花，黄绿色。气微香，味甘、微涩。

| 功能主治 | 微苦，凉。清热解毒，除湿利水。用于目赤红肿，牙痛，水肿，痔疮，蛔虫病，干血痨，小儿疳积。

| 用法用量 | 内服煎汤，6 ~ 15 g。外用适量，鲜品捣敷。

| 附　　注 | 本种异名：*Potamogeton morongii* A. Bennett。
药材案板草，为本种的干燥全草，《四川省中草药标准（试行稿）·第二批》（1979 年版）中有收载，同属植物眼子菜 *Potamogeton distinctus* A. Benn. 与本种同等药用。

百合科 Liliaceae 粉条儿菜属 Aletris

短柄粉条儿菜 *Aletris scopulorum* Dunn

| **植物别名** | 铁卵子。

| **药 材 名** | 小肺筋草（药用部位：全草或根）。

| **形态特征** | 多年生草本。植株具球茎，有稍肉质的纤维根。叶呈不明显的莲座状簇生，纸质，条形，长 5 ~ 15 cm，宽 0.2 ~ 0.4 cm。花葶高 10 ~ 30 cm，有毛，中下部有数枚长 0.7 ~ 1.5 cm 的苞片状叶；总状花序长 4 ~ 11 cm，疏生数朵花；苞片 2，条状披针形，位于花梗的中部，长 0.3 ~ 0.5 cm，短于花；花梗长 0.1 ~ 0.3 cm，有毛；花被白色，长 0.35 ~ 0.4 cm，有毛，分裂至中部；雄蕊着生于花被裂片基部；花柱短。蒴果近球形，长 0.25 ~ 0.3 cm，有毛。

| **生境分布** | 生于荒地或草坡上。德兴各地均有分布。

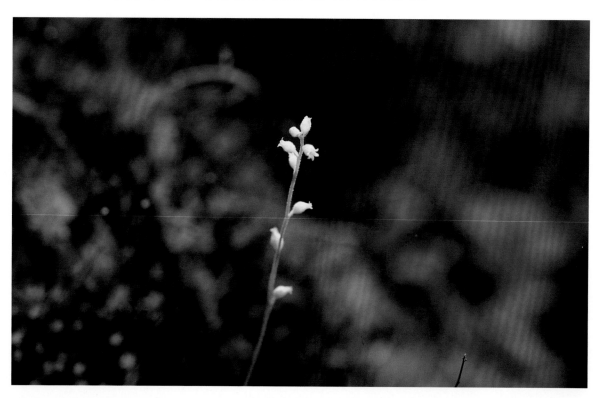

| 资源情况 | 野生资源丰富。药材来源于野生。

| 采收加工 | 5 ~ 6 月采收，洗净，鲜用或晒干。

| 药材性状 | 本品全草长 10 ~ 30 cm。根茎短，须根丛生，纤细弯曲。叶呈不明显的莲座状簇生，条形，纸质，长 5 ~ 15 cm，宽 0.2 ~ 0.4 cm。花茎细柱形，稍波状弯曲，被毛；总状花序穗状，花梗长 0.1 ~ 0.3 cm，花被白色，长 0.35 ~ 0.4 cm，裂片条状披针形。蒴果近球形，有毛。气微，味淡。

| 功能主治 | 甘、苦，平。归肺、肝经。清热，润肺止咳，活血调经，杀虫。用于咳嗽，咯血，百日咳，喘息，肺痈，乳痈，腮腺炎，闭经，缺乳，小儿疳积，蛔虫病，风火牙痛。

| 用法用量 | 内服煎汤，10 ~ 30 g，鲜品 60 ~ 120 g。外用适量，捣敷。

| 附　注 | 本种异名：*Aletris makiyataroi* Naruhashi。

百合科 Liliaceae 粉条儿菜属 Aletris

粉条儿菜 *Aletris spicata* (Thunb.) Franch.

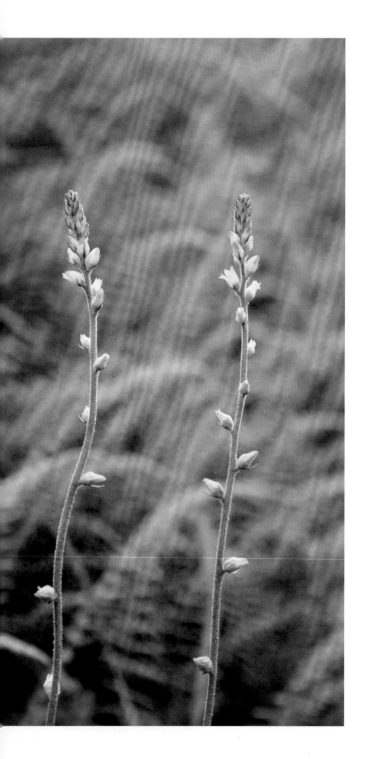

| 植物别名 |

金线吊白米。

| 药 材 名 |

小肺筋草（药用部位：全草或根）。

| 形态特征 |

多年生草本。植株具多数须根，根毛局部膨大。叶簇生，纸质，条形，长 10 ~ 25 cm，宽 0.3 ~ 0.4 cm。花葶高 40 ~ 70 cm，有棱，密生柔毛，中下部有数枚长 1.5 ~ 6.5 cm 的苞片状叶；总状花序长 6 ~ 30 cm，疏生多花；苞片 2，窄条形，位于花梗基部，长 0.5 ~ 0.8 cm，短于花；花梗极短，有毛；花被黄绿色，上端粉红色，外面有柔毛，长 0.6 ~ 0.7 cm，分裂部分达 1/3 ~ 1/2；雄蕊着生于花被裂片的基部；花柱长约 0.15 cm。蒴果倒卵形或矩圆状倒卵形，有棱角，长 0.3 ~ 0.4 cm，密生柔毛。

| 生境分布 |

生于海拔 350 m 以上的山坡、路边、灌丛边或草地上。分布于德兴大茅山、三清山北麓等。

| 资源情况 | 野生资源较丰富。药材来源于野生。

| 采收加工 | 秋、冬季采挖，洗净，鲜用或晒干。

| 药材性状 | 本品全草长 40 ~ 70 cm。根茎短，须根丛生，纤细弯曲，有的着生多数白色细小块根。叶丛生，带状，稍反曲，长 10 ~ 20 cm，宽 0.3 ~ 0.4 cm，灰绿色，先端尖，全缘。花茎细柱形，稍波状弯曲，直径 0.2 ~ 0.3 cm，被毛；总状花序穗状，花几无梗，黄棕色，花被 6 裂，长约 0.5 cm，裂片条状披针形。蒴果倒卵状三棱形或矩圆状倒卵形。气微，味淡。

| 功能主治 | 甘、苦，平。归肺、肝经。清热，润肺止咳，活血调经，杀虫。用于咳嗽，咯血，百日咳，喘息，肺痈，乳痈，腮腺炎，闭经，缺乳，小儿疳积，蛔虫病，风火牙痛。

| 用法用量 | 内服煎汤，10 ~ 30 g；鲜品 60 ~ 120 g。外用适量，捣敷。

| 附　注 | 本种异名：*Hypoxis spicata* Thunberg、*Aletris japonica* Lambert、*Aletris spicata* (Thunb.) Franch. var. *micrantha* Satake。

药材粉条儿菜，为本种的全草，《中华人民共和国药典》（1977 年版）中有收载；《贵州省中药材、民族药材质量标准》（2003 年版）、《湖北省中药材标准》（2009 年版）以"肺筋草"之名收载之。

百合科 Liliaceae 葱属 Allium

洋葱

Allium cepa L.

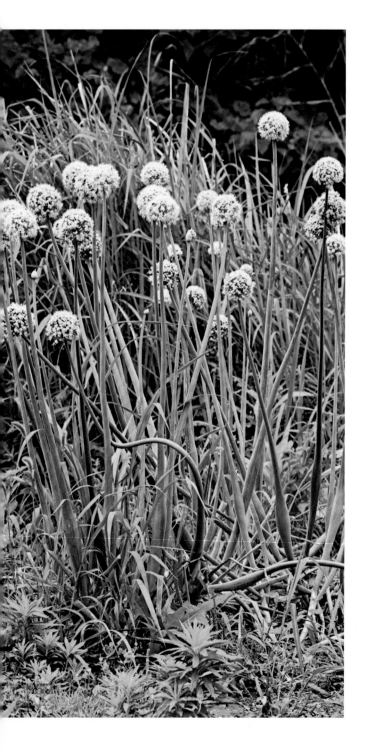

|药材名|

洋葱（药用部位：鳞茎）、洋葱子（药用部位：成熟种子）。

|形态特征|

多年生草本。鳞茎粗大，近球状至扁球状，外皮紫红色、褐红色、淡褐红色、黄色至淡黄色，纸质至薄革质；内皮肥厚，肉质。叶圆筒状，中空，中部以下粗，向上渐狭，比花葶短，直径超过 0.5 cm。花葶粗壮，高可达 1 m，下部被叶鞘；总苞 2 ~ 3 裂；伞形花序球状，具多而密集的花；小花梗长约 2.5 cm；花粉白色；花被片具绿色中脉，矩圆状卵形，长 0.4 ~ 0.5 cm，宽约 0.2 cm；花丝等长，稍长于花被片；花柱长约 0.4 cm。

|生境分布|

德兴各地均有栽培。

|资源情况|

栽培资源丰富。药材来源于栽培。

|采收加工|

洋葱：当下部第 1 ~ 2 片叶枯黄，鳞茎停止膨大进入休眠阶段，鳞茎外层鳞片变干时采挖，挖出后在田间晾晒 3 ~ 4 天，当叶片晒至七八成干时，编成辫子贮藏。

洋葱子：夏、秋季果实成熟时采收果序，晒干后取下果实，收集种子。

| **药材性状** | **洋葱**：本品呈球形或扁球形，表面被黄色至红棕色皮膜。顶端略尖，基部有多数须根痕。鳞片层层包裹，鳞片外膜呈白色、淡黄色或紫色，鳞片肉质呈白色。气特异，味辛、甘。

洋葱子：本品呈不规则类半圆形或半卵圆形，略扁，长 3 ~ 4 mm，宽 2 ~ 3 mm，表面黑色，一面凸起，皱缩，有细密的网状皱纹，另一面微凹，皱纹不甚明显，顶端钝，基部稍尖，种脐多为点状，种子剖开后可见类白色种仁。质硬。嚼之有洋葱的特异辛味。

| **功能主治** | **洋葱**：辛、甘，温。归肝经。健胃理气，解毒杀虫，降血脂。用于食少腹胀，创伤，溃疡，滴虫性阴道炎，高脂血症。

洋葱子：辛。生干生热，兴奋性欲，祛寒壮阳，强筋养肌，固发生发，燥湿祛斑，祛湿止痒。用于湿寒性或黏液质性疾病，如寒性性欲减退，身寒阳痿，湿性筋肌虚弱，脱发斑秃，白癜风等。

| **用法用量** | **洋葱**：内服生食，30 ~ 120 g；或熟食。外用适量，捣敷；或捣汁涂。

洋葱子：内服煎汤，3 ~ 5 g。

| **附　　注** | 药材洋葱，为本种的新鲜鳞茎，《中华人民共和国药典·附录》（2010 年版）中有收载；《中华人民共和国卫生部药品标准·中药成方制剂·第三册·附录》（1991 年版）以"洋葱头"之名收载之。

药材洋葱子，为本种的干燥成熟种子，《中华人民共和国卫生部药品标准·维吾尔药分册·附录》（1999 年版）中有收载。

本种的鳞茎为常见蔬菜，可搭配多种食物食用。

原产亚洲西部，在国内外均广泛栽培。

百合科 Liliaceae 葱属 Allium

薤头
Allium chinense G. Don

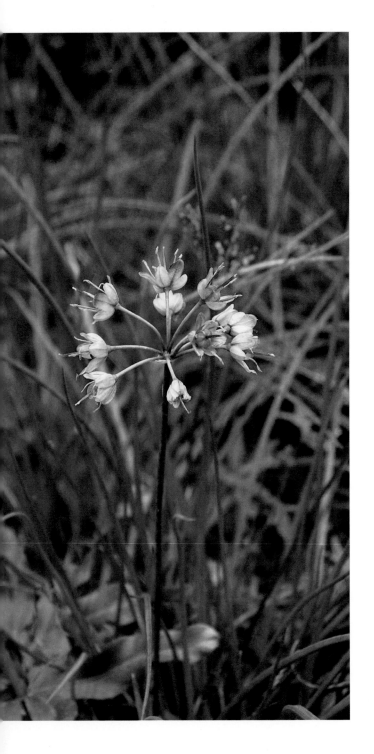

药材名

薤白（药用部位：鳞茎。别名：荞头）。

形态特征

多年生草本。鳞茎数枚聚生，狭卵状，直径 1 ~ 1.5 cm，外皮白色或带红色，膜质。叶 2 ~ 5，为具 3 ~ 5 棱的圆柱状，中空，与花葶近等长，直径 0.1 ~ 0.3 cm。花葶侧生，圆柱状，高 20 ~ 40 cm，下部被叶鞘；总苞 2 裂，比伞形花序短；伞形花序近半球状，较松散；小花梗近等长，比花被片长 1 ~ 4 倍，基部具小苞片；花淡紫色至暗紫色；花被片宽椭圆形至近圆形，先端钝圆，长 0.4 ~ 0.6 cm，宽 0.3 ~ 0.4 cm；花丝等长，长约为花被片的 1.5 倍；花柱伸出花被外。

生境分布

德兴各地均有栽培。

资源情况

栽培资源丰富。药材来源于栽培。

采收加工

夏、秋季采挖，洗净，除去须根，蒸透或置沸水中烫透，晒干。

药材性状	本品呈略扁的长卵形，高 1 ~ 3 cm，直径 0.3 ~ 1.2 cm。表面淡黄棕色或棕褐色，具浅纵皱纹。质较软，断面可见鳞叶 2 ~ 3 层。有蒜臭，味微辣，嚼之黏牙。
功能主治	辛、苦，温。归心、肺、胃、大肠经。通阳散结，行气导滞。用于胸痹心痛，脘腹痞满胀痛，泻痢后重。
用法用量	内服煎汤，5 ~ 10 g，鲜品 30 ~ 60 g；或入丸、散剂；或煮粥食；阴虚及发热者慎服。外用适量，捣敷；或捣汁涂。
附　　方	（1）治痢疾：鲜薤白 15 g，鲜莱菔子 30 g，共捣烂，开水冲服。 （2）治麻疹不出：薤白叶揉擦皮肤。 （3）治火伤：薤白鳞茎研末作涂布剂。［方（1）~（3）出自《草药手册》（江西）］
附　　注	本种异名：*Allium bakeri* Regel、*Allium bodinieri* H. Léveillé & Vaniot、*Allium martini* H. Léveillé & Vaniot、*Caloscordum exsertum* Lindley。 药材薤白，为本种的干燥鳞茎，《中华人民共和国药典》（2000 年版至 2020 年版）、《湖南省中药材标准》（1993 年版）中有收载。《中华人民共和国药典》除收载本种外，还收载了小根蒜 *Allium macrostemon* Bge.。 本种的鳞茎和地上部分食用，可炒食，如炒肉、炒蛋等。 原产我国，现各地广泛栽培，也有野生。

百合科 Liliaceae 葱属 Allium

葱
Allium fistulosum L.

| 药 材 名 | 葱白（药用部位：鳞茎）、葱汁（药材来源：全株或茎捣取之汁）、葱须（药用部位：须根）、葱叶（药用部位：叶）、葱花（药用部位：花）、葱实（药用部位：种子）。

| 形态特征 | 多年生草本。鳞茎单生，圆柱状，稀为基部膨大的卵状圆柱形，直径 1 ~ 2 cm，甚至更粗，外皮白色，膜质至薄革质。叶圆筒状，中空，向先端渐狭，约与花葶等长，直径超过 0.5 cm。花葶圆柱状，中空，高 30 ~ 60 cm，中部以下膨大，向先端渐狭，约在 1/3 以下被叶鞘；总苞膜质，2 裂；伞形花序球状，多花，较疏散；小花梗纤细，与花被片等长或更长；花白色；花被片长 0.6 ~ 0.9 cm，近卵形，具反折的尖头；花丝长为花被片的 1.5 ~ 2 倍；花柱细长，伸出花被外。

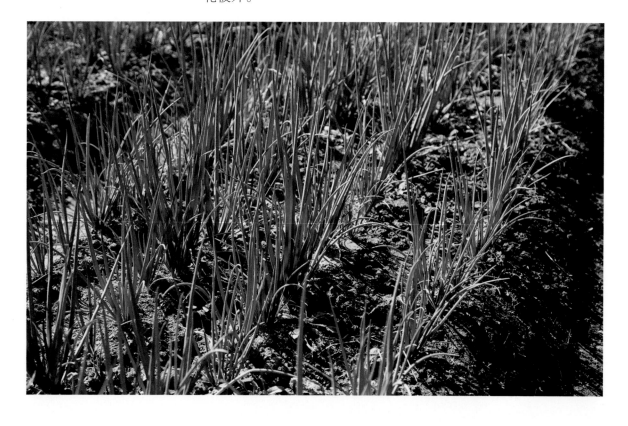

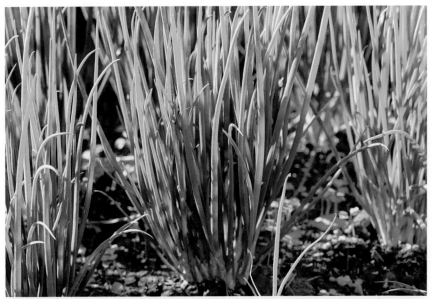

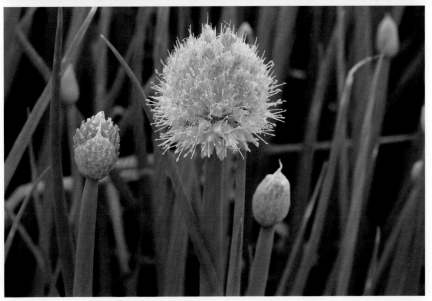

| 生境分布 | 德兴各地均有栽培。

| 资源情况 | 栽培资源丰富。药材来源于栽培。

| 采收加工 | 葱白：夏、秋季采挖，除去须根、叶及外膜，鲜用。

葱汁：全年均可采收全株或茎，捣汁，鲜用。

葱须：全年均可采收，晒干。

葱叶：全年均可采收，鲜用或晒干。

葱花：7～9月花开时采收，阴干。

葱实：夏、秋季采收果实，晒干，搓取种子，筛去杂质。

| 药材性状 | 葱白：本品呈圆柱形或卵状长圆柱形，直径 0.5 ~ 2 cm，基部较粗，肉质鳞叶白色，层层包被，其上具白色纵纹，外表面常呈膜质。折断面具辛辣黏液。气特殊，具刺激性，味辛。

葱实：本品呈三角状扁卵形，一面微凹，另一面隆起，且有棱线 1 ~ 2，长 0.3 ~ 0.4 cm，宽 0.2 ~ 0.3 cm。表面黑色，多光滑或偶有疏皱纹，凹面平滑。基部有 2 突起，较短的突起先端灰棕色或灰白色，为种脐，较长的突起先端为珠孔。纵切面可见种皮菲薄，胚乳灰白色，胚白色，弯曲，子叶 1。体轻，质坚硬。气特异，嚼之有葱味。

| 功能主治 | 葱白：辛，温。归肺、胃经。发表，通阳，解毒，杀虫。用于风寒感冒，阴寒腹痛，二便不通，痢疾，疮痈肿痛，虫积腹痛。

葱汁：辛，温。归肝经。散瘀止血，通窍，驱虫，解毒。用于衄血，尿血，头痛，耳聋，虫积，外伤出血，跌打损伤，疮痈肿痛。

葱须：辛，平。归肺经。祛风散寒，解毒，散瘀。用于风寒头痛，喉疮，痔疮，冻伤。

葱叶：辛，温。归肺经。发汗解表，解毒散肿。用于风寒感冒，风水浮肿，疮痈肿痛，跌打损伤。

葱花：辛，温。归脾、胃经。散寒通阳。用于脘腹冷痛，胀满。

葱实：辛，温。归肝、肾经。温肾，明目，解毒。用于肾虚阳毒，遗精，目眩，视物昏暗，疮痈。

| 用法用量 | 葱白：内服煎汤，9 ~ 15 g；或酒煎；或煮粥食，鲜品 15 ~ 30 g；表虚多汗者慎服。外用适量，捣敷；或炒熨；或煎汤洗；或蜂蜜、醋调敷。

葱汁：内服单饮，5 ~ 10 ml；或和酒服；或泛丸。外用适量，涂搽；或滴鼻；或滴耳。

葱须：内服煎汤，6 ~ 9 g；或研末。外用适量，研末吹；或煎汤熏洗。

葱叶：内服煎汤，9 ~ 15 g；或煮粥食。外用适量，捣敷；或煎汤洗。

葱花：内服煎汤，6 ~ 12 g。

葱实：内服煎汤，6 ~ 12 g；或入丸、散剂；或煮粥。外用适量，熬膏敷贴；或煎汤洗。

| 附　方 | （1）预防流感：①痱子草 6 g，金银花茎叶 12 g，薄荷叶 9 g，橘皮 9 g，葱白 3 枚，煎汤代茶饮。②紫苏、葱白、生姜，煎汤服。

（2）治风寒感冒：①葱根 9 g，飞天蜈蚣 6 g，橘皮 3 g，水煎服，有高热白糖为引，无高热红糖为引。②马蹄香 3 g，仙鹤草 3 g，葱白 3 枚，水煎红糖调服。③紫苏 6 g，橘皮 31.5 g，生姜 3 片，葱白 3 枚，水煎服。④葱白 5 枚，芫荽 12 g，淡豆豉 4.5 g，煎汤服。［方（1）～（2）出自《土方草药汇编》（德兴）］

| 附 注 | 药材葱，为本种的全株，《山西省中药材标准·附录》（1987 年版）中有收载。

药材葱子，为本种的干燥成熟种子，《中华人民共和国卫生部药品标准·中药材·第一册》（1992 年版）、《山西省中药材标准》（1987 年版）中有收载。

药材葱白，为本种的干燥鳞茎，《湖北省中药材质量标准》（2009 年版）中有收载。

药材葱头，为本种的全草或鳞茎，《中华人民共和国卫生部药品标准·中药成方制剂·第六册·附录》（1992 年版）中有收载。

药材鲜葱，为本种的新鲜全草，《湖南省中药材标准》（2009 年版）中有收载。

本种的地上部分可食用，可与各种食材配伍，生食、熟食皆可。

百合科 Liliaceae 葱属 Allium

薤白 *Allium macrostemon* Bunge

| **植物别名** | 小根蒜、羊胡子、独头蒜。

| **药 材 名** | 薤白（药用部位：鳞茎）。

| **形态特征** | 多年生草本。鳞茎近球状，直径 1 ~ 2 cm，基部常具小鳞茎，外皮带黑色，纸质或膜质。叶 3 ~ 5，半圆柱状，或因背部纵棱发达而为三棱状半圆柱形，中空，上面具沟槽，比花葶短。花葶圆柱状，高 30 ~ 70 cm，1/4 ~ 1/3 被叶鞘；总苞 2 裂，比花序短；伞形花序半球状至球状，具多而密集的花，或间具珠芽，或有时全为珠芽；小花梗近等长，比花被片长 3 ~ 5 倍，基部具小苞片；珠芽暗紫色，基部亦具小苞片；花淡紫色或淡红色；花被片矩圆状卵形至矩圆状

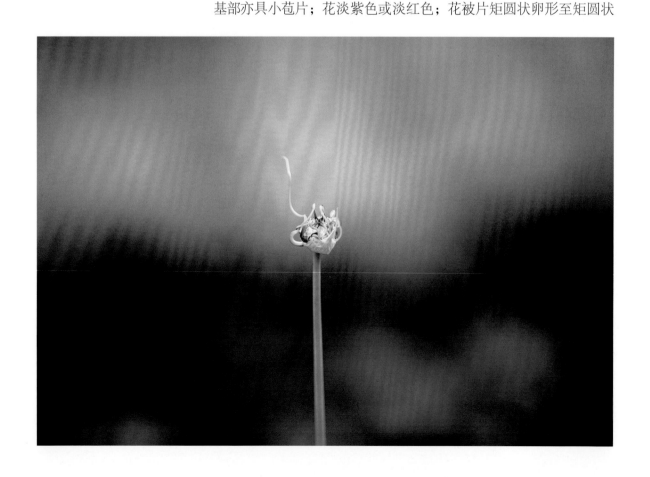

披针形，长 0.4 ~ 0.55 cm；花丝等长，比花被片长；花柱伸出花被外。

| **生境分布** | 生于海拔 1 500 m 以下的山坡、丘陵、山谷或草地上，亦有栽培。德兴各地均有分布，德兴各地均有栽培。

| **资源情况** | 野生资源丰富，栽培资源丰富。药材主要来源于栽培。

| **采收加工** | 栽后翌年 5 ~ 6 月采挖，除去叶苗和须根，洗净，鲜用或略蒸，晒干或炕干。

| **药材性状** | 本品呈不规则卵圆形，高 0.5 ~ 1.5 cm，直径 0.5 ~ 1.8 cm。表面黄白色或淡黄棕色，皱缩，半透明，有类白色膜质鳞片包被，底部有凸起的鳞茎盘。质硬，角质样。有蒜臭，味微辣。

| **功能主治** | 辛、苦，温。归心、肺、胃、大肠经。通阳散结，行气导滞。用于胸痹心痛，脘腹痞满胀痛，泻痢后重。

| **用法用量** | 内服煎汤，5 ~ 10 g，鲜品 30 ~ 60 g；或入丸、散剂；或煮粥食；阴虚及发热者慎服。外用适量，捣敷；或捣汁涂。

| **附　注** | 本种异名：*Allium chanetii* H. Léveillé、*Allium grayi* Regel、*Allium grayi* Regel var. *chanetii* (H. Léveillé) H. Léveillé、*Allium iatasen* H. Léveillé、*Allium nereidum* Hance、*Allium nipponicum* Franchet & Savatier、*Allium ouensanense* Nakai。
药材薤白，为本种的干燥鳞茎，《中华人民共和国药典》（1963 年版至 2020 年版）、《新疆维吾尔自治区药品标准·第二册》（1980 年版）中有收载。
本种的鳞茎可炖汤，如鸡汤、鸭汤等；地上部分可凉拌或炒食。

百合科 Liliaceae 葱属 Allium

蒜
Allium sativum L.

| **药 材 名** | 大蒜（药用部位：鳞茎）。 |

| **形态特征** | 多年生草本。鳞茎球状至扁球状，通常由多数肉质、瓣状的小鳞茎紧密地排列而成，外面被数层白色至带紫色的膜质鳞茎外皮。叶宽条形至条状披针形，扁平，先端长渐尖，比花葶短，宽可达 2.5 cm。花葶实心，圆柱状，高可达 60 cm，中部以下被叶鞘；总苞具长 7 ~ 20 cm 的长喙，早落；伞形花序密具珠芽，间有数花；小花梗纤细；小苞片大，卵形，膜质，具短尖；花常为淡红色；花被片披针形至卵状披针形，长 0.3 ~ 0.4 cm；花丝比花被片短；花柱不伸出花被外。 |

| **生境分布** | 德兴各地均有栽培。 |

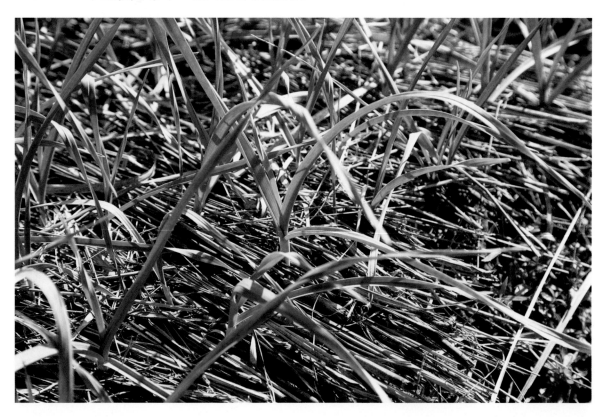

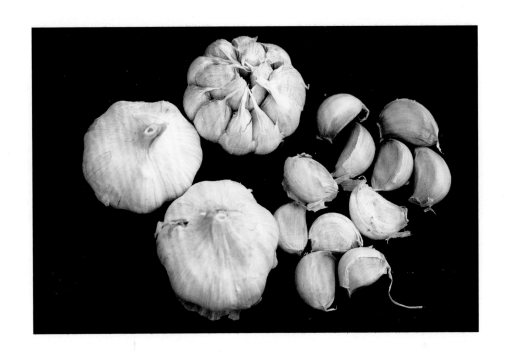

| **资源情况** | 栽培资源丰富。药材来源于栽培。

| **采收加工** | 夏季叶枯时采挖，除去须根和泥沙，通风晾晒至外皮干燥。

| **药材性状** | 本品呈类球形，直径 3 ~ 6 cm。表面被白色、淡紫色或紫红色的膜质鳞皮。先端略尖，中间有残留花葶，基部有多数须根痕。剥去外皮，可见独头或 6 ~ 16 个瓣状小鳞茎，着生于残留花茎基周围。鳞茎瓣略呈卵圆形，外皮膜质，先端略尖，一面弓状隆起，剥去皮膜，白色，肉质。气特异，味辛、辣，具刺激性。

| **功能主治** | 辛，温。归脾、胃、肺经。解毒消肿，杀虫，止痢。用于痈肿疮疡，疥癣，肺痨，顿咳，泄泻，痢疾。

| **用法用量** | 内服煎汤，9 ~ 15 g；或生食、煮食、煨服食，或捣烂为丸；煮食、煨食宜较大量，生食宜较小量；阴虚火旺及肝热目疾、口齿喉舌诸患及时行病后均禁服生品，慎服熟品。外用适量，捣敷；或作栓剂；或取汁涂；或切片炙；敷脐、作栓剂或灌肠均不宜于孕妇。外用对局部有强烈的刺激性，能引起灼热、疼痛、发泡，故不可过久敷。

| **附　　方** | （1）预防流感：大蒜捣取汁，加水 10 倍，滴鼻。
（2）治百日咳：①大蒜头去皮，捣碎，加开水 2 倍，浸泡 12 小时，纱布过滤，每日 3 次，连服 20 ~ 30 天，3 岁以下每次服半匙，3 ~ 5 岁每次服 1 匙，5 岁以上每次服 2 匙，服时加白糖。②大蒜捣汁 1 两，另取橘饼 1 枚、蜜糖 1 两，

蒸熟兑蒜汁服。

（3）治疟疾：①大蒜头、鹅不食草各等分，捣烂拌匀，敷太渊穴。②大蒜头 30 g，雄黄 15 g。共捣烂如泥，做丸如桐子大，每次服 6 g，连服 2 次，温开水吞服。

（4）治中暑：大蒜数瓣，和食盐少许，捣烂内服。

（5）治痢疾：大蒜 4 ~ 5 瓣，分数次服，1 天服完，可连服数天。

（6）治急性胃肠炎：大蒜 6 g，食盐少许，捣烂，温开水冲服。

（7）治水肿：大蒜头 120 g，去皮，切碎，加红糖 120 g、开水 1 饭碗，浸 8 小时，再加红糖，作 1 ~ 2 天服。

（8）治鼻血不止：大蒜头捣敷足心。

（9）治癣疮：大蒜头捣汁搽。

（10）治蛇咬伤：大蒜头 3 g，山豆根 3 g。煎汤服并外敷。

（11）治蜈蚣咬伤：大蒜头捣敷伤处。［方（1）~（11）出自《草药手册》（江西）］

| 附　　注 |　本种异名：*Allium pekinense* Prokhanov。

药材大蒜，为本种的鳞茎，《中华人民共和国药典》（1977 年版至 2020 年版）、《内蒙古蒙药材标准》（1986 年版）、《中华人民共和国卫生部药品标准·蒙药分册》（1998 年版）、《北京市中药材标准》（1998 年版）、《贵州省中药材、民族药材质量标准》（2003 年版）、《河南省中药材标准》（1993 年版）、《山东省中药材标准》（1995 年版、2002 年版）、《藏药标准》（1979 年版）、《广东省中药材标准》（2010 年版）中有收载。

药材大蒜炭，为本种的干燥鳞茎煅烧而成的灰，《中华人民共和国卫生部药品标准·藏药·第一册·附录》（1995 年版）、《青海省藏药标准·附录》（1992 年版）中有收载。

药材大蒜梗，为本种的干燥花葶，《上海市中药材标准·附录》（1994 年版）中有收载。

药材陈大蒜，为本种的鳞茎，《上海市中药材标准·附录》（1994 年版）中有收载。

《中华人民共和国药典》规定，大蒜按干燥品计算，含大蒜素（$C_6H_{10}S_3$）不得少于 0.15%。

本种的鳞茎常作调料，也可与其他食材配伍食用。本种的叶与花葶为常见蔬菜，被称为蒜苗、蒜薹，常炒食。

原产亚洲西部或欧洲。栽培历史悠久，我国南北方地区普遍栽培。

韭
Allium tuberosum Rottl. ex Spreng.

| 药 材 名 |

韭菜（药用部位：叶）、韭菜子（药用部位：成熟种子）、韭根（药用部位：根）。

| 形态特征 |

多年生草本。具倾斜的横生根茎。鳞茎簇生，近圆柱状，外皮暗黄色至黄褐色，破裂成纤维状，呈网状或近网状。叶条形，扁平，实心，比花葶短，宽 0.15 ~ 0.8 cm。花葶圆柱状，常具 2 纵棱，高 25 ~ 60 cm，下部被叶鞘；总苞单侧开裂或 2 ~ 3 裂，宿存；伞形花序半球状或近球状，具多数但较稀疏的花；小花梗近等长，比花被片长 2 ~ 4 倍，基部具小苞片；花白色；花被片常具绿色或黄绿色的中脉，内轮的矩圆状倒卵形，长 0.4 ~ 0.8 cm，外轮的常较窄；花丝等长，长为花被片的 2/3 ~ 4/5。

| 生境分布 |

德兴各地均有栽培。

| 资源情况 |

栽培资源丰富。药材来源于栽培。

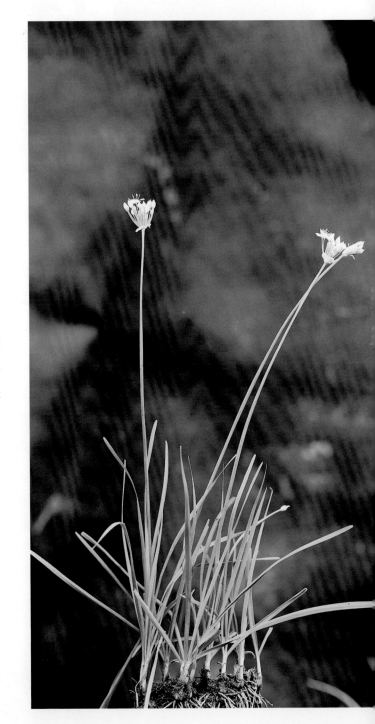

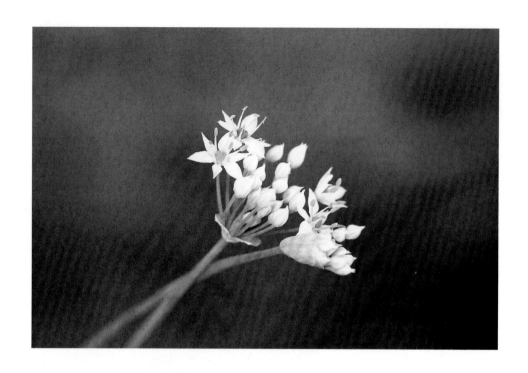

| **采收加工** | 韭菜：第1刀韭菜叶有4叶心时即可收割，经养根施肥后，当植株长至5片叶时收割第2刀，根据需要也可连续收割5～6刀，鲜用。

韭菜子：秋季果实成熟时采收果序，晒干，搓出种子，除去杂质。

韭根：全年均可采挖，洗净，鲜用或晒干。

| **药材性状** | 韭菜：本品干品皱缩卷曲，展平后呈扁平条状，宽1.5～8mm，先端渐尖，上下表面灰黄色至黄褐色。鲜品叶片狭长而尖，呈条形，扁平，实心，长20～45cm，宽1.8～9mm，上下表面及边缘平滑。具特殊香气。

韭菜子：本品呈半圆形或半卵圆形，略扁，长0.2～0.4cm，宽0.15～0.3cm。表面黑色，一面凸起，粗糙，有细密的网状皱纹，另一面微凹，皱纹不甚明显。先端钝，基部稍尖，有点状凸起的种脐。质硬。气特异，味微辛。

韭根：本品根茎呈圆柱形，表面棕褐色，具多数须根。上有1～3丛生的鳞茎，呈卵状圆柱形。须根棕黄色，细圆柱形，表面皱缩不平。质脆，易折断。气强烈、特异，味淡。

| **功能主治** | 韭菜：辛，温。归肾、胃、肺、肝经。补肾，温中，行气，散瘀，解毒。用于肾虚阳痿，里寒腹痛，噎膈反胃，胸痹疼痛，衄血，吐血，尿血，痢疾，痔疮，痈疮肿毒，漆疮，跌打损伤。

韭菜子：辛、甘，温。归肝、肾经。温补肝肾，壮阳固精。用于肝阴亏虚，腰膝酸痛，阳痿遗精，遗尿尿频，白浊带下。

韭根：辛，温。温中，行气，散瘀，解毒。用于里寒腹痛，食积腹胀，胸痹疼痛，赤白带下，衄血，吐血，漆疮，疮癣，跌打损伤。

| **用法用量** | 韭菜：内服捣汁，60 ～ 120 g；或煮粥、炒熟、做羹；阴虚内热及疮疡、目疾患者慎食。外用适量，捣敷；或煎汤熏洗；或热熨。

韭菜子：内服煎汤，3 ～ 9 g；或入丸、散剂；阴虚火旺者禁服。

韭根：内服煎汤，鲜品 30 ～ 60 g；或捣汁；阴虚内热者慎服。外用适量，捣敷；或温熨；或研末调敷。

| **附　　方** | 治蛔虫：①韭菜兜（鲜）600 g，水 1 500 g，煎至 250 g，红糖调服，1 日量，2 次分服。②苦参根皮、韭菜兜适量，煨去水湿，捣烂，白酒为引，外敷脐部，1 小时取弃药。［出自《土方草药汇编》（德兴）］

| **附　　注** | 本种异名：*Allium argyi* H. Léveillé、*Allium chinense* maximowicz、*Allium clarkei* J. D. Hooker、*Allium roxburghii* Kunth、*Allium sulvia* Buchanan-Hamilton ex D. Don、*Allium tuberosum* Roxburgh、*Allium uliginosum* G. Don。

药材韭菜子，为本种的干燥成熟种子，《中华人民共和国药典》（1963 年版至 2020 年版）、《新疆维吾尔自治区药品标准·第二册》（1980 年版）、《贵州省中药材标准规格·上集》（1965 年版）、《贵州省中药材质量标准》（1988 年版）中有收载。

药材韭根，为本种的根茎，《贵州省地方标准》（1994 年版）、《贵州省中药材、民族药材质量标准》（2003 年版）中有收载。

本种的地上部分为常见蔬菜，炒食或作饺子、包子馅料等。

原产亚洲东南部。

天门冬
Asparagus cochinchinensis (Lour.) Merr.

| **药 材 名** | 天门冬（药用部位：块根。别名：小叶青、飞天蜈蚣）。 |

| **形态特征** | 攀缘植物。根在中部或近末端呈纺锤状膨大，膨大部分长 3 ~ 5 cm，直径 1 ~ 2 cm。茎平滑，常弯曲或扭曲，长可达 1 ~ 2 m，分枝具棱或狭翅。叶状枝通常每 3 枝成簇，扁平或由于中脉龙骨状而略呈锐三棱形，稍镰状，长 0.5 ~ 8 cm，宽 0.1 ~ 0.2 cm。茎上的鳞片状叶基部延伸为长 0.25 ~ 0.35 cm 的硬刺，在分枝上的刺短或不明显。花通常每 2 朵腋生，淡绿色；花梗长 0.2 ~ 0.6 cm；花被长 0.25 ~ 0.3 cm。浆果直径 0.6 ~ 0.7 cm，成熟时红色，有 1 种子。 |

| **生境分布** | 生于海拔 1 750 m 以下的山坡、路旁、疏林下、山谷或荒地上。分布于德兴三清山北麓、大茅山等，黄柏有人工栽培。 |

| **资源情况** | 野生资源较少，栽培资源丰富。药材主要来源于栽培。 |

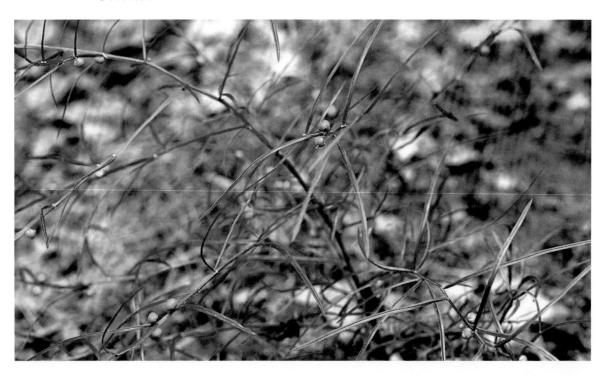

| **采收加工** | 定植后 2 ~ 3 年即可采收，秋、冬季割去蔓茎采挖，去掉泥土，洗净，除去茎基和须根，置沸水中煮或蒸至透心，趁热除去外皮，洗净，干燥。

| **药材性状** | 本品呈长纺锤形，略弯曲，长 5 ~ 18 cm，直径 0.5 ~ 2 cm。表面黄白色至淡黄棕色，半透明，光滑或具深浅不等的纵皱纹，偶有残存的灰棕色外皮。质硬或柔润，有黏性，断面角质样，中柱黄白色。气微，味甜、微苦。

| **功能主治** | 甘、苦，寒。归肺、肾经。养阴润燥，清肺生津。用于肺燥干咳，顿咳痰黏，腰膝酸痛，骨蒸潮热，内热消渴，热病津伤，咽干口渴，肠燥便秘。

| **用法用量** | 内服煎汤，6 ~ 12 g；或熬膏；或入丸、散剂；虚寒泄泻及风寒咳嗽者禁服。外用适量，鲜品捣敷；或捣烂绞汁涂。

| **附　方** | （1）治肺胃燥热：天冬、麦门冬、桑白皮、枇杷叶、玄参、贝母，煎汤服。

（2）治吐血、咯血、胸痛：天冬、白芍、生地、藕节、当归、阿胶、没药、麦门冬，煎汤服。

（3）治咳嗽、肋膜炎：天门冬 9 g，煎汤服。

（4）治毒蛇咬伤：①天冬适量，八角莲根适量，捣敷。（因蛇咬伤引起局部溃烂，可用天冬根、小蓟根各适量，捣敷，疗效更佳）。②天冬适量捣烂，白酒少许调敷。

（5）治无名肿毒：天冬适量捣敷，或用天门冬、花粉各适量捣敷。［方（1）~（5）出自《草药手册》（江西）］

（6）治虚劳（肺痨咳嗽、头昏、肢软、睡眠不佳、遗精、胃纳不佳等）：童雌鸡 1 只，去内脏，清炖烂，去骨，忌盐，百部、百合、白及、天冬各 500 g，研细末，同鸡汤、肉共制为丸，每服 9 g，日服 3 次。

（7）治失眠：野豇豆根（制）15 g，天冬（制）9 g，侧柏子（炒）6 g，栀子（炒）6 g，虎刺根 9 g，夜交藤 9 g，丹参 15 g，大叶金钱草 12 g，万年青 4.5 g，橘皮 9 g，石菖蒲 4.5 g。煎汤服。［方（6）~（7）出自《土方草药汇编》（德兴）］

| **附　注** | 本种异名：*Melanthium cochinchinense* Loureiro、*Asparagopsis sinica* miquel、*Asparagus cochinchinensis* (Lour.) Merr. var. *longifolius* F. T. Wang & T. Tang、*Asparagus dauricus* Link var. *elongatus* Pampanini、*Asparagus gaudichaudianus* Kunth。

药材天冬，为本种的干燥块根，《贵州省中药材标准规格·上集》（1965 年版）、《中华人民共和国药典》（1977 年版至 2020 年版）、《内蒙古蒙药材标准》（1986 年版）中有收载。

本种为江西省Ⅲ级保护植物，IUCN 评估等级为 LC 级。

本种膨大的根可做泡菜或炖汤。

石刁柏 *Asparagus officinalis* L.

| **植物别名** | 芦笋、露笋。

| **药 材 名** | 石刁柏（药用部位：嫩茎）、小百部（药用部位：块根）。

| **形态特征** | 多年生直立草本，高可达 1 m。根直径 0.2 ~ 0.3 cm。茎平滑，上部
在后期常俯垂，分枝较柔弱。叶状枝每 3 ~ 6 成簇，近扁的圆柱形，
常稍弧曲，长 0.5 ~ 3 cm，直径 0.03 ~ 0.05 cm。鳞片状叶基部有
刺状短距或近无。花每 1 ~ 4 腋生，绿黄色；花梗长 0.8 ~ 1.4 cm；
雄花花被长 0.5 ~ 0.6 cm；雌花较小，花被长约 0.3 cm。浆果直径
0.7 ~ 0.8 cm，成熟时红色，有 2 ~ 3 种子。

| **生境分布** | 德兴各地均有栽培。

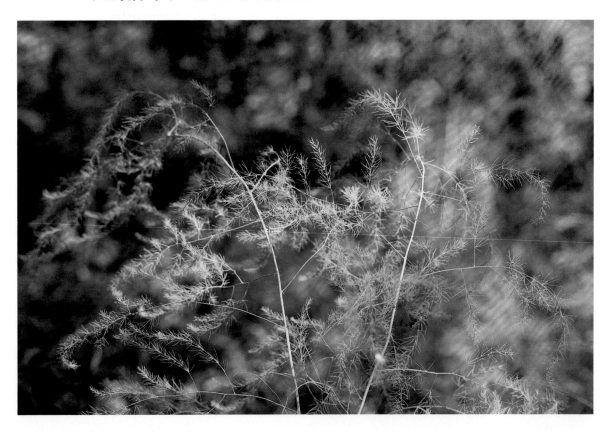

| **资源情况** | 栽培资源丰富。药材来源于栽培。 |

| **采收加工** | 石刁柏：4 ~ 5 月采收，随采随保鲜，防止日晒而脱水。
小百部：秋季采挖，鲜用或切片，晒干。 |

| **药材性状** | 石刁柏：本品长 30 ~ 60 cm。茎表面粉绿色或粉黄绿色，节明显，下端节间长，向上较密集，肉质，质脆，易折断，断面淡绿色。气微，味甜。
小百部：本品数个或数十个成簇，或单个散在，长圆柱形或长圆锥形，长 10 ~ 25 cm，直径约 0.8 cm，表面黄白色或土黄色，有不规则纵皱纹，上端略膨大，少数残留茎基。质地柔韧，断面淡棕色，中柱类白色。气微，味微甘、苦。 |

| **功能主治** | 石刁柏：微甘，平。归肝经。清热利湿，活血散结。用于肝炎，银屑病，高脂血症，乳腺增生，淋巴肉瘤，膀胱癌，乳腺癌，皮肤癌。
小百部：苦、甘、微辛，温。归肺经。温肺，止咳，杀虫。用于风寒咳嗽，百日咳，肺结核，老年咳喘，疳虫，疥癣。 |

| **用法用量** | 石刁柏：内服煎汤，15 ~ 30 g。
小百部：内服煎汤，6 ~ 9 g；或入丸、散剂。外用适量，煎汤熏洗；或捣汁涂。 |

| **附　注** | 本种异名：*Asparagus officinalis* Linn. var. *altilis* Linnaeus、*Asparagus polyphyllus* Steven。
药材石刁柏，为本种的干燥（地下）嫩茎，《浙江省中药材标准·第一册》（2017 年版）中有收载。
药材芦笋，为本种的干燥块根，《山东省中药材标准》（1995 年版、2002 年版）中有收载。
药材鲜芦笋，为本种的地下嫩茎，《四川省中药材标准》（2010 年版）中有收载。
本种的嫩茎为常见蔬菜，可炖汤或炒食等。 |

百合科 Liliaceae 天门冬属 Asparagus

文竹

Asparagus setaceus (Kunth) Jessop

| 药 材 名 | 文竹（药用部位：全株或块根）。

| 形态特征 | 多年生攀缘植物，长可达数米。根稍肉质，细长。茎的分枝极多，分枝近平滑。叶状枝通常每 10 ～ 13 成簇，刚毛状，略具 3 棱，长 0.4 ～ 0.5 cm。鳞片状叶基部稍具刺状距或距不明显。花通常每 1 ～ 4 腋生，白色，有短梗；花被片长 0.7 cm。浆果直径 0.6 ～ 0.7 cm，成熟时紫黑色，有 1 ～ 3 种子。

| 生境分布 | 德兴各地均有栽培。

| 资源情况 | 栽培资源一般。药材来源于栽培。

| 采收加工 | 全年均可采收全株，鲜用或晒干；秋季采挖块根，去掉泥土，用水

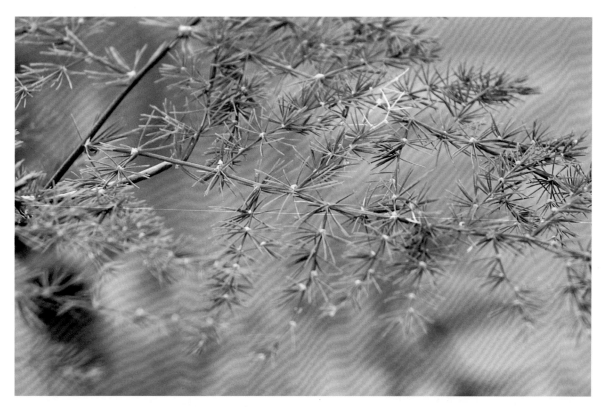

煮或蒸至皮裂，剥去外皮，切段，干燥。

| **药材性状** | 本品根细长，稍肉质，长 15 ~ 24 cm，直径 0.3 ~ 0.4 cm。表面黄白色，有深浅不等的皱纹，并有纤细支根。质较柔韧，不易折断，断面黄白色。气微香，味苦、微辛。

| **功能主治** | 甘、微苦，寒。归肺、膀胱经。润肺止咳，凉血通淋。用于阴虚肺燥，咳嗽，咯血，小便淋沥。

| **用法用量** | 内服煎汤，6 ~ 30 g。

| **附　注** | 本种异名：*Asparagopsis setacea* Kunth、*Asparagus plumosus* Baker。原产非洲南部，我国各地常见栽培。

百合科 Liliaceae 万寿竹属 Disporum

少花万寿竹 Disporum uniflorum Baker ex S. Moore

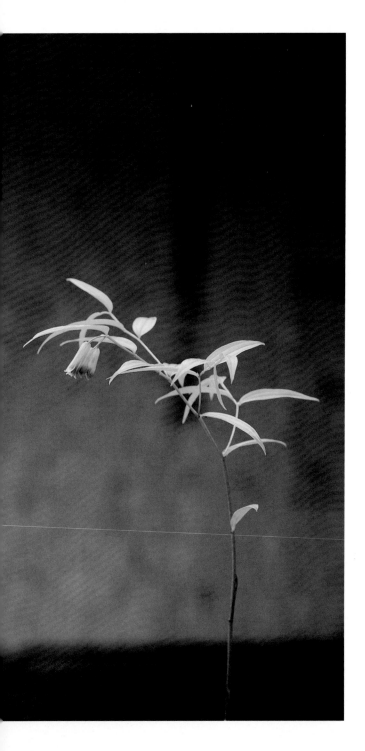

| 植物别名 |

宝铎草。

| 药 材 名 |

竹林霄（药用部位：根及根茎）。

| 形态特征 |

多年生草本。根茎肉质，横出，长 3 ~ 10 cm；根簇生，直径 0.2 ~ 0.4 cm。茎直立，高 30 ~ 80 cm，上部具叉状分枝。叶薄纸质至纸质，矩圆形、卵形、椭圆形至披针形，长 4 ~ 15 cm，有短柄或近无柄。花黄色、绿黄色或白色，1 ~ 3 着生于分枝先端；花梗长 1 ~ 2 cm；花被片近直出，倒卵状披针形，长 2 ~ 3 cm，基部具长 0.1 ~ 0.2 cm 的短距；雄蕊内藏，花丝长约 1.5 cm，花药长 0.4 ~ 0.6 cm；花柱长约 1.5 cm，具 3 裂而外弯的柱头。浆果椭圆形或球形，直径约 1 cm，具 3 种子。

| 生境分布 |

生于海拔 600 m 以上的林下或灌丛中。德兴各地山区均有分布。

| 资源情况 | 野生资源较丰富。药材来源于野生。

| 采收加工 | 夏、秋季采挖，洗净，鲜用或晒干。

| 药材性状 | 本品根茎有分枝，环节明显，上侧有残茎痕，下侧有多数须根痕。根表面黄白色或棕黄色，具细纵纹，常弯曲，长 6 ~ 10 cm，直径约 0.1 cm。质硬脆，易折断，断面中间有 1 黄色木心，皮部色淡。气微，味淡、微甜，嚼之有黏性。

| 功能主治 | 甘、淡，平。归肺、肝、胃经。润肺止咳，健脾消食，舒筋活络，清热解毒。用于肺热咳嗽，肺痨咯血，食积胀满，风湿痹痛，腰腿痛，骨折，烫火伤。

| 用法用量 | 内服煎汤，9 ~ 15 g。外用适量，鲜品捣敷；或熬膏涂擦；或研末调敷。

| 附 注 | 本种异名：*Disporum flavens* Kitagawa、*Disporum sessile* D. Don ex Schultes subsp. *flavens* (Kitagawa) Kitagawa、*Disporum sessile* D. Don var. *pachyrrhizum* Handel-Mazzetti.。

药材百尾参，为本种的根及根茎，《贵州省中药材、民族药材质量标准》（2003年版）中有收载。

本种的嫩茎叶焯水后可凉拌或炒食、做汤。

百合科 Liliaceae 贝母属 Fritillaria

浙贝母 *Fritillaria thunbergii* Miq.

| **药 材 名** | 浙贝母（药用部位：鳞茎）。

| **形态特征** | 多年生草本。植株长 50 ~ 80 cm。鳞茎由 2 ~ 3 鳞片组成，直径 1.5 ~ 3 cm。叶在最下面的对生或散生，向上常兼有散生、对生和轮生，近条形至披针形，长 7 ~ 11 cm，宽 1 ~ 2.5 cm。花 1 ~ 6，淡黄色，有时稍带淡紫色，先端的具 3 ~ 4 叶状苞片，其余的具 2 苞片；苞片先端卷曲；花被片长 2.5 ~ 3.5 cm，宽约 1 cm；雄蕊长约为花被片的 2/5；柱头裂片长 0.15 ~ 0.2 cm。蒴果长 2 ~ 2.2 cm，宽约 2.5 cm，棱上有宽 0.6 ~ 0.8 cm 的翅。

| **生境分布** | 德兴新岗山等有栽培。

| **资源情况** | 栽培资源丰富。药材来源于栽培。

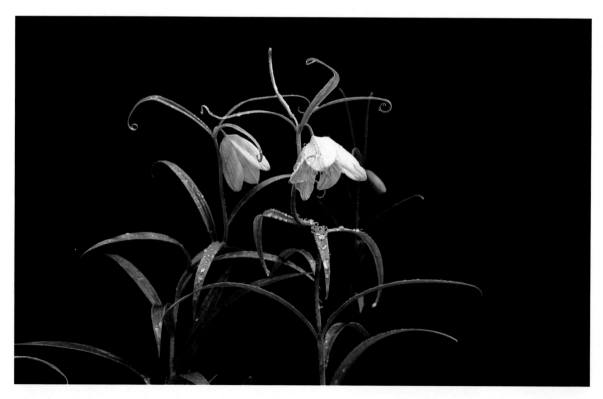

| **采收加工** | 初夏植株枯萎时采挖，洗净，大小分开，大者除去芯芽，习称"大贝"，小者不去芯芽，习称"珠贝"，撞去外皮，拌以煅过的贝壳粉，吸去擦出的浆汁，干燥；或大小分开，洗净，除去芯芽，趁鲜切厚片，干燥，习称"浙贝片"。

| **药材性状** | **大贝**：本品为鳞茎外层的单瓣鳞叶，略呈新月形，高 1 ~ 2 cm，直径 2 ~ 3.5 cm。外表面类白色至淡黄色，内表面白色或淡棕色，被有白色粉末。质硬而脆，易折断，断面白色至黄白色，富粉性。气微，味微苦。

珠贝：本品为完整的鳞茎，呈扁圆形，高 1 ~ 1.5 cm，直径 1 ~ 2.5 cm。表面黄棕色至黄褐色，有不规则的皱纹；或表面类白色至淡黄色，较光滑或被有白色粉末。质硬，不易折断，断面淡黄色或类白色，略带角质状或粉性；外层鳞叶 2 瓣，肥厚，略似肾形，互相抱合，内有小鳞叶 2 ~ 3 和干缩的残茎。

浙贝片：本品为椭圆形或类圆形片，大小不一，长 1.5 ~ 3.5 cm，宽 1 ~ 2 cm，厚 0.2 ~ 0.4 cm。外皮黄褐色或灰褐色，略皱缩；或淡黄色，较光滑。切面微鼓起，灰白色；或平坦，粉白色。质脆，易折断，断面粉白色，富粉性。

| **功能主治** | 苦，寒。归肺、心经。清热化痰，止咳，解毒，散结消痈。用于风热咳嗽，痰火咳嗽，肺痈，乳痈，瘰疬，疮毒。

| **用法用量** | 内服煎汤，3 ~ 10 g；或入丸、散剂；寒痰、湿痰及脾胃虚寒者慎服。外用适量，研末敷。不宜与川乌、制川乌、草乌、制草乌、附子同用。

| **附　注** | 药材浙贝母，为本种的干燥鳞茎，《中华人民共和国药典》（1963 年版至 2020 年版）、《中华人民共和国卫生部药品标准》（1963 年版）、《新疆维吾尔自治区药品标准·第二册》（1980 年版）等中有收载。

药材贝母花、贝母花流浸膏，为本种的干燥带茎梢的花，《中华人民共和国药典》（1977 年版）中有收载。

《中华人民共和国药典》规定，浙贝母按干燥品计算，含贝母素甲（$C_{27}H_{45}NO_3$）和贝母素乙（$C_{27}H_{43}NO_3$）的总量不得少于 0.080%。

本种的鳞茎可与鸡炖食。

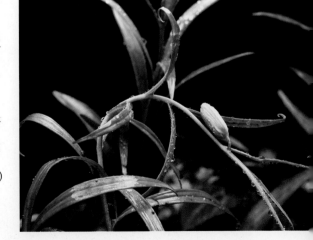

百合科 Liliaceae 萱草属 Hemerocallis

黄花菜
Hemerocallis citrina Baroni

| **植物别名** | 金针菜、柠檬萱草、金针花。

| **药 材 名** | 金针菜（药用部位：花蕾。别名：黄花草、萱草花）、萱草根（药用部位：根及根茎）、萱草嫩苗（药用部位：嫩苗）、萱草花（药用部位：花蕾）。

| **形态特征** | 多年生直立草本。根近肉质，中下部常有纺锤状膨大。叶 7 ~ 20，长 50 ~ 130 cm，宽 0.6 ~ 2.5 cm。花葶一般稍长于叶，基部三棱形，上部多少圆柱形，有分枝；苞片披针形，下面的长 3 ~ 10 cm，自下向上渐短，宽 0.3 ~ 0.6 cm；花梗较短；花多；花被淡黄色，有时在花蕾时先端带黑紫色；花被管长 3 ~ 5 cm，花被裂片长 7 ~ 12 cm，内 3 片宽 2 ~ 3 cm。蒴果钝三棱状椭圆形，长 3 ~ 5 cm；

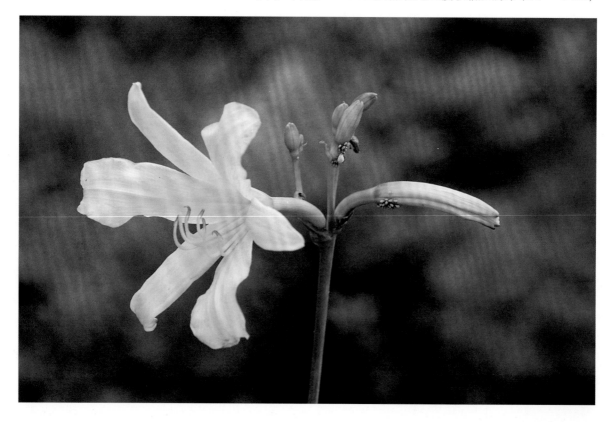

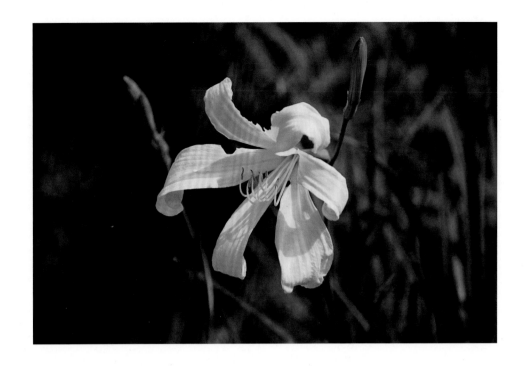

种子黑色，有棱。

| **生境分布** | 生于海拔 2 000 m 以下的山坡、山谷、荒地或林缘，亦有栽培。德兴各地均有栽培，部分逸为野生。

| **资源情况** | 野生资源一般，栽培资源丰富。药材主要来源于栽培。

| **采收加工** | 金针菜：5 ~ 8 月花将要开放时采收，蒸后晒干。
萱草根：夏、秋季采挖，除去残茎、须根，洗净，晒干。
萱草嫩苗：春季采收，鲜用。
萱草花：7 ~ 8 月，花蕾未开放前采摘，晒干。

| **药材性状** | 金针菜：本品呈弯曲的条状，表面黄棕色或淡棕色，湿润展开后花呈喇叭状，花被管较长，先端 5 瓣裂，雄蕊 6。有的花基部具细而硬的花梗。质韧。气微香，味鲜、微甜。
萱草根：本品根茎类圆柱形，长 1 ~ 4 cm，直径 1 ~ 1.5 cm。根多数，长 5 ~ 20（~ 30）cm，直径 0.3 ~ 0.4 cm，有的中下部稍膨大，呈棍棒状或略呈纺锤状。体轻，质松软，稍有韧性，不易折断，断面灰棕色或暗棕色，有多数放射状裂隙。
萱草嫩苗：本品完整叶片展平后呈宽丝形，长 30 ~ 60 cm，宽约 1.5 cm，有棱脊，下部重叠，主脉较粗，基部枯烂后常残存灰褐色纤维状维管束。气

微香，味稍甜。

萱草花：本品呈细长棒形，长 6 ~ 15 cm，直径 3 ~ 5 mm，上半部略膨大，下半部细柱状。外表淡黄褐色至黄褐色，顶端钝尖，从基部着生短梗；花被下部 3 ~ 5 cm 合生成花被筒，上部花被片 2 轮，每轮 3，但均未开放或略呈隙状开放；雄蕊、雌蕊均被包埋于花被片内未伸出花被片。质柔软。气微清香，味淡。

| 功能主治 |　**金针菜：**甘，凉。归肝、膀胱经。清热利湿，宽胸解郁，凉血解毒。用于小便短赤，黄疸，胸闷心烦，少寐，痔疮便血，疮痈。

萱草根：甘，凉；有小毒。归脾、肝、膀胱经。清热利湿，凉血止血，解毒消肿。用于黄疸，水肿，淋浊，带下，衄血，便血，崩漏，瘰疬，乳痈，乳汁不通。

萱草嫩苗：甘，凉。归脾、肺经。清热利湿。用于胸膈烦热，黄疸，小便短赤。

萱草花：甘，凉。利水渗湿，清热止渴，解郁宽胸。用于小便赤涩，烦热口渴，胸闷忧郁。

| 用法用量 |　**金针菜：**内服煎汤，15 ~ 30 g；或煮汤、炒菜。外用适量，捣敷；或研末调蜜涂敷。

萱草根：内服煎汤，6 ~ 9 g。外用适量，捣敷。

萱草嫩苗：内服煎汤，鲜品 15 ~ 30 g。外用适量，捣敷。

萱草花：内服煎汤，10 ~ 15 g。

| 附　注 |　本种异名：*Hemerocallis coreana* Nakai、*Hemerocallis altissima* Stout。

药材萱草根，为本种的干燥根及根茎，《中华人民共和国药典》（1977 年版）、《中华人民共和国卫生部药品标准·中药材·第一册》（1992 年版）、《内蒙古中药材标准》（1988 年版）、《新疆维吾尔自治区药品标准·第二册》（1980 年版）、《江苏省中药材标准（试行稿）·第一批》（1986 年版）、《江苏省中药材标准》（1989 年版）中有收载；《上海市中药材标准》（1994 年版）以"野金针菜根（藜芦）"之名收载之。

药材萱草，为本种的干燥全草，《贵州省中药材、民族药材质量标准》（2003 年版）、《贵州省地方标准》（1994 年版）中有收载。

药材萱草花，为本种的干燥花蕾，《上海市中药材标准》（1994 年版）中有收载。

本种的花可炒食或炖汤。但鲜花有毒，食用须谨慎。

百合科　*Liliaceae*　萱草属　*Hemerocallis*

萱草

Hemerocallis fulva (L.) L.

| 植物别名 | 野金真、野黄花。

| 药 材 名 | 萱草根（药用部位：根）、萱草嫩苗（药用部位：嫩苗）、萱草花（药用部位：花蕾）、萱草（药用部位：全草）。

| 形态特征 | 多年生草本。根近肉质，中下部呈常纺锤状。叶条形，长 40 ~ 80 cm，宽 1.3 ~ 3.5 cm。花葶粗壮，高 0.6 ~ 1 m；圆锥花序具 6 ~ 12 或更多花；苞片卵状披针形；花橘红色或橘黄色，花梗短；花被长 7 ~ 12 cm，下部 2 ~ 3 cm 合生成花被管，外轮花被裂片长圆状披针形，宽 1.2 ~ 1.8 cm，内轮花被裂片长圆形，下部有 "A" 形彩斑，宽达 2.5 cm，边缘波状折皱，盛开时裂片反曲；雄蕊伸出，比花被裂片短；花柱比雄蕊长。蒴果长圆形。

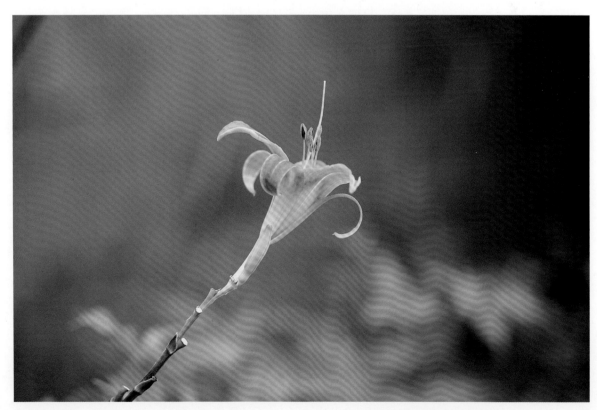

| 生境分布 | 德兴各地均有栽培。

| 资源情况 | 栽培资源丰富。药材来源于栽培。

| 采收加工 | 萱草根：夏、秋季采挖，除去残茎、须根，洗净，晒干。

萱草嫩苗：春季采收，鲜用。

萱草花：同"黄花菜"。

萱草：全年均可采收，晒干。

| 药材性状 | 萱草根：本品簇生，多数已折断。完整者长 5 ~ 15 cm，上部直径 0.3 ~ 0.4 cm，中、下部膨大成纺锤形块根，直径 0.5 ~ 1 cm，多干瘪抽皱，有多数纵皱纹及少数横纹，表面灰黄色或淡灰棕色。体轻，质松软，稍有韧性，不易折断；断面灰棕色或暗棕色，有多数放射状裂隙。气微香，味稍甜。

萱草花：同"黄花菜"。

萱草：本品根茎、根的特征同"萱草根"。完整叶片展平后呈宽线形，长 40 ~ 80 cm，宽约 1.5 cm，有棱脊，下部重叠，主脉较粗，基部枯烂后常残存灰褐色纤维状维管束。气微香，味稍甜。

| 功能主治 | 萱草根：甘，凉；有小毒。归脾、肝、膀胱经。清热利湿，凉血止血，解毒消肿。用于黄疸，水肿，淋浊，带下，衄血，便血，崩漏，瘰疬，乳痈，乳汁不通。

萱草嫩苗：甘，凉。归脾、肺经。清热利湿。用于胸膈烦热，黄疸，小便短赤。

萱草花：同"黄花菜"。

萱草：甘、平，寒；小毒。归肝、脾、膀胱经。清热利湿，凉血止血，解毒消肿。用于黄疸，水肿，小便不利，带下，便血，乳痈。

| 用法用量 | 萱草根：内服煎汤，6 ~ 9 g；内服宜慎，不宜久服、过量服，以免中毒。外用适量，捣敷。

萱草嫩苗：内服煎汤，鲜品 15 ~ 30 g。外用适量，捣敷。

萱草花：同"黄花菜"。

萱草：内服煎汤，3 ~ 6 g。外用适量，捣烂敷。

| 附　方 | （1）治带下：马兰 9 g，紫金牛 15 g，川谷根 9 g，萱草根 18 g，三白草 9 g。白糖为引，煎浓汁，另取猪蹄 1 只煮汤和药兑服。

（2）治乳痈：萱草根、珍珠菜、淡豆豉各适量，捣敷；另取三白草根 30 g，紫花地丁 30 g，蒲公英 30 g，青木香 9 g，白糖为引，煎汤服。

（3）治鼻衄：白鸡冠花、萱草花，冰糖为引，煎汤服。

（4）治失眠：萱草根、枸杞根、野西洋参、还魂草、土高丽、山蚂蝗、紫花地丁、钩藤，煎汤服。［方（1）～（4）出自《土方草药汇编》（德兴）］

| 附　注 |

本种异名：*Hemerocallis lilioasphodelus* L. var. *fulva* L.、*Hemerocallis lilioasphodelus* L. var. *fulvus* L.、*Hemerocallis fulva* (L.) L. var. *maculata* Baroni。

药材萱草根，为本种的干燥根及根茎，《中华人民共和国药典》（1977 年版）、《中华人民共和国卫生部药品标准·中药材·第一册》（1992 年版）、《江苏省中药材标准（试行稿）·第一批》（1986 年版）、《江苏省中药材标准》（1989 年版）、《内蒙古中药材标准》（1988 年版）、《新疆维吾尔自治区药品标准·第二册》（1980 年版）、《山西省中药材标准》（1987 年版）中有收载；《上海市中药材标准》（1994 年版）以"野金针菜根（藜芦）"之名收载之。

药材萱草，为本种的干燥全草，《贵州省中药材、民族药材质量标准》（2003 年版）、《贵州省地方标准》（1994 年版）中有收载。

药材萱草花，为本种的干燥花蕾，《上海市中药材标准》（1994 年版）中有收载。

本种的花可炒食或炖汤。但鲜花有毒，食用须谨慎。

萱草，为本种的全草，有小毒，过量可能损害视力。

百合科 Liliaceae 玉簪属 Hosta

玉簪
Hosta plantaginea (Lam.) Aschers.

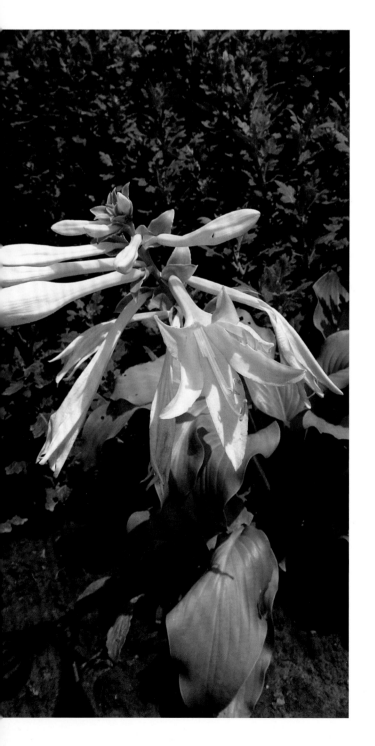

| 药 材 名 |

玉簪花（药用部位：花）、玉簪（药用部位：全草或叶。别名：化骨莲）、玉簪根（药用部位：根）。

| 形态特征 |

多年生草本。根茎粗厚，直径 1.5 ~ 3 cm。叶卵状心形、卵形或卵圆形，长 14 ~ 24 cm，宽 8 ~ 16 cm，基部心形；叶柄长 20 ~ 40 cm。花葶高 40 ~ 80 cm，具数至 10 余花；花的外苞片卵形或披针形，长 2.5 ~ 7 cm，宽 1 ~ 1.5 cm，内苞片很小；花单生或 2 ~ 3 簇生，长 10 ~ 13 cm，白色，芳香；花梗长约 1 cm；雄蕊与花被近等长或略短。蒴果圆柱状，有 3 棱，长约 6 cm。

| 生境分布 |

生于林下、草坡或岩石边，亦有栽培。德兴大茅山有分布，德兴各地均有栽培。

| 资源情况 |

野生资源一般，栽培资源较丰富。药材主要来源于栽培。

| 采收加工 | 玉簪花：7～8 月花似开非开时采摘，晒干。
玉簪：夏、秋季采收，洗净，鲜用或晾干。
玉簪根：秋季采挖，除去茎叶、须根，洗净，鲜用或切片，晾干。

| 药材性状 | 玉簪花：本品多皱缩成条状。花被漏斗状，白色或淡棕黄色。先端 6 裂，裂片长椭圆形。雄蕊 6，下部与花被筒贴生。气微香，味略苦。

| 功能主治 | 玉簪花：苦、甘、凉；有小毒。归肺、膀胱经。清热解毒，利水，通经。用于咽喉肿痛，疮痈肿痛，小便不利，闭经。

玉簪：苦、辛，寒；有毒。归心、脾经。清热解毒，消肿止痛。用于痈肿，疔疮，蛇虫咬伤；外用于下肢溃疡。

玉簪根：苦、辛，寒；有毒。归胃、肺、肝经。清热解毒，消肿止痛。用于咽喉肿痛，吐血，骨鲠；外用于乳痈，中耳炎，疮痈肿毒，烫火伤。

| 用法用量 | 玉簪花：内服煎汤，3～6 g。外用适量，捣敷。
玉簪：内服煎汤，鲜品 15～30 g；或捣汁和酒。外用适量，捣敷；或捣汁涂。
玉簪根：内服煎汤，9～15 g，鲜品加倍；或捣汁。外用适量，捣敷。

| 附　　注 | 本种异名：*Hemerocallis plantaginea* Lamarck、*Hosta plantaginea* (Lam.) Aschers. f. *stenantha* F. Maekawa。

药材玉簪花，为本种的干燥花，《中华人民共和国卫生部药品标准·蒙药分册》（1998 年版）、《内蒙古蒙药材标准》（1986 年版）中有收载。

药材白鹤草（白萼草），为本种的新鲜或干燥全草，《上海市中药材标准·附录》（1994 年版）中有收载。

本种的花可煮汤或炒食。

百合科 Liliaceae 玉簪属 Hosta

紫萼 *Hosta ventricosa* (Salisb.) Stearn

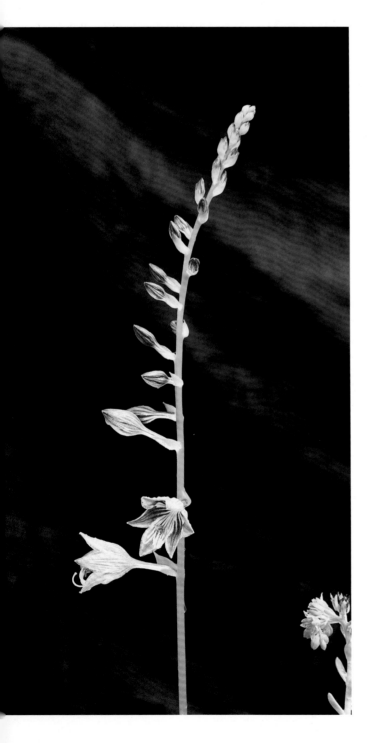

植物别名

紫萼玉簪。

药材名

紫玉簪（药用部位：花）、紫玉簪叶（药用部位：叶）、紫玉簪根（药用部位：根）。

形态特征

多年生草本。根茎直径 0.3 ~ 1 cm。叶卵状心形、卵形至卵圆形，长 8 ~ 19 cm，宽 4 ~ 17 cm，基部心形或近截形；叶柄长 6 ~ 30 cm。花葶高 60 ~ 100 cm，具 10 ~ 30 花；苞片矩圆状披针形，长 1 ~ 2 cm，白色，膜质；花长 4 ~ 5.8 cm，盛开时从花被管向上骤然作近漏斗状扩大，紫红色；花梗长 0.7 ~ 1 cm；雄蕊伸出花被之外。蒴果圆柱状，有 3 棱，长 2.5 ~ 4.5 cm。

生境分布

生于海拔 500 m 以上的林下、草坡或路旁，亦有栽培。分布于德兴三清山北麓、大茅山等，大目源等有栽培。

| 资源情况 | 野生资源一般，栽培资源丰富。药材来源于栽培。

| 采收加工 | 紫玉簪：夏、秋季间采收，晾干。
紫玉簪叶：夏、秋季采收，洗净，鲜用。
紫玉簪根：全年均可采挖，洗净，鲜用或晒干。

| 药材性状 | 紫玉簪：本品多皱缩成条状，完整者长 3.5 ~ 5 cm，呈漏斗状，表面紫褐色或棕褐色，花丝 6，花丝基部与花被管分离。质软，易破碎。
紫玉簪叶：本品呈卵形，先端有锐尖，基部楔形，侧脉明显，多为 7 对，叶柄细长。

| 功能主治 | 紫玉簪：甘、微苦，凉。归肺、肾经。凉血止血，解毒。用于吐血，崩漏，湿热带下，咽喉肿痛。
紫玉簪叶：苦、微甘，凉。凉血止血，解毒。用于崩漏，湿热带下，疮肿，溃疡。
紫玉簪根：甘、微辛，凉。归肝、胃经。清热解毒，散瘀止痛，止血，下骨鲠。用于咽喉肿痛，痈肿疮疡，跌打损伤，胃痛，牙痛，吐血，崩漏，骨鲠。

| 用法用量 | 紫玉簪：内服煎汤，9 ~ 15 g。
紫玉簪叶：内服煎汤，9 ~ 15 g，鲜品加倍。外用适量，捣敷；或用沸水泡软敷。
紫玉簪根：内服煎汤，9 ~ 15 g，鲜品加倍。外用适量，捣敷。

| 附　　方 | （1）治带下、崩漏：紫玉簪叶 30 ~ 60 g，鸡蛋（去壳）1 个。煎汤服。
（2）治跌打损伤：紫玉簪根 60 g，猪瘦肉 60 g。水炖，服汤食肉。
（3）治各种骨卡喉：鲜紫玉簪根 60 ~ 90 g。捣烂，温开水送服。［方（1）~（3）出自《江西草药》］

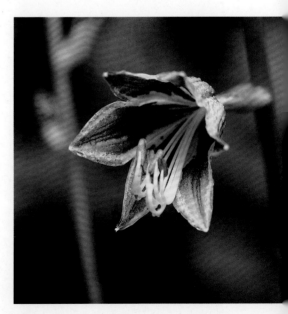

| 附　　注 | 本种异名：*Hosta coerulea* Tratt.、*Bryocles ventricosa* Salisb.。
药材紫玉簪，为本种的根及根茎，《云南省中药材标准》（1974 年版、1996 年版）中有收载。
本种的花可煮汤或炒食。

百合科 Liliaceae 百合属 Lilium

野百合 *Lilium brownii* F. E. Brown ex Miellez

| **植物别名** | 羊屎蛋、倒挂山芝麻、紫花野百合。

| **药 材 名** | 野百合（药用部位：鳞茎。别名：野山大蒜）。

| **形态特征** | 多年生草本。鳞茎球形，直径 2 ~ 4.5 cm；鳞片披针形，长 2 ~ 4 cm，白色。茎高 0.7 ~ 2 m，有的有紫色条纹。叶散生，通常自下向上渐小，披针形、窄披针形至条形，长 7 ~ 15 cm，两面无毛。花单生或数朵排成近伞形；花梗长 3 ~ 10 cm；苞片披针形，长 3 ~ 9 cm；花喇叭形，有香气，乳白色，外面稍带紫色，无斑点，向外张开或先端外弯而不卷，长 13 ~ 18 cm；外轮花被片宽 2 ~ 4.3 cm，先端尖，内轮花被片较宽；雄蕊花丝长 10 ~ 13 cm，花药长椭圆形；花柱长 8.5 ~ 11 cm，柱头 3 裂。蒴果矩圆形，长 4.5 ~ 6 cm，有棱，具多数种子。

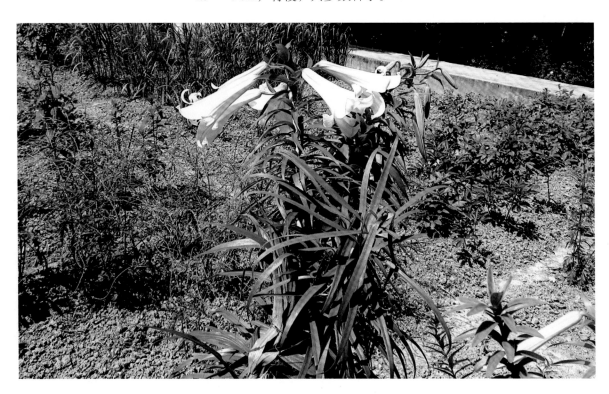

| **生境分布** | 生于海拔 600 ~ 2 150 m 的山坡、灌丛下、路边、溪旁或石缝中。分布于德兴三清山北麓等。 |

| **资源情况** | 野生资源较丰富。药材来源于野生。 |

| **采收加工** | 夏、秋季采挖，鲜用或干燥。 |

| **功能主治** | 微苦，平。养阴润肺，清心安神。用于阴虚久咳，痰中带血，虚烦惊悸，失眠多梦。 |

| **用法用量** | 内服煎汤，6 ~ 12 g；或入丸、散剂；或蒸食、煮粥食。外用适量，捣敷。 |

| **附　注** | 本种异名：*Lilium australe* Stapf、*Lilium brownii* F. E. Brown ex Miellez var. *australe* (Stapf) Stearn、*Crotalaria sessiliflora* L. var. *polyclada* Honda、*Crotalaria sessiliflora* L. f. *obtusata* Matsum.。
本种的鳞茎可炒食或炖汤。 |

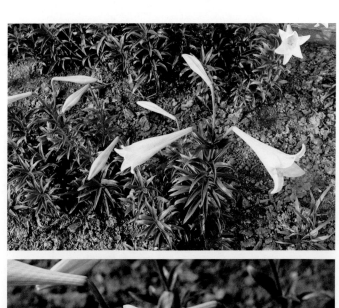

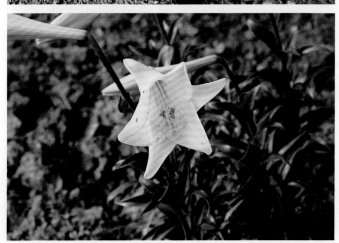

百合科 Liliaceae 百合属 Lilium

百合

Lilium brownii F. E. Brown ex Miellez var. *viridulum* Baker

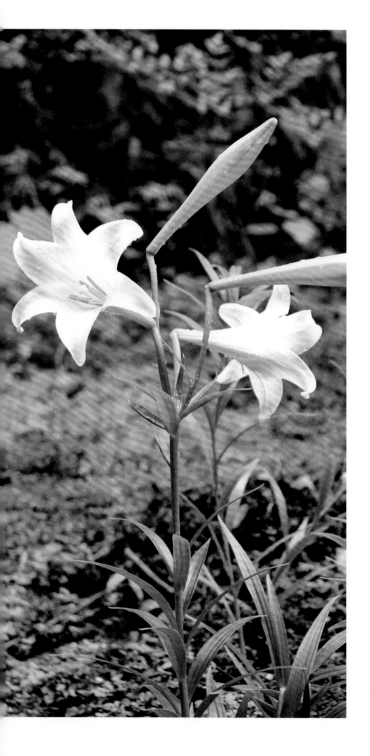

| 植物别名 |

山百合、香水百合、天香百合。

| 药材名 |

百合（药用部位：鳞茎或肉质鳞叶。别名：山大蒜）、百合花（药用部位：花）、百合子（药用部位：种子）。

| 形态特征 |

本变种与野百合的区别在于本变种的叶呈倒披针形至倒卵形。

| 生境分布 |

生于海拔300～920 m的山坡草丛中、疏林下、山沟旁、地边或村旁，亦有栽培。分布于德兴大茅山，德兴各地均有栽培。

| 资源情况 |

野生资源一般，栽培资源丰富。药材主要来源于栽培。

| 采收加工 |

百合：移栽翌年9～10月茎叶枯萎后采挖，除去茎秆、须根，小鳞茎选留作种，大鳞茎洗净，从基部横切，使鳞片分开，然后于沸

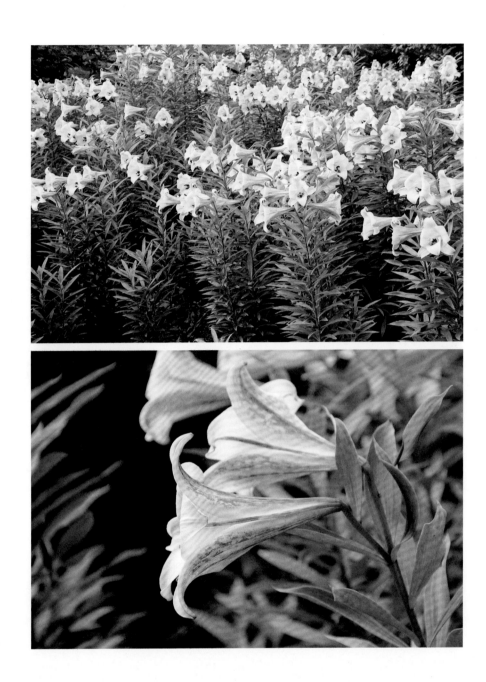

水中烫 5 ~ 10 min，当鳞片边缘变软、背面微裂时，迅速捞起，放入清水中冲洗，除去黏液，薄摊晒干或炕干。

百合花：6 ~ 7 月采摘，阴干或晒干。

百合子：夏、秋季采收，晒干。

| 药材性状 | **百合**：本品呈长椭圆形，长 2 ~ 5 cm，宽 1 ~ 2 cm，中部厚 0.13 ~ 0.4 cm。表面黄白色至淡棕黄色，有的微带紫色，有数条纵直平行的白色维管束。先端稍尖，基部较宽，边缘薄，微波状，略向内弯曲。质硬而脆，断面较平坦，角质样。气微，味微苦。

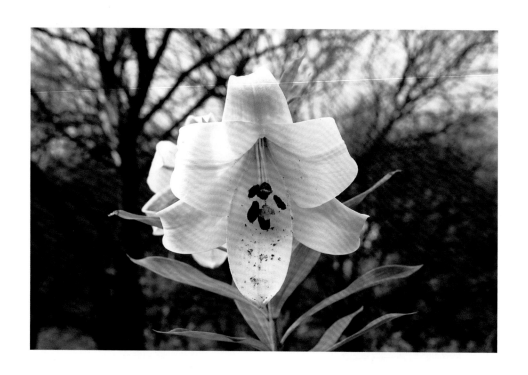

百合花：本品多皱缩，展平后花被片6，白色或黄白色，长15～20 cm，宽3～4.5 cm；雄蕊6，花药椭圆形，"丁"字着生，多已脱落；雌蕊1。质柔韧。气香，味甘，微苦。

| 功能主治 | 百合：甘，寒。归肺、心经。养阴润肺，清心安神。用于阴虚燥咳，劳嗽咯血，虚烦惊悸，失眠多梦，精神恍惚。

百合花：甘、微苦，微寒。归肺、心经。清热润肺，宁心安神。用于咳嗽痰少或黏，眩晕，心烦，夜寐不安，天疱疮。

百合子：甘、微苦，凉。归大肠经。清热止血。用于肠风下血。

| 用法用量 | 百合：内服煎汤，6～12 g；或入丸、散剂；或蒸食、煮粥食；风寒咳嗽及中寒便溏者禁服。外用适量，捣敷。

百合花：内服煎汤，6～12 g。外用适量，研末调敷。

百合子：内服研末，3～9 g。

| 附　　方 | （1）治时行赤眼：百合捣烂，加白糖，敷于太阳穴处。

（2）治吐血：百合煎汤服。

（3）治耳痔：百合和红藤捣敷。

（4）治小儿急惊风：百合花晒干，煎汤服。

（5）治产后腹痛：百合花加红糖，煎汤服。

（6）治肺脓肿：鲜百合 90 ～ 120 g，加蜂蜜少许，调匀服。

（7）治刀伤出血：百合捣烂，加红糖，外敷。［方（1）～（7）出自《草药手册》（江西）］

| **附　注** | 本种异名：*Lilium aduncum* Elwes、*Lilium brownii* F. E. Br. ex Miellez var. *colchesteri* Van Houtte ex Stapf、*Lilium brownii* F. E. Br. ex Miellez var. *ferum* Stapf ex Elwes、*Lilium brownii* F. E. Br. ex Miellez var. *odorum* (Planchon) Baker、*Lilium brownii* F. E. Br. ex Miellez var. *platyphyllum* Baker。

药材百合，为本种的干燥肉质鳞叶，《中华人民共和国药典》（1977 年版至 2020 年版）、《内蒙古蒙药材标准》（1986 年版）、《新疆维吾尔自治区药品标准·第二册》（1980 年版）等中有收载。

《中华人民共和国药典》规定，百合按干燥品计算，含百合多糖以无水葡萄糖（$C_6H_{12}O_6$）计，不得少于 21.0%。

本种 IUCN 评估等级为 LC 级。

本种的鳞茎可炒食或炖汤。

百合科 Liliaceae 百合属 *Lilium*

条叶百合

Lilium callosum Sieb. et Zucc.

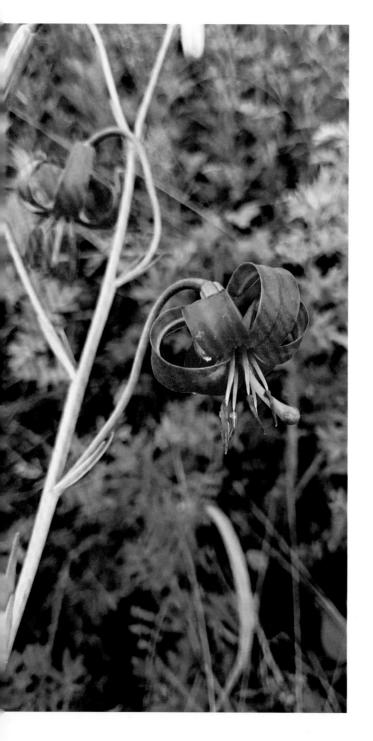

药材名

条叶百合（药用部位：鳞茎）。

形态特征

多年生草本。鳞茎扁球形，高约 2 cm，直径 1.5 ~ 2.5 cm；鳞片卵形或卵状披针形，长 1.5 ~ 2 cm，白色。茎高 50 ~ 90 cm。叶散生，条形，长 6 ~ 10 cm，宽 0.3 ~ 0.5 cm，有 3 脉。花单生或少有数朵排成总状花序；苞片 1 ~ 2，长 1 ~ 1.2 cm；花梗长 2 ~ 5 cm，花下垂；花被片倒披针状匙形，长 3 ~ 4 cm，宽 0.4 ~ 0.6 cm，中部以上反卷，红色或淡红色；花丝长 2 ~ 2.5 cm，花药长 0.7 cm；花柱柱头膨大，3 裂。蒴果狭矩圆形，长约 2.5 cm，宽 0.6 ~ 0.7 cm。

生境分布

生于海拔 200 ~ 600 m 的山坡或草丛中。分布于德兴绕二、畈大等。

资源情况

野生资源一般。药材来源于野生。

采收加工

夏、秋季采挖，鲜用或干燥。

| **功能主治** | 甘，寒。养阴润肺，清心安神。用于阴虚久咳，痰中带血，虚烦惊悸，失眠多梦，精神恍惚。

| **用法用量** | 内服煎汤，6 ~ 12 g。

| **附　注** | 本种异名：*Lilium callosum* Sieb. et Zucc. var. *stenophyllum* Baker、*Lilium mandshuricum* Gandoger、*Lilium talanense* Hayata、*Lilium taquetii* H. Léveillé & Vaniot、*Lilium tenuifolium* Fischer var. *stenophyllum* (Baker) Elwes.。

本种的鳞茎可炖汤。

百合科 Liliaceae 百合属 Lilium

卷丹
Lilium tigrinum Ker Gawler

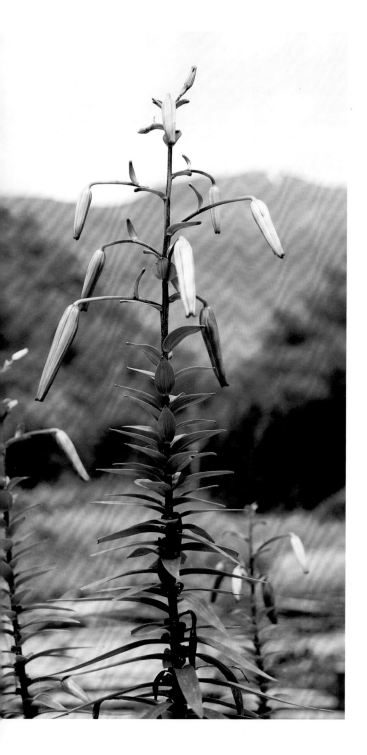

| 植物别名 |

卷丹百合、河花。

| 药 材 名 |

百合（药用部位：鳞茎或肉质鳞叶）、百合花（药用部位：花）。

| 形态特征 |

多年生草本。鳞茎近宽球形，直径 4 ~ 8 cm；鳞片宽卵形，长 2.5 ~ 3 cm，白色。茎高 0.8 ~ 1.5 m，带紫色条纹，植株多处具白色绵毛。叶散生，矩圆状披针形或披针形，长 6.5 ~ 9 cm，上部叶腋有珠芽。花 3 ~ 6 或更多；苞片叶状，卵状披针形，长 1.5 ~ 2 cm；花梗长 6.5 ~ 9 cm，紫色，有白色绵毛；花下垂，花被片披针形，反卷，橙红色，有紫黑色斑点，外轮花被片长 6 ~ 10 cm，宽 1 ~ 2 cm；内轮花被片稍宽，蜜腺两侧有乳头状、流苏状突起；花丝长 5 ~ 7 cm，淡红色，花药矩圆形，长约 2 cm；花柱长 4.5 ~ 6.5 cm，柱头稍膨大，3 裂。蒴果狭长卵形，长 3 ~ 4 cm。

| 生境分布 |

生于海拔 400 m 以上的山坡灌丛下、草地、

路边或水旁，亦有栽培。分布于德兴梧风洞，大目源有栽培。

| 资源情况 | 野生资源一般，栽培资源丰富。药材主要来源于栽培。

| 采收加工 | **百合**：移栽翌年 9 ~ 10 月茎叶枯萎后采挖，除去茎秆、须根，小鳞茎选留作种，大鳞茎洗净，从基部横切，使鳞片分开，然后于沸水中烫 5 ~ 10 min，当鳞片边缘变软、背面微裂时，迅速捞起，放入清水中冲洗，除去黏液，薄摊晒干或炕干。

百合花：6 ~ 7 月采摘，阴干或晒干。

| 药材性状 | **百合**：本品呈长椭圆形，长 2 ~ 5 cm，宽 1 ~ 2 cm，中部厚 0.13 ~ 0.4 cm。表面黄白色至淡棕黄色，有的微带紫色，有数条纵直平行的白色维管束。先端稍尖，基部较宽，边缘薄，微波状，略向内弯曲。质硬而脆，断面较平坦，角质样。气微，味微苦。

百合花：本品多皱缩，展平后花被片 6，红棕色或黄褐色，长 6 ~ 10 cm，宽 1 ~ 2 cm，内面可见紫黑色斑点；雄蕊 6，长约为花被之半，花药线形，"丁"字着生，多已脱落；雌蕊 1。质柔韧。气香，味酸、微苦。

| 功能主治 | **百合**：甘，寒。归肺、心经。养阴润肺，清心安神。用于阴虚燥咳，劳嗽咯血，虚烦惊悸，失眠多梦，精神恍惚。

百合花：甘、微苦，微寒。归肺、心经。清热润肺，宁心安神。用于咳嗽痰少或黏，眩晕，心烦，夜寐不安，天疱疮。

| 用法用量 | **百合**：内服煎汤，6 ~ 12 g；或入丸、散剂；或蒸食、煮粥食；风寒咳嗽及中寒便溏者禁服。外用适量，捣敷。

百合花：内服煎汤，6 ~ 12 g。外用适量，研末调敷。

| 附　注 | 本种异名：*Lilium lancifolium* Thunb.。
药材百合，为本种的干燥肉质鳞叶，《中华人民共和国药典》（1977 年版至 2020 年版）、《内蒙古蒙药材标准》（1986 年版）、《新疆维吾尔自治区药品标准·第二册》（1980 年版）等中有收载。
药材百合花，为本种的干燥花，《湖南省中药材标准》（2009 年版）中收载。
《中华人民共和国药典》规定，百合按干燥品计算，含百合多糖以无水葡萄糖（$C_6H_{12}O_6$）计，不得少于 21.0%。
本种的鳞茎可炖汤。

药百合
Lilium speciosum Thunb. var. *gloriosoides* Baker

| **植物别名** | 鹿子百合。

| **药 材 名** | 药百合（药用部位：鳞茎）。

| **形态特征** | 多年生草本。鳞片宽披针形，长 2 cm，白色。茎高 60 ~ 120 cm。叶散生，宽披针形、矩圆状披针形或卵状披针形，长 2.5 ~ 10 cm，具 3 ~ 5 脉，有长约 0.5 cm 的短柄。花 1 ~ 5，排列成总状花序或近伞形花序；苞片叶状，卵形，长 3.5 ~ 4 cm；花梗长达 11 cm；花下垂，花被片长 6 ~ 7.5 cm，反卷，边缘波状，白色，下部 1/3 ~ 1/2 有紫红色斑块和斑点，蜜腺两边有红色的流苏状突起和乳头状突起；花丝长 5.5 ~ 6 cm，绿色，花药长 1.5 ~ 1.8 cm，绛红色；花柱柱头膨大。蒴果近球形，宽约 3 cm，淡褐色，成熟时果柄膨大。

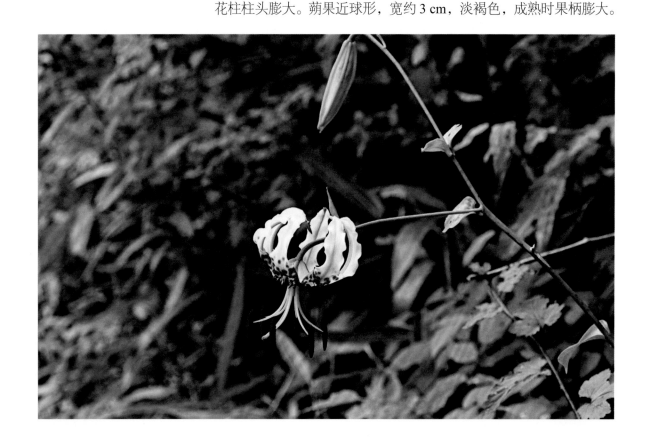

| 生境分布 | 生于海拔 650 ～ 900 m 的阴湿林下及山坡草丛中。分布于德兴三清山北麓等。

| 资源情况 | 野生资源一般。药材来源于野生。

| 采收加工 | 夏、秋季采挖，鲜用或干燥。

| 功能主治 | 甘，寒。养阴润肺，清心安神。用于阴虚久咳，痰中带血，虚烦惊悸，失眠多梦，精神恍惚。

| 用法用量 | 内服煎汤，6 ～ 12 g；或入丸、散剂；或蒸食、煮粥食。外用适量，捣敷。

| 附　注 | 本种异名：*Lilium kanahirai* Hayata、*Lilium konishii* Hayata、*Lilium kanahirae* Hayata。本种的鳞茎可炖汤。

百合科 Liliaceae 山麦冬属 Liriope

禾叶山麦冬

Liriope graminifolia (L.) Baker

| 药 材 名 | 禾叶山麦冬（药用部位：块根）。

| 形态特征 | 多年生草本。根分枝多，有时有纺锤形小块根；具地下走茎。叶长
20 ~ 55 cm，宽 0.2 ~ 0.4 cm，具 5 脉，近全缘，基部常有残存的
枯叶或有时撕裂成纤维状。花葶通常稍短于叶，长 20 ~ 48 cm；总
状花序长 6 ~ 15 cm，具多花；花通常 3 ~ 5 簇生于苞片腋内；苞
片卵形，先端具长尖，最下面的长 0.5 ~ 0.6 cm；花梗长约 0.4 cm；
花被片狭矩圆形或矩圆形，长 0.35 ~ 0.4 cm，白色或淡紫色；花丝
长 0.1 ~ 0.15 cm，花药近矩圆形，长约 0.1 cm；花柱长约 0.2 cm。
种子卵圆形或近球形，直径 0.4 ~ 0.5 cm，成熟时蓝黑色。

| 生境分布 | 生于山坡、山谷林下、灌丛中或山沟阴处、石缝间及草丛中。德兴

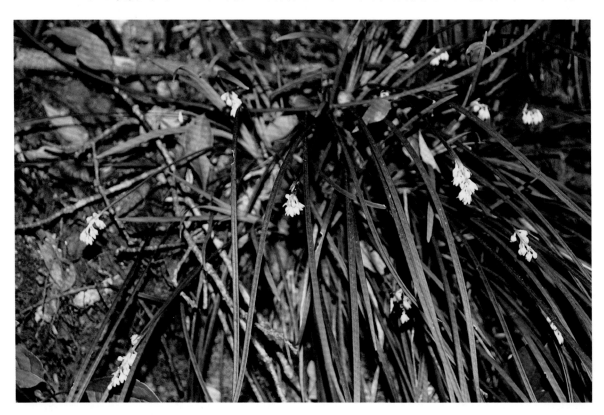

各地山区均有分布。

| **资源情况** | 野生资源较丰富。药材来源于野生。

| **采收加工** | 立夏或清明前后采挖，洗净，晒干。

| **功能主治** | 甘、微苦，寒。养阴润肺，清心除烦，益胃生津。用于肺燥干咳，吐血，咯血，肺痿，肺痈，虚劳烦热，消渴，热病津伤，咽干，口燥，便秘。

| **用法用量** | 内服煎汤，10 ~ 15 g。

| **附　注** | 本种异名：*Asparagus graminifolius* Linnaeus、*Dracaena graminifolia* (Linnaeus) Linnaeus、*Liriope angustissima* Ohwi、*Liriope crassiuscula* Ohwi、*Mondo graminifolium* (Linnaeus) Koidzumi。
本种的小块根可煲汤，也可代茶饮。

百合科 Liliaceae 山麦冬属 Liriope

阔叶山麦冬

Liriope platyphylla Wang et Tang

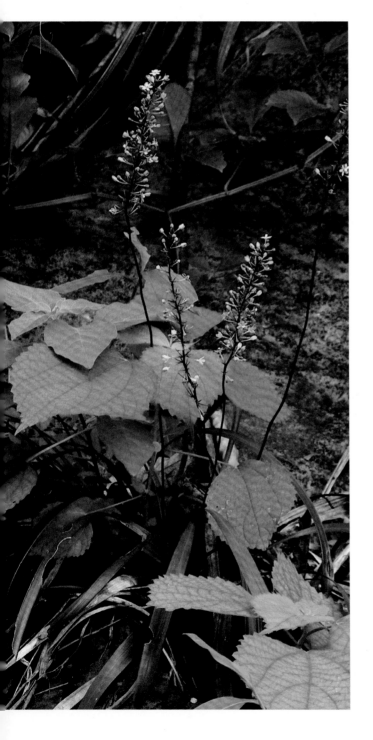

| 植物别名 |

阔叶麦冬、阔叶土麦冬。

| 药 材 名 |

土麦冬（药用部位：块根）。

| 形态特征 |

多年生草本。根细长，有时局部膨大成纺锤形的肉质小块根。叶密集成丛，革质，长25 ~ 65 cm，宽 1 ~ 3.5 cm，具 9 ~ 11 脉。花葶通常长于叶，长 45 ~ 100 cm；总状花序长 15 ~ 40 cm，具多花；花 4 ~ 8 簇生于苞片腋内；苞片小，近刚毛状，有时不明显；小苞片卵形，干膜质；花梗长 0.4 ~ 0.5 cm；花被片矩圆状披针形或近矩圆形，长约0.35 cm，紫色或红紫色；花丝长约 0.15 cm，花药近矩圆状披针形，长 0.15 ~ 0.2 cm；花柱长约 0.2 cm，柱头 3 齿裂。种子球形，直径 0.6 ~ 0.7 cm，成熟时变黑紫色。

| 生境分布 |

生于海拔 100 ~ 1 400 m 的山地及山谷疏林下、密林下或潮湿处。德兴各地山区均有分布。

| 资源情况 | 野生资源丰富。药材来源于野生。

| 采收加工 | 夏初采挖，洗净，反复暴晒、堆置，至近干，除去须根，干燥。

| 药材性状 | 本品呈圆柱形，略弯曲，两端略钝圆，常有中柱露出，直径 0.5 ~ 1.5 cm。表面土黄色至暗黄色，具不规则皱纹及槽纹。未干透时质柔韧，干后质坚硬，易折断，断面淡黄色至黄白色，角质样，中柱细小。气微，味甜，嚼之发黏。

| 功能主治 | 甘、微苦，微寒。归心、肺、胃经。养阴生津，润肺清心。用于肺燥干咳，阴虚劳嗽，喉痹咽痛，津伤口渴，内热消渴，心烦失眠，肠燥便秘。

| 用法用量 | 内服煎汤，10 ~ 15 g。

| 附　　方 | （1）治百日咳：阔叶麦冬、天冬各 15 g，百合根 9 g，鲜竹根 6 g，瓜蒌 6 g，橘红皮 6 g。煎汤服。
（2）治咳嗽：阔叶麦冬 15 g，木蝴蝶 12 g，醉鱼草根 15 g。煎汤服。［方（1）~（2）出自《草药手册》（江西）］

| 附　　注 | 本种异名：*Ophiopogon muscari* Decaisne、*Liriope graminifolia* (Linnaeus) Baker var. *densifolia* Maximowicz ex Baker、*Liriope muscari* (Decaisne) L. H. Bailey var. *communis* (Maximowicz) P. S. Hsu & L. C. Li、*Liriope platyphylla* F. T. Wang & T. Tang、*Liriope spicata* (Thunberg) Loureiro var. *densifolia* (Maximowicz ex Baker) C. H. Wright。
药材山麦冬，为本种的干燥块根，《中华人民共和国药典》（1995 年版至 2020 年版）、《中华人民共和国卫生部药品标准·中药材·第一册》（1992 年版）中有收载，药用部位均为干燥块根；《湖南省中药材标准》（2009 年版）以"土麦冬"之名收载之。
本种的小块根可煲汤，也可代茶饮。

百合科 Liliaceae 山麦冬属 Liriope

山麦冬 *Liriope spicata* (Thunb.) Lour.

| **植物别名** | 麦门冬、土麦冬、麦冬。

| **药 材 名** | 土麦冬（药用部位：块根）。

| **形态特征** | 多年生草本。根稍粗，直径 0.1 ~ 0.2 cm，常有矩圆形、椭圆形或纺锤形的肉质小块根；具地下走茎。叶长 25 ~ 60 cm，宽 0.4 ~ 0.8 cm，基部常包以褐色的叶鞘，具 5 脉。花葶通常长于或几等长于叶，长 25 ~ 65 cm；总状花序长 6 ~ 15 cm，具多数花；花通常 3 ~ 5 簇生于苞片腋内；苞片小，干膜质；花梗长约 0.4 cm；花被片矩圆形或矩圆状披针形，长 0.4 ~ 0.5 cm，淡紫色或淡蓝色；花丝长约 0.2 cm，花药狭矩圆形，长约 0.2 cm；花柱长约 0.2 cm，柱头不明显。种子近球形，直径约 0.5 cm。

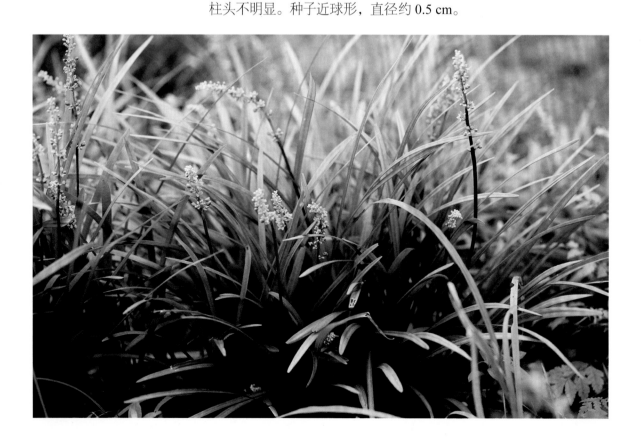

| 生境分布 | 生于海拔 50 ~ 1 400 m 的山坡、山谷林下、路旁或湿地。德兴各地山区均有分布。

| 资源情况 | 野生资源丰富。药材来源于野生。

| 采收加工 | 立夏或清明前后采挖，洗净，晒干。

| 药材性状 | 本品呈纺锤形，略弯曲，两端狭尖，中部略粗，长 1.5 ~ 3.5 cm，直径 3 ~ 5 mm。表面淡黄色，有的黄棕色，不饱满，具粗糙的纵皱纹，纤维性强，断面黄白色，蜡质样。气微，味较淡。

| 功能主治 | 甘、微苦，微寒。养阴生津。用于阴虚肺燥，咳嗽痰黏，胃肠不足，口燥咽干，肠燥便秘。

| 用法用量 | 内服煎汤，10 ~ 15 g。

| 附　　方 | （1）治牙痛目火：麦冬 15 g，淡竹叶 6 g，车前草 9 g。炖猪肉服。
（2）治鼻衄、吐血、咯血：鲜麦冬 30 g，白鸡冠花 15 g，雪花 15 g。用肉汤煎服。［方（1）~（2）出自《草药手册》（江西）］

| 附　　注 | 本种异名：*Convallaria spicata* Thunberg、*Liriope spicata* (Thunb.) Lour. var. *humilis* F. Z. Li、*Liriope spicata* (Thunb.) Lour. f. *koreana* (Palibin) H. Hara、*Liriope spicata* (Thunb.) Lour. var. *prolifera* Y. T. Ma、*Mondo fauriei* (H. Léveillé & Vaniot) Farwell。
药材麦冬，为本种的干燥块根，《湖南省中药材标准》（1993 年版）中有收载；《湖南省中药材标准》（2009 年版）以"土麦冬"之名收载之。
本种的小块根可煲汤，也可代茶饮。

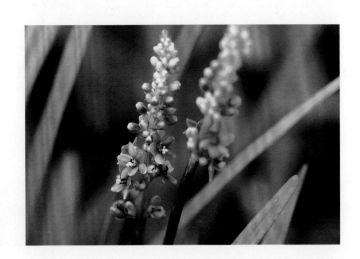

沿阶草
Ophiopogon bodinieri Lévl.

| **植物别名** | 铺散沿阶草、矮小沿阶草。

| **药材名** | 麦门冬（药用部位：块根）。

| **形态特征** | 多年生草本。根纤细，近末端处有时具膨大成纺锤形的小块根；地下走茎长。茎很短。叶基生成丛，禾叶状，长 20 ~ 40 cm，宽 0.2 ~ 0.4 cm，具 3 ~ 5 脉。花葶较叶稍短或几等长；总状花序长 1 ~ 7 cm，具数至 10 余花；花常单生或 2 花簇生于苞片腋内；苞片条形或披针形，最下面的长约 0.7 cm；花梗长 0.5 ~ 0.8 cm；花被片卵状披针形、披针形或近矩圆形，长 0.4 ~ 0.6 cm，白色或稍带紫色；花丝很短，花药狭披针形，长约 0.25 cm，常呈绿黄色；花柱细，长 0.4 ~ 0.5 cm。种子近球形或椭圆形，直径 0.5 ~ 0.6 cm。

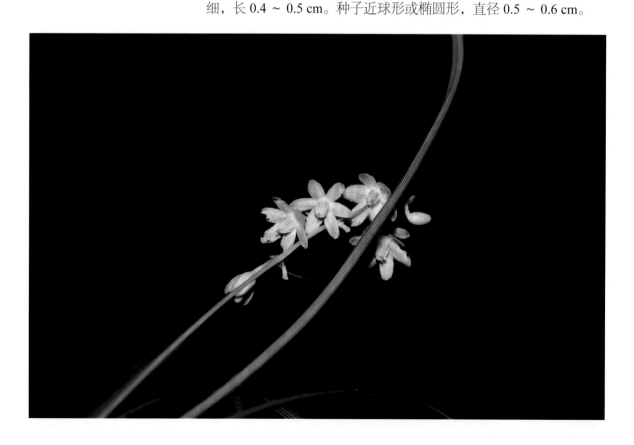

| **生境分布** | 生于海拔 600 m 以上的山坡、山谷潮湿处、沟边、灌丛下或林下，亦有栽培。分布于德兴三清山北麓、大茅山等，新岗山、银城等有栽培。

| **资源情况** | 野生资源一般，栽培资源丰富。药材来源于栽培。

| **采收加工** | 清明前后，选晴天采挖，洗净，晒干后揉搓，反复 4 ~ 5 次，直到去尽须根，干燥即得。

| **功能主治** | 甘、微苦，微寒。归肺、胃、心经。滋阴润肺，益胃生津，清心除烦。用于肺燥干咳，肺痈，阴虚劳嗽，津伤口渴，消渴，心烦失眠，咽喉疼痛，肠燥便秘，血热吐衄。

| **用法用量** | 内服煎汤，6 ~ 15 g；或入丸、散、膏剂；虚寒泄泻、湿浊中阻、风寒或寒痰咳喘者均禁服。外用适量，研末调敷；或煎汤涂；或鲜品捣汁搽。

| **附　注** | 本种异名：*Mondo bodinieri* (H. Léveillé) Farwell、*Mondo formosanum* Ohwi、*Ophiopogon bodinieri* H. Lévl. var. *pygmaeus* F. T. Wang & L. K. Dai、*Ophiopogon filiformis* H. Léveillé、*Ophiopogon lofouensis* H. Léveillé。
本种的小块根可煲汤，也可代茶饮。

百合科 Liliaceae 沿阶草属 Ophiopogon

间型沿阶草

Ophiopogon intermedius D. Don

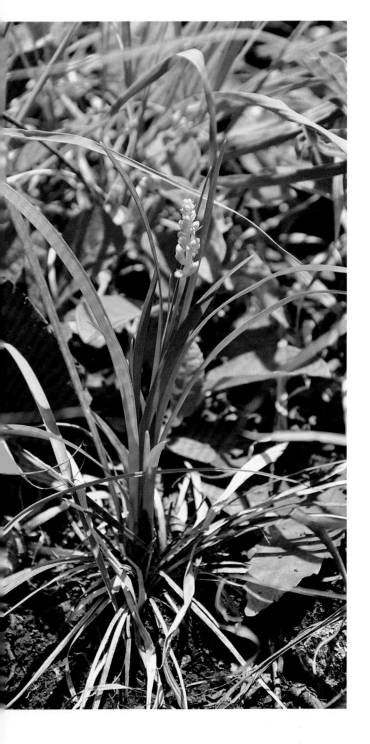

| 药 材 名 |

间型沿阶草（药用部位：块根）。

| 形态特征 |

多年生草本，植株常丛生。根茎粗短，块状；根细长，常有椭圆形或纺锤形的小块根。叶基生成丛，禾叶状，长 15 ~ 60 cm，宽 0.2 ~ 0.8 cm，具 5 ~ 9 脉，基部常包以褐色膜质的鞘及其枯萎后撕裂的纤维。花葶长 20 ~ 50 cm，通常短于叶；总状花序长 2.5 ~ 7 cm，具 15 ~ 20 花；花常单生或 2 ~ 3 簇生于苞片腋内；苞片钻形或披针形，最下面的长可达 2 cm；花梗长 0.4 ~ 0.6 cm；花被片矩圆形，长 0.4 ~ 0.7 cm，白色或淡紫色；花丝极短，花药条状狭卵形，长 0.3 ~ 0.4 cm；花柱细，长约 0.35 cm。种子椭圆形。

| 生境分布 |

生于海拔 1 000 m 以上的山谷、林下阴湿处或水沟边。分布于德兴三清山北麓等。

| 资源情况 |

野生资源一般。药材来源于野生。

| 采收加工 | 夏季采挖，洗净，干燥或鲜用。 |

| 功能主治 | 清热润肺，养阴生津。用于肺燥干咳，吐血，咯血，咽干口燥。 |

| 用法用量 | 内服煎汤，6 ~ 15 g。 |

| 附　注 | 本种异名：*Flueggea dubia* Kunth、*Flueggea griffithii* Baker、*Flueggea jacquemontiana* Kunth、*Flueggea japonica* (Linnaeus f.) Richard var. *intermedia* (D. Don) Schultes、*Flueggea wallichiana* Kunth。
本种的小块根可煲汤，也可代茶饮。 |

百合科 Liliaceae 沿阶草属 Ophiopogon

麦冬

Ophiopogon japonicus (L. f.) Ker-Gawl.

| **植物别名** | 金边阔叶麦冬、沿阶草、麦门冬。

| **药 材 名** | 麦门冬（药用部位：块根。别名：韭菜麦冬）。

| **形态特征** | 多年生草本。根较粗，中间或近末端常膨大成椭圆形或纺锤形的小块根；地下走茎细长。叶基生成丛，禾叶状，长 10 ~ 50 cm，宽 0.15 ~ 0.35 cm，具 3 ~ 7 脉。花葶长 6 ~ 25 cm，通常比叶短得多，总状花序长 2 ~ 5 cm 或更长，具数至 10 余花；花单生或成对着生于苞片腋内；苞片披针形，最下面的长 0.7 ~ 0.8 cm；花梗长 0.3 ~ 0.4 cm；花被片常稍下垂而不展开，披针形，长约 0.5 cm，白色或淡紫色；花药三角状披针形，长 0.25 ~ 0.3 cm；花柱长约 0.4 cm。种子球形，直径 0.7 ~ 0.8 cm。

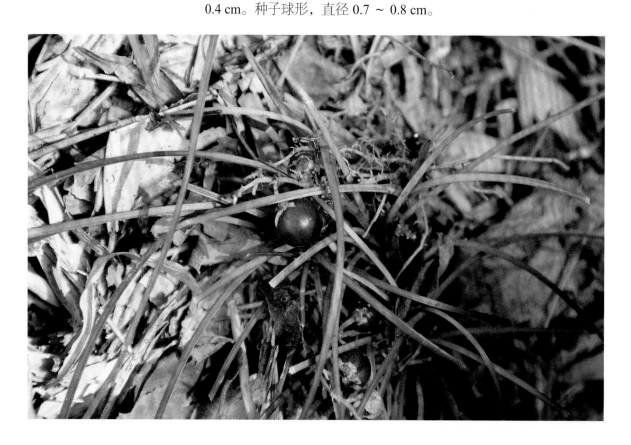

| 生境分布 | 生于海拔 2 000 m 以下的山坡阴湿处、林下或溪旁。德兴各地均有栽培。

| 资源情况 | 栽培资源丰富。药材来源于栽培。

| 采收加工 | 夏季选晴天采挖，洗净，晒干后揉搓，反复 4 ~ 5 次，直到去尽须根，干燥即得。

| 药材性状 | 本品呈纺锤形，两端略尖，长 1.5 ~ 3 cm，直径 0.3 ~ 0.6 cm。表面淡黄色或灰黄色，有细纵纹。质柔韧，断面黄白色，半透明，中柱细小。气微香，味甘、微苦。

| 功能主治 | 甘、微苦，微寒。归肺、胃、心经。养阴生津，润肺清心。用于肺燥干咳，阴虚劳嗽，喉痹咽痛，津伤口渴，内热消渴，心烦失眠，肠燥便秘。

| 用法用量 | 内服煎汤，6 ~ 15 g；或入丸、散、膏剂；虚寒泄泻、湿浊中阻、风寒或寒痰咳喘者均禁服。外用适量，研末调敷；或煎汤涂；或鲜品捣汁搽。

| 附　　注 | 本种异名：*Convallaria japonica* Linnaeus f.、*Anemarrhena cavaleriei* H. Léveillé、*Convallaria japonica* L. f. var. *minor* Thunberg、*Flueggea japonica* (Linnaeus f.) Richard、*Mondo japonicum* (Linnaeus f.) Farwell。

药材麦冬，为本种的干燥块根，《中华人民共和国药典》（1977 年版至 2020 年版）中有收载；《贵州省中药材标准规格·上集》（1965 年版）以"麦冬（麦门冬）"之名收载之，《中华人民共和国药典》（1963 年版）以"麦门冬（麦冬）"之名收载之，《新疆维吾尔自治区药品标准·第二册》（1980 年版）等以"麦门冬"之名收载之。

《中华人民共和国药典》规定，麦门冬按干燥品计算，含麦冬总皂苷以鲁斯可皂苷元（$C_{27}H_{42}O_4$）计，不得少于 0.12%。

本种的小块根可煲汤，如瘦肉汤、老鸭汤等，也可泡茶。

百合科 Liliaceae 重楼属 Paris

球药隔重楼 *Paris fargesii* Franch.

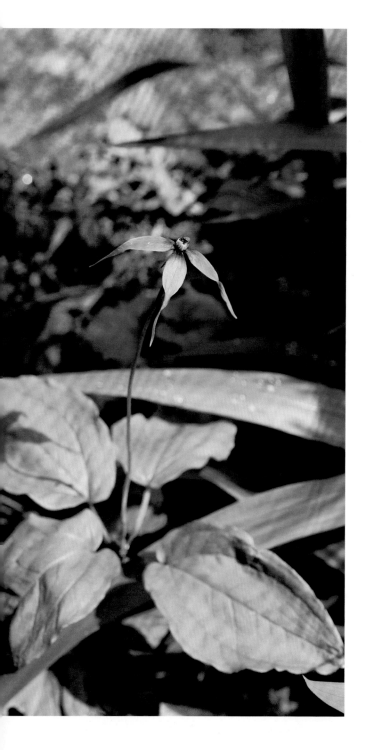

| 药 材 名 |

球药隔重楼（药用部位：根茎）。

| 形态特征 |

多年生草本。植株高 50 ~ 100 cm。根茎直径 1 ~ 2 cm。叶 4 ~ 6 轮生，宽卵圆形，长 9 ~ 20 cm，宽 4.5 ~ 14 cm；叶柄长 2 ~ 4 cm。花梗长 20 ~ 40 cm；外轮花被片通常 5，极少 3 ~ 4，卵状披针形，先端具长尾尖，基部变狭成短柄，内轮花被片通常长 1 ~ 1.5 cm，少有更长；雄蕊 8，花丝长 0.1 ~ 0.2 cm，花药短条形，稍长于花丝，药隔突出部分圆头状，肉质，长约 0.1 cm，呈紫褐色。

| 生境分布 |

生于海拔 550 m 以上的林下或阴湿处。分布于德兴三清山北麓、大茅山等。

| 资源情况 |

野生资源稀少。药材来源于野生。

| 采收加工 |

9 ~ 10 月倒苗时采挖，晒干或炕干后，撞去粗皮、须根。

| **药材性状** | 本品呈结节状扁圆柱形，略弯曲，长 7 ~ 13 cm，直径 1 ~ 2 cm。表面黄棕色或灰棕色，外皮脱落处呈白色；密具层状凸起的粗环纹，一面结节明显，结节上具椭圆形凹陷茎痕，另一面有疏生的须根或疣状须根痕。顶端具鳞叶和茎的残基。质坚实，断面平坦，白色至浅棕色，粉性或角质。气微，味微苦、麻。 |

| **功能主治** | 苦，微寒；有小毒。归肝经。清热解毒，消肿止痛，平喘止咳。用于肿伤中毒，淋巴结结核，毒蛇咬伤等。 |

| **用法用量** | 内服煎汤，3 ~ 19 g；虚寒证、阴证外疡者及孕妇禁服。外用适量，磨汁涂布；或研末调敷；或鲜品捣敷。 |

| **附　　注** | 本种异名：*Paris hookeri* H. Lévl.、*Daiswa fargesii* (Franch.) Takht.、*Paris polyphylla* Smith subsp. *fargesii* (Franch.) H. Hara、*Paris fargesii* Franch. var. *latipetala* H. Li et V. G. Soukup、*Paris fargesii* Franch. var. *brevipetalata* (T. C. Huang et K. C. Yang) T. C. Huang et K. C. Y.
药材球药隔重楼，为本种的根茎，《四川省藏药材标准》（2014 年版）中收载。
本种为国家 II 级保护植物（第二批），IUCN 评估等级为 NT 级，被《中国生物多样性红色名录——高等植物卷》列为近危种。 |

百合科 Liliaceae 重楼属 Paris

具柄重楼

Paris fargesii Franch. var. *petiolata* (Baker ex C. H. Wright) Wang et Tang

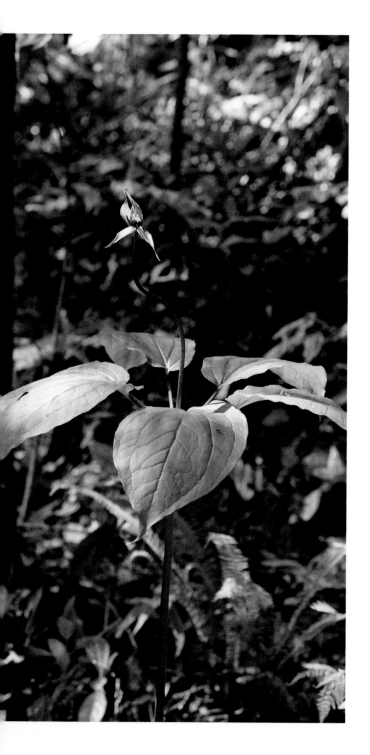

药材名

具柄重楼（药用部位：根茎）。

形态特征

本变种与球药隔重楼的区别在于本变种叶为宽卵形；内轮花被片长 4.5 ~ 5.5 cm，雄蕊 12，长 1.2 cm，药隔突出部分为小尖头状，长 0.1 ~ 0.2 cm。

生境分布

生于海拔 1 300 ~ 1 800 m 的林下阴处。分布于德兴三清山北麓等。

资源情况

野生资源稀少。药材来源于野生。

采收加工

9 ~ 10 月倒苗时采挖，晒干或炕干后，撞去粗皮、须根。

功能主治

苦、涩，凉。清热解毒，消肿止痛，止咳平喘，息风定惊。用于流行性乙型脑炎，胃痛，阑尾炎，淋巴结结核，扁桃体炎，咽喉肿痛，腮腺炎，乳腺炎，慢性支气管炎，小儿惊风抽搐，石淋，疮疡肿毒，蛇虫咬伤，跌打损伤。

| 用法用量 | 内服煎汤，3 ~ 9 g；虚寒证、阴证外疡者及孕妇禁服。外用适量，磨汁涂布；或研末调敷；或鲜品捣敷。

| 附　注 | 本种异名：*Paris petiolata* Baker ex C. H. Wright、*Paris delavayi* Franch. var. *ovalifolia* H. Li、*Paris delavayi* Franch. var. *petiolata* (Baker ex C. H. Wright) H. Li。

百合科 Liliaceae 重楼属 Paris

华重楼

Paris polyphylla Sm. var. *chinensis* (Franch.) Hara

| **药 材 名** | 重楼（药用部位：根茎。别名：蚤休、草河车、七叶一枝花）。

| **形态特征** | 多年生草本。叶 5 ~ 8 轮生，通常 7，倒卵状披针形、矩圆状披针形或倒披针形。内轮花被片狭条形，通常中部以上变宽，宽 0.1 ~ 0.15 cm，长 1.5 ~ 3.5 cm，长为外轮花被片的 1/3 至近等长或稍长；雄蕊 8 ~ 10，花药长 1.2 ~ 2 cm，长为花丝的 3 ~ 4 倍，药隔突出部分长 0.1 ~ 0.2 cm。

| **生境分布** | 生于海拔 600 ~ 1 350 m 的林下阴处或沟谷边的草丛中，亦有栽培。德兴各地山区均有分布，花桥、绕二有栽培。

| **资源情况** | 野生资源一般，栽培资源丰富。药材主要来源于栽培。

| **采收加工** | 移栽 3 ~ 5 年后，在 9 ~ 10 月倒苗时采挖，晒干或炕干后，撞去粗皮、须根。

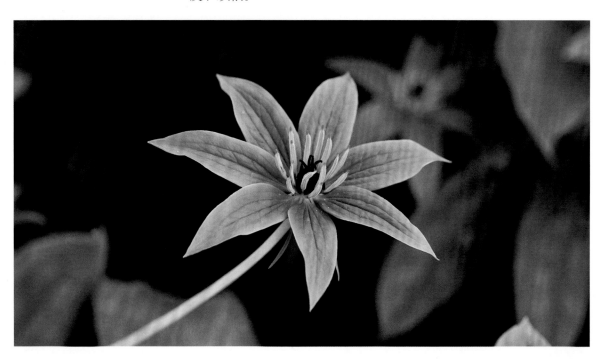

| 药材性状 | 本品呈结节状扁圆柱形，略弯曲，长 5 ~ 12 cm，直径 1 ~ 4.5 cm。表面黄棕色或灰棕色，外皮脱落处呈白色；密具层状凸起的粗环纹，一面结节明显，结节上具椭圆形凹陷茎痕，另一面有疏生的须根或疣状须根痕。先端具鳞叶和茎的残基。质坚实，断面平坦，白色至浅棕色，粉性或角质样。气微，味微苦、麻。

| 功能主治 | 苦，微寒；有小毒。归肝经。清热解毒，消肿止痛，凉肝定惊。用于疔疮痈肿，咽喉肿痛，蛇虫咬伤，跌扑伤痛，惊风抽搐。

| 用法用量 | 内服煎汤，3 ~ 19 g；或研末，1 ~ 3 g；虚寒证、阴证外疡者及孕妇禁服。外用适量，磨汁涂布；或研末调敷；或鲜品捣敷。

| 附　方 | （1）治毒蛇咬伤后出现中枢神经麻痹的危症：七叶一枝花、八角莲、五灵脂各15 g，独活、茱萸、桂枝各 9 g，甘草 6 g。煎汤浓后加麝香末 2.4 g，频频灌服。

（2）治流行性脑脊髓膜炎：七叶一枝花 9 g，麦冬 6 g，银花藤 6 g，青木香3 g，白菊花 6 g。煎汤服。

（3）治流行性乙型脑炎：①七叶一枝花 9 g，板蓝根 9 g，大青叶 9 g，金银花9 g，连翘 6 g，黄芩 6 g，青木香 6 g，黄连 3 g，芦根 6 g，辰砂 0.9 g（大便结加大黄、枳实、朴硝，小便赤加木通、车前子）。煎汤服。②七叶一枝花 9 g，全蝎 0.6 g。煎汤服。

（4）治阴性肿毒：①七叶一枝花适量，磨醋搽。②七叶一枝花、天南星、八角莲各适量，磨醋搽。

（5）治带状疱疹：七叶一枝花、朱砂根研末，加雄黄，浸白酒搽。

（6）治跌打损伤：七叶一枝花入尿桶中浸 2 周取出洗净，在长流水中漂至不出黄水为度，日晒夜露，碗装碗盖蒸，晒干，以酒磨汁服。外搽或外擦更好，孕妇忌用。［方（1）~（6）出自《草药手册》（江西）］

| 附　注 | 本种异名：*Paris chinensis* Franchet、*Daiswa chinensis* (Franchet) Takhtajan、*Daiswa chinensis* (Franch.) Takht. subsp. *brachysepala* (Pampanini) Takhtajan、*Paris brachysepala* Pampanini、*Paris brevipetala* Y. K. Yang。

药材重楼，为本种的干燥根茎，《中华人民共和国药典》（1977 年版至 2020 年版）、《云南省药品标准》（1974 年版）、《贵州省中药材、民族药材质量标准·副篇》（2003 年版）中有收载。《中华人民共和国药典》除收载本种外，还收载了云南重楼 *Paris polyphylla* Sm. var. *yunnanensis* (Franch.) Hand.-Mzt.，且《中华人民共和国药典》中本种的中文名为"七叶一枝花"。

《中华人民共和国药典》规定，重楼按干燥品计算，含重楼皂苷 I（$C_{44}H_{70}O_{16}$）、重楼皂苷 II（$C_{51}H_{82}O_{20}$）和重楼皂苷 VII（$C_{51}H_{82}O_{21}$）的总量不得少于 0.60%。

百合科 Liliaceae 重楼属 Paris

狭叶重楼
Paris polyphylla Sm. var. *stenophylla* Franch.

| 药 材 名 | 狭叶重楼（药用部位：根茎）。

| 形态特征 | 多年生草本。叶 8 ~ 20 轮生，披针形、倒披针形或条状披针形，有时略微弯曲成镰状，长 5.5 ~ 19 cm，通常宽 1.5 ~ 2.5 cm，具短叶柄。外轮花被片 5 ~ 7，叶状，狭披针形或卵状披针形，长 3 ~ 8 cm，宽 1 ~ 1.5 cm，基部渐狭成短柄，内轮花被片狭条形，远比外轮花被片长；雄蕊 7 ~ 14，花药长 0.5 ~ 0.8 cm，与花丝近等长，药隔突出部分极短，长 0.05 ~ 0.1 cm；子房近球形，暗紫色，花柱明显，长 0.3 ~ 0.5 cm，先端具 4 ~ 5 分枝。

| 生境分布 | 生于海拔 1 000 m 以上的林下或草丛阴湿处。分布于德兴三清山北麓等。

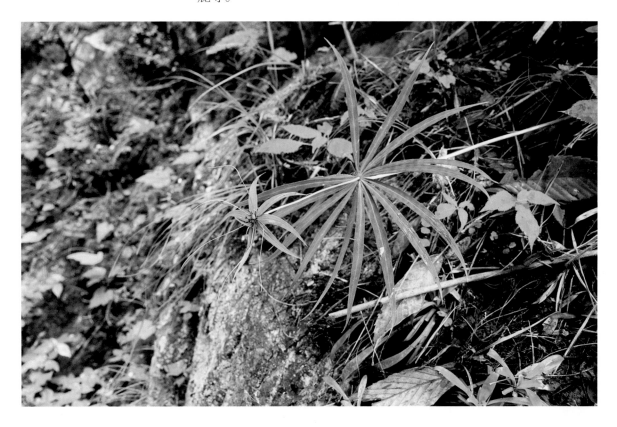

| **资源情况** | 野生资源稀少。药材来源于野生。

| **采收加工** | 9 ~ 10 月倒苗时采挖，晒干或炕干后，撞去粗皮、须根。

| **药材性状** | 本品呈结节状扁圆柱形，略弯曲，长 1.3 ~ 8 cm，直径 1.1 ~ 2 cm。表面淡棕黄色，略有皱纹，具层状凸起的环纹；一面结节明显，结节上具扁圆形略凹陷的茎痕，另一面有疏生的须根残存或具须根痕；顶端具鳞叶及茎的残基。质硬，易折断，断面呈类白色，粉性。气微，味微苦、麻。

| **功能主治** | 苦，微寒；有小毒。归肝经。清热解毒，消肿止痛，凉肝定惊。用于疔疮痈肿，咽喉肿痛，蛇虫咬伤，跌扑伤痛，惊风抽搐。

| **用法用量** | 内服煎汤，3 ~ 9 g；虚寒证、阴证外疡者及孕妇禁服。外用适量，磨汁涂布；或研末调敷；或鲜品捣敷。

| **附　注** | 本种异名：*Daiswa bockiana* (Diels) Takhtajan、*Daiswa lancifolia* (Hayata) Takhtajan、*Paris arisanensis* Hayata、*Paris bockiana* Diels、*Paris hamifer* H. Léveillé、*Paris lancifolia* Hayata。

药材重楼，为本种的干燥根茎，《浙江省中药材标准》（2000 年版）中有收载；《浙江省中药材标准·第一册》（2017 年版）以"浙重楼"之名收载之；《甘肃省第四批 24 种中药材质量标准（试行）》（1996 年版）、《甘肃省中药材标准》（2009 年版）以"灯台七（蚤休）"之名收载之。

百合科 Liliaceae 黄精属 Polygonatum

多花黄精 *Polygonatum cyrtonema* Hua

| 植物别名 | 姜状黄精。

| 药 材 名 | 黄精（药用部位：根茎。别名：野生姜、九蒸姜）。

| 形态特征 | 多年生草本。根茎肥厚，通常连珠状或结节成块，直径 1 ~ 2 cm。
茎高 50 ~ 100 cm。叶互生；椭圆形、卵状披针形至矩圆状披针
形，长 10 ~ 18 cm，宽 2 ~ 7 cm。花序通常具 2 ~ 7 花，伞形，
总花梗长 1 ~ 5 cm，花梗长 0.5 ~ 2 cm；苞片微小或无；花被黄绿
色，全长 1.8 ~ 2.5 cm，裂片长约 0.3 cm；花丝长 0.3 ~ 0.4 cm，花
药长 0.35 ~ 0.4 cm；花柱长 1.2 ~ 1.5 cm。成熟浆果黑色，直径约
1 cm，具 3 ~ 9 种子。

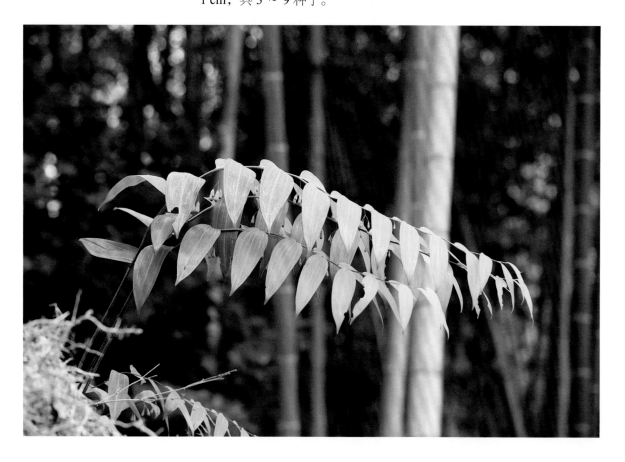

| 生境分布 | 生于海拔 500 ~ 2 100 m 的林下、灌丛或山坡阴处，亦有栽培。德兴各地山区均有分布，花桥、大岗山等有栽培。

| 资源情况 | 野生资源丰富，栽培资源丰富。药材主要来源于栽培。

| 采收加工 | 春、秋季采挖，除去须根，洗净，置沸水中略烫或蒸至透心，干燥。

| 药材性状 | 本品呈长条结节块状，长短不等，常数个块状结节相连。表面灰黄色或黄褐色，粗糙，结节上侧有凸出的圆盘状茎痕，直径 0.8 ~ 1.5 cm。气微，味甜，嚼之有黏性。

| 功能主治 | 甘，平。归脾、肺、肾经。补气养阴，健脾，润肺，益肾。用于脾胃气虚，体倦乏力，胃阴不足，口干食少，肺虚燥咳，劳嗽咯血，精血不足，腰膝酸软，须发早白，内热消渴。

| 用法用量 | 内服煎汤，10 ~ 15 g，鲜品 30 ~ 60 g；或入丸、散、膏剂；中寒泄泻、痰湿痞满气滞者禁服。外用适量，煎汤洗；或熬膏涂；或浸酒搽。

| 附　　注 | 本种异名：*Polygonatum brachynema* Handel-Mazzetti、*Polygonatum henryi* Diels、*Polygonatum martini* H. Léveillé、*Polygonatum multiflorum* Allioni var. *longifolium* Merrill.

药材黄精，为本种的干燥根茎，《中华人民共和国药典》（1963 年版至 2020 年版）、《广西壮族自治区壮药质量标准·第一卷》（2008 年版）、《新疆维吾尔自治区药品标准·第二册》（1980 年版）、《贵州省中药材标准规格·上集》（1965 年版）、《藏药标准》（1979 年版）等中有收载。

《中华人民共和国药典》规定，黄精按干燥品计算，含黄精多糖以无水葡萄糖（$C_6H_{12}O_6$）计，不得少于 7.0%。

本种的根茎可炖汤、浸酒，或代茶饮。

百合科 Liliaceae 黄精属 Polygonatum

长梗黄精 *Polygonatum filipes* Merr. ex C. Jeffrey et McEwan

| 药 材 名 | 长梗黄精（药用部位：根茎）。

| 形态特征 | 多年生草本。根茎连珠状或有时节间稍长，直径 1 ~ 1.5 cm。茎高 30 ~ 70 cm。叶互生，矩圆状披针形至椭圆形，长 6 ~ 12 cm，下面脉上有短毛。花序具 2 ~ 7 花，总花梗细丝状，长 3 ~ 8 cm，花梗长 0.5 ~ 1.5 cm；花被淡黄绿色，全长 1.5 ~ 2 cm，裂片长约 0.4 cm；花丝长约 0.4 cm，具短绵毛，花药长 0.25 ~ 0.3 cm；花柱长 1 ~ 1.4 cm。浆果直径约 0.8 cm，具 2 ~ 5 种子。

| 生境分布 | 生于海拔 200 ~ 600 m 的林下、灌丛或草坡。德兴各地均有分布。

| 资源情况 | 野生资源丰富。药材来源于野生。

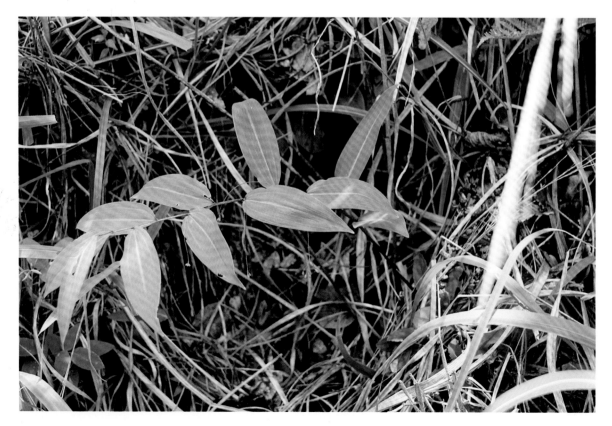

| 采收加工 | 春、秋季采挖，除去须根，洗净，置沸水中略烫或蒸至透心，干燥。

| 药材性状 | 本品呈连珠状。表面灰黄色或黄褐色，粗糙，结节上侧有凸出的圆盘状茎痕，直径 0.4 ~ 1 cm。气微，味淡，嚼之稍有黏性。

| 功能主治 | 甘，平。归肺、脾、肾经。补气养阴，健脾，润肺，益肾。用于脾胃虚弱，体倦乏力，口干食少，肺虚燥咳，精血不足，内热消渴。

| 用法用量 | 内服煎汤，10 ~ 15 g，鲜品 30 ~ 60 g；或入丸、散、膏剂。外用适量，煎汤洗；或熬膏涂；或浸酒搽。

| 附　　注 | 德兴民间常将本种混入多花黄精中作黄精使用。
本种的根茎可炖汤、浸酒或代茶饮。

百合科 Liliaceae 黄精属 Polygonatum

滇黄精
Polygonatum kingianum Coll. et Hemsl.

| **药 材 名** | 黄精（药用部位：根茎）。

| **形态特征** | 多年生草本。根茎近圆柱形或近连珠状，结节有时为不规则菱状，直径 1 ~ 3 cm。茎高 1 ~ 3 m，先端作攀缘状。叶轮生，每轮 3 ~ 10，条形、条状披针形或披针形，长 6 ~ 25 cm，宽 0.3 ~ 3 cm，先端拳卷。花序具 2 ~ 5 花，总花梗长 1 ~ 2 cm，花梗长 0.5 ~ 1.5 cm；苞片膜质，微小；花被粉红色，长 1.8 ~ 2.5 cm，裂片长 0.3 ~ 0.5 cm；花丝长 0.3 ~ 0.5 cm，花药长 0.4 ~ 0.6 cm；花柱长 1 ~ 1.4 cm。浆果红色，直径 1 ~ 1.5 cm，具 7 ~ 12 种子。

| **生境分布** | 德兴大目源有栽培。

| **资源情况** | 栽培资源一般。药材来源于栽培。

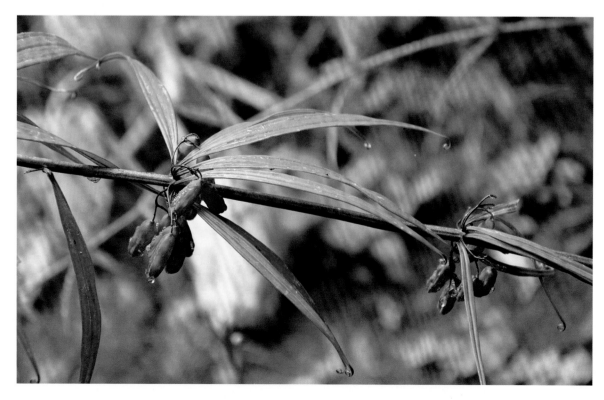

| **采收加工** | 春、秋季采挖，除去须根，洗净，置沸水中略烫或蒸至透心，干燥。 |

| **药材性状** | 本品呈肥厚肉质的结节块状，结节长可超过 10 cm，宽 3～6 cm，厚 2～3 cm。表面淡黄色至黄棕色，具环节，有皱纹及须根痕，结节上侧茎痕呈圆盘状，圆周凹入，中部突出。质硬而韧，不易折断，断面角质样，淡黄色至黄棕色。气微，味甜，嚼之有黏性。 |

| **功能主治** | 甘，平。归脾、肺、肾经。补气养阴，健脾，润肺，益肾。用于脾胃气虚，体倦乏力，胃阴不足，口干食少，肺虚燥咳，劳嗽咯血，精血不足，腰膝酸软，须发早白，内热消渴。 |

| **用法用量** | 内服煎汤，10～15 g，鲜品 30～60 g；或入丸、散、膏剂；中寒泄泻、痰湿痞满气滞者禁服。外用适量，煎汤洗；或熬膏涂；或浸酒搽。 |

| **附　注** | 本种异名：*Polygonatum agglutinatum* Hua、*Polygonatum cavaleriei* H. Léveillé、*Polygonatum darrisii* H. Léveillé、*Polygonatum ericoideum* H. Léveillé、*Polygonatum esquirolii* H. Léveillé、*Polygonatum huanum* H. Léveillé。 |

药材黄精，为本种的干燥根茎，《中华人民共和国药典》（1977 年版至 2020 年版）、《广西壮族自治区壮药质量标准·第一卷》（2008 年版）、《新疆维吾尔自治区药品标准·第二册》（1980 年版）、《云南省药品标准》（1974 年版、1996 年版）等中有收载。

《中华人民共和国药典》规定，黄精按干燥品计算，含黄精多糖以无水葡萄糖（$C_6H_{12}O_6$）计，不得少于 7.0%。

本种的根茎可炖汤、浸酒或代茶饮。

百合科 Liliaceae 黄精属 Polygonatum

玉竹

Polygonatum odoratum (Mill.) Druce

| **植物别名** | 铃铛菜、尾参、地管子。

| **药 材 名** | 玉竹（药用部位：根茎）。

| **形态特征** | 多年生草本。根茎圆柱形，直径 0.5 ~ 1.4 cm。茎高 20 ~ 50 cm。叶互生，椭圆形至卵状矩圆形，长 5 ~ 12 cm。花序具 1 ~ 4 花或更多，总花梗长 1 ~ 1.5 cm；苞片条状披针形或无；花被黄绿色至白色，全长 1.3 ~ 2 cm，裂片长 0.3 ~ 0.4 cm；花丝丝状，花药长约 0.4 cm；花柱长 1 ~ 1.4 cm。浆果蓝黑色，直径 0.7 ~ 1 cm，具 7 ~ 9 种子。

| **生境分布** | 生于山野阴湿处、林下及灌丛中，亦有栽培。分布于德兴大茅山等，花桥、李宅有栽培。

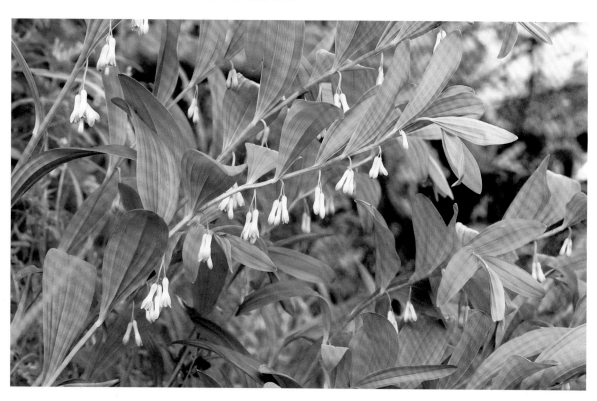

| 资源情况 | 野生资源一般，栽培资源较丰富。药材主要来源于栽培。

| 采收加工 | 秋季采挖，除去须根，洗净，晒至柔软后，反复揉搓、晾晒至无硬心，再晒干；或蒸透后，揉至半透明，晒干。

| 药材性状 | 本品呈长圆柱形，略扁，少有分枝，长 4 ~ 18 cm，直径 0.3 ~ 1.4 cm。表面黄白色或淡黄棕色，半透明，具纵皱纹和微隆起的环节，有白色圆点状的须根痕和圆盘状茎痕。质硬而脆或稍软，易折断，断面角质样或显颗粒性。气微，味甘，嚼之发黏。

| 功能主治 | 甘，微寒。归肺、胃经。养阴润燥，生津止渴。用于肺胃阴伤，燥热咳嗽，咽干口渴，内热消渴。

| 用法用量 | 内服煎汤，6 ~ 12 g；或熬膏；或浸酒；或入丸、散剂。外用适量，鲜品捣敷；或熬膏涂；阴虚有热宜生用，热不甚者宜制用。

| 附　　方 | （1）治多汗：玉竹、黄芪、防风各 9 g，土党参 15 g。煎汤服。
（2）治牙痛（指虚火）：玉竹 15 g，蒸肉食。
（3）治小便频数：玉竹 15 g，煎汤服。
（4）治跌打损伤：玉竹 15 g，浸酒服。［方（1）~（4）出自《草药手册》（江西）］

| 附　　注 | 本种异名：*Convallaria odorata* Miller、*Convallaria polygonatum* Linnaeus、*Polygonatum hondoense* Nakai ex Koidzumi、*Polygonatum japonicum* C. Morren & Decaisne、*Polygonatum langyaense* D. C. Zhang & J. Z. Shao。
药材玉竹，为本种的根茎，《中华人民共和国药典》（1963 年版至 2020 年版）、《内蒙古蒙药材标准》（1986 年版）、《新疆维吾尔自治区药品标准·第二册》（1980 年版）中有收载；《中华人民共和国卫生部药品标准·维吾尔药分册·附录》（1999 年版）以"欧玉竹"之名收载之。
《中华人民共和国药典》规定，玉竹按干燥品计算，含玉竹多糖以葡萄糖（$C_6H_{12}O_6$）计，不得少于 6.0%。
本种的根茎可炖汤、炒食或凉拌。

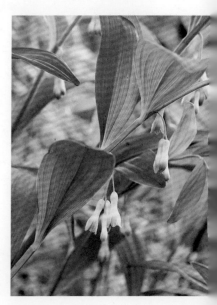

百合科 Liliaceae 吉祥草属 Reineckia

吉祥草
Reineckia carnea (Andr.) Kunth

| 药 材 名 | 吉祥草（药用部位：全草。别名：玉带草）。

| 形态特征 | 多年生草本。茎直径 0.2 ~ 0.3 cm，蔓延于地面，逐年向前延长或发出新枝，每节上有一残存的叶鞘，先端的叶簇由于茎的连续生长，有时似长在茎的中部，两叶簇间可相距数至 10 余厘米。叶每簇有 3 ~ 8，条形至披针形，长 10 ~ 38 cm，宽 0.5 ~ 3.5 cm。花葶长 5 ~ 15 cm；穗状花序长 2 ~ 6.5 cm；苞片长 0.5 ~ 0.7 cm；花芳香，粉红色；裂片矩圆形，长 0.5 ~ 0.7 cm，稍肉质；雄蕊短于花柱，花丝丝状，花药近矩圆形，长 0.2 ~ 0.25 cm；花柱丝状。浆果直径 0.6 ~ 1 cm，成熟时鲜红色。

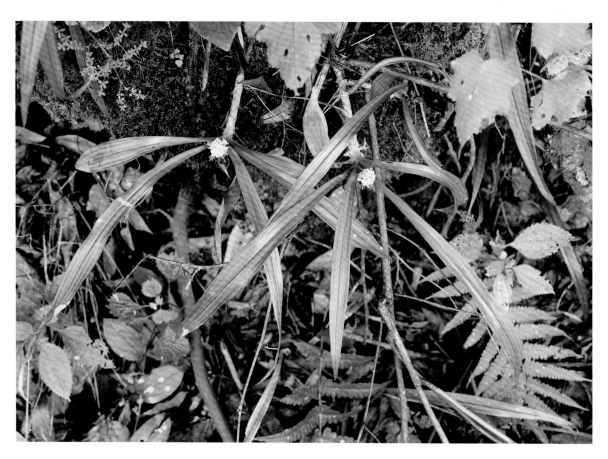

| 生境分布 | 生于海拔 170 m 以上的阴湿山坡、山谷或密林下，亦有栽培。德兴各地均有分布。 |

| 资源情况 | 野生资源丰富，栽培资源丰富。药材主要来源于栽培。 |

| 采收加工 | 种植 1 年后，全年均可采收，抖去泥土，洗净，鲜用或晒干。 |

| 药材性状 | 本品呈黄褐色。根茎细长，节明显，节上有残留的膜质鳞叶，并有少数弯曲卷缩的须根。叶簇生；叶片皱缩，展开后呈线形、卵状披针形或线状披针形，全缘，无柄，先端尖或长尖，基部平阔，长 7 ~ 30 cm，宽 0.5 ~ 2.8 cm，叶脉平行，中脉显著。气微，味甘。 |

| 功能主治 | 甘，凉。归肺、肝、脾经。润肺止咳，理气，解毒，补肾接骨，祛风除湿。用于肺热咳嗽，吐血，衄血，便血，慢性肾盂肾炎，遗精，跌打损伤，骨折，风湿性关节炎。 |

| 用法用量 | 内服煎汤，6 ~ 12 g，鲜品 30 ~ 60 g。外用适量，捣敷。 |

| 附　注 | 本种异名：*Sansevieria carnea* Andrews、*Reineckea carnea* (Andrews) Kunth var. *rubra* H. Léveillé、*Reineckea ovata* Z. Y. Zhu、*Reineckea yunnanensis* W. W. Smith、*Sansevieria sessiliflora* Ker Gawler.。
药材玉带草，为本种的全草，《云南省药品标准》（1996 年版）中有收载；《贵州省中药材、民族药材质量标准》（2003 年版）以"吉祥草（观音草）"之名收载之，《中华人民共和国卫生部药品标准·中药成方制剂·第十四册·附录》（1997 年版）、《湖南省中药材质量标准》（2009 年版）、《广西中药材标准》（1990 年版）、《湖北省中药材标准》（2009 年版）、《江西省中药材标准》（1996 年版、2014 年版）、《上海市中药材标准·附录》（1994 年版）、《四川省中草药标准（试行稿）·第二批》（1979 年版）、《云南省中药材标准·第一册》（2005 年版）以"吉祥草"之名收载之。 |

万年青

Rohdea japonica (Thunb.) Roth

| 药 材 名 | 万年青（药用部位：根及根茎。别名：开口箭、斩蛇剑）、万年青叶（药材部位：叶）、万年青花（药用部位：花）、万年青子（药用部位：果实）。

| 形态特征 | 多年生草本。根茎直径 1.5 ~ 2.5 cm。叶 3 ~ 6，厚纸质，矩圆形、披针形或倒披针形，长 15 ~ 50 cm，宽 2.5 ~ 7 cm，先端急尖，基部稍狭，绿色，纵脉明显浮凸；鞘叶披针形，长 5 ~ 12 cm。花葶短于叶，长 2.5 ~ 4 cm；穗状花序长 3 ~ 4 cm，宽 1.2 ~ 1.7 cm；具数 10 密集的花；苞片卵形，膜质，短于花，长 0.25 ~ 0.6 cm，宽 0.2 ~ 0.4 cm；花被长 0.4 ~ 0.5 cm，宽约 0.6 cm，淡黄色，裂片厚；花药卵形，长 0.14 ~ 0.15 cm。浆果直径约 0.8 cm，成熟时红色。

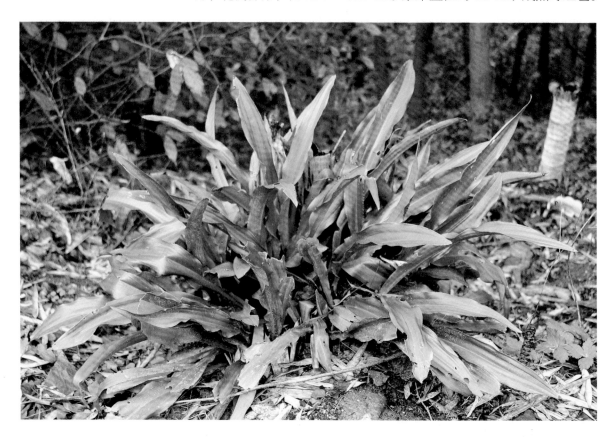

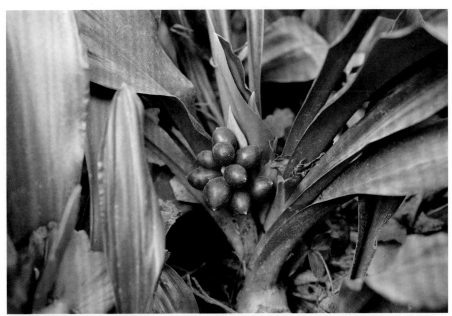

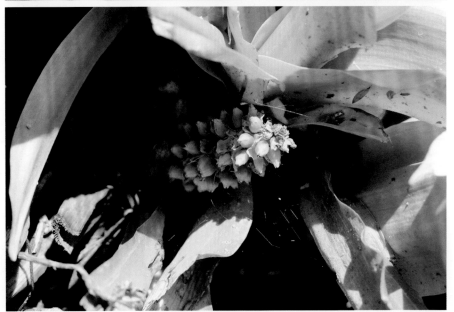

| **生境分布** | 生于海拔 750 ～ 1 700 m 的林下潮湿处或草地上。德兴银城常人工种植于花盆或作为园林观赏植物栽培。 |

| **资源情况** | 栽培资源丰富。药材来源于栽培。 |

采收加工	万年青：全年均可采挖，洗净，除去须根，鲜用或切片，晒干。
	万年青叶：全年均可采收，鲜用或晒干。
	万年青花：5 ～ 6 月花开时采收，阴干或烘干。
	万年青子：果实成熟时采收，沸水烫，晒干。

| 药材性状 | **万年青**：本品呈圆柱形，长 5 ~ 18 cm，直径 1.5 ~ 2.5 cm。表面灰黄色，皱缩，具密集的波状环节，并散有圆点状根痕，有时有长短不等的须根；先端有时可见地上茎痕和叶痕。质韧，折断面不平坦，黄白色（晒干品）或浅棕色至棕红色（烘干品），略带海绵性，有黄色维管束小点散布。气微，味苦、辛。

万年青子：本品呈类球形或为不规则的多面体团粒状，直径 0.8 ~ 1.6 cm；表面棕褐色至黑褐色，极皱缩，具 1 ~ 4 粗纵沟，于放大镜下可见先端具浅棕色三角形柱头痕，基部具圆形果柄痕。果皮紧贴种子，质坚硬，分离后呈革质，具脆性。种子 1 ~ 5，呈球形、半球形、橘瓣形，长 0.06 ~ 0.09 cm，宽 0.4 ~ 0.6 cm；表面深棕色至棕黑色，角质化，半透明。气微，味略酸、涩，果皮嚼之有柔滑感。

功能主治

万年青：苦、微甘，寒；有小毒。归肺、心经。清热解毒，强心利尿，凉血止血。用于咽喉肿痛，白喉，疮疡肿毒，蛇虫咬伤，心力衰竭，水肿臌胀，咯血，吐血，崩漏。

万年青叶：苦、涩，微寒；有小毒。归肺经。清热解毒，强心利尿，凉血止血。用于咽喉肿痛，疮毒，蛇咬伤，心力衰竭，咯血，吐血。

万年青花：甘、辛，平。归肝、肾经。祛瘀止痛，补肾。用于跌打损伤，肾虚腰痛。

万年青子：甘、苦，寒；有小毒。催生。用于难产。

用法用量

万年青：内服煎汤，3 ~ 9 g，鲜品 30 g；或浸酒；或捣汁；孕妇禁服。外用适量，鲜品捣敷；或捣汁涂；或塞鼻；或煎汤熏洗。

万年青叶：内服煎汤，3 ~ 9 g，鲜品 9 ~ 15 g。外用适量，煎汤熏洗；或捣汁涂。

万年青花：内服煎汤，3 ~ 9 g；或入丸剂；孕妇禁服。

万年青子：内服煎汤，4.5 ~ 9 g。

附方

（1）治急喉风、咽喉肿痛、扁桃体炎：鲜万年青根 24 g，捣碎，加温开水擂汁，频频含咽。

（2）治牙痛：万年青根茎切片，用 1 片含牙痛处，至淡无味时再换 1 片。

（3）治蛇咬伤及疮毒：万年青根捣烂，加甜酒外敷。

（4）治心脏病所致的水肿：万年青 6 g，大叶金钱草 15 g，天仙藤 9 g，白茅根 4.5 g，虎刺 9 g，海金沙 18 g。煎汤服。

（5）治乳腺炎：万年青、佛甲草、半边莲捣敷。

（6）治无名肿毒：万年青根捣汁涂擦。［方（1）~（6）出自《草药手册》（江西）］

| **附　注** | 本种异名：*Orontium japonicum* Thunberg、*Rohdea esquirolii* H. Léveillé、*Rohdea sinensis* H. Léveillé。

药材万年青子，为本种的干燥果实，《上海市中药材标准》（1994 年版）中有收载。

药材白河车（万年青根），为本种的根茎，《上海市中药材标准》（1994 年版）中有收载。

百合科 Liliaceae 绵枣儿属 Barnardia

绵枣儿

Barnardia japonica (Thunberg) Schultes & J. H. Schultes

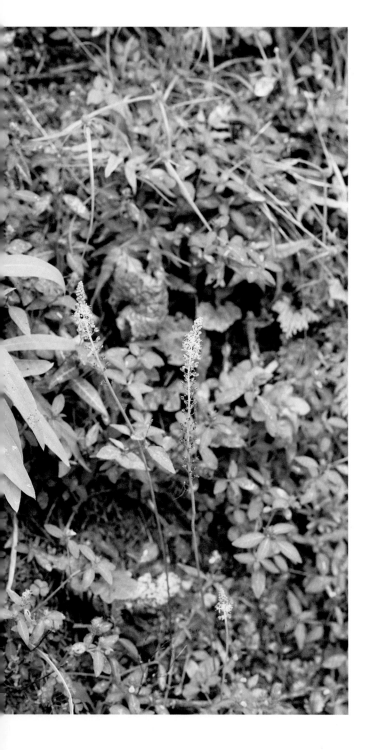

| 药 材 名 |

绵枣儿（药材部位：全草或鳞茎）。

| 形态特征 |

多年生草本。鳞茎卵形或近球形，长 2 ~
5 cm，鳞茎皮黑褐色。基生叶通常 2 ~ 5，
狭带状，长 15 ~ 40 cm，宽 0.2 ~ 0.9 cm。
花葶通常比叶长；总状花序长 2 ~ 20 cm，
具多数花；花紫红色、粉红色至白色，直
径 0.4 ~ 0.5 cm；花梗长 0.5 ~ 1.2 cm，基
部有 1 ~ 2 较小的苞片；花被片近椭圆形、
倒卵形或狭椭圆形，长 0.25 ~ 0.4 cm；雄
蕊生于花被片基部，稍短于花被片；花柱
短。果实近倒卵形，长 0.3 ~ 0.6 cm，宽
0.2 ~ 0.4 cm；种子 1 ~ 3，黑色。

| 生境分布 |

生于山坡、草地、路旁或林缘。德兴各地均
有分布。

| 资源情况 |

野生资源丰富。药材来源于野生。

| 采收加工 |

6 ~ 7 月采收，洗净，鲜用或晒干。

| **药材性状** | 本品鳞茎卵圆形或长卵形，长 2 ~ 3 cm，直径 0.5 ~ 1.5 cm。表面黄褐色或黑棕色，外被数层膜质鳞叶，向内为半透明肉质叠生的鳞叶，中央有黄绿色心芽，上端残留茎基，下部有须根。质硬或较软，断面有黏性。无臭，味微苦而辣。

| **功能主治** | 甘、苦，寒；有小毒。归肝、大肠经。活血止痛，解毒消肿，强心利尿。用于跌打损伤，筋骨疼痛，疮痈肿痛，乳痈，心脏病所致的水肿。

| **用法用量** | 内服煎汤，3 ~ 9 g；孕妇禁服。外用适量，捣敷。

| **附　注** | 本种异名：*Ornithogalum japonicum* Thunberg、*Barnardia alboviridis* (Handel-Mazzetti) Speta、*Barnardia bispatha* (Handel-Mazzetti) Speta、*Barnardia borealijaponica* (M. Kikuchi) Speta、*Barnardia pulchella* (Kitagawa) Speta。

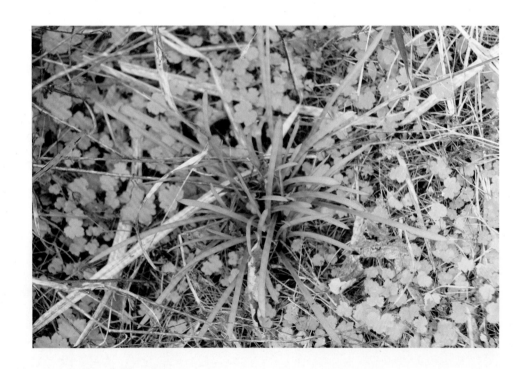

百合科 Liliaceae 舞鹤草属 *Maianthemum*

鹿药
Maianthemum japonicum (A. Gray) LaFrankie

| **药 材 名** | 鹿药（药用部位：根及根茎）。

| **形态特征** | 多年生草本。植株高 30 ~ 60 cm。根茎横走，直径 0.6 ~ 1 cm，有时具膨大的结节。茎中部以上或仅上部具粗伏毛。叶纸质，卵状椭圆形、椭圆形或矩圆形，长 6 ~ 15 cm，两面疏生粗毛或近无毛，具短柄。圆锥花序长 3 ~ 6 cm，有毛，具 10 ~ 20 花；花白色；花梗长 0.2 ~ 0.6 cm；花被片分离或仅基部稍合生，矩圆形或矩圆状倒卵形，长约 0.3 cm；雄蕊长约 0.2 cm，花药小；花柱长 0.05 ~ 0.1 cm。浆果近球形，直径 0.5 ~ 0.6 cm，成熟时红色，具 1 ~ 2 种子。

| **生境分布** | 生于海拔 900 m 以上的林下阴湿处或岩缝中。分布于德兴三清山北麓等。

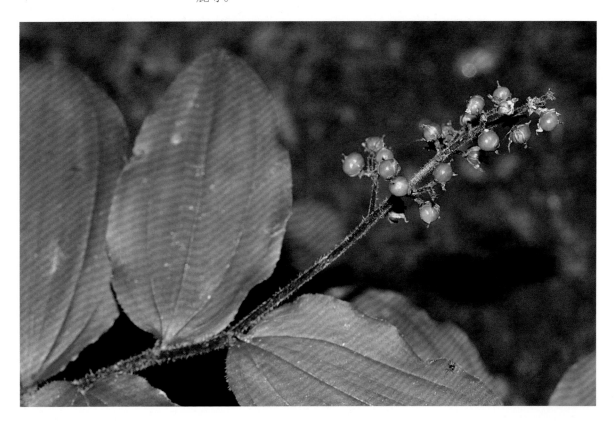

| 资源情况 | 野生资源丰富。药材来源于野生。

| 采收加工 | 春、秋季采挖，洗净，鲜用或晒干。

| 药材性状 | 本品略呈结节状，稍扁，长 6 ~ 15 cm，直径 0.5 ~ 1 cm。表面棕色至棕褐色，具皱纹，先端有 1 至数个茎基或芽基，周围密生多数须根。质较硬，断面白色，粉性。气微，味甜、微辛。

| 功能主治 | 甘、苦，温。归肾、肝经。补肾壮阳，活血祛瘀，祛风止痛。用于肾虚阳痿，月经不调，偏、正头痛，风湿痹痛，痈肿疮毒，跌打损伤。

| 用法用量 | 内服煎汤，6 ~ 15 g；或浸酒。外用适量，捣敷；或加热熨。

| 附　注 | 本种异名：*Smilacina japonica* A. Gray、*Smilacina hirta* Maximowicz、*Smilacina japonica* A. Gray var. *mandshurica* Maximowicz、*Smilacina rossii* (Baker) Maximowicz、*Tovaria japonica* (A. Gray) Baker、*Tovaria rossii* Baker。

百合科 Liliaceae 菝葜属 *Smilax*

尖叶菝葜 *Smilax arisanensis* Hay.

| **药 材 名** | 尖叶菝葜（药用部位：根茎）。

| **形态特征** | 攀缘灌木。根茎粗短。茎长可达 10 m，无刺或具疏刺。叶纸质，矩圆形、矩圆状披针形或卵状披针形，长 7 ~ 15 cm，宽 1.5 ~ 5 cm；叶柄长 0.7 ~ 2 cm，常扭曲，全长的 1/2 具狭鞘，常有卷须。伞形花序生于叶腋或生于披针形苞片的腋部；总花梗纤细，比叶柄长 3 ~ 5 倍；花绿白色；雄花内、外花被片相似，长 0.25 ~ 0.3 cm，宽约 0.1 cm，雄蕊长约为花被片的 2/3；雌花比雄花小，具 3 退化雄蕊。浆果直径约 0.8 cm，成熟时紫黑色。

| **生境分布** | 生于海拔 1 500 m 以下的林中、灌丛下或山谷溪边背阴处。德兴各地均有分布。

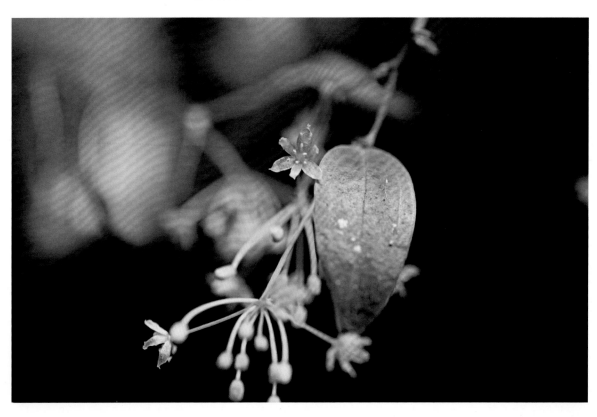

| **资源情况** | 野生资源丰富。药材来源于野生。 |

| **采收加工** | 秋末至翌年春季采挖，除去须根，洗净，晒干或趁鲜切片，晒干。 |

| **功能主治** | 清热利湿，活血。用于小便淋涩。 |

| **用法用量** | 内服煎汤，9 ~ 15 g；或浸酒。 |

百合科 Liliaceae 菝葜属 Smilax

菝葜
Smilax china L.

| 植物别名 | 金刚兜、大菝葜、金刚刺。

| 药 材 名 | 菝葜（药用部位：根茎。别名：金刚刺、马加勒、铁菱角）、菝葜叶（药用部位：叶）。

| 形态特征 | 攀缘灌木。根茎粗厚，坚硬，为不规则的块状，直径 2 ~ 3 cm。茎长 1 ~ 3 m 或更长，疏生刺。叶薄革质或坚纸质，圆形、卵形或椭圆形，长 3 ~ 10 cm，宽 1.5 ~ 8 cm；叶柄长 0.5 ~ 1.5 cm，全长的 1/2 ~ 2/3 具鞘，几乎都有卷须。伞形花序生于叶尚幼嫩的小枝上，具 10 余花或更多，常呈球形；总花梗长 1 ~ 2 cm；具小苞片；花绿黄色，外花被片长 0.35 ~ 0.45 cm，宽 0.15 ~ 0.2 cm，内花被片稍狭。浆果直径 0.6 ~ 1.5 cm，成熟时红色，有粉霜。

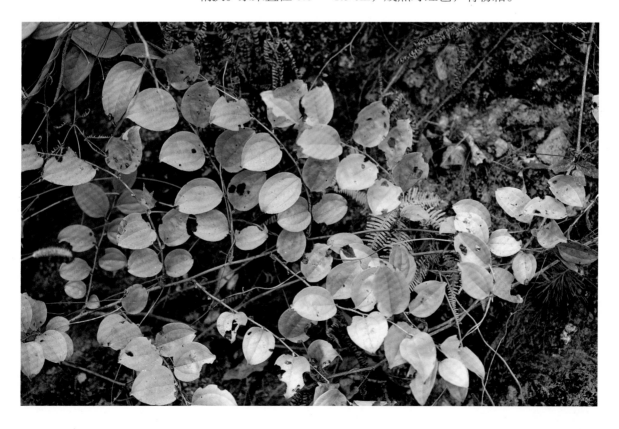

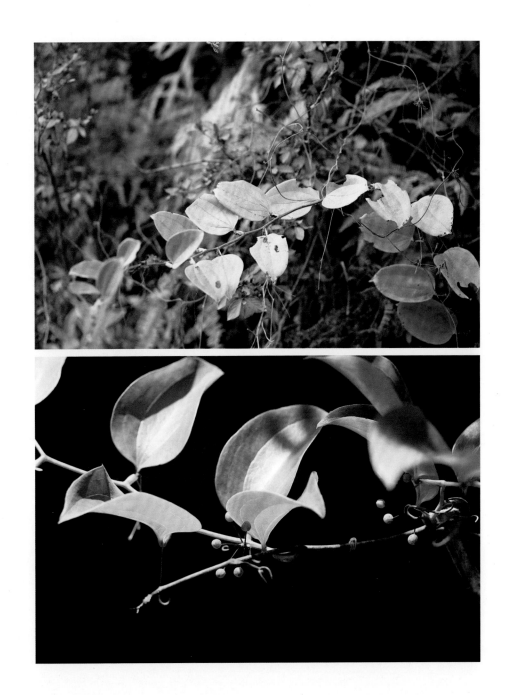

| **生境分布** | 生于海拔 2 000 m 以下的林下、灌丛中、路旁、河谷或山坡上。德兴各地均有分布。 |

| **资源情况** | 野生资源丰富。药材来源于野生。 |

| **采收加工** | 菝葜：秋季末至翌年春季采挖，除去须根，洗净，晒干或趁鲜切片，干燥。
菝葜叶：夏、秋季采收，鲜用或晒干。 |

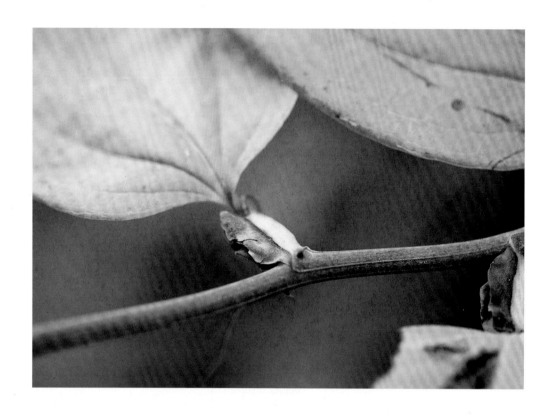

| 药材性状 | 菝葜：本品为不规则块状或弯曲扁柱形，有结节状隆起，长 10 ～ 20 cm，直径 2 ～ 3 cm。表面黄棕色或紫棕色，具圆锥状凸起的茎基痕，并残留坚硬的刺状须根残基或细根。质坚硬，难折断，断面呈棕黄色或红棕色，纤维性，可见点状维管束和多数小亮点。切片呈不规则形，厚 0.3 ～ 1 cm，边缘不整齐，切面粗纤维性；质硬，折断时有粉尘飞扬。气微，味微苦、涩。 |

| 功能主治 | 菝葜：甘、微苦、涩，平。归肝、胃经。利湿去浊，祛风除痹，解毒散瘀。用于小便淋浊，带下，风湿痹痛，疔疮痈肿。
菝葜叶：甘；平。祛风，利湿，解毒。用于风肿，疮疖，肿毒，臁疮，烫火伤，蜈蚣咬伤。 |

| 用法用量 | 菝葜：内服煎汤，10 ～ 15 g；或浸酒；或入丸、散剂；忌茶、醋。
菝葜叶：内服煎汤，15 ～ 30 g；或浸酒。外用适量，捣敷；或研末调敷；或煎汤洗。 |

| 附 注 | 本种异名：*Coprosmanthus japonicus* Kunth、*Smilax china* L. f. *obtusa* H. Léveillé、*Smilax china* L. var. *taiheiensis* (Hayata) T. Koyama、*Smilax pteropus* Miquel、*Smilax taiheiensis* Hayata。 |

药材菝葜，为本种的根茎，《中华人民共和国药典》（2005 年版至 2020 年版）、《中华人民共和国卫生部药品标准·中药成方制剂·第六册·附录》（1992 年版）、《中华人民共和国卫生部药品标准·维吾尔药分册》（1999 年版）、《河南省中药材标准》（1993 年版）、《江苏省中药材标准》（1989 年版）、《江西省中药材标准》（1996 年版、2014 年版）、《山东省中药材标准》（1995 年版、2002 年版）、《上海市中药材标准》（1994 年版）、《维吾尔药材标准·上册》（1993 年版）、《浙江省中药材标准》（2000 年版）、《中华人民共和国卫生部药品标准·中药成方制剂·第五册·附录》（1992 年版）中有收载；《贵州省中药材质量标准》（1988 年版）以"土茯苓（红土茯苓）"之名收载之，《湖南省中药材标准》（1993 年版）、《贵州省中药材、民族药材质量标准》（2003 年版）以"红土茯苓"之名收载之，《中华人民共和国卫生部药品标准·中药成方制剂·第八册·附录》（1993 年版）以"金刚头"之名收载之，《广西中药材标准》（1990 年版）、《广西壮族自治区壮药质量标准·第二卷》（2011 年版）以"金刚刺"之名收载之。

本种的根茎可制成淀粉食用，嫩茎叶焯水后可炒食或凉拌。

百合科 Liliaceae 菝葜属 Smilax

托柄菝葜 *Smilax discotis* Warb.

| **药 材 名** | 短柄菝葜（药用部位：根茎）。

| **形态特征** | 灌木，多少攀缘。茎长 0.5 ~ 3 m，疏生刺或近无刺。叶纸质，通常近椭圆形，长 4 ~ 15 cm，叶背苍白色；叶柄长 0.3 ~ 1 cm，有时有卷须；鞘与叶柄等长或稍长，宽 0.3 ~ 0.5 cm（一侧），近半圆形或卵形，多少呈贝壳状。伞形花序生于叶稍幼嫩的小枝上，通常具数朵花；总花梗长 1 ~ 4 cm；花绿黄色；雄花外花被片长约 0.4 cm，宽约 0.18 cm，内花被片宽约 0.1 cm；雌花比雄花略小，具 3 退化雄蕊。浆果直径 0.6 ~ 0.8 cm，成熟时黑色，具粉霜。

| **生境分布** | 生于海拔 650 m 以上的林下、灌丛中或山坡阴湿处。德兴各地山区均有分布。

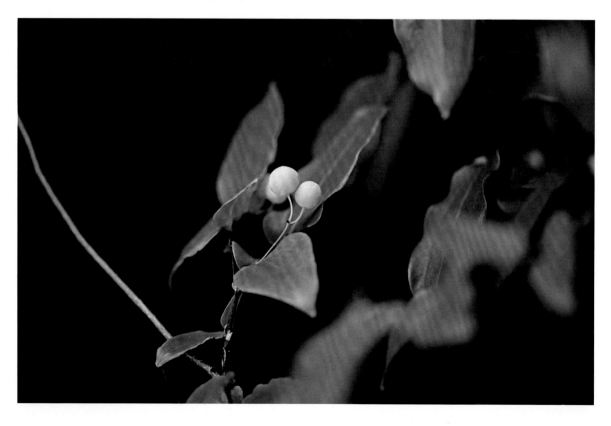

| 资源情况 | 野生资源丰富。药材来源于野生。

| 采收加工 | 夏、秋季采挖，洗净，切片，晒干。

| 药材性状 | 本品呈不规则块状，长 5 ～ 15 cm，直径 3 ～ 8 cm。表面红褐色，凹凸不平，有坚硬的须根残基。质坚硬。切片形状不规则，厚约 0.2 cm，切面淡红棕色。气微，味微涩。

| 功能主治 | 辛、微苦，凉。归肺、脾经。祛风，清热，利湿，凉血止血。用于风湿热痹，足膝肿痛，血淋，崩漏。

| 用法用量 | 内服煎汤，15 ～ 30 g。

百合科 Liliaceae 菝葜属 Smilax

土茯苓 *Smilax glabra* Roxb.

| **植物别名** | 光叶菝葜、硬板头。

| **药 材 名** | 土茯苓（药用部位：根茎。别名：狗卵子、遗粮、仙遗粮）。

| **形态特征** | 攀缘灌木。根茎粗厚，块状，常由匍匐茎相连，直径 2 ~ 5 cm。茎长 1 ~ 4 m，枝条光滑，无刺。叶薄革质，狭椭圆状披针形至狭卵状披针形，长 6 ~ 15 cm，背面绿色，有时带苍白色；叶柄长 0.5 ~ 2 cm，全长的 1/4 ~ 3/5 具狭鞘，有卷须。伞形花序通常具 10 余花；总花梗长 0.1 ~ 0.8 cm，通常明显短于叶柄；花绿白色，六棱状球形，直径约 0.3 cm；雄花外花被片近扁圆形，宽约 0.2 cm，内花被片近圆形，宽约 0.1 cm，雄蕊靠合，与内花被片近等长，花丝极短；雌花外形与雄花相似，具 3 退化雄蕊。浆果直径 0.7 ~ 1 cm，成熟时紫黑色，具粉霜。

| **生境分布** | 生于海拔 1 800 m 以下的林下、林缘、灌丛中、河岸或山谷中，亦

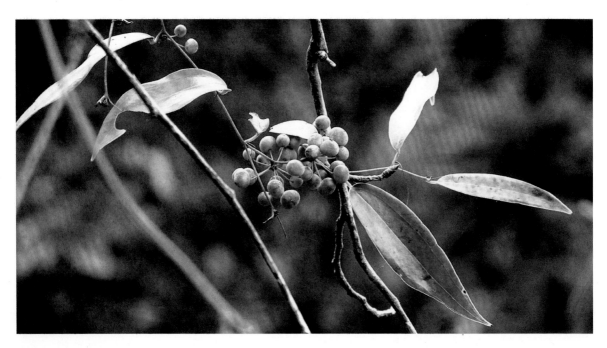

有栽培。德兴各地均有分布。

| 资源情况 | 野生资源丰富。药材来源于野生。

| 采收加工 | 夏、秋季采挖，除去须根，洗净，干燥，或趁鲜切薄片，干燥。

| 药材性状 | 本品略呈圆柱形，稍扁或呈不规则条块状，有结节状隆起，具短分枝，长 5 ~ 22 cm，直径 2 ~ 5 cm。表面黄棕色或灰褐色，凹凸不平，有坚硬的须根残基，分枝先端有圆形芽痕，有的外皮现不规则裂纹，并有残留的鳞叶。质坚硬。切片呈长圆形或不规则，厚 0.1 ~ 0.5 cm，边缘不整齐；切面类白色至淡红棕色，粉性，可见点状维管束及多数小亮点；质略韧，折断时有粉尘飞扬，以水湿润后有黏滑感。气微，味微甘、涩。

| 功能主治 | 甘、淡，平。归肝、胃经。解毒，除湿，通利关节。用于梅毒及汞中毒所致的肢体拘挛、筋骨疼痛，湿热淋浊，带下，痈肿，瘰疬，疥癣。

| 用法用量 | 内服煎汤，15 ~ 60 g；肝肾阳虚者慎服；忌犯铁器，服时忌茶。外用适量，研末调敷。

| 附　　方 | （1）治小儿疳积：土茯苓、梵天花根等量，研细末，每次 9 g，同猪肝 100 g 炖服，或以米汤冲服。

（2）治痈疽疮疖：土茯苓 15 ~ 30 g，精猪肉 100 g，加水同炖，服肉和汤。

（3）治梅毒：土茯苓 30 g，苍耳子 15 g，煎汤服。

（4）治血淋：土茯苓、茶叶树根各 15 g，白糖为引，煎汤服。［方（1）~（4）出自《草药手册》（江西）］

| 附　　注 | 本种异名：*Smilax blinii* H. Léveillé、*Smilax calophylla* Wallich var. *concolor* C. H. Wright、*Smilax dunniana* H. Léveillé、*Smilax glabra* Roxb. var. *maculata* Bodinier ex H. Léveillé、*Smilax hookeri* Kunth、*Smilax mengmaensis* R. H. Miao。

药材土茯苓，为本种的干燥根茎，《中华人民共和国药典》（1963 年版至 2020 年版）、《广西壮族自治区壮药质量标准·第一卷》（2008 年版）、《贵州省中药材、民族药材质量标准·副篇》（2003 年版）、《内蒙古蒙药材标准》（1986 年版）、《新疆维吾尔自治区药品标准·第二册》（1980 年版）等中有收载。

《中华人民共和国药典》规定，土茯苓按干燥品计算，含落新妇苷（$C_{21}H_{22}O_{11}$）不得少于 0.45%。

本种的根茎可煲汤。

百合科 Liliaceae 菝葜属 Smilax

黑果菝葜 *Smilax glaucochina* Warb.

| **药 材 名** | 金刚藤头（药用部位：根茎）。

| **形态特征** | 攀缘灌木。根茎粗短。茎长 0.5 ~ 4 m，通常疏生刺。叶厚纸质，通常椭圆形，长 5 ~ 15 cm，叶背苍白色；叶柄长 0.7 ~ 2 cm，鞘约占全长的 1/2，有卷须。伞形花序通常生于叶稍幼嫩的小枝上，具数或 10 余花；总花梗长 1 ~ 3 cm；花绿黄色；雄花处花被片长 0.5 ~ 0.6 cm，宽 0.25 ~ 0.3 cm，内花被片宽 0.1 ~ 0.15 cm；雌花与雄花大小相似，具 3 退化雄蕊。浆果直径 0.7 ~ 0.8 cm，成熟时黑色，具粉霜。

| **生境分布** | 生于海拔 1 600 m 以下的林下、灌丛中或山坡上。分布于德兴三清山北麓、大茅山等。

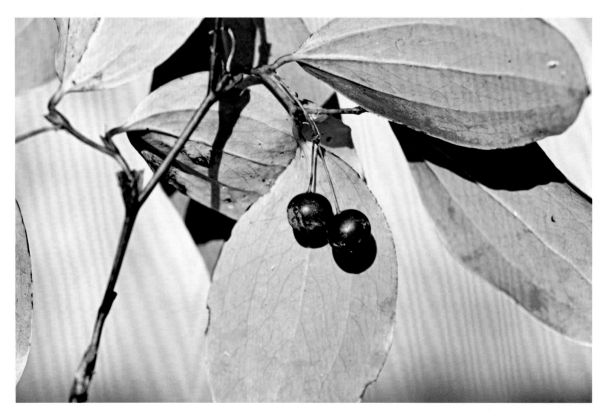

| **资源情况** | 野生资源丰富。药材来源于野生。 |

| **采收加工** | 全年均可采挖根茎，洗净，切片，晒干。 |

| **药材性状** | 本品根茎结节状，横向延长，有分枝，表面凹凸不平，灰褐色至深褐色。质硬，断面红棕色，纤维性。气微、味淡。 |

| **功能主治** | 甘，平。祛风，清热，利湿，解毒。用于风湿痹证，腰腿疼痛，跌打损伤，小便淋涩，瘰疬，痈肿疮毒，臁疮。 |

| **用法用量** | 内服煎汤，15 ~ 30 g；或浸酒。外用适量，鲜品捣敷。 |

| **附　注** | 本种异名：*Smilax bodinieri* H. Léveillé & Vaniot、*Smilax sebeana* Miquel var. *glaucochina* (Warburg) T. Koyama。

药材萆薢，为本种的干燥根茎，《四川省中草药标准（试行稿）·第四批》（1984年版）、《四川省中药材标准》（1987年版）中有收载。

本种的根茎可制成淀粉食用或用于制作糕点，果实可酿酒。 |

百合科 Liliaceae 菝葜属 Smilax

暗色菝葜
Smilax lanceifolia Roxb. var. *opaca* A. DC.

| **药 材 名** | 土茯苓（药用部位：根茎）。

| **形态特征** | 攀缘灌木。茎长 1 ~ 2 m，无刺或少有具疏刺。叶通常革质，卵状矩圆形、狭椭圆形至披针形，长 6 ~ 17 cm。伞形花序通常单生于叶腋，具数 10 花；总花梗一般长于叶柄，较少稍短于叶柄；花黄绿色；雄花外花被片长 0.4 ~ 0.5 cm，宽约 0.1 cm，内花被片稍狭，雄蕊与花被片近等长或稍长，花药近矩圆形；雌花比雄花小一半。浆果直径 0.6 ~ 0.7 cm，成熟时黑色，有 1 ~ 2 种子。

| **生境分布** | 生于海拔 100 ~ 1 000 m 的林下、灌丛中或山坡阴处。分布于德兴三清山北麓等。

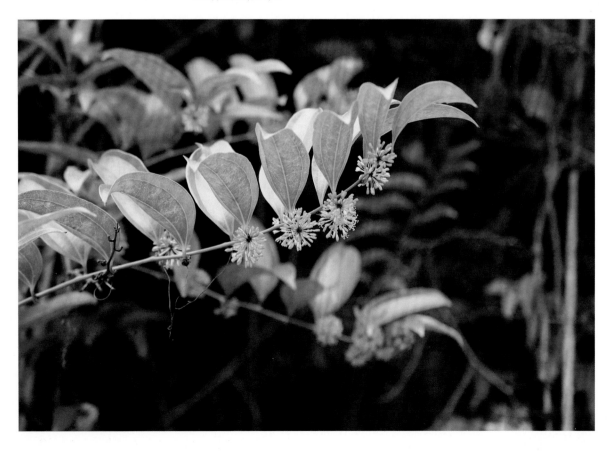

| 资源情况 | 野生资源一般。药材来源于野生。

| 采收加工 | 全年均可采挖，洗净，切片，晒干；或放沸水中煮数分钟后，切片，晒干。

| 药材性状 | 本品呈近圆柱形或不规则条块状，长5～22 cm，直径2～5 cm，有结节状隆起，具短分枝。表面黄棕色，凹凸不平，突起尖端有坚硬的须根残基，分枝先端有圆形芽痕，有时外表现不规则裂纹，并有残留鳞叶。质坚硬，难折断。切面类白色至淡红棕色，粉性，中间微见维管束点，并可见沙砾样小亮点（水煮后依然存在）；质略韧，折断时有粉尘散出，以水湿润有黏滑感。气微，味淡、涩。

| 功能主治 | 甘、淡，平。归肝、肾、脾、胃经。清热除湿，泄浊解毒，通利关节。用于梅毒及汞中毒所致的肢体拘挛、筋骨疼痛，湿热淋浊，带下，痈肿，瘰疬，疥癣。

| 用法用量 | 内服煎汤，15～60 g；肝肾阳虚者慎服；忌犯铁器，服时忌茶。外用适量，研末调敷。

| 附 注 | 本种异名：*Smilax laevis* Wallich ex A. de Candolle、*Smilax laevis* Wall. ex A. DC. var. *ophirensis* A. de Candolle、*Smilax laevis* Wall. ex A. DC. var. *parkii* A. de Candolle、*Smilax lanceifolia* Roxb. subsp. *opaca* (A. de Candolle) T. Koyama、*Smilax opaca* (A. de Candolle) J. B. Norton。

牛尾菜 *Smilax riparia* A. DC.

| **植物别名** | 软叶菝葜、白须公、草菝葜。

| **药 材 名** | 牛尾菜（药用部位：根及根茎。别名：大通经、鲢鱼须）。

| **形态特征** | 多年生草质藤本。茎长 1 ~ 2 m，中空，有少量髓，干后凹瘪并具槽。叶比白背牛尾菜厚，形状变化较大，长 7 ~ 15 cm，宽 2.5 ~ 11 cm，下面绿色，无毛；叶柄长 0.7 ~ 2 cm，通常在中部以下有卷须。伞形花序总花梗较纤细，长 3 ~ 5（~ 10）cm；小苞片长 0.1 ~ 0.2 cm，在花期一般不落；雌花比雄花略小，不具或具钻形退化雄蕊。浆果直径 0.7 ~ 0.9 cm。

| **生境分布** | 生于海拔 1 600 m 以下的林下、灌丛、山沟或山坡草丛中。德兴各地均有分布。

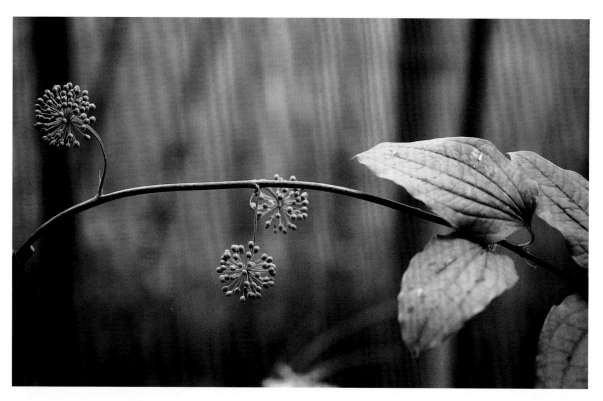

| 资源情况 | 野生资源丰富。药材来源于野生。

| 采收加工 | 全年均可采挖，以夏、秋季为佳，除去杂质，晾干。

| 药材性状 | 本品根茎呈不规则结节状，横走，有分枝；表面黄棕色至棕褐色，每节具凹陷的茎痕或短而坚硬的残基。根着生于根茎一侧，圆柱状，细长而扭曲，长20 ~ 30 cm，直径约 0.2 cm，少数有细小支根；表面灰黄色至浅褐色，具细纵纹和横裂纹，皮部常横裂，露出木部。质韧，断面中央有黄色木心。气微，味微苦、涩。

| 功能主治 | 甘、苦，平。归肝、肺经。舒筋通络，补气活血。用于气虚浮肿，筋骨疼痛，咯血，吐血。

| 用法用量 | 内服煎汤，9 ~ 15 g，大剂量可用 30 ~ 60 g；或浸酒；或炖肉；孕妇慎用。外用适量，捣敷。

| 附　　方 | 治头痛头晕：牛尾菜根 60 g，娃儿藤根 15 g，鸡蛋 2 个。煎汤，服汤食蛋。（出自《江西草药》）

| 附　　注 | 药材牛尾菜，为本种的全株，《中华人民共和国药典·附录》（2005 年版至2020 年版）、《广西中药材标准·第二册》（1996 年版）中有收载；在《广西中药材标准》（1990 年版）、《广西壮族自治区壮药质量标准·第一卷》（2008年版）中也有收载，但药用部位为根及根茎。

药材大伸筋，为本种的干燥根及根茎，《湖南省中药材标准》（1993 年版、2009 年版）、《湖北省中药材质量标准》（2009 年版）中有收载。

本种的幼芽和嫩茎叶焯水后可凉拌、炒食、做汤。

百合科 Liliaceae 菝葜属 Smilax

华东菝葜 *Smilax sieboldii* Miq.

药 材 名	铁丝威灵仙（药用部位：根及根茎。别名：链鱼须、千层塔、龙头胡须）。
植物别名	钻鱼须、金刚藤、铁菱角。
形态特征	攀缘灌木或半灌木。根茎粗短。茎长 1 ~ 2 m。小枝常带草质，干后稍凹瘪，常有针状细长刺。叶草质，卵形，长 3 ~ 9 cm；叶柄长 1 ~ 2 cm，狭鞘约占全长的 1/2，有卷须。伞形花序具数朵花；总花梗纤细，长 1 ~ 2.5 cm，通常长于叶柄或近等长；花绿黄色；雄花花被片长 0.4 ~ 0.5 cm，内轮 3 花被片比外轮 3 花被片稍狭，雄蕊稍短于花被片；雌花小于雄花，具 6 退化雄蕊。浆果直径 0.6 ~ 0.7 cm，成熟时蓝黑色。

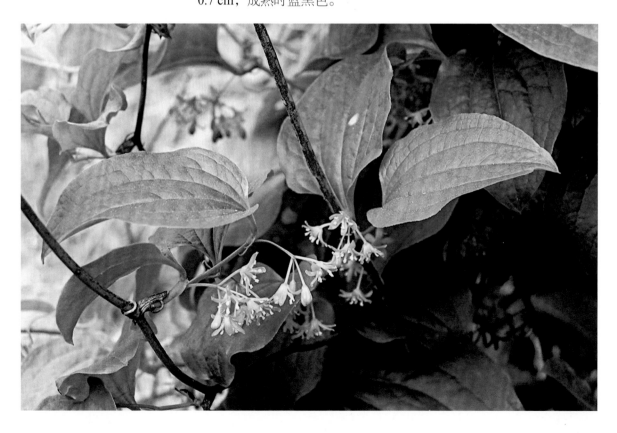

| **生境分布** | 生于海拔 1 800 m 以下的林下、灌丛中或山坡草丛中。德兴各地均有分布。

| **资源情况** | 野生资源一般。药材来源于野生。

| **采收加工** | 夏、秋季采挖，除去茎叶，洗净，捆成小把，晒干或鲜用。

| **药材性状** | 本品根茎为不规则圆柱形，略弯；表面黑褐色，下侧着生多数细根。根长 30 ~ 80 cm，直径 0.1 ~ 0.2 cm，弯曲；表面灰褐色或灰棕色，有少数须根及细刺，刺尖微曲，触之刺手。质坚韧，有弹性，不易折断。切面灰白色或黄白色，外侧有浅棕色环纹，内有 1 圈小孔（导管）。气微，味淡。

| **功能主治** | 辛、微苦，平。归肝、脾经。祛风除湿，活血通络，解毒散结。用于风湿痹痛，关节不利，疮疖，肿毒，瘰疬。

| **用法用量** | 内服煎汤，6 ~ 9 g，大剂量可用 15 ~ 30 g；或入丸、散剂；或浸酒。外用适量，捣敷；或研末调敷；或煎汤洗。

| **附　注** | 本种异名：*Coprosmanthus oldhamii* (Miquel) Masamune、*Smilax formosana* (Hayata) Hayata、*Smilax herbacea* Linnaeus var. *oldhamii* (Miquel) Maximowicz、*Smilax nebelii* Gilg、*Smilax oldhamii* Miquel、*Smilax sieboldii* Miq. var. *formosana* Hayata。药材铁丝威灵仙，为本种的干燥根及根茎，《中华人民共和国药典·附录》（2010 年版）、《中华人民共和国卫生部药品标准·中药成方制剂·第一册·附录》（1990 年版）、《内蒙古中药材标准》（1988 年版）中有收载；《山东省中药材标准》（1995 年版、2002 年版）以"威灵仙（铁灵仙）"之名收载之。

百合科 Liliaceae 菝葜属 Smilax

鞘柄菝葜 *Smilax stans* Maxim.

| **药 材 名** | 铁丝威灵仙（药用部位：根及根茎）。

| **形态特征** | 落叶灌木或半灌木，直立或披散，高 0.3 ~ 3 m。茎和枝条稍具棱，无刺。叶纸质，卵形、卵状披针形或近圆形，长 1.5 ~ 6 cm，背面稍苍白色或时有粉尘状物；叶柄长 0.5 ~ 1.2 cm，向基部渐宽成鞘状，背面有多条纵槽，无卷须。花序具花 1 ~ 3 或更多；总花梗纤细，比叶柄长 3 ~ 5 倍；花绿黄色，有时淡红色；雄花外花被片长 0.25 ~ 0.3 cm，宽约 0.1 cm，内花被片稍狭；雌花比雄花略小，具 6 退化雄蕊。浆果直径 0.6 ~ 1 cm，成熟时黑色，具粉霜。

| **生境分布** | 生于海拔 400 m 以上的林下、灌丛中或山坡阴处。分布于德兴三清山北麓等。

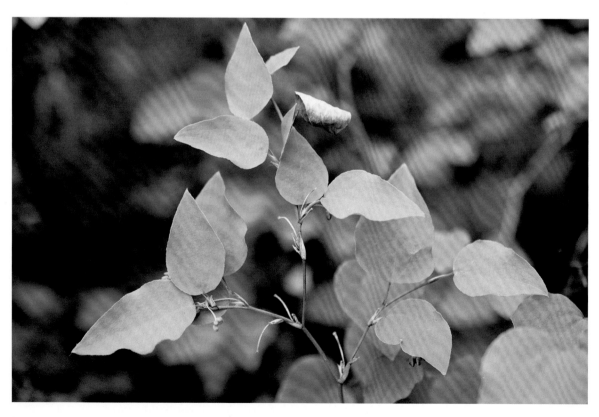

| **资源情况** | 野生资源稀少。药材来源于野生。

| **采收加工** | 夏、秋季采挖，除去茎叶，洗净，捆成小把，晒干或鲜用。

| **药材性状** | 本品根茎为不规则的厚片，切面灰白色，周边灰棕色，有须根、须根痕及小针状刺。根为类圆形厚片或小段，稍弯曲，切面类白色，有 1 圈均匀排列的小孔；周边灰褐色或灰棕色，平滑，有细小的钩状刺及须根。质柔软，有弹性，不易折断。气微，味淡。

| **功能主治** | 辛、微苦，平。归肝、脾经。祛风除湿，活血顺气，止痛。用于风湿疼痛，跌打损伤，外伤出血，鱼骨鲠喉。

| **用法用量** | 内服煎汤，6 ~ 9 g，大剂量可用 15 ~ 30 g；或入丸、散剂；或浸酒。外用适量，捣敷；或研末调敷；或煎汤洗。

| **附　注** | 本种异名：*Smilax pekingensis* A. de Candolle、*Smilax tenuissima* Hayata、*Smilax vaginata* Decaisne、*Smilax vaginata* Decne. var. *pekingensis* (A. de Candolle) T. Koyama、*Smilax vaginata* Decne. var. *stans* (Maximowicz) T. Koyama。

药材铁丝威灵仙，为本种的干燥根及根茎，《中华人民共和国药典·附录》（2010 年版）、《北京市中药材标准》（1998 年版）、《河南省中药材标准》（1991 年版）、《八月炸等十五种甘肃省中药材质量标准（试行）》（1991 年版）、《甘肃省中药材标准》（2009 年版）中有收载；《山西省中药材标准》（1987 年版）以"铁丝根（铁丝灵仙）"之名收载之。

百合科 Liliaceae 油点草属 Tricyrtis

油点草 *Tricyrtis macropoda Miq.*

| **植物别名** | 油迹草。

| **药材名** | 红酸七（药用部位：全草或根）。

| **形态特征** | 多年生草本。植株高可达 1 m。茎上部疏生或密生短糙毛。叶卵状椭圆形、矩圆形至矩圆状披针形，长 6 ~ 18 cm，两面疏生短糙伏毛，基部心形抱茎或圆形而近无柄。二歧聚伞花序顶生或生于上部叶腋，花序轴和花梗生有淡褐色短糙毛和细腺毛；花梗长 1.5 ~ 3 cm；花疏散；花被片绿白色或白色，内面具多数紫红色斑点，卵状椭圆形至披针形，长 1.5 ~ 2 cm，开后自中下部向下反折；外轮 3 花被片较内轮的为宽；雄蕊约等长于花被片，花丝中上部向外弯垂，具紫色斑点；柱头稍高出雄蕊或近等高，3 裂，裂片长 1 ~

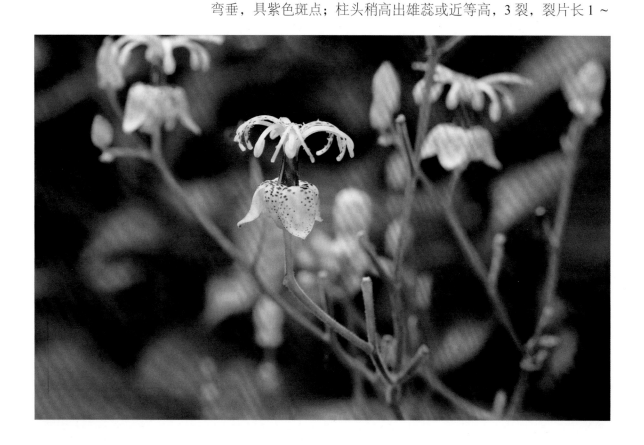

1.5 cm，每裂片上端又 2 深裂。蒴果直立，长 2 ~ 3 cm。

| **生境分布** | 生于海拔 800 ~ 2 400 m 的山地林下、草丛中或岩石缝隙中。德兴各地均有分布。

| **资源情况** | 野生资源丰富。药材来源于野生。

| **采收加工** | 夏、秋季采收，洗净，晒干。

| **药材性状** | 本品长短不等，长 5 ~ 20 cm。根茎先端残留新生茎芽或茎痕，茎芽白色，长 0.6 ~ 0.8 cm，残留的茎基秆多开裂，破碎不齐；质脆，易折断。根茎短小，圆形或椭圆形，长 1 ~ 2 cm，直径 0.3 ~ 0.5 cm。根茎着多数须根，须根微扭曲，长 5 ~ 25 cm，直径 0.05 ~ 0.1 cm；表面淡黄色或黄褐色；质脆，易折断，断面白色。气微，味淡、微甘。

| **功能主治** | 甘，平。归肺经。补肺止咳。用于肺虚咳嗽。

| **用法用量** | 内服煎汤，9 ~ 15 g。

| **附　　注** | 本种的嫩茎叶焯水后可凉拌或炒食。

开口箭

Campylandra chinensis (Baker) M. N. Tamura et al.

| 药 材 名 | 开口箭（药用部位：根茎）。

| 形态特征 | 多年生草本。根茎长圆柱形，直径 1 ~ 1.5 cm，多节，绿色至黄色。叶 4 ~ 10，基生，近革质或纸质，倒披针形、条状披针形、条形或矩圆状披针形，长 15 ~ 65 cm；鞘叶 2，披针形或矩圆形，长 2.5 ~ 10 cm。穗状花序直立，密生多花，长 2.5 ~ 9 cm；总花梗短，长 1 ~ 6 cm；苞片绿色，卵状披针形至披针形，除每花有 1 苞片外，另有数枚无花的苞片在花序先端聚生成丛；花短钟状，长 0.5 ~ 0.7 cm；花被筒长 0.2 ~ 0.25 cm，裂片卵形，长 0.3 ~ 0.5 cm，肉质，黄色或黄绿色；花丝上部分离，长 0.1 ~ 0.2 cm，花药卵形；花柱柱头钝三棱形，先端 3 裂。浆果球形，成熟时紫红色，直径

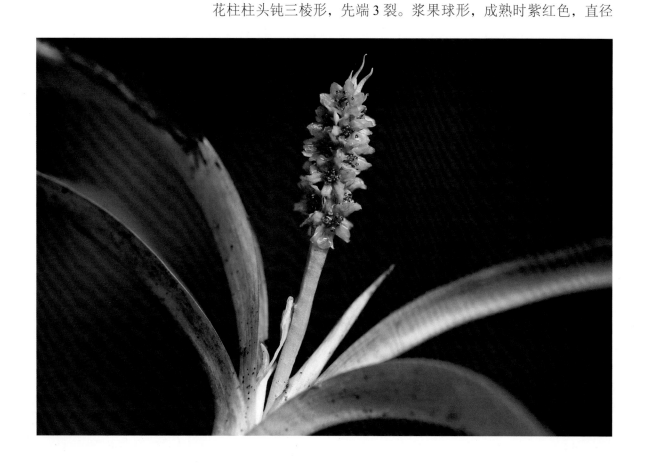

0.8 ~ 1 cm。

| 生境分布 | 生于海拔 1 000 m 以上的林下阴湿处、溪边或路旁。分布于德兴三清山北麓等。

| 资源情况 | 野生资源稀少。药材来源于野生。

| 采收加工 | 全年均可采挖，除去叶及须根，洗净，鲜用或切片，晒干。

| 药材性状 | 本品根茎呈扁圆柱形，略扭曲，长 10 ~ 15 cm，直径约 1 cm。节明显，略膨大，节处有芽及膜质鳞片状叶，节间短。表面黄棕色至黄绿色，有皱纹。断面淡黄白色，细颗粒状。气微，味苦、涩。

| 功能主治 | 甘、微苦，温；有小毒。归肺、肝、胃经。清热解毒，祛风除湿，散瘀止痛。用于白喉，咽喉肿痛，风湿痹痛，跌打损伤，胃痛，痈肿疮毒，毒蛇、狂犬咬伤。

| 用法用量 | 内服煎汤，1.5 ~ 3 g；或研末，0.6 ~ 0.9 g；孕妇慎服。外用适量，捣敷。

| 附　　注 | 本种异名：*Tupistra chinensis* Baker、*Campylandra kwangtungensis* Dandy、*Campylandra pachynema* F. T. Wang et T. Tang、*Campylandra viridiflora* (Franchet) Handel-Mazzetti、*Campylandra watanabei* (Hayata) Dandy。

药材开口箭，为本种的干燥根茎，《湖北省中药材质量标准》（2009 年版、2018 年版）、《广西壮族自治区瑶药材质量标准·第一卷》（2014 年版）中有收载；《云南省中药材标准·第二册·彝族药》（2005 年版）以"心不干"之名收载之，《广西壮族自治区壮药质量标准·第一卷》（2008 年版）、《桂药监注〔2002〕99 号》以"老蛇莲"之名收载之，《四川省中药材标准》（1987 年增补本）以"茨七（刺七）"之名收载之。

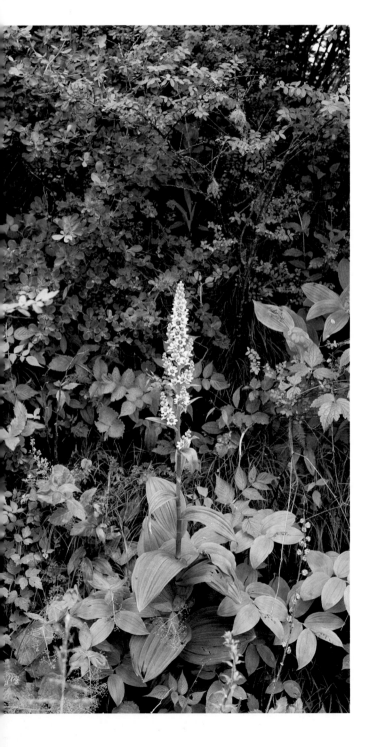

毛叶藜芦
Veratrum grandiflorum (Maxim.) Loes. f.

| 药 材 名 |

藜芦（药用部位：带鳞茎或鳞茎盘的根）。

| 形态特征 |

多年生草本。植株高达 1.5 m，基部具无网眼的纤维束。叶宽椭圆形至矩圆状披针形，下部的叶较大，最长可达 26 cm，通常宽 6 ~ 15 cm，无柄，基部抱茎，背面密生褐色或淡灰色短柔毛。圆锥花序塔状，长 20 ~ 50 cm，侧生总状花序直立或斜升，长 5 ~ 12 cm，顶生总状花序较长；花大，密集，绿白色；花被片宽矩圆形或椭圆形，长 1.1 ~ 1.7 cm，边缘具啮蚀状牙齿，外花被片背面尤其中下部密生短柔毛；花梗短，长 0.2 ~ 0.4 cm；雄蕊长约为花被片的 3/5。蒴果长 1.5 ~ 2.5 cm，宽 1 ~ 1.5 cm。

| 生境分布 |

生于海拔 1 600 m 以上的山坡林下或湿生草丛中。分布于德兴三清山北麓等。

| 资源情况 |

野生资源较少。药材来源于野生。

| 采收加工 | 5 ～ 6 月未抽花葶前采挖，除去叶，晒干或烘干。

| 药材性状 | 本品根茎呈圆柱形或圆锥形，长 1 ～ 2 cm，直径 0.8 ～ 1.3 cm；表面棕黄色或土黄色，先端残留叶基及黑色纤维，形如蓑衣，有的可见斜方形的网眼，下部着生 10 ～ 30 细根。根细长，略弯曲，长 4 ～ 12 cm，直径 0.1 ～ 0.3 cm；黄白色或黄褐色，具细密的横皱纹；体轻，质坚脆，断面类白色，中心有淡黄色细木质心，与皮部分离。气微，味苦、辛、有刺喉感，粉末有强烈的催嚏性。

| 功能主治 | 辛、苦，寒；有毒。归肝、肺、胃经。涌吐风痰，杀虫。用于中风痰壅，癫痫，疟疾，疥癣，恶疮。

| 用法用量 | 内服，入丸、散剂，0.3 ～ 0.6 g；体虚气弱者及孕妇禁服。外用适量，研末，油或水调涂。不与细辛、芍药、人参、沙参、丹参、玄参、苦参同用。

| 附　注 | 本种异名：*Veratrum album* Linnaeus var. *grandiflorum* Maximowicz ex Baker、*Veratrum bracteatum* Batalin var. *tibeticum* Loesener、*Veratrum puberulum* Loesener。

药材藜芦，为本种的干燥根及根茎，《贵州省中药材质量标准》（1988 年版）、《四川省中药材标准》（2010 年版）、《四川省中药材标准》（1987 年增补本）中有收载；《云南省药品标准》（1996 年版）、《云南省中药饮片标准》（2005 年版）以"披麻草"之名收载之。

百合科 Liliaceae 藜芦属 Veratrum

牯岭藜芦 *Veratrum schindleri* Loes. f.

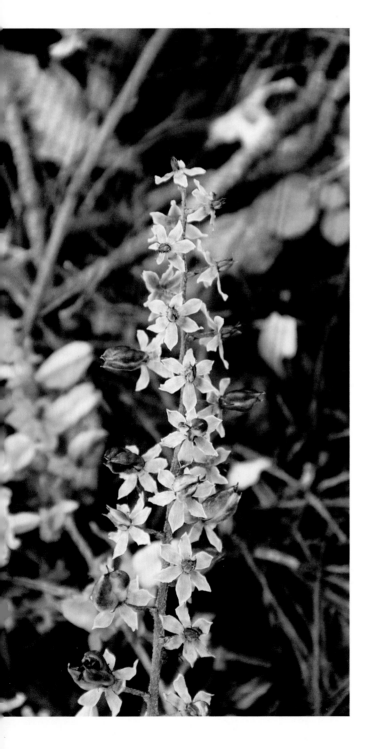

| 植物别名 |

黑紫藜芦。

| 药 材 名 |

藜芦（药用部位：带鳞茎或鳞茎盘的根）。

| 形态特征 |

多年生草本。植株高约 1 m，基部具棕褐色、带网眼的纤维网。茎下部叶宽椭圆形，有时狭矩圆形，长约 30 cm，宽 3 ~ 12 cm，两面无毛，基部收狭为长 5 ~ 10 cm 的叶柄。圆锥花序长而扩展，具多数近等长的侧生总状花序；总轴和枝轴生灰白色绵毛；花被片伸展或反折，淡黄绿色、绿白色或褐色，近椭圆形或倒卵状椭圆形，长 0.6 ~ 0.8 cm，全缘，外花被片背面至少在基部被毛；小苞片短于花梗或近等长，背面生绵毛，侧生花序上的花梗长 0.6 ~ 1.2 cm；雄蕊长为花被片的 2/3。蒴果直立，长 1.5 ~ 2 cm。

| 生境分布 |

生于海拔 700 ~ 1 350 m 的山坡林下阴湿处。分布于德兴三清山北麓、大茅山等。

| 资源情况 | 野生资源较丰富。药材来源于野生。

| 采收加工 | 5 ~ 6 月未抽花葶前采挖，除去叶，晒干或烘干。

| 药材性状 | 本品根茎呈近圆柱形，基部稍膨大，长 2 ~ 4 cm，直径 0.6 ~ 1.5 cm；表面棕黄色、土黄色或类白色，外被棕毛样网状叶柄基；除去鳞茎者可见近圆形的鳞茎盘，网状叶脉残基少见。鳞茎盘下方具生有多数须根的短柱状根茎，须根细长柱形，略弯曲，长 3 ~ 20 cm，直径 0.1 ~ 0.4 cm；表面黄白色或黄褐色，上端具较密横纹，断面皮部类白色，粉性，中央具细小淡黄色木质心，易与皮部分离。气微，味微苦，无明显催嚏性。

| 功能主治 | 苦、辛，寒；有毒。归肺、胃、肝经。涌吐风痰，杀虫疗疮。用于中风痰壅，风痰痫癫，喉痹不通，疟疾，疥癣恶疮，杀蚤虱。

| 用法用量 | 内服，入丸、散剂，0.3 ~ 0.6 g；体弱气虚者及孕妇忌服。外用适量，研末，油或水调涂。不与细辛、芍药、人参、沙参、丹参、玄参、苦参同用。

| 附　注 | 本种异名：*Veratrum atroviolaceum* Loesener、*Veratrum warburgii* Loesener。药材藜芦，为本种的干燥带鳞茎或鳞茎盘的根，《江西省中药材标准》（1996 年版、2014 年版）中有收载。还收载了同属植物藜芦 *Veratrum nigrum* L. 和黑紫藜芦 *Veratrum japonicum* (Baker) Loes. f.，与本种同等药用。

百部科 Stemonaceae 百部属 Stemona

百部 *Stemona japonica* (Bl.) Miq.

| 植物别名 | 药虱药、婆妇草、蔓生百部。

| 药 材 名 | 百部（药用部位：块根。别名：婆妇草、虱药、天门通）。

| 形态特征 | 多年生攀缘草本。块根成束，肉质，长纺锤形。茎长达 1 m。叶 2 ~ 5 轮生，卵形、卵状披针形，长 4 ~ 10 cm，宽 1.5 ~ 4.5 cm；叶具柄。花梗贴生于叶片中脉上，花单生或数朵排成聚伞状花序；花被片 4，2 轮，淡绿色，披针形，开放后反卷；雄蕊 4，紫红色，花丝短，花药条形，先端具箭头状附属物，药隔延伸为钻状附属物。蒴果卵形，稍扁，长 1 ~ 1.4 cm，宽 0.4 ~ 0.8 cm，成熟时裂为 2 瓣；种子椭圆形，紫褐色，具槽纹。

| 生境分布 | 生于海拔 300 ~ 400 m 的山坡草丛、路旁和林下。分布于德兴大茅

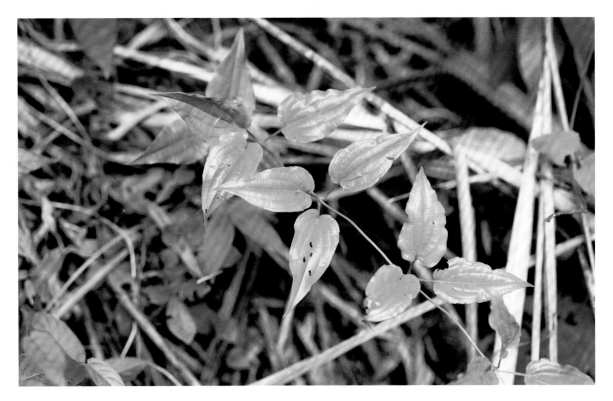

山等。

| 资源情况 | 野生资源一般。药材来源于野生。

| 采收加工 | 春、秋季采挖，除去须根，洗净，置沸水中略烫或蒸至无白心，取出，晒干。

| 药材性状 | 本品呈纺锤形，两端稍狭细，长 5 ～ 12 cm，直径 0.5 ～ 1 cm。表面黄白色或淡棕黄色，多具不规则折皱和横皱纹。质脆，易折断，断面平坦，角质样，淡黄棕色或黄白色，皮部较宽，中柱扁缩。气微，味甘、苦。

| 功能主治 | 甘、苦，微温。归肺经。润肺下气止咳，杀虫灭虱。用于新久咳嗽，肺痨咳嗽，顿咳；外用于头虱，体虱，蛲虫病，阴痒。

| 用法用量 | 内服煎汤，3 ～ 9 g；脾胃虚弱者慎服。外用适量，煎汤洗；或研末外敷；或浸酒涂擦。

| 附　　注 | 本种异名：*Roxburghia japonica* Blume、*Helwingia argyi* H. Léveillé & Vaniot、*Stemona argyi* (H. Léveillé & Vaniot) H. Léveillé、*Stemona ovata* Nakai.。
药材藜芦，为本种的干燥块根，《中华人民共和国药典》（1963 年版至 2020 年版）、《贵州省中药材、民族药材质量标准·副篇》（2003 年版）、《贵州省中药材标准规格·上集》（1965 年版）、《新疆维吾尔自治区药品标准·第二册》（1980 年版）等中有收载。
《中华人民共和国药典》中"百部"的基原植物除本种外，还包括直立百部 *Stemona sessilifolia* (Miq.) Miq.、大百部 *Stemona tuberosa* Lour.。

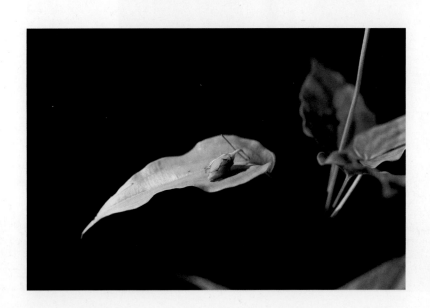

石蒜科 Amaryllidaceae 仙茅属 Curculigo

仙茅
Curculigo orchioides Gaertn.

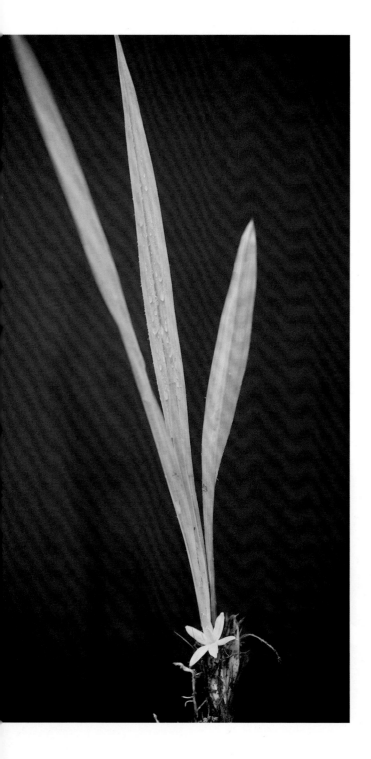

| 植物别名 |

芽瓜子、婆罗门参、海南参。

| 药 材 名 |

仙茅（药用部位：根茎。千里棕、独脚丝茅、独脚仙茅）。

| 形态特征 |

多年生草本。根茎近圆柱状，直径约 1 cm，长可达 10 cm。叶线形、线状披针形或披针形，长 10 ~ 60 cm，宽 0.5 ~ 2.5 cm，基部渐狭成短柄或近无柄，两面散生疏柔毛或无毛。花茎甚短，长 6 ~ 7 cm，大部分藏于鞘状叶柄基部内，亦被毛；苞片披针形，长 2.5 ~ 5 cm，具缘毛；总状花序多少呈伞房状，通常具 4 ~ 6 花；花黄色；花被裂片长圆状披针形，长 0.8 ~ 1.2 cm，宽 0.25 ~ 0.3 cm；雄蕊长约为花被裂片的 1/2，花药长 0.2 ~ 0.4 cm；柱头 3 裂。浆果近纺锤状，长 1.2 ~ 1.5 cm，先端有长喙。

| 生境分布 |

生于海拔 1 600 m 以下的林中、草地或荒坡上，亦有栽培。德兴各地均有分布，大目源有栽培。

| **资源情况** | 野生资源一般，栽培资源较丰富。药材主要来源于栽培。

| **采收加工** | 人工栽培者在移栽生长 2 年后，于 10 月倒苗后至春季未发芽前采挖，抖净泥土，除尽残叶及须根，晒干。

| **药材性状** | 本品呈圆柱形，略弯曲，长 3 ~ 10 cm，直径 0.4 ~ 1.2 cm。表面棕色至褐色，粗糙，有细孔状的须根痕和横皱纹。质硬而脆，易折断，断面不平坦，灰白色至棕褐色，近中心处色较深。气微香，味微苦、辛。

| **功能主治** | 辛，热；有毒。归肾、肝、脾经。补肾阳，强筋骨，祛寒湿。用于阳痿精冷，筋骨痿软，腰膝冷痛，阳虚冷泻。

| **用法用量** | 内服煎汤，3 ~ 10 g；或入丸、散剂；或浸酒；阴虚火旺者禁服。外用适量，捣敷。

| **附　　注** | 本种异名：*Curculigo orchioides* Gaertn. var. *minor* Benth.。
药材仙茅，为本种的根茎，《中华人民共和国药典》（1963 年版至 2020 年版）、《贵州省中药材标准规格·上集》（1965 年版）、《云南省药品标准》（1974 年版）、《新疆维吾尔自治区药品标准·第二册》（1980 年版）等中有收载。《中华人民共和国药典》规定，仙茅按干燥品计算，含仙茅苷（$C_{22}H_{26}O_{11}$）不得少于 0.10%。

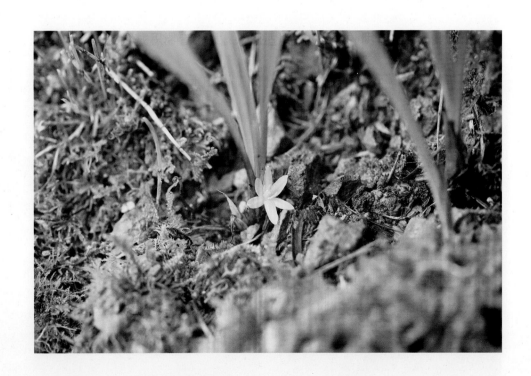

石蒜科 Amaryllidaceae 朱顶红属 Hippeastrum

朱顶红 *Hippeastrum rutilum* (Ker-Gawl.) Herb.

| 植物别名 | 对红、华胄兰、红花莲。

| 药 材 名 | 朱顶红（药用部位：鳞茎）。

| 形态特征 | 多年生草本。鳞茎近球形，直径 5 ~ 7.5 cm。叶 6 ~ 8，带形，长约 30 cm，宽约 2.5 cm。花茎中空，稍扁，高约 40 cm，具白粉；花 2 ~ 4；佛焰苞状总苞片披针形，长约 3.5 cm；花梗纤细，长约 3.5 cm；花被管绿色，圆筒状，花被裂片长圆形，长约 12 cm，宽约 5 cm，洋红色；雄蕊 6，长约 8 cm，花药线状长圆形，长约 0.6 cm；花柱长约 10 cm，柱头 3 裂。

| 生境分布 | 德兴各地均有栽培。

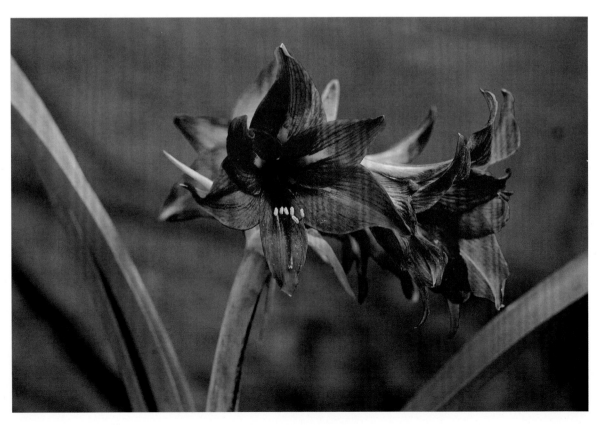

| **资源情况** | 栽培资源丰富。药材来源于栽培。

| **采收加工** | 秋季采挖,洗去泥沙,鲜用或切片,晒干。

| **功能主治** | 甘、辛,温;有小毒。归肝、脾、肺经。散瘀消肿,解毒。用于痈疮肿毒。

| **用法用量** | 外用适量,捣敷。

| **附　　注** | 本种异名:*Amaryllis rutila* Ker-Gawl.。
原产南美洲,我国引种栽培,作为观赏植物常栽培于花圃中或花盆中。

石蒜科 Amaryllidaceae 小金梅草属 Hypoxis

小金梅草 Hypoxis aurea Lour.

| **药 材 名** | 野鸡草（药用部位：全草）。

| **形态特征** | 多年生矮小草本。根茎肉质，球形或长圆形，内面白色，外面包有老叶柄的纤维残迹。叶 4 ~ 12，基生，狭线形，长 7 ~ 30 cm，宽 0.2 ~ 0.6 cm，有黄褐色疏长毛。花茎纤细，高 2.5 ~ 10 cm 或更高；花序有花 1 ~ 2，有淡褐色疏长毛；苞片 2，小，刚毛状；花黄色；花被片 6，长圆形，长 0.6 ~ 0.8 cm，宿存，有褐色疏长毛；雄蕊 6；花柱短，柱头 3 裂。蒴果棒状，长 0.6 ~ 1.2 cm，成熟时 3 瓣开裂；种子多数。

| **生境分布** | 生于山野荒地。德兴各地均有分布。

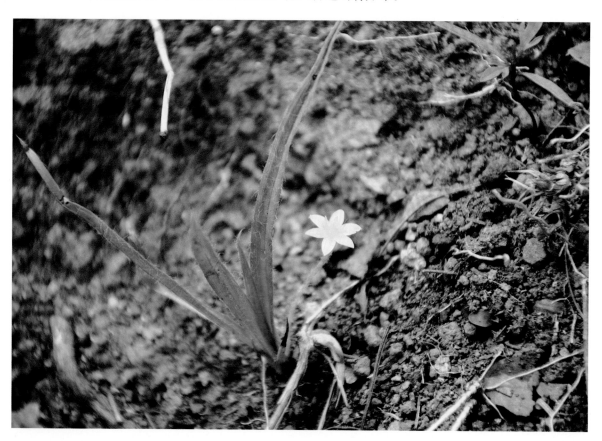

| **资源情况** | 野生资源一般。药材来源于野生。

| **采收加工** | 夏、秋季采收，洗净，晒干或鲜用。

| **功能主治** | 甘、微辛，温。归肾、心经。温肾壮阳，理气止痛。用于肾虚腰痛，疝气痛，阳痿，失眠，寒疝腹痛。

| **用法用量** | 内服煎汤，9～15 g。外用适量，捣敷；或煎汤熏洗。

石蒜科 Amaryllidaceae 石蒜属 Lycoris

忽地笑

Lycoris aurea (L'Her.) Herb.

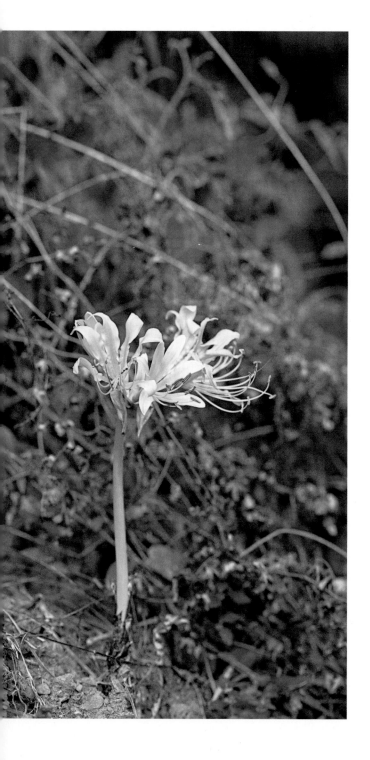

| 植物别名 |

铁色箭、大一支箭、黄花石蒜。

| 药材名 |

铁色箭（药用部位：鳞茎）。

| 形态特征 |

多年生草本。鳞茎卵形，直径约 5 cm。叶剑形，长约 60 cm，最宽处达 2.5 cm，中间淡色带明显。花茎高约 60 cm；总苞片 2，披针形，长约 3.5 cm；伞形花序有花 4 ~ 8；花黄色；花被裂片背面具淡绿色中肋，倒披针形，长约 6 cm，宽约 1 cm，强度反卷和皱缩，花被筒长 12 ~ 15 cm；雄蕊略伸出花被外，比花被长 1/6 左右，花丝黄色；花柱上部玫瑰红色。蒴果具 3 棱，室背开裂；种子少数，近球形，黑色。

| 生境分布 |

生于阴湿山坡、岩石上及石崖下土壤肥沃处。德兴各地均有栽培。

| 资源情况 |

栽培资源丰富。药材来源于栽培。

| 采收加工 | 秋季采挖，选大者洗净，鲜用或晒干。

| 功能主治 | 辛，平；有小毒。归肺、肾经。解热消肿，润肺祛痰，催吐。用于肺热咳嗽，阴虚痨热，小便不利，痈肿疮毒，虫疮作痒，耳下红肿，烫火伤。

| 用法用量 | 外用适量，捣敷；或捣汁涂。

| 附　　注 | 本种异名：*Amaryllis aurea* L'Her.。

石蒜科 Amaryllidaceae 石蒜属 Lycoris

石蒜
Lycoris radiata (L'Her.) Herb.

| **植物别名** | 灶鸡花、老死不相往来、平地一声雷。

| **药 材 名** | 石蒜（药用部位：鳞茎。别名：寒露花）。

| **形态特征** | 多年生草本。鳞茎近球形，直径 1 ~ 3 cm。叶狭带状，长约 15 cm，宽约 0.5 cm，中间有粉绿色带。花茎高约 30 cm；总苞片 2，披针形，长约 3.5 cm；伞形花序有花 4 ~ 7，花鲜红色；花被裂片狭倒披针形，长约 3 cm，强烈皱缩和反卷，花被筒绿色，长约 0.5 cm；雄蕊显著伸出花被外，比花被长 1 倍左右。

| **生境分布** | 生于阴湿山坡和溪沟边，亦有栽培。德兴各地均有分布，十八亩段有栽培。

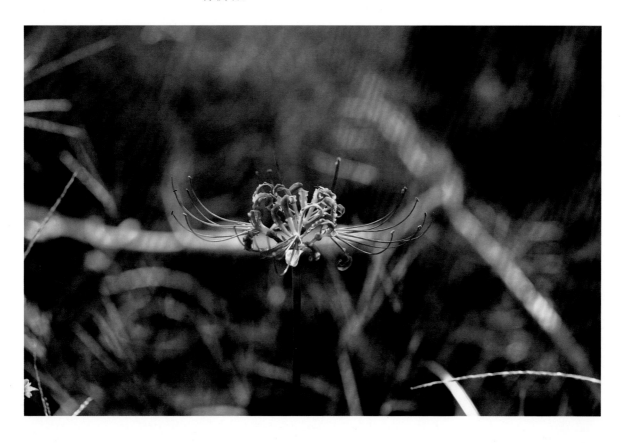

| 资源情况 | 野生资源丰富，栽培资源丰富。药材主要来源于栽培。

| 采收加工 | 栽培者秋、冬季采挖，选大者洗净，晒干。野生者全年均可采挖，鲜用或洗净，晒干。

| 药材性状 | 本品呈广椭圆形或类球形，长 4 ~ 5 cm，直径 2.5 ~ 3 cm，先端残留叶基，长约 3 cm，基部生多数白色须根。表面有 2 ~ 3 层暗棕色干枯膜质鳞片包被，内有 10 ~ 20 层白色富黏性的肉质鳞片，生于短缩的鳞茎盘上，中央有黄白色的芽。气特异而微带刺激性，味极苦。

| 功能主治 | 辛、甘，温；有小毒。归肺、胃、肝经。祛痰催吐，解毒散结。用于喉风，乳蛾，咽喉肿痛，痰涎壅塞，食物中毒，胸腹积水，恶疮肿毒，痰核瘰疬，痔漏，跌打损伤，风湿关节痛，顽癣，烫火伤，蛇咬伤。

| 用法用量 | 内服煎汤，1.5 ~ 3 g；或捣汁；体虚无实邪者及孕妇禁服。外用适量，捣敷；或绞汁涂；或煎汤熏洗；皮肤破损者禁敷。

| 附 方 | （1）治头疖：鲜石蒜捣敷，或以干鳞茎磨汁外搽。
（2）治癣：石蒜磨水酒搽。
（3）治疔：石蒜、天门冬加桐油捣敷，或石蒜、八角枫叶捣敷。
（4）治背花：石蒜、芙蓉花芽、大蒜、苦菜、万年青、土木香共捣敷。
（5）治无名肿毒：鲜石蒜 30 ~ 60 g，鲜半边莲 120 g，鲜野菊根 30 g，共捣敷，每日换药 1 次。
（6）治寒感身痛：鲜石蒜 60 g，捣烂，加鸡蛋白 1 个调匀，敷于双脚涌泉穴（脚底板中心），每日 1 次。［方（1）~（6）出自《草药手册》（江西）］

| 附 注 | 本种异名：*Amaryllis radiata* L'Her.。
药材石蒜，为本种的鳞茎，《云南省中药材标准·第六册·彝族药Ⅲ》（2005 年版）中有收载。

水仙 *Narcissus tazetta* L. var. *chinensis* Roem.

| **植物别名** | 中国水仙。

| **药 材 名** | 水仙花（药用部位：花。别名：河西花）、水仙根（药用部位：鳞茎。别名：野大蒜）。

| **形态特征** | 多年生草本。鳞茎卵球形。叶宽线形，长 20 ~ 40 cm，宽 0.8 ~ 1.5 cm，全缘。花茎几与叶等长；伞形花序有花 4 ~ 8；佛焰苞状总苞膜质；花梗长短不一；花被管细，灰绿色，近三棱形，长约 2 cm，花被裂片 6，卵圆形至阔椭圆形，白色，芳香；副花冠浅杯状，淡黄色，不皱缩，长不及花被的 1/2；雄蕊 6，着生于花被管内；花柱细长，柱头 3 裂。蒴果室背开裂。

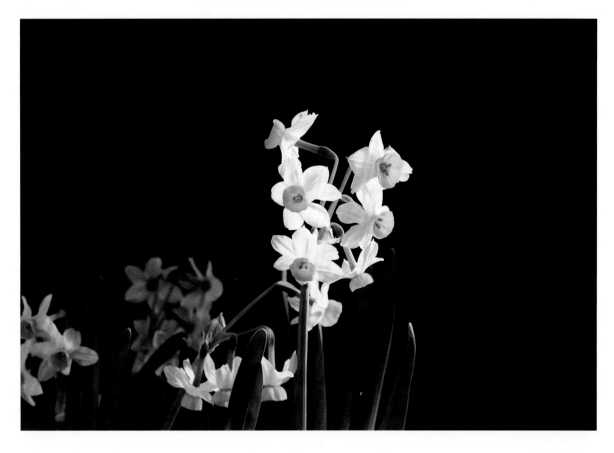

| 生境分布 | 德兴各地均有栽培。

| 资源情况 | 栽培资源一般。药材来源于栽培。

| 采收加工 | 水仙花：春季采摘，鲜用或晒干。

水仙根：春、秋季采挖，洗去泥沙，用沸水烫后，切片，晒干或鲜用。

| 药材性状 | 水仙花：本品皱缩成小团块。展开后，花被管细，先端裂片 6，卵圆形，淡黄色，其内可见黄棕色环状副花冠，有的花被呈重瓣状。雄蕊 6。花柱细长，柱头 3 裂。气芳香，味微苦。

水仙根：本品呈类球形，单一或数个伴生。表面被 1 ~ 2 层棕褐色外皮，除去后为层层包合的白色肥厚鳞叶，割破后遇水有黏液渗出。鳞片内有数个叶芽和花芽。鳞茎盘下有数十条细长圆柱形根。气微，味微苦。

| 功能主治 | 水仙花：辛，凉。清心悦神，理气调经，解毒辟秽。用于神疲头昏，月经不调，痢疾，疮肿。

水仙根：苦、微辛，寒；有毒。归心、肺经。清热解毒，散结消肿。用于痈疽肿毒，乳痈，瘰疬，疟腮，鱼骨鲠喉。

| 用法用量 | 水仙花：内服煎汤，9 ~ 15 g；或研末。外用适量，捣敷；或研末调涂。

水仙根：外用适量，捣敷；或绞汁涂；阴疽及痈疮已溃者禁用。

| 附 注 | 原产亚洲东部的海滨温暖地区，现多栽培。

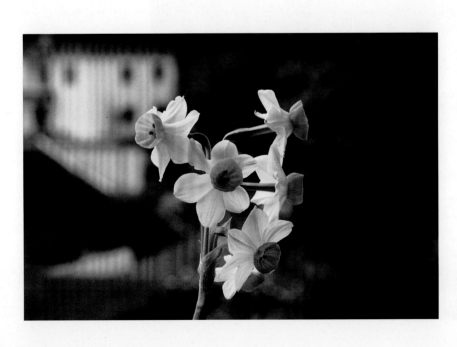

葱莲
Zephyranthes candida (Lindl.) Herb.

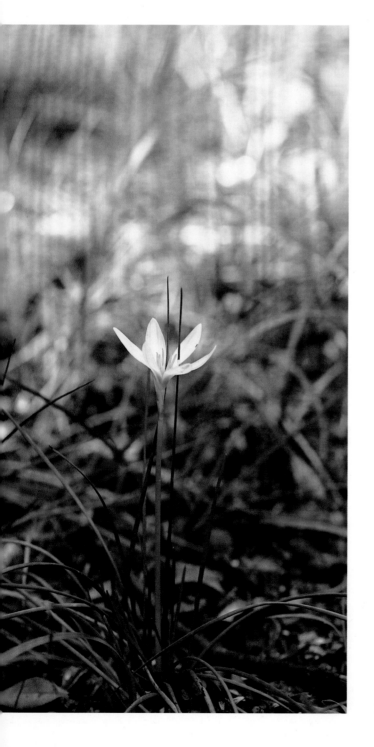

| 植物别名 |

葱兰、玉帘、草兰。

| 药 材 名 |

肝风草（药用部位：全草）。

| 形态特征 |

多年生草本。鳞茎卵形，直径约 2.5 cm，具明显的颈部。叶狭线形，肥厚，长 20 ~ 30 cm，宽 0.2 ~ 0.4 cm。花茎中空；花单生于花茎先端，下有带褐红色的佛焰苞状总苞，总苞片先端 2 裂；花梗长约 1 cm；花白色，外面常带淡红色；花被管几无，花被片 6，长 3 ~ 5 cm，先端钝或具短尖头，宽约 1 cm；雄蕊 6，长约为花被的 1/2；花柱细长，柱头不明显 3 裂。蒴果近球形。

| 生境分布 |

德兴各地均有栽培。

| 资源情况 |

栽培资源丰富。药材来源于栽培。

| 采收加工 |

全年均可采收，洗净，鲜用。

| 功能主治 | 甘，平。归肝经。平肝息风，散热解毒。用于小儿急惊风，癫痫；外用于痈疮红肿。

| 用法用量 | 内服煎汤，3 ~ 4 株；或绞汁饮；有催吐作用，不宜多用，以防中毒。外用适量，捣敷。

| 附　　注 | 本种异名：*Amaryllis candida* Lindley、*Argyropsis candida* (Lindley) M. Roemer。原产南美洲，我国引种栽培供观赏。

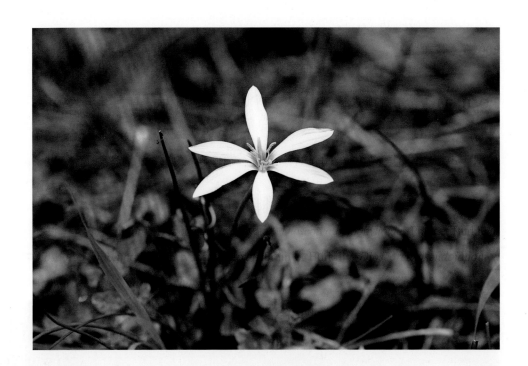

石蒜科 Amaryllidaceae 葱莲属 *Zephyranthes*

韭莲
Zephyranthes carinata Herbert

| 植物别名 | 红花葱兰、肝风草、韭菜莲。

| 药 材 名 | 赛番红花（药用部位：全草）。

| 形态特征 | 多年生草本。鳞茎卵球形，直径 2 ~ 3 cm。基生叶常数枚簇生，线形，长 15 ~ 30 cm，宽 0.6 ~ 0.8 cm。花单生于花茎先端，下有佛焰苞状总苞，总苞片常带淡紫红色，长 4 ~ 5 cm，下部合生成管；花梗长 2 ~ 3 cm；花玫瑰红色或粉红色；花被管长 1 ~ 2.5 cm，花被裂片 6，裂片倒卵形，先端略尖，长 3 ~ 6 cm；雄蕊 6，长为花被的 2/3 ~ 4/5，花药"丁"字形着生；花柱细长，柱头深 3 裂。蒴果近球形。

| 生境分布 | 德兴各地均有栽培。

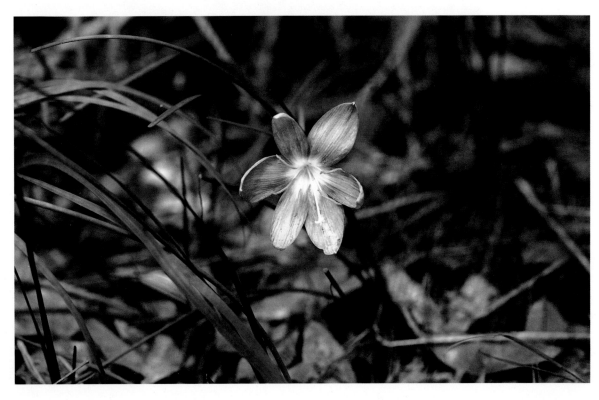

资源情况	栽培资源丰富。药材来源于栽培。
采收加工	夏、秋季采收，晒干。
功能主治	苦，寒。归心、脾经。凉血止血，解毒消肿。用于吐血，便血，崩漏，跌伤红肿，疮痈红肿，毒蛇咬伤。
用法用量	内服煎汤，15 ~ 30 g。外用适量，捣敷。
附 注	本种异名：*Zephyranthes grandiflora* Lindl.。 原产南美洲，我国引种栽培供观赏。

蒟蒻薯科 Taccaceae 蒟蒻薯属 Tacca

裂果薯 *Tacca plantaginea* (Hance) Drenth

| 植物别名 | 箭根薯、囵头鸡、广西裂果薯。

| 药 材 名 | 水田七（药用部位：块茎）、水田七叶（药用部位：叶）。

| 形态特征 | 多年生草本，高20～30 cm。根茎粗短，常弯曲。叶片狭椭圆形或狭椭圆状披针形，长10～25 cm，宽4～8 cm，基部下延至叶柄两侧成狭翅。花葶长6～13 cm；总苞片4，卵形或三角状卵形，长1～3 cm，内轮2苞片常较小；小苞片线形；伞形花序有花8～15；花被裂片6，淡绿色、青绿色、淡紫色或暗色，外轮3花被片披针形，长约0.6 cm，宽约0.3 cm，内轮3花被片卵圆形，较外轮的短而宽；雄蕊6，花丝极短，先端兜状，两侧向下凸出成耳状；柱头3裂，每裂又2浅裂。蒴果近倒卵形，3瓣裂，长0.6～0.8 cm；种子多数。

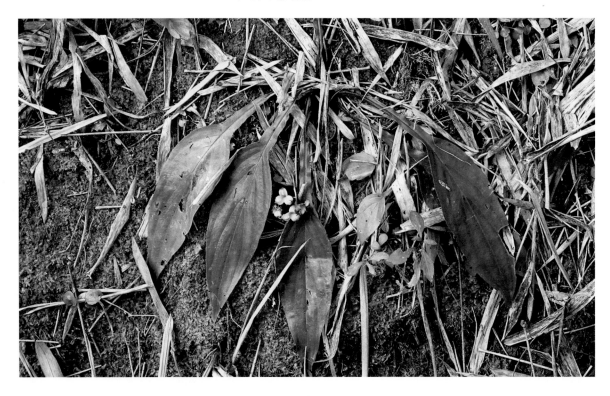

| 生境分布 | 生于海拔 200 ～ 600 m 的水边、沟边、山谷、林下、路边、田边潮湿处。分布于德兴三清山北麓、大茅山等。

| 资源情况 | 野生资源一般。药材来源于野生。

| 采收加工 | 水田七：春、夏季采挖，洗净，鲜用或切片，晒干。
水田七叶：春、夏季采收，洗净，鲜用。

| 药材性状 | 水田七：本品呈球形或长圆形，有时略带连珠状，长 2 ～ 4 cm，直径约 1.5 cm，先端下陷，叶着生处常倒曲，有残存的膜质叶基。表面浅灰棕色，有粗皱纹，须根痕多数。质稍硬，折断面较平，颗粒性；横切面暗褐黄色，微有蜡样光泽，散布有点状纤维管束；内皮层环明显。

| 功能主治 | 水田七：苦、微甘，凉；有小毒。归肝、肺、胃经。清热解毒，止咳祛痰，理气止痛，散瘀止血。用于感冒发热，痰热咳嗽，百日咳，脘腹胀痛，泻痢腹痛，消化不良，小儿疳积，肝炎，咽喉肿痛，牙痛，疟腮，瘰疬，疮肿，烫火伤，带状疱疹，跌打损伤，外伤出血。
水田七叶：苦，寒。归心、胃经。清热解毒。用于疮疖，无名肿毒。

| 用法用量 | 水田七：内服煎汤，9 ～ 15 g；或研末，1 ～ 2 g；孕妇慎服；本品有毒，服用过量易致吐泻，严重者会引起大量出血。外用适量，捣敷；或研末调敷。
水田七叶：外用适量，鲜品捣敷。

| 附　　方 | （1）治风湿性关节炎：鲜水田七根适量，甜酒糟少许。捣敷。
（2）治产后风（头晕、腰痛、腹痛）：水田七根、香附子根（炒）、石老鼠根、寮刁竹根各 6 g。共研末，加鸡蛋（去壳）1 个炒，水酒送服。［方（1）～（2）出自《江西草药》］

| 附　　注 | 本种异名：*Schizocapsa plantaginea* Hance。
药材水田七，为本种的干燥块茎，《湖南省中药材标准》（2009 年版）、《中华人民共和国卫生部药品标准·中药成方制剂·第十七册·附录》（1998 年版）中有收载。
药材水田七（老朋忍），为本种的根茎，《广西壮族自治区壮药质量标准·第二卷》（2011 年版）中有收载。

薯蓣科 Dioscoreaceae 薯蓣属 Dioscorea

参薯
Dioscorea alata L.

| 植物别名 | 银薯、云饼山药、土栾儿。

| 药 材 名 | 毛薯（药用部位：块茎。别名：脚板薯）。

| 形态特征 | 缠绕草质藤本。块茎变异大，长圆柱形、圆锥形、球形、扁圆形而重叠或有各种分枝，断面白色或紫色。茎右旋，无毛，通常有 4 狭翅，基部有时有刺。单叶，在茎下部的互生，中部以上的对生；叶片绿色或带紫红色，纸质，卵形至卵圆形，长 6 ~ 20 cm，先端短渐尖、尾尖或凸尖，基部心形、深心形至箭形，有时为戟形；叶柄绿色或带紫红色，长 4 ~ 15 cm；叶腋内有大小不等的珠芽。雌雄异株。雄花序为穗状花序，长 1.5 ~ 4 cm，通常 2 至数个簇生或单生于花序轴上，排列成圆锥花序，圆锥花序长可达数十厘米；雌花

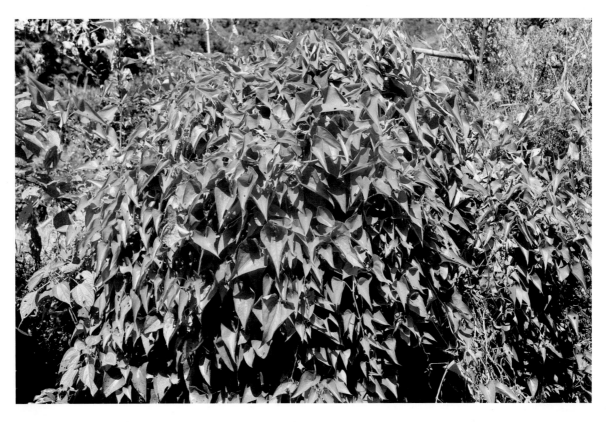

序为穗状花序，1 ~ 3 着生于叶腋。蒴果三棱状扁圆形，有时为三棱状倒心形，长 1.5 ~ 2.5 cm，宽 2.5 ~ 4.5 cm；种子四周有膜质翅。

| **生境分布** | 德兴各地均有栽培。

| **资源情况** | 栽培资源丰富。药材来源于栽培。

| **采收加工** | 冬初采挖，洗去泥土；或放在缸内，盖沙贮藏。

| **药材性状** | 本品呈不规则圆柱形，长 7 ~ 14 cm，直径 2 ~ 4 cm。表面浅棕黄色至棕黄色，有纵皱纹，常有未除尽的栓皮痕迹。质坚实，断面淡黄色，散有少量淡棕色小点。无臭，味甜、微酸，有黏性。

| **功能主治** | 甘、微涩，平。归脾、肺、肾经。健脾止泻，益肺滋肾，解毒敛疮。用于脾虚泄泻，肾虚遗精，带下，小便频数，虚劳咳嗽，消渴，疮疡溃烂，烫火伤。

| **用法用量** | 内服煎汤，9 ~ 15 g；或入丸、散剂。外用适量，研末敷。

| **附　注** | 本种异名：*Dioscorea alata* L. var. *purpurea* (Roxburgh) A. Pouchet、*Dioscorea purpurea* Roxburgh。

药材山药，为本种的干燥根及根茎，《浙江省中药材标准》（2000 年版）、《沪药监药注〔2002〕757 号》、《湖南省中药材标准》（1993 年版、2009 年版）中有收载；《福建省中药材标准》（2006 年版）以"福建山药"之名收载之。

药材参薯，为本种的干燥块茎，《江西省中药材标准》（1996 年版、2014 年版）中有收载。

本种的根茎可炒食、炖汤或做油炸丸子等，也可酿酒。

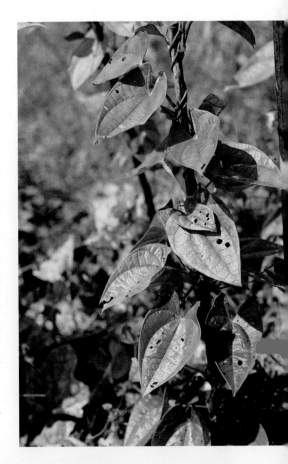

黄独
Dioscorea bulbifera L.

| 药 材 名 | 黄药子（药用部位：块茎。别名：牛卵袋、毛葫芦、野蓄薯）、黄独零余子（药用部位：珠芽）。

| 形态特征 | 缠绕草质藤本，全株无毛。块茎卵圆形或梨形，直径 4 ~ 10 cm，外皮棕黑色，表面密生须根。叶腋内有紫棕色、球形或卵圆形的珠芽，珠芽大小不一，表面有圆形斑点。单叶互生；叶片宽卵状心形或卵状心形，长 15 ~ 26 cm，全缘或微波状。雄花序穗状，下垂，常数个丛生于叶腋，有时分枝呈圆锥状；雄花单生，基部有卵形苞片 2；花被片披针形，新鲜时紫色；雄蕊 6。雌花序与雄花序相似，常 2 至数个丛生于叶腋，长 20 ~ 50 cm；退化雄蕊 6。蒴果反折下垂，三棱状长圆形，长 1.5 ~ 3 cm，宽 0.5 ~ 1.5 cm；种子深褐色，

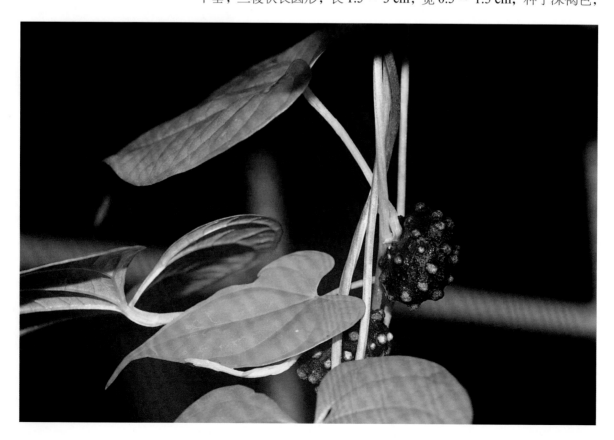

扁卵形，通常两两着生于每室中轴顶部，种翅栗褐色，向种子基部延伸成长圆形。

| 生境分布 | 生于河谷边、山谷阴沟或杂木林边缘，有时房前屋后或路旁的树荫下也可生长。德兴各地均有分布。

| 资源情况 | 野生资源丰富。药材来源于野生。

| 采收加工 | 黄药子：冬季采挖直径在 30 cm 以上的块茎，洗去泥土，剪去须根，横切成厚 1 cm 的片，晒干、炕干或鲜用。

黄独零余子：夏末秋初采收，鲜用或切片，晒干。

| 药材性状 | 黄药子：本品呈扁球状或圆锥形，直径 3 ~ 8 cm，外表黑褐色，全部密生细根，除去细根或细根脱落部分则显白色疣状的根痕，形如蟾蜍外皮的疣状突起，故浙江一带名其为"金线吊蛤蟆"。切面淡黄色至棕黄色，密布许多橙黄色麻点。质坚脆，易折断。气微，味苦。

| 功能主治 | 黄药子：苦、辛，凉；有小毒。归肝、胃、心、肺经。散结消瘿，清热解毒，凉血止血。用于瘿瘤，喉痹，痈肿疮毒，毒蛇咬伤，肿瘤，吐血，衄血，咯血，百日咳，肺热咳喘。

黄独零余子：苦、辛，寒；有小毒。归肺、胃经。清热化痰，止咳平喘，散结解毒。用于痰热咳喘，百日咳，咽喉肿痛，瘿瘤，瘰疬，疮疡肿毒，蛇犬咬伤。

| 用法用量 | 黄药子：内服煎汤，3 ~ 9 g；或浸酒；或研末，1 ~ 2 g；剂量不宜过大。外用适量，鲜品捣敷；或研末调敷；或磨汁涂。

黄独零余子：内服煎汤，6 ~ 15 g；或磨汁；或浸酒；不宜过量或久服；脾胃虚弱者不宜磨汁服。外用适量，切片贴；或捣敷。

| 附　　方 | （1）治睾丸炎：黄药子根 9 ~ 15 g，猪瘦肉 120 g。水炖，服汤食肉，每日 1 剂。

（2）治扭伤：黄药子根、七叶一枝花（均鲜用）各等量。捣敷。［方（1）~（2）出自《江西草药》］

（3）治头痛：黄药子切成薄片，贴太阳穴及前额上，每隔 3 ~ 5 小时换 1 次。

（4）治无名肿毒：黄药子 90 g，土大黄 60 g。研末，每用适量，米泔水敷。

（5）治天疱疮：黄药子研末，茶油调搽。

（6）治蛇咬伤：黄药子、南星，捣敷。［方（3）~（6）出自《草药手册》（江西）］

| **附　注** | 本种异名：*Dioscorea sativa* auct. non L.。

药材黄药子，为本种的干燥块茎，《中华人民共和国药典》（1963 年版、2010 年版附录）、《中华人民共和国卫生部药品标准·中药材·第一册》（1992 年版）、《广东省中药材标准》（2010 年版）、《贵州省中药材、民族药材质量标准》（2003 年版）、《贵州省中药材质量标准》（1988 年版）、《江苏省中药材标准》（1989 年版）、《江苏省中药材标准（试行稿）·第二批》（1986 年版）、《内蒙古中药材标准》（1988 年版）、《四川省中药材标准》（1987 年版）、《四川省中草药标准（试行稿）·第四批》（1984 年版）、《新疆维吾尔自治区药品标准·第二册》（1980 年版）中有收载。

薯蓣科 Dioscoreaceae　薯蓣属 Dioscorea

薯莨
Dioscorea cirrhosa Lour.

| **药 材 名** | 薯莨（药用部位：块茎。别名：红孩儿）。 |

| **形态特征** | 藤本。块茎卵形、球形、长圆形或葫芦状，外皮黑褐色，凹凸不平，断面新鲜时红色，干后紫黑色。茎有分枝，下部有刺。单叶，在茎下部的互生，中部以上的对生；叶片革质或近革质，长椭圆状卵形至卵圆形或卵状披针形至狭披针形，长 5 ~ 20 cm，全缘，基出脉 3 ~ 5；叶柄长 2 ~ 6 cm。雌雄异株。雄花序为穗状花序，长 2 ~ 10 cm，通常排列成圆锥花序；雄花的外轮花被片为宽卵形或卵圆形，长约 0.2 cm；雄蕊 6。雌花序为穗状花序，单生于叶腋，长达 12 cm；雌花的外轮花被片为卵形，厚，较内轮的大。蒴果近三棱状扁圆形，长 1.8 ~ 3.5 cm，宽 2.5 ~ 5.5 cm；种子着生于每室中轴中部，四周有膜质翅。 |

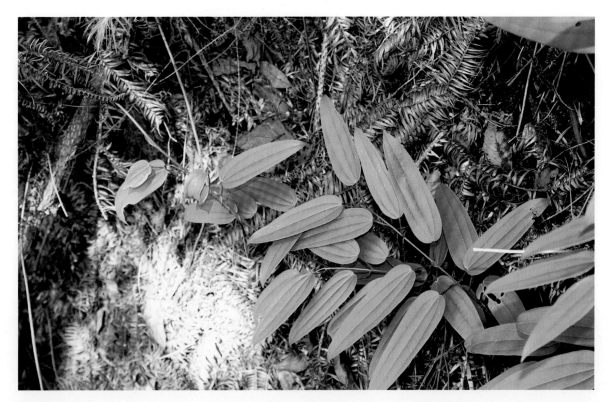

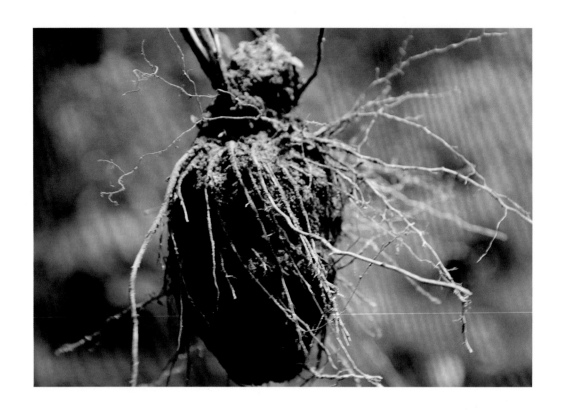

| 生境分布 | 生于海拔 350 ~ 1 500 m 的山坡、路旁、河谷边的杂木林、阔叶林、灌丛中或林缘。德兴各地均有分布。 |

| 资源情况 | 野生资源丰富。药材来源于野生。 |

| 采收加工 | 5 ~ 8 月采挖，洗净，捣碎鲜用或切片，晒干。 |

| 药材性状 | 本品呈长圆形、卵圆形、球形或结节块状，长 10 ~ 15 cm，直径 5 ~ 10 cm。表面深褐色，粗裂，有瘤状突起和凹纹，有时具须根或点状须根痕。纵切或斜切成块片，多数呈长卵形，长 3 ~ 12 cm，厚 0.2 ~ 0.7 cm。外皮皱缩，切面暗红色或红黄色。质硬而实，断面颗粒状，有明显或隐约可见的红黄相间的花纹。气微，味涩、苦。 |

| 功能主治 | 苦、微酸、涩，平；有小毒。归心、肝经。活血止血，理气止痛，清热解毒。用于咯血，呕血，衄血，尿血，便血，崩漏，月经不调，痛经，闭经，产后腹痛，脘腹胀痛，痧胀腹痛，热毒血痢，水泻，关节痛，跌打肿痛，疮疖，带状疱疹，外伤出血。 |

| 用法用量 | 内服煎汤，3 ~ 9 g；或绞汁；或研末；孕妇慎服。外用适量，研末敷；或磨汁涂。 |

| 附　方 | （1）治咳嗽吐血：薯莨 3 ～ 9 g，煎汤服。

（2）治血气滞痛：薯莨磨酒服。

（3）治疮疖：薯莨、皂角刺、夏枯草，煎汤服。

（4）治痢疾：薯莨、甘草，研末，每次 6 g，开水冲服。

（5）治月经不调：薯莨加月季花，煎汤服。

（6）治瘀血停滞：薯莨、大血藤、松节，共研末，每次 6 g，酒冲服。

（7）治妇女血气痛：薯莨 1.2 ～ 1.5 g，研末，开水冲服。

（8）治红白崩漏：薯莨、金荞麦、仙茅、泽兰、大蓟、三白草各 15 g，加猪蹄或鸡蛋 2 个。水煎去渣，服汤及猪脚，每日 1 剂。

（9）治外伤出血：薯莨晒干，研末外敷。

（10）治毒蛇咬伤：薯莨磨醋外搽；或晒干研末撒伤口。［方（1）～（10）出自《草药手册》（江西）］

| 附　注 | 本种异名：*Dioscorea rhipogonoides* Oliv.、*Dioscorea matsudai* Hayata、*Dioscorea formosana* R. Knuth、*Dioscorea angusta* R. Knuth、*Dioscorea matsudae* Hayata。

药材红药子，为本种的干燥块茎，《湖南省中药材标准》（1993 年版、2009 年版）中有收载；《湖北省中药材质量标准》（2009 年版）以"薯莨"之名收载之，《云南省药品标准》（1974 年版、1996 年版）以"薯莨（金花果）"之名收载之，《中华人民共和国药典》（1977 年版）以"薯莨（红孩儿）"之名收载之，《贵州省中药材质量标准》（1988 年版）以"薯莨（朱砂莲）"之名收载之。

薯蓣科 Dioscoreaceae 薯蓣属 Dioscorea

纤细薯蓣 *Dioscorea gracillima* Miq.

| 药 材 名 | 白萆薢（药用部位：根茎）。

| 形态特征 | 缠绕草质藤本。根茎横生，竹节状，形状不规则，表面有细丝状须根。单叶互生，有时在茎基部 3 ~ 4 轮生；叶片卵状心形，全缘或微波状，有时边缘为明显的啮蚀状，叶背常具白粉；叶柄与叶片近等长。雄花序穗状，单生于叶腋，通常为不规则分枝；雄花无梗，多为单生；苞片卵形，薄膜质，小苞片较苞片短而窄；花被碟形，先端 6 裂，裂片长圆形，花开时平展；发育雄蕊 3。雌花序与雄花序相似；雌花有 6 退化雄蕊。蒴果三棱形，先端截形，棱翅状，长卵形，一般长 1.8 ~ 2.8 cm，宽 1 ~ 1.3 cm；种子每室 2，四周有薄膜状翅。

| 生境分布 | 生于海拔 200 m 以上的山坡疏林下、较阴湿的山谷或河谷。德兴各

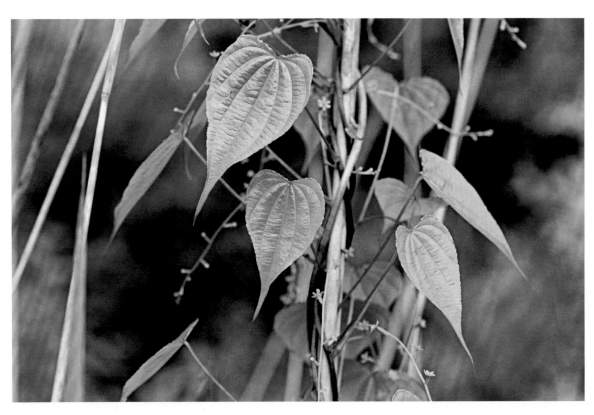

地均有分布。

| **资源情况** | 野生资源丰富。药材来源于野生。

| **采收加工** | 5 ~ 8 月采挖，洗净，捣碎鲜用或切片，晒干。

| **功能主治** | 苦，平。利湿浊，祛风湿。用于瘰疬。

| **用法用量** | 外用适量，捣敷。

| **附　　注** | 本种的根茎可酿酒。
本种 IUCN 评估等级为 NT 级，被《中国生物多样性红色名录——高等植物卷》
列为近危种。

薯蓣科 Dioscoreaceae 薯蓣属 Dioscorea

日本薯蓣 *Dioscorea japonica* Thunb.

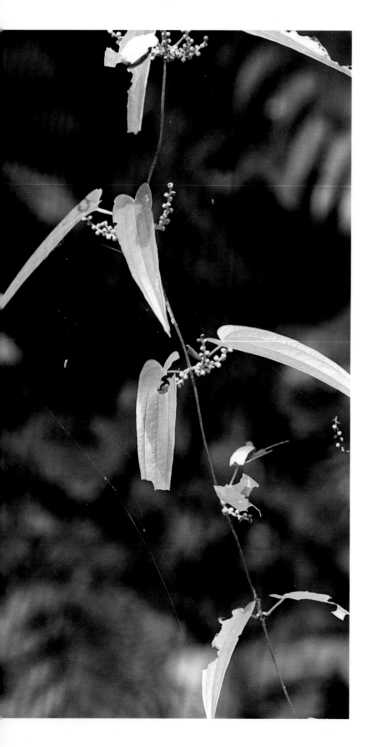

| 药 材 名 |

风车儿（药用部位：块根、叶、果实。别名：野怀山）。

| 形态特征 |

缠绕草质藤本。块茎长圆柱形，直径 3 cm 左右，外皮棕黄色，断面白色。茎有时带淡紫红色。单叶，在茎下部互生，中部以上对生；叶片纸质，变异大，通常为三角状披针形、长椭圆状狭三角形至长卵形，有时茎上部的为线状披针形至披针形，下部的为宽卵心形，长 3 ～ 15 cm；叶柄长 2 ～ 6 cm。叶腋内有各种大小、形状不等的珠芽。雌雄异株。雄花序为穗状花序，长 2 ～ 8 cm，2 至数个或单个着生于叶腋；雄花绿白色或淡黄色。雌花序为穗状花序，长 6 ～ 20 cm，1 ～ 3 着生于叶腋。蒴果不反折，三棱状扁圆形或三棱状圆形，长 1.5 ～ 3 cm，宽 2 ～ 4 cm；种子四周有膜质翅。

| 生境分布 |

生于向阳山坡、山谷、溪沟边、路旁的杂木林下或草丛中。德兴各地均有分布。

| 资源情况 | 野生资源一般。药材来源于野生。 |

| 采收加工 | 夏季采收，鲜用或晒干。 |

| 药材性状 | 本品块根多呈圆柱形或长纺锤形，长 10 ~ 40 cm，直径 2 ~ 3 cm。表面纵纹明显，削面网纹不明显。质坚实，易折断，断面白色，颗粒性，粉性。气微，味微甘、酸，嚼之发黏。 |

| 功能主治 | 甘，平。补脾养胃，生津益肺，补肾涩精。用于脾虚食少，久泻不止，肺虚咳喘，肾虚遗精，带下，尿频，虚弱消渴。 |

| 用法用量 | 内服煎汤，9 ~ 18 g。外用适量，捣敷；或磨油搽。 |

| 附　方 | （1）治疮疖：风车儿根捣敷。
（2）治遗精、夜尿：风车儿根 9 ~ 15 g，煎汤服。
（3）治乳腺炎：风车儿，黄酒磨外搽。［方（1）~（3）出自《草药手册》（江西）］ |

| 附　注 | 本种异名：*Dioscorea rhipogonoides* Hayata、*Dioscorea belophylloides* Prain et Burkill、*Dioscorea japonica* Thunb. var. *tenuiaxon* Prain et Burkill、*Dioscorea pseudojaponica* Hayata、*Dioscorea kiangsiensis* R. Tnuth。
药材山药，为本种的块茎，《湖南省中药材标准》（1993 年版）、《广西中药材标准》（1990 年版）中有收载。
本种的根茎可煮食或酿酒。 |

薯蓣科 Dioscoreaceae　薯蓣属 Dioscorea

穿龙薯蓣 *Dioscorea nipponica* Makino

| 药 材 名 | 穿山龙（药用部位：根茎）。

| 形态特征 | 缠绕草质藤本。根茎横生，圆柱形，多分枝，栓皮层显著剥离。单叶互生；叶柄长 10 ~ 20 cm；叶片掌状心形，变化较大，茎基部叶长 10 ~ 15 cm，宽 9 ~ 13 cm，边缘作不等大的三角状浅裂至深裂，先端叶片小，近全缘。花雌雄异株。雄花序为腋生的穗状花序，花序基部常由 2 ~ 4 花集成小伞状，至花序先端常为单花；苞片披针形，短于花被；花被碟形，6 裂；雄蕊 6。雌花序穗状，单生；雌花具退化雄蕊；雌蕊柱头 3 裂，裂片再 2 裂。蒴果成熟后枯黄色，三棱形，先端凹入，基部近圆形，每棱翅状，大小不一，长约 2 cm，宽约 1.5 cm；种子四周有不等的薄膜状翅。

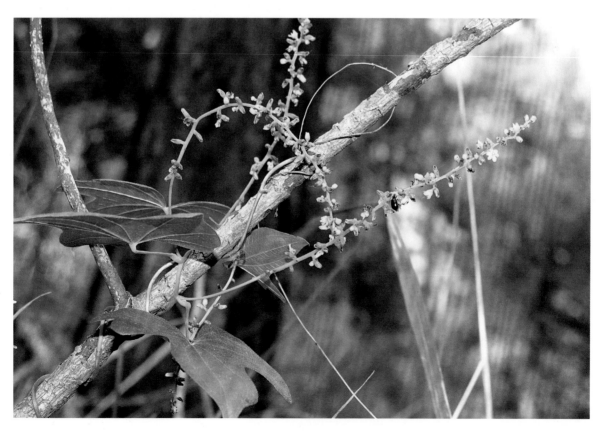

| **生境分布** | 生于海拔 100 ~ 900 m 的山腰河谷两侧半阴半阳的山坡灌丛中、稀疏杂木林内及林缘。德兴各地均有分布。 |

| **资源情况** | 野生资源一般。药材来源于野生。 |

| **采收加工** | 冬、春季采挖，除去外皮及须根，切段，晒干或烘干。 |

| **药材性状** | 本品呈类圆柱形，稍弯曲，长 15 ~ 20 cm，直径 1 ~ 1.5 cm。表面黄白色或棕黄色，有不规则纵沟、刺状残根及偏于一侧凸起的茎痕。质坚硬，断面平坦，白色或黄白色，散有淡棕色维管束小点。气微，味苦、涩。 |

| **功能主治** | 苦，平。归肝、肺经。祛风除湿，活血通络，止咳。用于风湿痹痛，肢体麻木，胸痹心痛，慢性支气管炎，跌打损伤，疟疾，痈肿。 |

| **用法用量** | 内服煎汤，干品 6 ~ 9 g，鲜品 30 ~ 45 g；或浸酒。外用适量，鲜品捣敷。 |

| **附　注** | 本种异名：*Dioscorea acerifolia* Uline ex Diels、*Dioscorea giraldii* R. Knuth。
药材穿山龙，为本种的干燥根茎，《中华人民共和国药典》（1977 年版至 2015 年版）、《甘肃省 40 种中药材质量标准（试行）》（1995 年版）、《河南省中药材标准》（1991 年版）、《内蒙古中药材标准》（1988 年版）、《山西省中药材标准》（1987 年版）、《宁夏中药材标准》（1993 年版）、《山东省中药材标准》（1995 年版、2002 年版）中有收载。
《中华人民共和国药典》规定，穿山龙按干燥品计算，含薯蓣皂苷（$C_{45}H_{72}O_{16}$）不得少于 1.3%。
本种的根茎可酿酒。 |

薯蓣科 Dioscoreaceae 薯蓣属 Dioscorea

薯蓣 *Dioscorea opposita* Thunb.

| 药 材 名 | 山药（药用部位：根茎）、零余子（药用部位：珠芽。别名：野暮茹、野蕃茹）、山药藤（药用部位：茎叶。别名：野红薯藤）。

| 形态特征 | 缠绕草质藤本。块茎长圆柱形，长可超过 1 m，断面干时白色。茎通常带紫红色。单叶，在茎下部的互生，中部以上的对生，少 3 叶轮生；叶片变异大，卵状三角形至宽卵形或戟形，长 3 ~ 15 cm，基部深心形、宽心形或近截形，边缘常 3 浅裂至 3 深裂，中裂片卵状椭圆形至披针形，侧裂片耳状，圆形、近方形至长圆形；幼苗时叶片一般为宽卵形或卵圆形，基部深心形。叶腋内常有珠芽。雌雄异株。雄花序为穗状花序，长 2 ~ 8 cm，2 ~ 8 着生于叶腋；苞片和花被片有紫褐色斑点。雌花序为穗状花序，1 ~ 3 着生于叶腋。

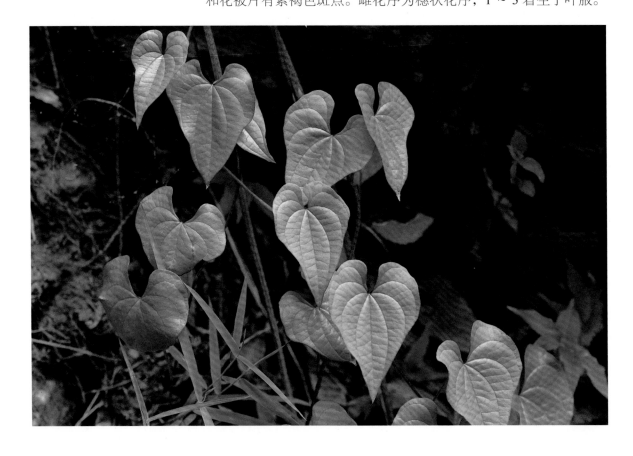

蒴果不反折，三棱状扁圆形或三棱状圆形，长 1.2 ~ 2 cm，宽 1.5 ~ 3 cm，外面有白粉；种子四周有膜质翅。

| **生境分布** | 生于山坡、山谷林下、溪边和路旁的灌丛中或杂草中，亦有栽培。德兴大茅山有分布，德兴各地均有栽培。

| **资源情况** | 野生资源一般，栽培资源丰富。药材主要来源于栽培。

| **采收加工** | 山药：冬季茎叶枯萎后采挖，切去根头，洗净，除去外皮和须根，干燥，习称"毛山药"；或除去外皮，趁鲜切厚片，干燥，称为"山药片"；也有选择肥大顺直的干燥山药，置沸水中，浸至无干心，闷透，切齐两端，用木板搓成圆柱状，晒干，打光，习称"光山药"。

零余子：秋季采收，切片，晒干或鲜用。

山药藤：夏、秋季采收，洗净，切段，晒干或鲜用。

| **功能主治** | 山药：甘，平。归脾、肺、肾经。补脾养胃，生津益肺，补肾涩精。用于脾虚食少，久泻不止，肺虚喘咳，肾虚遗精，带下，尿频，虚热消渴。

零余子：甘，平。归肾经。补虚，益肾，强腰。用于虚劳羸瘦，腰膝酸软。

山药藤：微苦、微甘，凉。归肺经。清利湿热，凉血解毒。用于湿疹，丹毒。

| **用法用量** | 山药：内服煎汤，15 ~ 30 g，大剂量可用 60 ~ 250 g；或入丸、散剂；湿盛中满、有实邪或积滞者禁服。外用适量，捣敷。补阴宜生用，健脾止泻宜炒黄用。

零余子：内服煎汤，15 ~ 30 g。

山药藤：外用适量，煎汤熏洗；或鲜品捣敷。

| **附　　方** | 治病后耳聋：零余子 30 g，猪耳朵 1 只。炖汤，捏住鼻孔，徐徐吞服。（出自《江西草药》）

| **附　　注** | 本种异名：*Dioscorea polystachya* Turcz.、*Dioscorea batatas* Decne.、*Dioscorea doryphora* Hance、*Dioscorea swinhoei* Rolfe。

药材山药，为本种的干燥根茎，《中华人民共和国药典》（1977 年版至 2020 年版）和《新疆维吾尔自治区药品标准·第二册》（1980 年版）等中有收载。

本种的根茎可炒食、炖汤或酿酒。

薯蓣科 Dioscoreaceae 薯蓣属 Dioscorea

细柄薯蓣 *Dioscorea tenuipes* Franch. et Sav.

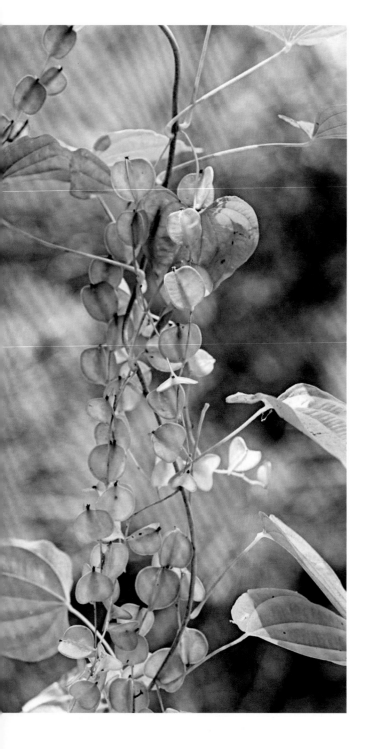

| 药 材 名 |

细柄薯蓣（药用部位：根茎）。

| 形态特征 |

缠绕草质藤本。根茎横生，细长圆柱形，直径 0.6 ~ 1.5 cm，表面有明显的节和节间。茎左旋，光滑无毛。单叶互生；叶片薄纸质，三角形，先端渐尖或尾状，基部宽心形，全缘或微波状，两面光滑无毛。花单性，雌雄异株。雄花序总状，长 7 ~ 15 cm，单生，很少双生；雄花有梗，长 0.3 ~ 0.8 cm；花被淡黄色，基部结合成管状，先端 6 裂，裂片近倒披针形，先端钝或圆，花开时平展，稍反曲；雄蕊 6，着生于花被管基部，3 花药广歧式着生，另 3 花药"个"字形着生，花开时 6 雄蕊常聚集在一起，药外向。雌花序与雄花序相似，雄蕊退化成花丝状。蒴果干膜质，三棱形，每棱翅状，近半月形，长 2 ~ 2.5 cm，宽 1.2 ~ 1.5 cm；种子着生于每室中轴中部，成熟后四周有薄膜状翅。

| 生境分布 |

生于海拔 800 ~ 1 100 m 的山谷的疏林下或林缘及毛竹林内。分布于德兴三清山北麓等。

| 资源情况 | 野生资源一般。药材来源于野生。 |

| 采收加工 | 秋季采挖，除去茎叶，洗净，切段，晒干或鲜用。 |

| 药材性状 | 本品呈细长圆柱形，少分枝，直径 0.5 ~ 1.5 cm。表面淡灰黄色，有明显的环状节和节间。质坚硬，断面淡黄色。鲜品具黏丝。有的地区多切成薄片，切面呈淡黄色。气微，味苦。 |

| 功能主治 | 苦、辛，平。祛风湿，舒筋活络。用于风湿痹痛，筋脉拘挛，四肢麻木，跌打损伤，劳伤无力。 |

| 用法用量 | 内服煎汤，6 ~ 15 g；或浸酒。外用适量，捣敷。 |

| 附　注 | 本种异名：*Dioscorea maximowiczii* Uline ex R. Knuth、*Dioscorea acrotheca* Uline ex R. Knuth。 |

| 雨久花科 | Pontederiaceae | 凤眼蓝属 | *Eichhornia*

凤眼蓝 *Eichhornia crassipes* (Mart.) Solms

| **药 材 名** | 水葫芦（药用部位：全草或根）。

| **形态特征** | 浮水草本或根生于泥中，高 30 ~ 50 cm。茎极短，具长匍匐枝，和母株分离后，生出新植物。叶基生，莲座状，宽卵形或菱形，长和宽均为 2.5 ~ 12 cm，先端圆钝，基部浅心形、截形、圆形或宽楔形，全缘，无毛；叶柄长短不等，长可达 30 cm，中部膨胀成囊状，内有气室，基部有鞘状苞片。花葶多棱角；花多数成穗状花序，直径 3 ~ 4 cm；花被筒长 1.5 ~ 1.7 cm，花被裂片 6，卵形、矩圆形或倒卵形，丁香紫色，外面近基部有腺毛，上裂片在周围蓝色中心有 1 黄色斑；雄蕊 6。蒴果卵形。

| **生境分布** | 生于海拔 200 m 以上的水塘、沟渠及稻田中，亦有栽培。德兴各地

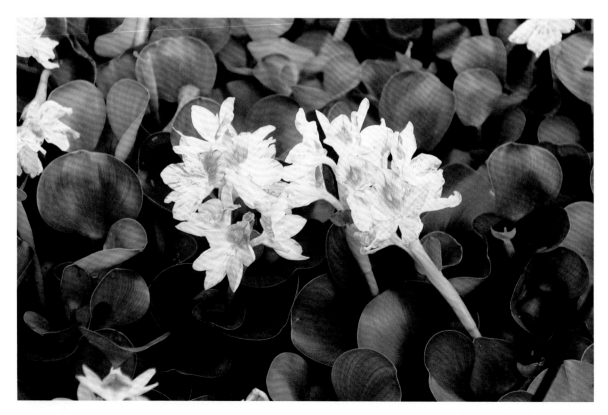

均有分布。

| **资源情况** | 野生资源丰富。药材来源于野生。

| **采收加工** | 春、夏季采集，洗净，晒干或鲜用。

| **功能主治** | 辛、淡，寒。疏散风热，利水通淋，清热解毒。用于风热感冒，水肿，热淋，尿路结石，风疹，湿疮，疖肿；外用于热疮。

| **用法用量** | 内服煎汤，15 ~ 30 g；孕妇慎服。外用适量，捣敷。

| **附　　注** | 本种异名：*Pontederia crassipes* Mart.、*Heteranthera formosa* Miq.、*Eichhornia speciosa* Kunth。

原产巴西。现广布于我国长江、黄河流域及华南各省区。

雨久花

Monochoria korsakowii Regel et Maack

| 药 材 名 | 雨韭（药用部位：全草。别名：鸭屎椿）。

| 形态特征 | 水生草本，全株光滑无毛。根茎粗壮，下生纤维根。茎高 20 ~ 40 cm。基生叶纸质，卵形至卵状心形，长 3 ~ 8 cm，宽 2.5 ~ 7 cm，先端急尖或渐尖，基部心形，全缘，具弧状脉，叶柄长达 30 cm，有时膨胀成囊状；茎生叶基部抱茎成宽鞘，叶柄较短。总状花序顶生，有 10 余花；花梗长 0.5 ~ 1 cm；花直径约 2 cm；花被裂片 6，蓝色，椭圆形，长约 1 cm，先端圆钝。蒴果卵形，长 0.8 ~ 1 cm。

| 生境分布 | 生于池塘、湖沼靠岸的浅水处和水稻田中。德兴各地均有分布。

| 资源情况 | 野生资源丰富。药材来源于野生。

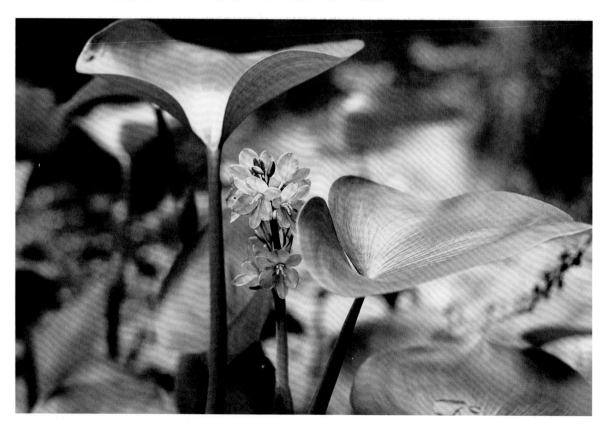

| **采收加工** | 夏、秋季采收，鲜用或切段，晒干。

| **药材性状** | 本品常皱缩成团，带根茎者有众多纤维状须根。茎长约 40 cm，黄绿色，有皱纹和沟纹，无毛，基部呈紫褐色或紫红色；断面常中空。叶皱缩或破碎；基生叶完整者展平后呈卵形或卵状心形，长 2 ~ 8 cm，宽 2 ~ 7 cm；先端急尖，基部心形，全缘，薄纸质，叶脉弧形，叶柄长约 25 cm；茎生叶叶柄短，基部鞘状抱茎。有时可见总状花序，花被裂片 6，蓝色或蓝褐色。气微，味淡、微腥。

| **功能主治** | 甘，寒。清肺热，利湿热，解疮毒。用于高热咳喘，湿热黄疸，丹毒，疮疖。

| **用法用量** | 内服煎汤，3 ~ 10 g。外用适量，捣敷。

| **附　　注** | 本种异名：*Monochoria vaginalis* (Burm. F.) Presl ex Kunth var. *korsakowii* (Regel et Maack) Solms。

雨久花科 Pontederiaceae 雨久花属 Monochoria

鸭舌草
Monochoria vaginalis (Burm. f.) Presl

| 药 材 名 | 鸭舌草（药用部位：全草。别名：野竹叶草）。

| 形态特征 | 水生草本，全株光滑无毛。根茎极短，下生纤维根。茎高 4 ~ 20 cm。叶纸质，形状和大小多变异，由条形、披针形、矩圆状卵形、卵形至宽卵形，长 1.5 ~ 5.5 cm，宽 0.5 ~ 5.5 cm，基部圆形、截形或心形，基部裂片如存在则为宽圆形，全缘；叶柄长达 20 cm，基部成鞘。总状花序腋生，有 3 ~ 25 花；花梗长 0.3 ~ 0.8 cm；花直径 0.5 ~ 0.7 cm；花被裂片 6，披针形或卵形，长 1 ~ 1.5 cm。蒴果卵形，长约 1 cm。

| 生境分布 | 生于平原至海拔 1 500 m 的水稻田、沟旁、浅水池塘等水湿处。德兴各地均有分布。

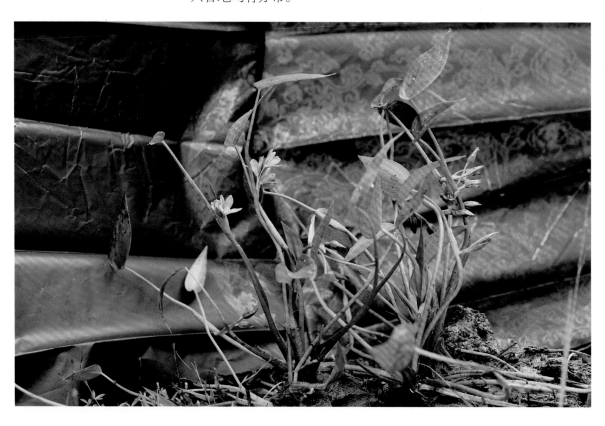

| **资源情况** | 野生资源较丰富。药材来源于野生。

| **采收加工** | 夏、秋季采收，鲜用或切段，晒干。

| **功能主治** | 苦，凉。归大肠经。清热，凉血，利尿，解毒。用于感冒高热，肺热咳喘，百日咳，咯血，吐血，崩漏，尿血，热淋，痢疾，肠痈，丹毒，疮肿，咽喉肿痛，牙龈肿痛，风火赤眼，毒蛇咬伤，毒菇中毒。

| **用法用量** | 内服煎汤，15 ~ 30 g，鲜品 30 ~ 60 g；或捣烂绞汁。外用适量，捣敷。

| **附　　方** | （1）治吐血：鸭舌草 30 ~ 60 g，炖猪瘦肉服。
（2）治疔疮：鸭舌草加桐油捣敷。
（3）治蛇虫咬伤：鲜鸭舌草捣敷。［方（1）~（3）出自《草药手册》（江西）］

| **附　　注** | 本种异名：*Pontederia ovata* Hook. et Arn.、*Pontederia vaginalis* Burm. f.、*Pontederia linearis* Hassk.、*Pontederia plantaginea* Roxb.、*Pontederia pauciflora* Blume、*Monochoria ovata* Kunth、*Monochoria linearis* (Hassk.) Miq.、*Boottia mairei* H. Lévl.。

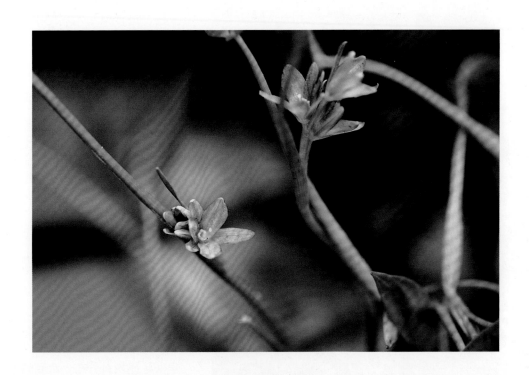

鸢尾科 Iridaceae 射干属 Belamcanda

射干

Belamcanda chinensis (L.) Redouté

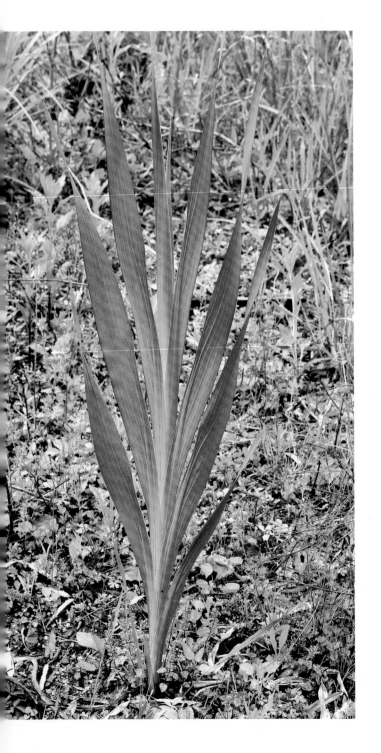

| 药 材 名 |

射干（药用部位：根茎。别名：金铰剪、乌扇、铁扁担）、射干叶（药用部位：叶）。

| 形态特征 |

多年生草本。根茎为不规则的块状，黄色或黄褐色；须根多数。茎高 1 ~ 1.5 m。叶互生，嵌叠状排列，剑形，长 20 ~ 60 cm，宽 2 ~ 4 cm，基部鞘状抱茎。花序顶生，叉状分枝，每分枝的先端聚生数花；花梗细，长约 1.5 cm；花梗及花序的分枝处均包有膜质的苞片，苞片披针形或卵圆形；花橙红色，散生紫褐色斑点，直径 4 ~ 5 cm；花被裂片 6，2 轮排列，外轮花被裂片倒卵形或长椭圆形，长约 2.5 cm，宽约 1 cm，内轮花被裂片较外轮的略短而狭；雄蕊 3，花药条形；花柱上部稍扁，先端 3 裂。蒴果倒卵形或长椭圆形，长 2.5 ~ 3 cm；种子圆球形，黑紫色，有光泽，直径约 0.5 cm。

| 生境分布 |

生于低海拔的林缘或山坡草地，亦有栽培。德兴各地均有分布，大目源有栽培。

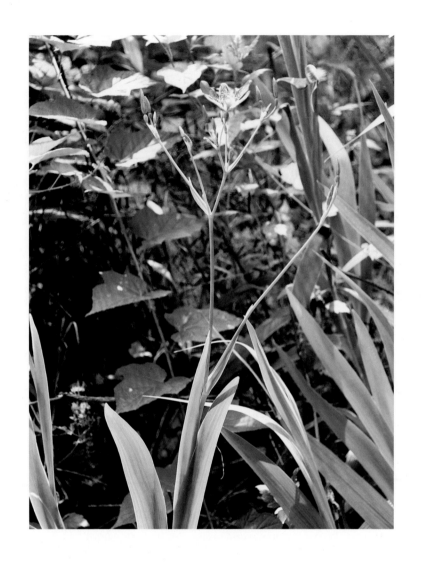

| **资源情况** | 野生资源一般，栽培资源丰富。药材主要来源于栽培。

| **采收加工** | **射干**：春初刚发芽或秋末茎叶枯萎时采挖，除去须根和泥沙，干燥。

射干叶：8 ~ 9月采收，切丝，干燥。

| **药材性状** | **射干**：本品呈不规则结节状，长3 ~ 10 cm，直径1 ~ 2 cm。表面黄褐色、棕褐色或黑褐色，皱缩，有较密的环纹。上面有数个圆盘状凹陷的茎痕，偶有茎基残存；下面有残留细根及根痕。质硬，断面黄色，颗粒性。气微，味苦、微辛。

射干叶：本品为卷曲状粗丝，上、下表面均为黄绿色至黄棕色，平行脉数条，分别在上、下表面间隔凸起。体轻，质韧，易纵向撕裂。气微，味淡。

| **功能主治** | **射干**：苦、辛，寒；有毒。归肺、肝经。清热解毒，消痰，利咽。用于热毒痰火郁结，咽喉肿痛，痰涎壅盛，咳嗽气喘。

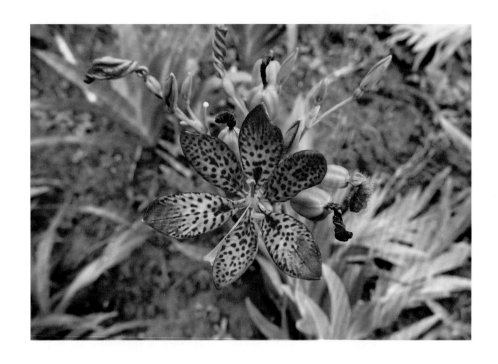

射干叶：微苦、涩，凉。归肾、膀胱、肝、胆、肺经。清火解毒，凉血止血，利胆退黄，利尿化石，收敛止汗。用于六淋证所致的尿频、尿急、尿血、尿中夹有砂石，月经不调，崩漏，胆汁病所致的黄疸，消渴病，肺痨咯血。

| **用法用量** | 射干：内服煎汤，3～10g；或入丸、散剂；或鲜品捣汁；病无实热、脾虚便溏者及孕妇禁服。外用适量，煎汤洗；或研末吹喉；或捣敷。

射干叶：内服煎汤，15～30g。

| **附　　方** | （1）治狂犬病：射干15g，万年青、青牛胆、黄栀子各9g。煎汤服，渣捣敷。

（2）治疟疾：射干捣汁，于发作前兑开水服。

（3）治咳嗽：射干3g，研末，开水冲服。

（4）治喘咳：鲜射干9g，葛花6g，土茯苓6g。煎汤服。

（5）治大便不通、瘿肿：射干水磨服（兑纸灰服为好）。

（6）治产前、产后腹痛：鲜射干12g，接骨木、益母草、茅根各9g。煎汤服。

（7）治风火牙痛：鲜射干30～60g，煎汤加冰糖为引服；或根用米酒水磨汁，每次含漱3分钟，治齿龈腮肿。

（8）治跌打损伤：鲜射干捣汁，热酒冲服。

（9）治喉炎、扁桃体炎：射干3g，黄芩、生甘草、桔梗各1.5g，研末，水调顿服；或花、根各9g，研末吹喉，治乳蛾。

（10）治腮腺炎：射干、茜草叶捣敷。［方（1）～（10）出自《草药手册》（江西）］

| 附 注 | 本种异名：*Ixia chinensis* L.、*Pardanthus chinensis* Ker-Gawl.、*Belamcanda punctata* Moench。

药材射干，为本种的干燥根茎，《中华人民共和国药典》（1963 年版至 2020 年版）、《内蒙古蒙药材标准》（1986 年版）、《新疆维吾尔自治区药品标准·第二册》（1980 年版）、《贵州省中药材标准规格·上集》（1965 年版）等中有收载；《湖南省中药材标准》（1993 年版）以"射干（栽培品）"之名收载之。

药材射干叶，为本种的干燥叶，《云南省中药材标准·第三册·傣族药》（2005 年版）中有收载。

《中华人民共和国药典》规定，射干按干燥品计算，含次野鸢尾黄素（$C_{20}H_{18}O_8$）不得少于 0.10%。

鸢尾科 Iridaceae 鸢尾属 Iris

蝴蝶花
Iris japonica Thunb.

| 药 材 名 | 蝴蝶花（药用部位：全草）、扁竹根（药用部位：根及根茎）。

| 形态特征 | 多年生草本。根茎包括较粗的直立根茎和纤细的横走根茎。叶基生，近地面处带红紫色，剑形，长 25 ~ 60 cm，宽 1.5 ~ 3 cm。花茎直立，高于叶片，顶生稀疏总状聚伞花序，分枝 5 ~ 12，与苞片等长或略超出苞片；苞片 3 ~ 5，叶状，宽披针形或卵圆形，长 0.8 ~ 1.5 cm，其中包含有 2 ~ 4 花；花淡蓝色或蓝紫色，直径 4.5 ~ 5 cm；花被管明显，长 1.1 ~ 1.5 cm，外花被裂片倒卵形或椭圆形，长 2.5 ~ 3 cm，宽 1.4 ~ 2 cm，中脉上有隆起的黄色鸡冠状附属物，内花被裂片椭圆形或狭倒卵形，长 2.8 ~ 3 cm，宽 1.5 ~ 2.1 cm。蒴果椭圆状柱形，长 2.5 ~ 3 cm，6 纵肋明显；种子黑褐色，为不规则的多面体。

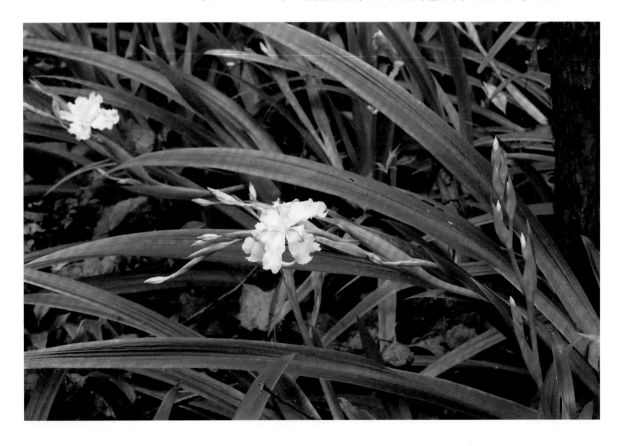

| 生境分布 | 生于山坡背阴而湿润的草地、疏林下或林缘草地，亦有栽培。德兴各地均有分布，大目源等有栽培。

| 资源情况 | 野生资源丰富，栽培资源丰富。药材来源于栽培。

| 采收加工 | **蝴蝶花：**春、夏季采收，切段，晒干。
扁竹根：夏季采挖，除去叶及花茎，洗净，鲜用或切片，晒干。

| 药材性状 | **蝴蝶花：**本品根状茎呈竹鞭状，细长，匍匐，直径约 1 cm，节明显，有膜质鳞片，节间长 2 ~ 3 cm，节上着生新的较细长的根状茎及须状根。根状茎的顶端常可见幼叶着生，外表青褐色或淡黄白色，断面呈淡黄白色至白色。叶着生于根茎顶端，呈马刀状二列，长 10 ~ 20 cm，宽 1 ~ 2 cm，绿色，基部近根茎处常为淡紫色。气淡，味微苦。
扁竹根：本品根茎呈圆柱形，表面有黄白色。近头部具横环纹并有叶痕，其下有纵皱纹及须根或须根痕。质较松脆，断面黄白色，角质，多空隙。气微，味甘、略苦。

| 功能主治 | **蝴蝶花：**苦，寒；有小毒。清热解毒，消肿止痛。用于肝炎，肝肿大，肝区痛，胃痛，咽喉肿痛，便血。
扁竹根：苦、辛，寒；有小毒。消食，杀虫，通便，利水，活血，止痛，解毒。用于食积腹胀，虫积腹痛，热结便秘，水肿，癥瘕，久疟，牙痛，咽喉肿痛，疮肿，瘰疬，跌打损伤，子宫脱垂，蛇犬咬伤。

| 用法用量 | **蝴蝶花：**内服煎汤，6 ~ 15 g。
扁竹根：内服煎汤，6 ~ 9 g；或研末；或浸酒；脾虚便溏者及孕妇禁服。外用适量，鲜品捣敷。

| 附　注 | 本种异名：*Iris chinensis* Curt.、*Iris fimbriata* Vent.。
药材铁扁担，为本种的新鲜或干燥带叶根茎，《上海市中药材标准》（1994 年版）中有收载，标准还收载了鸢尾 *Iris tectorum* Maxim.，与本种同等药用。

小花鸢尾
Iris speculatrix Hance

| **药 材 名** | 小花鸢尾根（药用部位：根及根茎）。

| **形态特征** | 多年生草本，植株基部围有棕褐色的老叶叶鞘纤维及披针形的鞘状叶。叶略弯曲，剑形或条形，长 15 ～ 30 cm，宽 0.6 ～ 1.2 cm，有 3 ～ 5 纵脉。花茎光滑，不分枝或偶有侧枝，高 20 ～ 25 cm，有 1 ～ 2 茎生叶；苞片 2 ～ 3，狭披针形，长 5.5 ～ 7.5 cm，内包含有 1 ～ 2 花；花梗长 3 ～ 5.5 cm；花蓝紫色或淡蓝色，直径 5 ～ 6 cm；外花被裂片匙形，长约 3.5 cm，有深紫色的环形斑纹，中脉上有鲜黄色的鸡冠状附属物，似毡绒状，内花被裂片狭倒披针形，长约 3.7 cm；花柱分枝扁平，长约 2.5 cm，宽约 0.7 cm，与花被裂片同色。蒴果椭圆形，长约 5 cm，先端有细长而尖的喙；种子为多面体，棕褐色。

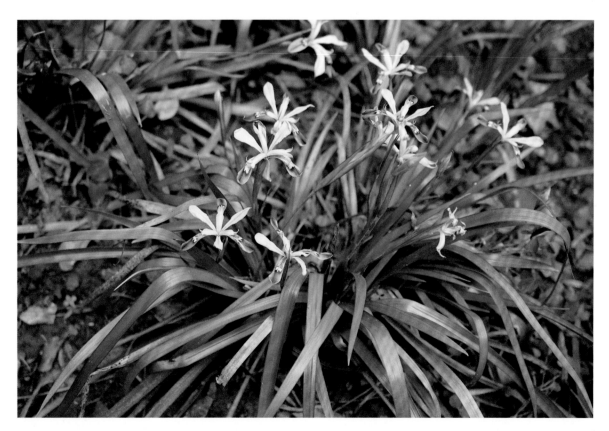

| 生境分布 | 生于山地、路旁、林缘或疏林下。德兴各地均有分布。 |

| 资源情况 | 野生资源一般。药材来源于野生。 |

| 采收加工 | 秋季采收，洗净，切段，晒干或鲜用。 |

| 功能主治 | 辛，温；有小毒。归肝经。活血镇痛，祛风除湿。用于跌打损伤，风寒湿痹，蛇犬咬伤。 |

| 用法用量 | 内服浸酒，3 ~ 6 g；孕妇禁服。外用适量，捣敷；或煎汤洗。 |

| 附　　注 | 本种异名：*Iris grijsi* Maxim.、*Iris cavalariei* Lévl.。 |

鸢尾科 | Iridaceae 鸢尾属 | Iris

鸢尾
Iris tectorum Maxim.

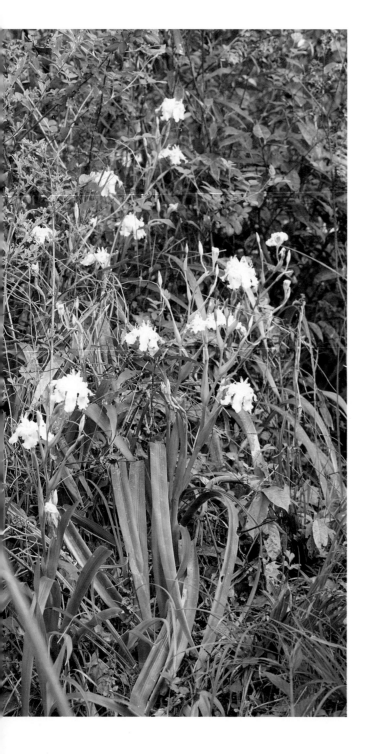

| 药 材 名 |

鸢尾（药用部位：全草或叶。别名：蛤蟆跳缺）、川射干（药用部位：根。别名：鸢根）。

| 形态特征 |

多年生草本，植株基部围有老叶残留的膜质叶鞘及纤维。叶基生，宽剑形，长 15 ~ 50 cm，宽 1.5 ~ 3.5 cm，有数条不明显的纵脉。花茎光滑，高 20 ~ 40 cm，顶部常有 1 ~ 2 短侧枝；苞片 2 ~ 3，披针形或长卵圆形，长 5 ~ 7.5 cm，内包含有 1 ~ 2 花；花蓝紫色，直径约 10 cm；花被管长约 3 cm，外花被裂片圆形或宽卵形，长 5 ~ 6 cm，中脉上有不规则的鸡冠状附属物，呈不整齐的缝状裂，内花被裂片椭圆形，长 4.5 ~ 5 cm；雄蕊长约 2.5 cm，花药鲜黄色；花柱分枝扁平，淡蓝色，长约 3.5 cm，先端裂片近四方形，有疏齿。蒴果长椭圆形或倒卵形，长 4.5 ~ 6 cm，有 6 肋，成熟时 3 瓣裂；种子黑褐色，梨形。

| 生境分布 |

生于向阳坡地、林缘及水边湿地，亦有栽培。分布于德兴三清山北麓、大茅山等，大目源等有栽培。

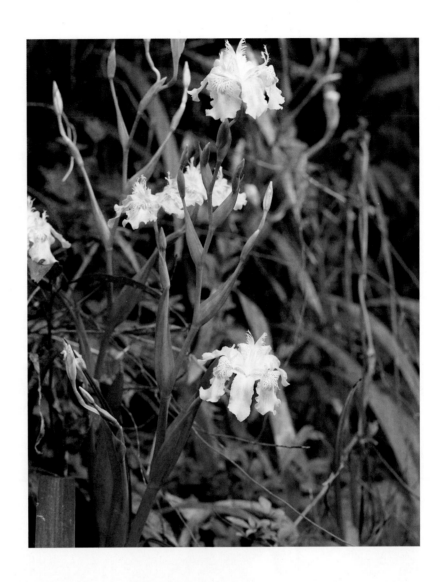

采收加工	鸢尾：夏、秋季采收，洗净，切碎，鲜用。
	川射干：全年均可采挖，除去须根及泥沙，干燥。

药材性状	鸢尾：本品干叶呈剑形，长 15 ~ 50 cm，有数条不明显的纵脉，淡绿色。花茎光滑。蒴果长椭圆形或倒卵形，具 6 肋。气微，味辛、苦。
	川射干：本品呈不规则条状或圆锥形，略扁，有分枝，长 3 ~ 10 cm，直径 1 ~ 2.5 cm。表面灰黄褐色或棕色，有环纹和纵沟。常有残存的须根及凹陷或圆点状凸起的须根痕。质松脆，易折断，断面黄白色或黄棕色。气微，味甘、苦。

功能主治	鸢尾：辛、苦，凉；有小毒。清热解毒，祛风利湿，消肿止痛。用于咽喉肿痛，肝炎，肝肿大，膀胱炎，风湿痛，跌打损伤，疮疖，皮肤瘙痒。
	川射干：苦，寒。归肺经。清热解毒，祛痰，利咽。用于热毒痰火郁结，咽喉肿痛，痰涎壅盛，咳嗽气喘。

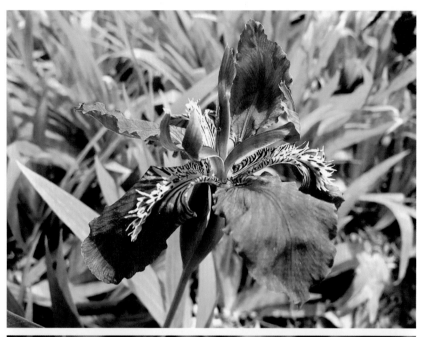

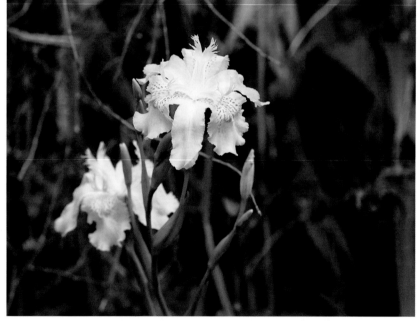

| **用法用量** | 鸢尾：内服煎汤，6 ～ 15 g；或绞汁；或研末；体虚便溏者及孕妇禁服。外用适量，捣敷；或煎汤洗。 |

川射干：内服煎汤，1 ～ 3 g；或磨汁；或研末。外用适量，捣敷。

| **附　　方** | （1）消食积、气积及血积：鸢尾、薏苡根、刘寄奴，研末和酒服。 |

（2）治扁桃体炎及一切喉症：鸢尾、玄参、桔梗、卷柏、马勃、连翘、薄荷、山豆根、射干、僵蚕、生姜、指甲灰，煎汤服。

（3）治跌打损伤：①鸢尾 3 ~ 9 g，磨水服。②鸢根适量，置童便中浸 7 天，取出刮去粗皮，焙干研细末，每次服 1.5 ~ 3 g，每日服 2 次，于饭前以冬酒送下。③鸢根 6 g，薄酒煎，浓酒兑服。

（4）治肝炎黄疸：鸢根 6 g，煎汤服。

（5）治咽喉内起血泡，迅速增大：急用鸢尾磨汁，内服及含漱。

（6）治毒蛇咬伤：鸢根、苎麻根各适量，捣敷伤口。

（7）治牙龈红肿疼痛：鸢根擂汁内服；或根茎切片，贴疼痛处。［方（1）~（7）出自《草药手册》（江西）］

| 附　注 | 本种异名：*Iris rosthornii* Diels、*Iris chinensis* Bunge。
药材土知母，为本种的干燥根茎，《贵州省地方标准》（1994 年版）中有收载；《贵州省中药材、民族药材质量标准》（2003 年版）以"土知母（川射干）"之名收载之，《四川省中药材标准》（1987 年版）、《四川省中草药标准（试行稿）·第四批》（1984 年版）以"川射干（鸢尾）"之名收载之，《中华人民共和国药典》（2005 年版至 2015 年版）以"川射干"之名收载之。
药材铁扁担，为本种的新鲜或干燥带叶根茎，《上海市中药材标准》（1994 年版）中有收载，标准还收载了蝴蝶花 *Iris japonica* Thunb.，与本种同等药用。

灯心草科 Juncaceae 灯心草属 Juncus

翅茎灯心草
Juncus alatus Franch. et Savat.

| **药材名** | 三角草（药用部位：根及根茎）。

| **形态特征** | 多年生草本，簇生。根茎短。茎扁压，有 2 窄翼，高 2 ~ 4.5 cm，宽 0.3 ~ 0.5 cm。叶耳不显著，叶片扁平，条形，长达 10 cm，宽 0.3 ~ 0.5 cm，边缘膜质。6 ~ 20 小头状花序构成复聚伞状花序；总苞片叶状；小头状花序有 4 ~ 7 花；花被 6，披针形，内轮 3 花被片稍长，淡绿色或黄褐色，长约 0.35 cm；雄蕊 6，长约为花被片的 2/3。蒴果三棱状圆柱形，长约 0.45 cm，淡红褐色；种子倒卵形，长约 0.05 cm。

| **生境分布** | 生于海拔 400 m 以上的水边、田边、湿草地和山坡林下阴湿处。分布于德兴三清山北麓等。

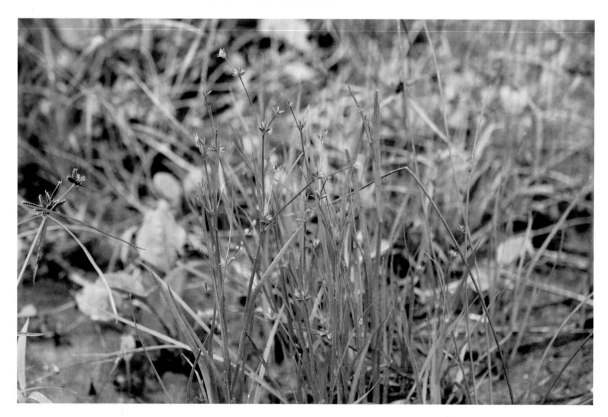

| 资源情况 | 野生资源一般。药材来源于野生。 |

| 采收加工 | 秋季采挖，除去须根，洗净，晒干。 |

| 功能主治 | 清热，通淋，止血。用于心烦口渴，口舌生疮，淋证，小便涩痛，带下。 |

| 用法用量 | 内服煎汤，15 ~ 20 g。 |

灯心草 *Juncus effusus* L.

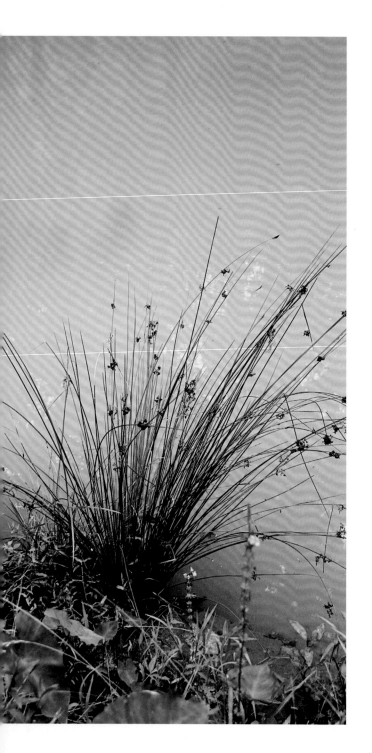

| 药 材 名 |

灯心草（药用部位：全草或茎髓。别名：虎须草、水灯芯）、灯心草根（药用部位：根及根茎）。

| 形态特征 |

多年生草本。根茎横走，密生须根。茎簇生，高 40 ~ 100 cm，直径 0.15 ~ 0.4 cm，内充满乳白色髓。低出叶鞘状，红褐色或淡黄色，长者达 15 cm，叶片退化成刺芒状。花序假侧生，聚伞状，多花，密集或疏散；总苞片似茎的延伸，直立，长 5 ~ 20 cm；花长 0.2 ~ 0.25 cm，花被片 6，条状披针形，外轮稍长，边缘膜质；雄蕊 3 或极少为 6，长约为花被的 2/3。蒴果矩圆状，3 室，先端钝或微凹，与花被等长或稍长；种子褐色，长约 0.04 cm。

| 生境分布 |

生于水旁、田边等潮湿处。德兴各地均有分布。

| 资源情况 |

野生资源丰富。药材来源于野生。

| **采收加工** | **灯心草**：秋季采割全草，晒干；夏季末至秋季割取茎，晒干，取出茎髓，理直，扎成小把。

灯心草根：夏、秋季采挖，除去茎部，洗净，晒干。

| **药材性状** | **灯心草**：本品呈细圆柱形，长达 90 cm，直径 0.1 ~ 0.3 cm。表面白色或淡黄白色，有细纵纹。体轻，质软，略有弹性，易拉断，断面白色。气微，味淡。

| **功能主治** | **灯心草**：甘、淡，微寒。归心、肺、小肠经。清心火，利小便。用于心烦失眠，尿少涩痛，口舌生疮。

灯心草根：甘，寒。归心、膀胱经。利水通淋，清心安神。用于淋病，小便不利，湿热黄疸，心悸不安。

| **用法用量** | **灯心草**：内服煎汤，1 ~ 3 g，鲜品 15 ~ 30 g；或入丸、散剂；下焦虚寒、小便失禁者禁服。外用适量，煅存性研末撒；或鲜品捣敷；或扎成把外擦。

灯心草根：内服煎汤，15 ~ 30 g。

| **附　　方** | （1）治热淋：①灯心草、车前草、凤尾草各 30 g（或去凤尾草亦可），用米泔水煎服。②灯心草、凤尾草、淡竹叶、土牛膝各 15 g（或单用灯心草 30 g），米泔水煎，2 次分服。

（2）治乳腺炎：灯心草根 30 g，猪瘦肉 100 g。煮服，或取其汤，去浮油，以汤煎药服（未化脓者可内消）。

（3）治黄疸：①灯心草、天胡荽各 30 g，水煎，加甜酒少许调服。②灯心草 15 g，鲜枸杞根 30 g，阴行草 15 g。水煎，糖调服。

（4）治鼻衄：鲜灯心草 60 g，猪瘦肉 100 g。水煮服。

（5）治小儿心烦夜啼：灯心草 15 g，水煎 2 次，分 2 次服。［方（1）~（5）出自《草药手册》（江西）］

（6）治乳痛初起：灯心草根 30 g，同猪瘦肉 120 g 炖汤，去浮油，以汤煎药服。（出自《江西民间草药》）

（7）治小儿高热：灯心草根、卷柏各 9 ~ 12 g。煎汤服。（出自《江西草药》）

| **附　　注** | 药材灯心草，为本种的干燥茎髓，《中华人民共和国药典》（1977 年版至 2015 年版）、《上海市中药材标准》（1994 年版）中有收载。

灯心草科 Juncaceae 灯心草属 Juncus

野灯心草

Juncus setchuensis Buchen.

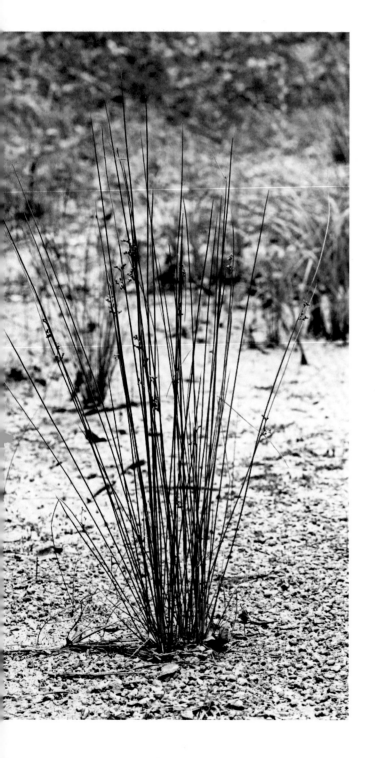

药材名

石龙刍（药用部位：全草）、石龙刍根（药用部位：根及根茎）。

形态特征

多年生草本。根茎横走或短缩。茎簇生，有纵条纹，直径 0.08 ~ 0.15 cm，高 30 ~ 50 cm。芽苞叶鞘状或鳞片状，围生于茎基部，下部常红褐色或暗褐色，长 1 ~ 10 cm，叶片退化成刺芒状。花序假侧生，聚伞状，多花或仅具数花；总苞片似茎的延伸，直或稍弓曲；花被片 6，近等长，长 0.25 ~ 0.3 cm，卵状披针形，边缘膜质；雄蕊 3，稍短于花被片，花药较花丝短。蒴果长于花被，卵状或近球状，不完全 3 室；种子偏斜倒卵形，长约 0.05 cm。

生境分布

生于海拔 800 ~ 1 700 m 的山沟、林下阴湿地及溪旁、道旁的浅水处。分布于德兴三清山北麓、大茅山等。

资源情况

野生资源丰富。药材来源于野生。

| 采收加工 | 石龙刍：全年均可采收，除去根、杂质，洗净，切段，鲜用或晒干。
石龙刍根：夏、秋季采挖，除去茎部，洗净，晒干。

| 药材性状 | 石龙刍：本品茎呈细长圆柱形，长 30～50 cm，直径 0.1～0.15 cm，上部渐细尖，基部稍粗。表面淡黄绿色，光滑，具细纵直纹理。质坚韧，断面黄白色，中央有髓，白色而疏松。茎上部无叶，侧生淡紫色花序或果穗，基部叶鞘红褐色至棕褐色。气微，味淡。

石龙刍根：本品根茎横走，呈不规则结节状，长 5～10 cm，节间密；表面棕褐色至黑褐色，外被多数棕褐色膜质鳞叶，上面有残留茎基，下面着生多数须状根。根呈圆锥形，多弯曲，长 2～10 cm，直径 0.1～0.2 cm；表面灰褐色。质韧，不易折断。气微，味淡。

| 功能主治 | 石龙刍：苦，凉。归心、小肠经。利水通淋，泻热，安神，凉血止血。用于热淋，肾炎性水肿，心热烦躁，心悸失眠，口舌生疮，咽痛，齿痛，目赤肿痛，衄血，咯血，尿血。

石龙刍根：甘、涩，微寒。归脾、心、肝经。清热利湿，凉血止血。用于淋浊，心烦失眠，鹤膝风，目赤肿痛，齿痛，鼻衄，便血，崩漏，带下。

| 用法用量 | 石龙刍：内服煎汤，9～15 g；或烧存性，研末；溲多者勿服。
石龙刍根：内服煎汤，9～15 g，大剂量可用 30～60 g。

| 附　注 | 本种异名：*Juncus pauciflorus* R. Br.。
药材川灯心草，为本种的干燥地上部分，《湖北省中药材质量标准》（2009 年版）中有收载。
药材秧草根，为本种的根及根茎，《云南省中药材标准·第四册·彝族药（Ⅱ）》（2005 年版）中有收载。

鸭跖草科 Commelinaceae 鸭跖草属 Commelina

饭包草
Commelina benghalensis Linn.

| 药 材 名 | 马耳草（药用部位：全草）。

| 形态特征 | 多年生匍匐草本。茎披散，多分枝，长可达 70 cm，被疏柔毛。叶鞘有疏而长的睫毛；叶有明显的叶柄；叶片卵形，长 3 ~ 7 cm，近无毛。总苞片佛焰苞状，柄极短，与叶对生，常数个集于枝顶，下部边缘合生，呈扁的漏斗状，长 0.8 ~ 1.2 cm，疏被毛；聚伞花序有花数朵，几不伸出苞片；花萼膜质，长约 0.2 cm，花瓣蓝色，长 0.4 ~ 0.5 cm；雄蕊 6，3 能育。蒴果椭圆形，长 0.4 ~ 0.6 cm，具 3 室，3 瓣裂，有种子 5；种子多皱纹，长约 0.2 cm。

| 生境分布 | 生于田边、沟内或林下阴湿处。德兴各地均有分布。

| 资源情况 | 野生资源丰富。药材来源于野生。

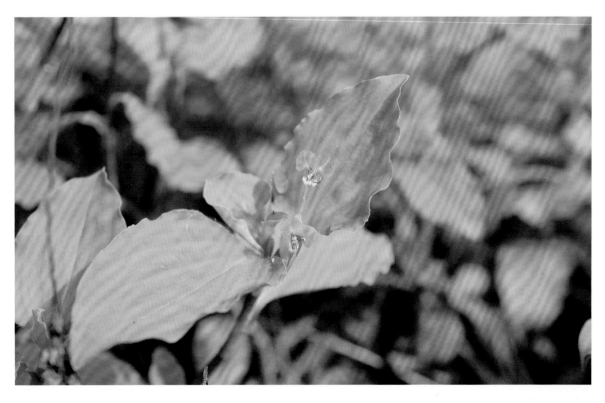

采收加工	夏、秋季采收，洗净，鲜用或晒干。

功能主治	苦，寒。归心、胃、膀胱经。清热解毒，利水消肿。用于热病发热，烦渴，咽喉肿痛，热痢，热淋，痔疮，疔疮痈肿，蛇虫咬伤。

用法用量	内服煎汤，15 ~ 30 g，鲜品 30 ~ 60 g。外用适量，鲜品捣敷；或煎汤洗。

附　　注	本种异名：*Commelina cavaleriei* H. Lévl.。 本种的嫩茎叶焯水后可凉拌。

鸭跖草
Commelina communis Linn.

| **植物别名** | 竹叶草、竹叶菜、竹管草。

| **药 材 名** | 鸭跖草（药用部位：地上部分）。

| **形态特征** | 一年生披散草本，仅叶鞘及茎上部被短毛。茎下部匍匐生根，长可达 1 m。叶披针形至卵状披针形，长 3 ～ 8 cm。总苞片佛焰苞状，有长 1.5 ～ 4 cm 的柄，与叶对生，心形，稍镰状弯曲，先端短急尖，长约 2 cm，边缘常有硬毛；聚伞花序有花数朵，略伸出佛焰苞；萼片膜质，长约 0.5 cm，内面 2 萼片常靠近或合生；花瓣深蓝色，长约 1 cm；雄蕊 6，3 能育而长，3 退化雄蕊先端呈蝴蝶状。蒴果椭圆形，长 0.5 ～ 0.7 cm，具 2 室，2 瓣裂，有种子 4；种子长 0.2 ～ 0.3 cm，具不规则窝孔。

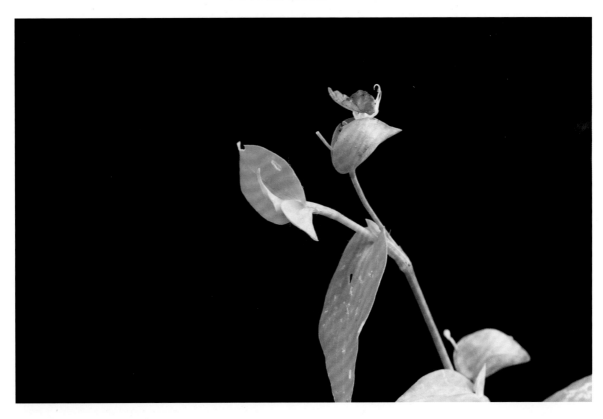

| **生境分布** | 生于海拔 100 m 以上的湿润阴处，沟边、路边、田埂、荒地、宅旁墙角、山坡及林缘草丛中常见。德兴各地均有分布。 |

| **资源情况** | 野生资源丰富。药材来源于野生。 |

| **采收加工** | 夏、秋季采收，晒干。 |

| **药材性状** | 本品长可达 60 cm，黄绿色或黄白色，较光滑。茎有纵棱，直径约 0.2 cm，多有分枝或须根，节稍膨大，节间长 3 ~ 9 cm；质柔软，断面中心有髓。叶互生，多皱缩、破碎，完整叶片展平后呈卵状披针形或披针形，长 3 ~ 8 cm，宽 1 ~ 2.5 cm；先端尖，全缘，基部下延成膜质叶鞘，抱茎，叶脉平行。花多脱落，总苞佛焰苞状，心形，两边不相连；花瓣皱缩，蓝色。气微，味淡。 |

| **功能主治** | 甘、淡，寒。归肺、胃、小肠经。清热泻火，解毒，利水消肿。用于感冒发热，热病烦渴，咽喉肿痛，水肿尿少，热淋涩痛，痈肿疔毒。 |

| **用法用量** | 内服煎汤，15 ~ 30 g，鲜品 60 ~ 90 g；或捣汁；脾胃虚寒者慎服。外用适量，捣敷。 |

| **附　方** | （1）治细菌性痢疾（或伴有发热）：鸭跖草 30 g，水煎，糖调服。
（2）治淋证：鸭跖草 30 g，第 2 遍淘米泔水同煎服。
（3）治咽喉肿痛：鲜鸭跖草 60 ~ 90 g，捣烂，加凉开水擂汁，频频含咽。
（4）治高热烦渴：鸭跖草 30 g，水煎加白糖适量分服，每日 1 剂。
（5）治红肿痈疖：鲜鸭跖草适量，捣敷。
（6）治毒蛇咬伤：鸭跖草 30 g，水煎 2 次，分服；鲜鸭跖草适量，捣敷，每日换药 1 次。
（7）治外伤出血：鸭跖草适量，捣敷。
（8）治疟疾：鸭跖草 60 g，半夏、广陈皮、生姜、大枣各 9 g。煎汤服。
（9）治血吸虫病：鲜鸭跖草 6 g，浓煎，每日 3 次。［方（1）~（9）出自《草药手册》（江西）］ |

| **附　注** | 本种异名：*Commelina ludens* Miq.、*Commelina coreana* H. Lévl. et Vaniot、*Commelina communis* L. var. *angustifolia* Nakai。
药材鸭跖草，为本种的干燥地上部分，《中华人民共和国药典》（1977 年版至 2020 年版）中有收载。
本种的嫩茎叶可炒食。 |

鸭跖草科 Commelinaceae 水竹叶属 Murdannia

牛轭草

Murdannia loriformis (Hassk.) Rolla Rao et Kammathy

| 药 材 名 | 牛轭草（药用部位：全草）。

| 形态特征 | 多年生草本。主茎不发育，有莲座状叶丛，多条可育茎从叶丛中发出，下部节生根，无毛或一侧有短毛，长 15 ~ 80 cm。主茎叶密集，呈莲座状、禾叶状或剑形，长 5 ~ 25 cm，宽不及 1 cm，下部边缘有睫毛；可育茎的叶较短。蝎尾状聚伞花序单支顶生或 2 ~ 3 集成圆锥花序；下部的总苞片叶状而较小，上部的长不及 1 cm；聚伞花序总梗长达 2.5 cm，有数花；苞片早落；花梗果期长 0.25 ~ 0.4 cm；萼片草质，卵状椭圆形，浅舟状，长约 0.3 cm；花瓣紫红色或蓝色，倒卵圆形，长约 0.5 cm；能育雄蕊 2。蒴果卵圆状三棱形，长 0.3 ~ 0.4 cm；种子黄棕色，具辐射条纹及细网纹。

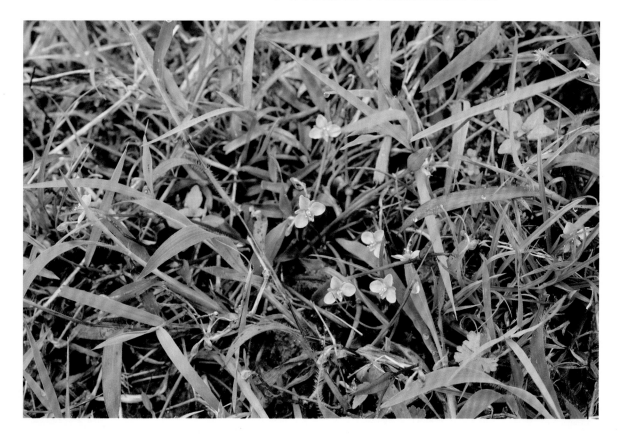

| 生境分布 | 生于海拔 1 400 m 以下的山谷溪边林下、山坡草地。德兴各地均有分布。

| 资源情况 | 野生资源丰富。药材来源于野生。

| 采收加工 | 夏、秋季采收，洗净，晒干或鲜用。

| 功能主治 | 甘、淡、微苦，寒。清热止咳，解毒，利尿。用于小儿高热，肺热咳嗽，目赤肿痛，热痢，疮痈肿毒，热淋，小便不利。

| 用法用量 | 内服煎汤，15 ~ 30 g。外用适量，捣敷。

| 附　注 | 本种异名：*Aneilema angustifolium* N. E. Br.、*Aneilema loriforme* Hassk.、*Aneilema terminale* Wight、*Aneilema nudiflorum* (L.) R. Br. var. *terminale* (Wight) C. B. Clarke、*Aneilema nudiflorum* (L.) R. Br. var. *rigidior* Benth.。

| 鸭跖草科 | Commelinaceae | 水竹叶属 | *Murdannia*

裸花水竹叶 *Murdannia nudiflora* (Linn.) Brenan

| **药 材 名** | 红毛草（药用部位：全草）。

| **形态特征** | 草本。根须状。茎常丛生，少单生，柔弱，近直立，下部常匍匐生根，长10～30 cm。叶鞘被长睫毛；叶片条状披针形，长2～10 cm，宽0.5～1 cm，下部的较长，无毛或疏被长毛。聚伞花序有花数朵，排成顶生的圆锥花序；总苞片条形至披针形，比叶短得多；苞片早落；花梗细而挺直，长0.3～0.5 cm；萼片3；花瓣3，紫色，长约0.3 cm；能育雄蕊2，不育雄蕊2～4。蒴果卵圆状三棱形，长0.3～0.4 cm。

| **生境分布** | 生于海拔200～1 600 m的溪边、水边和林下。德兴各地均有分布。

| **资源情况** | 野生资源丰富。药材来源于野生。

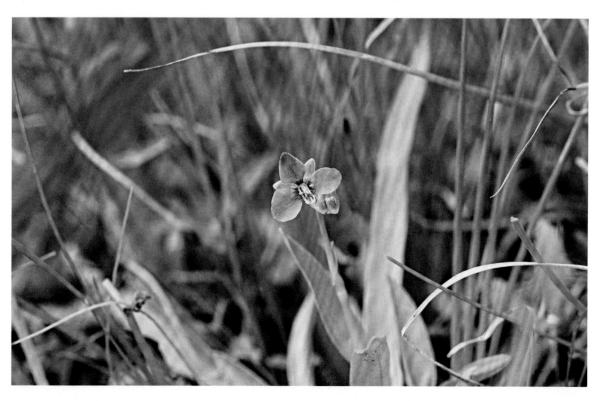

| **采收加工** | 夏、秋季采收，洗净，鲜用或晒干。

| **药材性状** | 本品常缠绕成团，黄绿色，无毛。茎圆柱形，直径约 0.15 cm，有分枝及须根；表面光滑，有纵棱，节稍膨大；质柔软，断面中央有髓。叶互生，多皱缩破碎；完整叶片展平后呈披针形，长 2 ~ 10 cm，宽 0.5 ~ 1 cm，全缘；稍有长睫毛；叶脉平行。花多脱落，总苞片条形，早落；花瓣皱缩，紫色。气微，味淡。

| **功能主治** | 甘、淡，凉。归肺、胃经。清肺热，凉血解毒。用于肺热咳嗽，咯血，吐血，咽喉肿痛，目赤肿痛，疮痈肿毒。

| **用法用量** | 内服煎汤，15 ~ 30 g，大剂量可用至 60 g；或绞汁。外用适量，鲜品捣敷。

| **附　　注** | 本种异名：*Aneilema malabarica* (L.) Merr.、*Murdannia malabarica* (L.) Bruckn.、*Tradescantia malabarica* L.、*Commelina nudiflora* L.、*Aneilema nudiflorum* (L.) R. Br.。

鸭跖草科 Commelinaceae 水竹叶属 Murdannia

水竹叶

Murdannia triquetra (Wall.) Bruckn.

| 药 材 名 | 水竹叶（药用部位：全草）。

| 形态特征 | 多年生草本。根茎长而横走，具叶鞘。茎肉质，下部匍匐，节上生根，上部上升，多分枝，长达 40 cm，节间长约 8 cm，密生 1 列白色硬毛。叶无柄；叶片下部有睫毛，叶鞘合缝处有 1 列毛，叶片竹叶形，平展或稍折叠，长 2 ～ 6 cm。花序具单花，顶生兼腋生，花序梗长 1 ～ 4 cm，顶生者梗长，腋生者梗短；萼片窄长圆形，浅舟状，长 0.4 ～ 0.6 cm，果期宿存；花瓣粉红色、紫红色或蓝紫色，倒卵圆形，稍长于萼片；雄蕊先端戟状。蒴果卵圆状三棱形，长 0.5 ～ 0.7 cm。

| 生境分布 | 生于海拔 1 600 m 以下的水稻田边或湿地上。德兴各地均有分布。

| 资源情况 | 野生资源丰富。药材来源于野生。

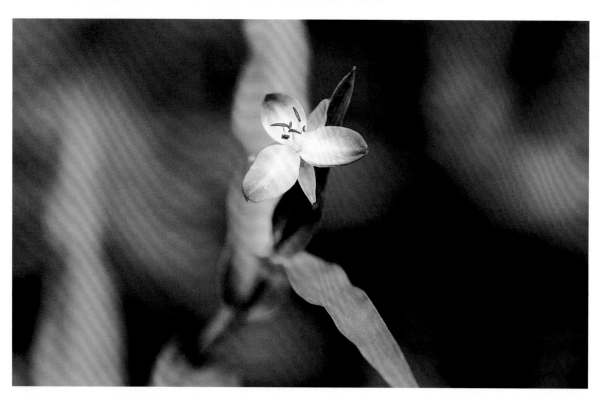

| 采收加工 | 夏、秋季采收，洗净，鲜用或晒干。

| 药材性状 | 本品呈团块状，灰绿色。茎圆柱形，多分枝，下部节上生褐色须根。叶折皱，平展者呈线状披针形，长 1.5 ~ 3.5 cm，宽 0.4 ~ 0.6 cm，先端渐尖，基部鞘状抱茎，全缘，绿色带紫色条纹。枝上部叶腋内有簇生花 1 ~ 5，花萼 3，绿色；花瓣蓝紫色；能育雄蕊 3，不育雄蕊 3；子房长圆形，无柄。蒴果两端钝，长 0.5 ~ 0.7 cm。气微，味甘。

| 功能主治 | 甘，寒。归肺、膀胱经。清热解毒，利尿。用于发热，咽喉肿痛，肺热喘咳，咯血，热淋，热痢，痈疖疔肿，蛇虫咬伤。

| 用法用量 | 内服煎汤，9 ~ 15 g，鲜品 30 ~ 60 g。外用适量，捣敷。

| 附　注 | 本种异名：*Aneilema nutans* H. Lévl.、*Aneilema triquetrum* Wall. ex C. B. Clarke。

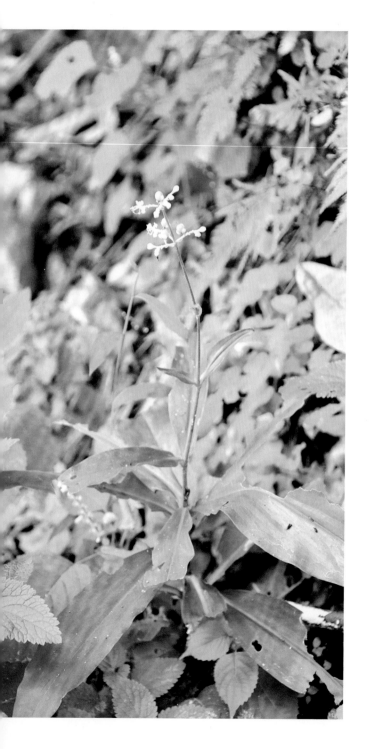

鸭跖草科 Commelinaceae 杜若属 Pollia

杜若
Pollia japonica Thunb.

药材名

竹叶莲（药用部位：全草或根茎）。

形态特征

多年生草本。根茎长而横走。茎直立，被短柔毛，不分枝，高 30 ～ 80 cm。叶鞘无毛，叶无柄；叶片长椭圆形，长 20 ～ 30 cm，宽 3 ～ 7 cm，基部楔形，先端长渐尖，近无毛，上面粗糙。蝎尾状聚伞花序长 2 ～ 4 cm，数至多个成轮地集成圆锥花序，总花序梗长 15 ～ 30 cm；总苞片卵状披针形；花梗长约 0.5 cm；萼片 3，长约 0.5 cm，宿存；花瓣 3，白色，分离，倒卵状匙形，长约 0.3 cm；雄蕊 6，全育。果实球形，浆果状，蓝黑色，不裂，直径约 0.5 cm，每室有种子数个；种子五面体形。

生境分布

生于海拔 1 200 m 以下的山谷林下。德兴各地均有分布。

资源情况

野生资源一般。药材来源于野生。

| **采收加工** | 夏、秋季采收，洗净，鲜用或晒干。

| **功能主治** | 微苦，凉。清热利尿，解毒消肿。用于小便黄赤，热淋，疔痈疖肿，蛇虫咬伤。

| **用法用量** | 内服煎汤，6 ~ 12 g。外用适量，捣敷。

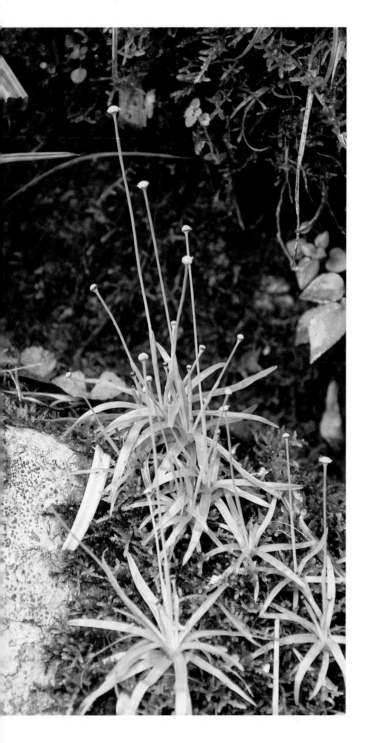

| 谷精草科 | Eriocaulaceae | 谷精草属 | *Eriocaulon*

谷精草
Eriocaulon buergerianum Koern.

| **药 材 名** |

谷精草（药用部位：带花茎的头状花序）。

| **形态特征** |

密丛生草本。叶基生，长披针状条形，长6 ~ 20 cm，基部宽 0.4 ~ 0.6 cm，有横脉。花葶多，长短不一，高者达 30 cm；头状花序近球形，直径 0.4 ~ 0.6 cm；总苞片宽倒卵形或近圆形，长 0.2 ~ 0.25 cm，秆黄色；花苞片倒卵形，先端骤尖，长约 0.2 cm，上部密生短毛。雄花外轮花被片合生成倒卵形苞状，先端 3 浅裂，有短毛；内轮花被片合生成倒圆锥状筒形；雄蕊 6，花药黑色。雌花外轮花被片合生成椭圆形苞状；内轮花被片 3，离生，匙形，先端有 1 黑色腺体，有细长毛。蒴果长约 0.1 cm；种子长椭圆形，有毛茸。

| **生境分布** |

生于水稻田、水边。德兴各地均有分布。

| **资源情况** |

野生资源一般。药材来源于野生。

| 采收加工 | 秋季采收，将花序连同花茎拔出，除净泥土、杂质，晒干。

| 药材性状 | 本品头状花序呈半球形，直径 0.4 ~ 0.5 cm。底部有苞片层层紧密排列，苞片淡黄绿色，有光泽，上部边缘密生白色短毛；花序顶部灰白色。揉碎花序，可见多数黑色花药和细小黄绿色未成熟的果实。花茎纤细，长短不一，直径不及 0.1 cm，淡黄绿色，有数条扭曲的棱线。质柔软。气微，味淡。

| 功能主治 | 辛、甘，平。归肝、肺经。疏散风热，明目退翳。用于风热目赤，肿痛羞明，眼生翳膜，风热头痛。

| 用法用量 | 内服煎汤，5 ~ 10 g；或入丸、散剂；血虚、有目疾者慎服。外用适量，煎汤外洗；或烧存性，研末外敷；或研末吹鼻；或烧烟熏鼻。忌用铁器煎药。

| 附　　方 | （1）治眼生翳膜及其他眼病：谷精草 9 ~ 15 g，同猪肝煮服。
（2）治肺结核：谷精草 9 ~ 15 g，用猪瘦肉炖汤，食肉及汤。
（3）治小儿雀盲：鲜谷精草 6 ~ 9 g，煎汤服。
（4）治牙痛：谷精草 15 g，煎汤服。［方（1）~（4）出自《草药手册》（江西）］

| 附　　注 | 本种异名：*Eriocaulon whangii* Ruhland、*Eriocaulon pachypetalum* Hayata、*Eriocaulon chishingsanensis* C. E. Chang。
药材谷精草，为本种的带花茎的头状花序，《中华人民共和国药典》（1963 年版至 2020 年版）、《新疆维吾尔自治区药品标准·第二册》（1980 年版）、《四川省中草药标准（试行稿）·第二批》（1979 年版）、《四川省中药材标准》（1987 年版）等中有收载。

谷精草科 Eriocaulaceae 谷精草属 Eriocaulon

白药谷精草
Eriocaulon cinereum R. Br.

| 药 材 名 | 赛谷精草（药用部位：带花茎的头状花序）。

| 形态特征 | 一年生草本。叶丛生，窄线形，长 2 ~ 8 cm。花葶 6 ~ 30，长 6 ~ 15 cm，扭转，具 5 棱；鞘状苞片长 1.5 ~ 3 cm；花序宽卵状或近球形，淡黄色或墨绿色，长约 0.4 cm；外苞片倒卵形或长椭圆形，淡黄绿色或灰黑色，长 0.09 ~ 0.19 cm；苞片长圆形或倒披针形，长 0.15 ~ 0.2 cm。雄花花萼佛焰苞状，3 裂，长 0.13 ~ 0.19 cm，无毛；花冠裂片 3，卵形或长圆形，有腺体，先端有毛，中片稍大；雄蕊 6，花药白色或淡黄褐色。雌花萼片 2 ~ 3，线形，带黑色，侧片长 0.1 ~ 0.17 cm，中片缺或长 0.01 ~ 0.1 cm；无花瓣；花柱分枝。种子卵圆形。

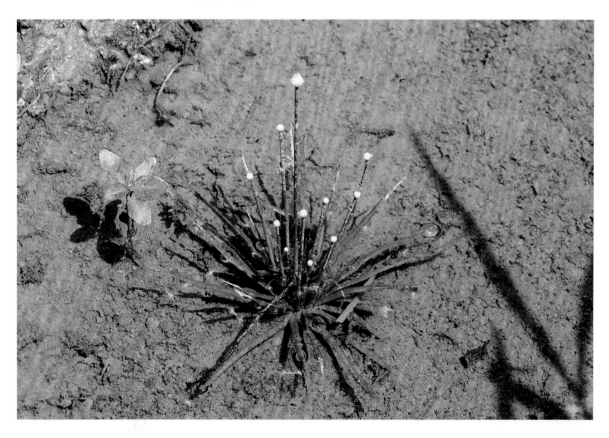

| 生境分布 | 生于海拔 1 200 m 以下的水稻田、水沟中。分布于德兴大茅山等。 |

| 资源情况 | 野生资源一般。药材来源于野生。 |

| 采收加工 | 秋季采收，将花序连同花茎拔出，除净泥土、杂质，晒干。 |

| 药材性状 | 本品头状花序卵圆球形，直径 2 ~ 4 mm，灰黄色或灰褐色。揉碎花序，可见多数黄白色花药和细小黄绿色未成熟果实。质柔软，气微，味辛、甘。 |

| 功能主治 | 辛、甘，平。归肝、胃经。祛风散热，明目退翳。用于目赤翳障，羞明流泪，雀目，头痛，鼻渊，喉痹，牙痛，风疹瘙痒。 |

| 用法用量 | 内服煎汤，9 ~ 12 g；或入丸、散剂；血虚、有目疾者慎服。外用适量，煎汤外洗；或烧存性，研末外敷；或研末吹鼻；或烧烟熏鼻。忌用铁器煎药。 |

| 附　注 | 本种异名：*Eriocaulon ciliiforum* F. Muell.、*Eriocaulon tushlmanni* N. E. Br.、*Eriocaulon sieboldianum* Siebold et Zucc. ex Steud.、*Eriocaulon formosanum* Hayata、*Eriocaulon heteranthum* Benth.。
药材谷精草，为本种的带花茎的头状花序，《四川省中草药标准（试行稿）·第二批》（1979 年版）、《四川省中药材标准》（1987 年版）中有收载。 |

谷精草科 Eriocaulaceae 谷精草属 Eriocaulon

长苞谷精草
Eriocaulon decemflorum Maxim.

| 药 材 名 | 长苞谷精草（药用部位：带花茎的头状花序）。

| 形态特征 | 一年生草本。叶基生，条形或细线形，长 6 ~ 10 cm，宽 0.05 ~ 0.15 cm，有 3 ~ 5 脉，基部有横脉。花葶较少，高达 20 cm，有 4 棱；头状花序倒圆锥形，长 0.5 ~ 0.6 cm，顶部宽 0.4 ~ 0.7 cm；花少，约 10；总苞片矩圆形，麦秆黄色，具 1 脉；花苞片倒披针形，长约 0.3 cm，背面生白短毛。雄花外轮花被片 2，基部合生成柄状，裂片长约 0.15 cm，先端尖，有短毛；内轮花被片下部合生成筒状，2 裂片的上部中央有 1 黑色腺体；雄蕊 4，花药黑色。雌花外轮花被片与雄花相似；内轮花被片 2，离生，先端下方有 1 黑色腺体，边缘散生柔毛；柱头 2 裂。蒴果近球形，长与宽均约 0.1 cm。

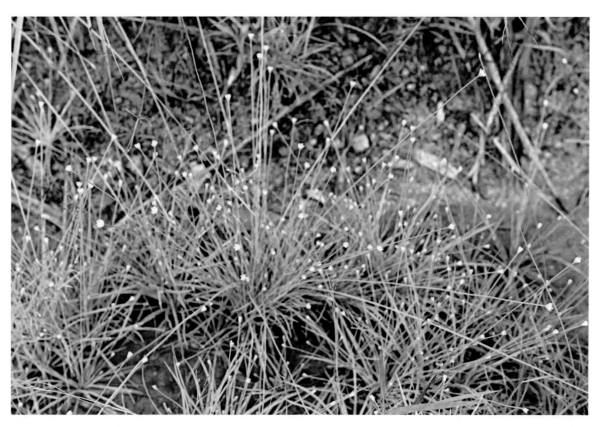

| 生境分布 | 生于山坡湿地及水稻田。分布于德兴三清山北麓等。

| 资源情况 | 野生资源稀少。药材来源于野生。

| 采收加工 | 秋季采收，将花序连同花茎拔出，除净泥土、杂质，晒干。

| 功能主治 | 辛、甘，平。疏散风热，明目，退翳。用于风热目赤，肿痛羞明，眼生翳膜，风热头痛。

| 用法用量 | 内服煎汤，9 ~ 12 g；或入丸、散剂。外用适量，煎汤外洗；或烧存性，研末外敷；或研末吹鼻；或烧烟熏鼻。

| 附　注 | 本种异名：*Eriocaulon nipponicum* Maxim.、*Eriocaulon coreanum* Lecomte、*Eriocaulon nipponicum* Maxim.var. *gracile* Ruhland、*Eriocaulon decemflorum* Maxim. var. *nipponicum* (Maxim.) Nakai、*Eriocaulon decemflorum* Maxim. var. *coreanum* (Lecomte) Nakai ex Mori。

本种 IUCN 评估等级为 VU 级，被《中国生物多样性红色名录——高等植物卷》列为易危种。

禾本科 Gramineae 剪股颖属 *Agrostis*

剪股颖
Agrostis matsumurae Hack. ex Honda

| **药 材 名** | 剪股颖（药用部位：全草）。

| **形态特征** | 多年生草本。根茎细弱。秆丛生，柔弱，高 20 ~ 50 cm，常具 2 节，顶节位于秆基 1/4 处。叶鞘松弛，平滑，长于或上部者短于节间；叶舌透明膜质，先端圆形或具细齿，长 0.1 ~ 0.15 cm；叶片直立，扁平，长 1.5 ~ 10 cm，分蘖叶片长达 20 cm。圆锥花序窄线形，或于花开时开展，长 5 ~ 15 cm，宽 0.5 ~ 3 cm，绿色，每节具 2 ~ 5 细长分枝，主枝长达 4 cm，直立或有时上升；小穗柄棒状，长 0.1 ~ 0.2 cm，小穗长 0.18 ~ 0.2 cm。

| **生境分布** | 生于海拔 300 ~ 1 700 m 的草地、路边、山坡林下、田野、潮湿地。德兴各地均有分布。

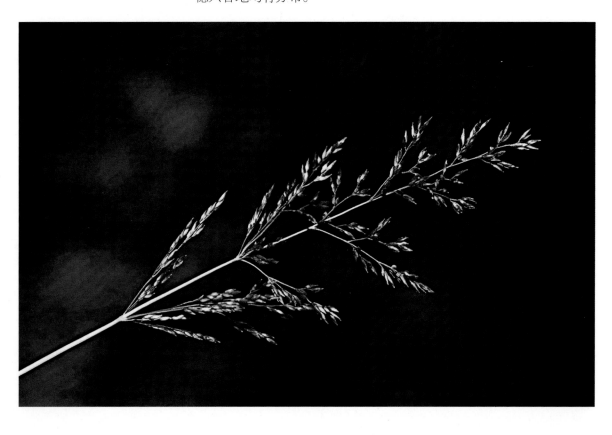

| 资源情况 | 野生资源丰富。药材来源于野生。

| 采收加工 | 春、夏季采收，晒干或鲜用。

| 功能主治 | 止咳。用于咳嗽。

| 用法用量 | 内服煎汤，9 ~ 15 g。

| 附　　注 | 本种异名：*Agrostis clavata* Trin.、*Agrostis formosana* Ohwi、*Agrostis clavata* Trin. subsp. *matsumurae* (Hack. ex Honda) Tateoka、*Agrostis clavata* Trin. var. *nukabo* Ohwi。

禾本科 Gramineae 看麦娘属 Alopecurus

看麦娘 *Alopecurus aequalis* Sobol.

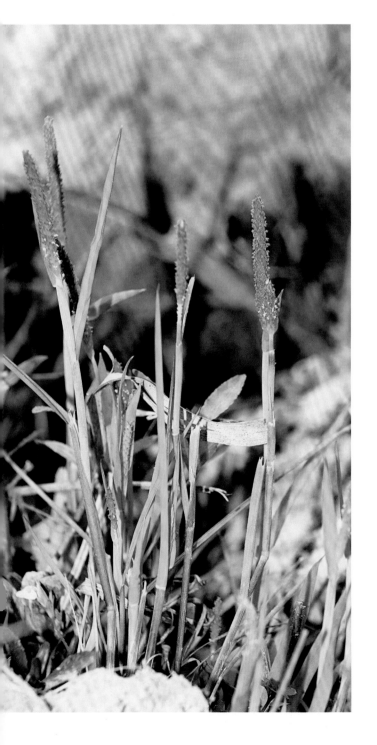

| 药 材 名 |

看麦娘（药用部位：全草）。

| 形态特征 |

一年生草本。秆少数丛生，细瘦，节处常膝曲，高 15 ~ 40 cm。叶鞘光滑，短于节间；叶舌膜质，长 0.2 ~ 0.5 cm；叶片扁平，长 3 ~ 10 cm，宽 0.2 ~ 0.6 cm。圆锥花序圆柱状，灰绿色，长 2 ~ 7 cm；小穗椭圆形或卵状长圆形，长 0.2 ~ 0.3 cm；颖膜质，基部互相连合；外稃膜质，先端钝，与颖等长或稍长于颖，芒长 0.15 ~ 0.35 cm，约于稃体下部 1/4 处伸出，隐藏或稍外露；花药橙黄色，长 0.05 ~ 0.08 cm。颖果长约 0.1 cm。

| 生境分布 |

生于海拔较低的田边及潮湿处。德兴各地均有分布。

| 资源情况 |

野生资源丰富。药材来源于野生。

| 采收加工 |

春、夏季采收，晒干或鲜用。

| 功能主治 | 淡，凉。清热利湿，止泻，解毒。用于水肿，水痘，泄泻，小儿腹泻，消化不良，黄疸性肝炎，赤眼，毒蛇咬伤。

| 用法用量 | 内服煎汤，30 ~ 60 g。外用适量，捣敷；或煎汤洗。

| 附　注 | 本种异名：*Alopecurus aristulatus* Michx.、*Alopecurus amurensis* (Kom.) Kom.、*Alopecurus geniculatus* L. var. *amurensis* (Kom.) Roshev.、*Alopecurus aequalis* Sobol. var. *amurensis* (Kom.) Ohwi、*Alopecurus aequalis* Sobol. subsp. *amurensis* (Kom.) Hult.。

禾本科 Gramineae 三芒草属 Aristida

黄草毛

Aristida cumingiana Trin. et Rupr.

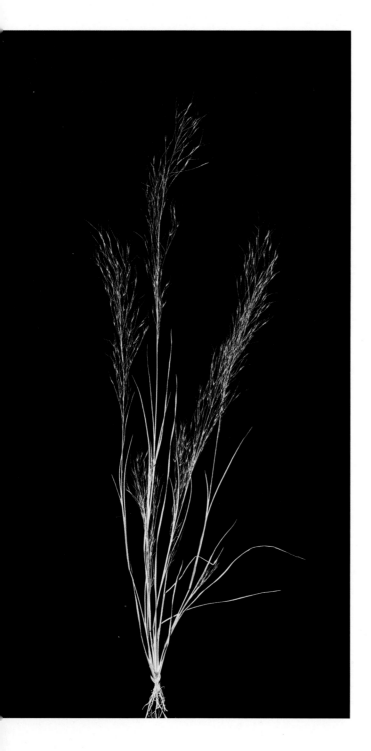

| 药 材 名 |

黄草毛（药用部位：全草）。

| 形态特征 |

多年生草本。须根细而柔软。秆细弱，光滑无毛，直立或基部曲膝，具分枝，高6～20 cm。叶鞘松弛抱茎，短于节间；叶舌短小，不明显，具纤毛；叶片卷折如线形，上面被毛，下面无毛，长2.5～10 cm。圆锥花序疏松，长5～10 cm，分枝细弱，丝状，斜向上升，孪生或3簇生；小穗长0.3～0.35 cm，绿色或紫色；颖片膜质，狭披针形，第一颖长0.2～0.25 cm，第二颖长0.3～0.4 cm；外稃长0.18～0.2 cm，芒粗糙，主芒长0.5～0.8 cm，侧芒短；花药长0.05～0.06 cm。

| 生境分布 |

生于海拔200～750 m的山坡或干燥草地。德兴各地均有分布。

| 资源情况 |

野生资源丰富。药材来源于野生。

| 采收加工 |

夏、秋季采收，鲜用或晒干。

| 功能主治 |

清热解毒，利尿。用于高热烦扰，口燥咽干，便秘尿黄。

| 用法用量 |

内服煎汤，15 ~ 30 g。

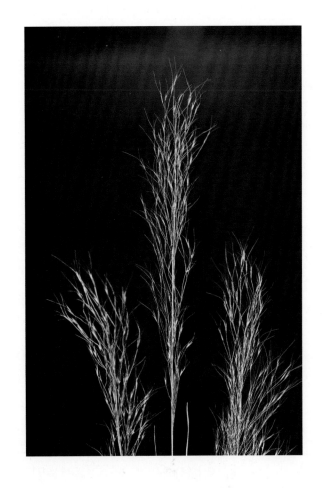

荩草
Arthraxon hispidus (Thunb.) Makino

| 药 材 名 | 荩草（药用部位：全草）。

| 形态特征 | 一年生草本。秆细弱，无毛，高 30 ～ 60 cm，具多节，常分枝，基部节着地易生根。叶鞘短于节间，生短硬疣毛；叶舌膜质，长 0.05 ～ 0.1 cm，边缘具纤毛；叶片卵状披针形，长 2 ～ 4 cm，基部心形，抱茎，除下部边缘生疣基毛外，余均无毛。总状花序 2 ～ 10，细弱，长 1.5 ～ 4 cm，指状排列或簇生于秆顶；总状花序轴节间无毛，长为小穗的 2/3 ～ 3/4；无柄小穗卵状披针形，两侧压扁，长 0.3 ～ 0.5 cm，灰绿色或带紫色；雄蕊 2，花药黄色或带紫色。颖果长圆形。

| 生境分布 | 生于山坡草地阴湿处。德兴各地均有分布。

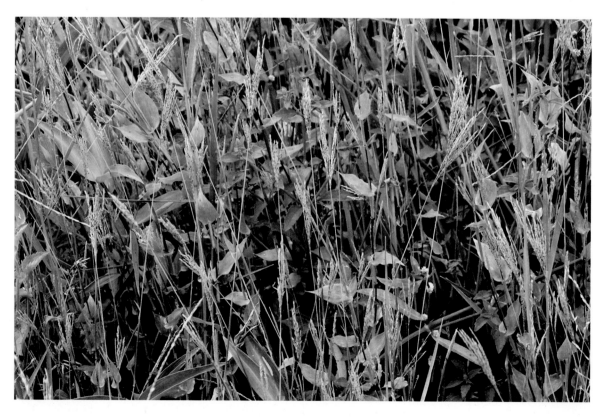

| **资源情况** | 野生资源丰富。药材来源于野生。

| **采收加工** | 7 ~ 9 月采收，晒干。

| **功能主治** | 苦，平。归肺经。止咳定喘，解毒杀虫。用于久咳气喘，肝炎，咽喉炎，口腔炎，鼻炎，淋巴结炎，乳腺炎，疮疡疥癣。

| **用法用量** | 内服煎汤，6 ~ 15 g。外用适量，煎汤洗；或捣敷。

| **附　　注** | 本种异名：*Arthraxon micans* (Nees) Hochst.、*Arthraxon hispidus* (Trin.) Makino var. *cryptatherus* (Hack.) Honda、*Arthraxon quartinianus* (A. J. Richards) Nash、*Arthraxon langsdorffii* (Trin.) Hochst. ex Roshevitz、*Pleuroplitis langsdorffii* Trin.、*Phalaris hispida* Thunb.、*Lasiolytrum hispidum* (Thunb.) Steud.。

禾本科 Gramineae 野古草属 Arundinella

野古草

Arundinella anomala Steud.

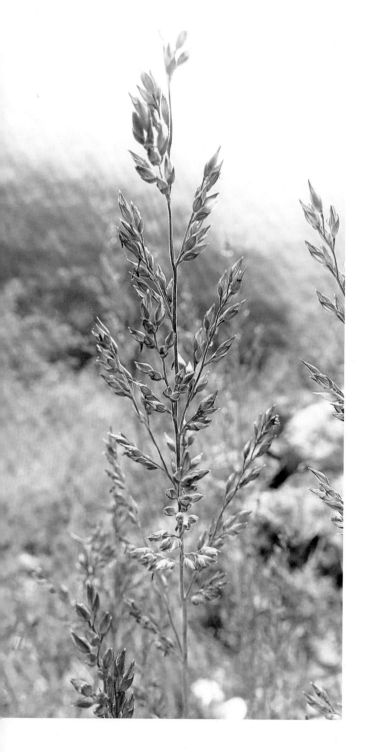

| 药 材 名 |

野古草（药用部位：全草）。

| 形态特征 |

多年生草本。根茎较粗壮，长可达 10 cm，密生具多脉的鳞片。秆直立，疏丛生，高 60 ~ 110 cm，直径 0.2 ~ 0.4 cm，有时近地面数节倾斜并有不定根。叶鞘无毛或被疣毛；叶舌短，上缘圆凸，具纤毛；叶片长 12 ~ 35 cm，宽 0.5 ~ 1.5 cm，常无毛或背面被短疣毛。花序长 10 ~ 60 cm，开展或略收缩，主轴与分枝具棱，棱上粗糙或具短硬毛；孪生小穗柄分别长约 0.15 cm、0.3 cm，无毛；花药紫色；外稃上部略粗糙，无芒或有时具极短芒状小尖头；柱头紫红色。

| 生境分布 |

生于海拔 2 000 m 以下的山坡灌丛、道旁、林缘、田边及水沟旁。德兴各地均有分布。

| 资源情况 |

野生资源一般。药材来源于野生。

| 采收加工 |

夏、秋季采收，鲜用或晒干。

| **功能主治** | 清热，凉血。用于发热，血热妄行。

| **用法用量** | 内服煎汤，6 ~ 12 g。

| **附　　注** | 本种异名：*Agrostis ciliata* auct. non Nees、*Panicum mandshuricum* Maxim. var. *pekinense* Maxim.、*Panicum williamsii* Hance、*Chalynochlamis anomala* (Steud.) Franch.、*Arundinella anomala* Steud. var. *depauperata* Rendle。

禾本科 Gramineae 芦竹属 Arundo

芦竹
Arundo donax L.

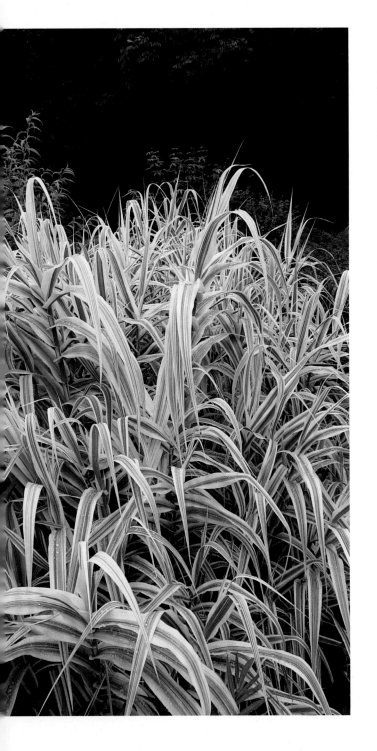

药材名

芦竹根（药用部位：根茎）、芦竹笋（药用部位：嫩苗）、芦竹沥（药材来源：茎秆经烧炙而沥处的液汁）。

形态特征

多年生草本。根茎发达。秆粗大直立，高3～6 m，直径1.5～3 cm，坚韧，具多数节，常生分枝。叶鞘长于节间，无毛或颈部具长柔毛；叶舌平截，长约0.15 cm，先端具短纤毛；叶片扁平，长30～50 cm，宽3～5 cm，抱茎。圆锥花序极大型，长30～80 cm，宽3～6 cm，分枝稠密，斜升；小穗长1～1.2 cm，含2～4小花；外稃中脉延伸成长0.1～0.2 cm的短芒，背面中部以下密生长0.5～0.7 cm的长柔毛；内稃长约为外稃之半；雄蕊3。颖果细小，黑色。

生境分布

生于河岸道旁、砂壤土上。分布于德兴溪旁或屋边较潮的地方。

资源情况

野生资源一般。药材来源于野生。

| 采收加工 | **芦竹根：**夏季拔取全株，砍取根茎，洗净，剔除须根，切片或整条晒干。
芦竹笋：春季采收，洗净，鲜用。
芦竹沥：取鲜芦竹竿，截成长 30 ～ 50 cm 的长段，两端去节，劈开，架起，中部用火烤之，两端即有液汁流出，以器盛之。

| 药材性状 | **芦竹根：**本品呈弯曲扁圆条形，长 10 ～ 18 cm，直径 2 ～ 2.5 cm，黄棕色，有纵皱纹，一端稍粗大，有大小不等的笋子芽孢凸起，基部周围有须根断痕；有节，节上有淡黄色的叶鞘残痕，或全为叶鞘包裹。质坚硬，不易折断。气微，味苦。

| 功能主治 | **芦竹根：**苦、甘，寒。归肺、胃经。清热泻火，生津除烦，利尿。用于热病烦渴，虚劳骨蒸，吐血，热淋，小便不利，风火牙痛。
芦竹笋：苦，寒。归肺、肝、胃、肾经。清热泻火。用于肺热吐血，骨蒸潮热，头晕，热淋，聤耳，牙痛。
芦竹沥：苦，寒。归肝、胃经。清热镇惊。用于小儿高热惊风。

| 用法用量 | **芦竹根：**内服煎汤，15 ～ 30 g；或熬膏；体虚无热者慎服。外用适量，捣敷。
芦竹笋：内服煎汤，鲜品 15 ～ 60 g；或捣汁；或熬膏。外用适量，捣汁滴耳。
芦竹沥：内服开水冲，15 ～ 30 g。

| 附　注 | 本种异名：*Arundo donax* L. var. *coleotricha* Hack.、*Donax bengalensis* (Retzius) P. Beauv.、*Amphidonax bengalensis* (Retzius) Nees ex Steud.、*Arundo bengalensis* Retz.、*Aira bengalensis* (Retz.) Gmel.。
药材芦竹根，为本种的新鲜或干燥根茎，《中华人民共和国卫生部药品标准·中药成方制剂·第十二册·附录》（1997 年版）、《四川省中草药标准（试行稿）·第三批》（1980 年版）、《四川省中药材标准》（1987 年版）中有收载。

野燕麦 *Avena fatua* L.

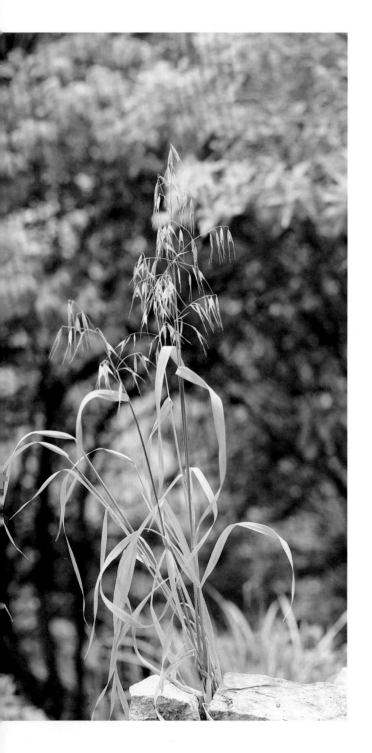

| 药 材 名 |

燕麦草（药用部位：全草）、野麦子（药用部位：种子）。

| 形态特征 |

一年生草本。秆直立，光滑无毛，高 60 ～ 120 cm，具 2 ～ 4 节。叶鞘松弛，光滑或基部者被微毛；叶舌透明膜质，长 0.1 ～ 0.5 cm；叶片扁平，长 10 ～ 30 cm，宽 0.4 ～ 1.2 cm，微粗糙，或上面和边缘疏生柔毛。圆锥花序开展，金字塔形，长 10 ～ 25 cm，分枝具棱角，粗糙；小穗长 1.8 ～ 2.5 cm，含 2 ～ 3 小花，其柄弯曲下垂；小穗轴密生淡棕色或白色硬毛；颖草质；外稃质地坚硬，第一外稃长 1.5 ～ 2 cm，背面中部以下具淡棕色或白色硬毛，芒自稃体中部稍下处伸出，长 2 ～ 4 cm。颖果被淡棕色柔毛，腹面具纵沟，长 0.6 ～ 0.8 cm。

| 生境分布 |

生于荒芜田野或田间。德兴各地均有分布。

| 资源情况 |

野生资源丰富。药材来源于野生。

| **采收加工** | 燕麦草：未结实前采收，晒干。

野麦子：夏、秋季采收成熟果实，脱壳，取出种子，晒干。

| **药材性状** | 燕麦草：本品茎秆长 60 ~ 120 cm，数枝丛生。须根坚韧。叶互生，有松弛长鞘，叶舌透明膜质，长 1 ~ 5 mm，叶片扁平，长 10 ~ 30 cm，宽 0.4 ~ 1.2 cm，微粗糙。圆锥花序，长 10 ~ 25 cm，小穗长 1.8 ~ 2.5 cm，有花 2 ~ 3，小花梗细长下垂；颖草质，内外颖同形，近等长，具 7 ~ 11 脉；外稃质地坚硬，第一外稃长 1.5 ~ 2 cm，芒自外稃中部稍下处伸出，长 2 ~ 4 cm，膝曲，芒柱棕色，扭转，内稃与外稃近似。气微，味微甘。

| **功能主治** | 燕麦草：苦，温。归肾、肺经。收敛止血，固表止汗。用于吐血，便血，血崩，自汗，盗汗，带下。

野麦子：甘，温。归肝、脾经。补虚止汗。用于虚汗不止。

| **用法用量** | 燕麦草：内服煎汤，15 ~ 30 g。

野麦子：内服煎汤，10 ~ 15 g。

| **附　方** | （1）治出虚汗及吐血后体弱：野燕麦炖猪肉服。

（2）治妇女红崩：野燕麦、鸡鲜血和酒炖服。

（3）治肺结核：鲜野燕麦 120 g，红枣为引，煎汤服。［方（1）~（3）出自《草药手册》（江西）］

| **附　注** | 本种异名：*Avena meridionalis* (Malz.) Roshev.、*Avena japonica* Steud.、*Avena fatua* var. *hyugaensis* Yamag.、*Avena fatua* L. var. *hyugaensis* Yamag.、*Avena fatua* L. var. *pilosiformis* Yamag.、*Avena fatua* L. var. *nipponica* Yamag.、*Avena fatua* L. f. *subcontracta* Yamag.。

药材野燕麦，为本种的干燥地上部分，《上海市中药材标准·附录》（1994 年版）中有收载。

药材燕麦草，为本种的全草，《山东省中药材标准》（2002 年版）中有收载。

本种的果实可与其他粮食作物同煮粥或打浆食用。

毛臂形草 *Brachiaria villosa* (Lam.) A. Camus

| **药 材 名** | 臂形草（药用部位：全草）。

| **形态特征** | 一年生草本。秆高 10 ~ 40 cm，全体密被柔毛。叶片卵状披针形，长 1 ~ 4 cm，宽 0.3 ~ 1 cm，边缘呈波状折皱。圆锥花序由 4 ~ 8 总状花序组成；总状花序长 1 ~ 3 cm；小穗卵形，长约 0.25 cm，通常单生；小穗柄长 0.05 ~ 0.1 cm；第一颖长为小穗之半，具 3 脉；第二颖与小穗等长或略短于小穗，具 5 脉；第一小花中性，其外稃与小穗等长，具 5 脉，内稃膜质，狭窄；第二外稃革质，稍包卷同质内稃，具横细皱纹。

| **生境分布** | 生于田野和山坡草地。德兴各地均有分布。

| **资源情况** | 野生资源一般。药材来源于野生。

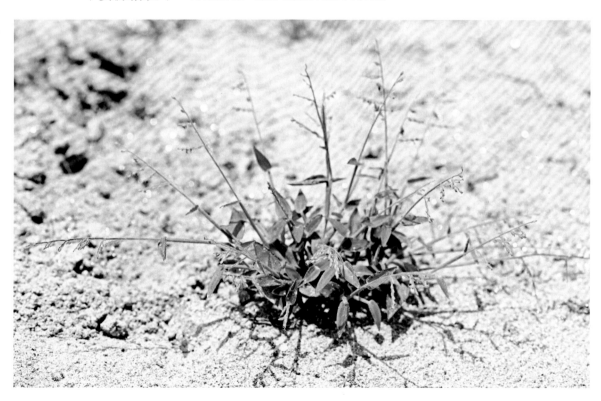

| 采收加工 | 夏、秋季采收，鲜用或晒干。

| 功能主治 | 甘、淡，微寒。清热利尿，通便。用于小便赤涩，大便秘结。

| 用法用量 | 内服煎汤，15 ~ 30 g，鲜品 30 ~ 90 g。

| 附　注 | 本种异名：*Brachiaria villosa* (Lam.) A. Camus var. *barbata* Bor、*Urochloa villosa* (Lam.) T. Q. Nguyen、*Panicum coccospermum* Steud.、*Urochloa coccosperma* (Steud.) Stapf ex Reeder、*Panicum despreauxii* Steud.、*Panicum careyanum* Nees。

禾本科 Gramineae | 雀麦属 Bromus

雀麦

Bromus japonicus Thunb. ex Murr.

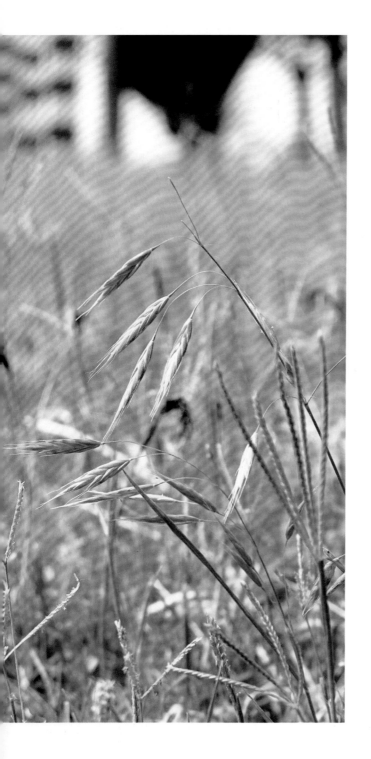

| **药材名** |

雀麦（药用部位：全草）、雀麦米（药用部位：种子）。

| **形态特征** |

一年生草本。秆直立，高 40 ~ 90 cm。叶鞘闭合，被柔毛；叶舌先端近圆形，长 0.1 ~ 0.25 cm；叶片长 12 ~ 30 cm，宽 0.4 ~ 0.8 cm，两面生柔毛。圆锥花序疏展，长 20 ~ 30 cm，宽 5 ~ 10 cm，具 2 ~ 8 分枝，向下弯垂；分枝细，长 5 ~ 10 cm，上部着生 1 ~ 4 小穗；小穗黄绿色，密生 7 ~ 11 小花，长 1.2 ~ 2 cm，宽约 0.5 cm；颖近等长，脊粗糙，边缘膜质；外稃椭圆形，草质，边缘膜质，长 0.8 ~ 1 cm，芒自先端下部伸出，长 0.5 ~ 1 cm；内稃长 0.7 ~ 0.8 cm；花药长约 0.1 cm。颖果长 0.7 ~ 0.8 cm。

| **生境分布** |

生于山坡林缘、荒野路旁、河漫滩湿地。德兴各地均有分布。

| **资源情况** |

野生资源丰富。药材来源于野生。

| 采收加工 | **雀麦**：4 ～ 6 月采收，晒干。
雀麦米：果实成熟时收割果实，打下种子，晒干。

| 功能主治 | **雀麦**：甘，平。归肺、大肠经。催产，杀虫，止汗。用于自汗盗汗，汗出不止，难产，虫积。
雀麦米：甘，平。归肝、脾、胃经。益肝和脾，滑肠。用于消渴，体虚，便秘。

| 用法用量 | **雀麦**：内服煎汤，15 ～ 30 g。
雀麦米：内服适量，煮食。

| 附　注 | 本种异名：*Serrafalcus japonicus* (Thunberg) Wilmott。

禾本科 Gramineae 拂子茅属 Calamagrostis

拂子茅 *Calamagrostis epigeios* (L.) Roth

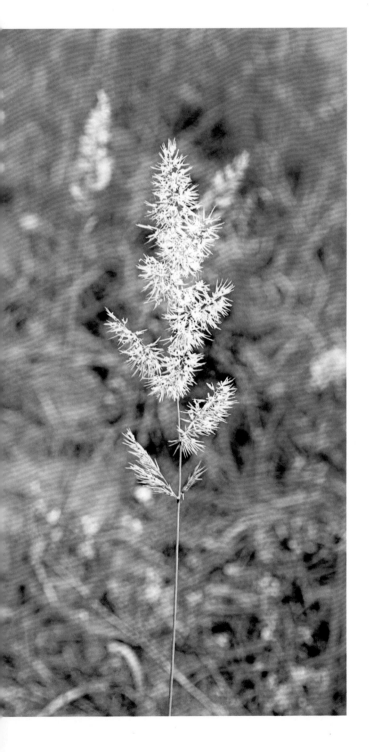

| 药 材 名 |

拂子茅（药用部位：被麦角菌寄生后的全草）。

| 形态特征 |

多年生草本。具根茎。秆直立，平滑无毛或花序下稍粗糙，高 45 ~ 100 cm，直径 0.2 ~ 0.3 cm。叶鞘平滑或稍粗糙，短于或基部者长于节间；叶舌膜质，长 0.5 ~ 0.9 cm；叶片长 15 ~ 27 cm，宽 0.4 ~ 1 cm。圆锥花序紧密，圆筒形，长 10 ~ 30 cm，中部直径 1.5 ~ 4 cm，分枝粗糙，直立或斜向上升；小穗长 0.5 ~ 0.7 cm，淡绿色或带淡紫色；2 颖近等长或第二颖微短；外稃透明膜质，长约为颖之半，芒自稃体背中部附近伸出，细直，长 0.2 ~ 0.3 cm；内稃长约为外稃的 2/3；雄蕊 3，花药黄色，长约 0.15 cm。

| 生境分布 |

生于海拔 160 m 以上的潮湿地及河岸沟渠旁。德兴各地均有分布。

| 资源情况 |

野生资源丰富。药材来源于野生。

| **采收加工** | 夏季采收，晒干或鲜用。

| **功能主治** | 催产助生。用于催产及产后出血。

| **用法用量** | 内服煎汤，15 ~ 30 g。

| **附　　注** | 本种异名：*Calamagrostis epigeios* (L.) Roth var. *sylvatica* T. F. Wang、*Calamagrostis epigeios* (L.) Roth var. *densiflora* Griseb.、*Arundo epigejos* L.。

薏苡
Coix chinensis Tod.

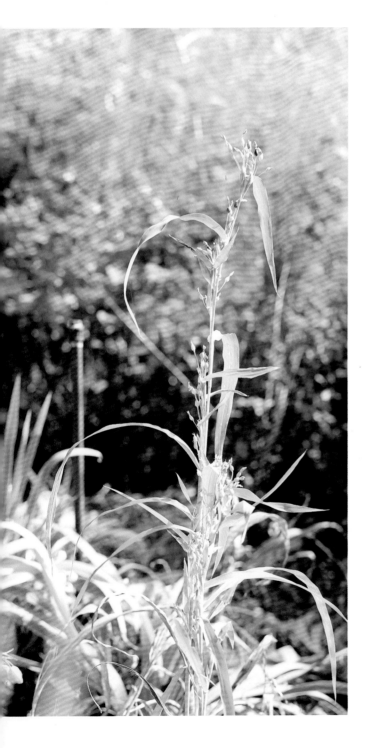

| 药 材 名 |

薏苡仁（药用部位：成熟种仁。别名：庭珠子、数珠子、米仁）、薏苡叶（药用部位：叶）、薏苡根（药用部位：根）。

| 形态特征 |

一年生草本。秆高 1 ～ 1.5 m，具 6 ～ 10 节，多分枝。叶片宽大开展，无毛。总状花序腋生，雄花序位于雌花序上部，具 5 ～ 6 对雄小穗。雌小穗位于花序下部，为甲壳质的总苞所包；总苞椭圆形，长 0.8 ～ 1.2 cm，宽 0.4 ～ 0.7 cm，有纵长直条纹，暗褐色或浅棕色。雄小穗长约 0.9 cm，宽约 0.5 cm；雄蕊 3，花药长 0.3 ～ 0.4 cm。颖果大，长圆形，长 0.5 ～ 0.8 cm，腹面具宽沟，质地粉性坚实，白色或黄白色。

| 生境分布 |

生于屋前、荒野、河边、溪涧或阴湿山谷中，亦有栽培。德兴各地均有栽培并逸为野生。

| 资源情况 |

野生资源一般，栽培资源丰富。药材来源于栽培。

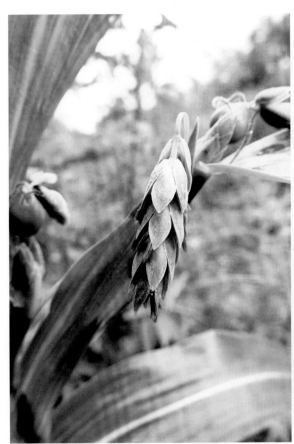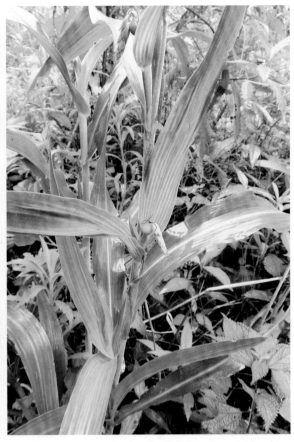

| 采收加工 | 薏苡仁：秋季果实成熟时采割植株，晒干，打下果实，再晒干，除去外壳、黄褐色种皮和杂质，收集种仁。

薏苡叶：夏、秋季采收，鲜用或晒干。

薏苡根：秋季采挖，洗净，晒干。

| 药材性状 | 薏苡仁：本品呈宽卵形或长椭圆形，长 0.4 ~ 0.8 cm，宽 0.3 ~ 0.6 cm。表面乳白色，光滑，偶有残存的黄褐色种皮；一端钝圆，另一端较宽而微凹，有 1 淡棕色点状种脐；背面圆凸，腹面有一较宽而深的纵沟。质坚实，断面白色，粉性。气微，味微甜。

薏苡根：本品呈细柱形或不规则形，外表皮灰黄色或灰棕色，具纵皱纹及须根痕。切面灰黄色或淡棕色，有众多小孔排列成环或已破裂，外皮易与内部分离。质坚韧。气微，味淡。

| 功能主治 | 薏苡仁：甘、淡，凉。归脾、胃、肺经。利水渗湿，健脾止泻，除痹，排脓，解毒散结。用于水肿，脚气，小便不利，脾虚泄泻，湿痹拘挛，肺痈，肠痈，赘疣，恶性肿瘤。

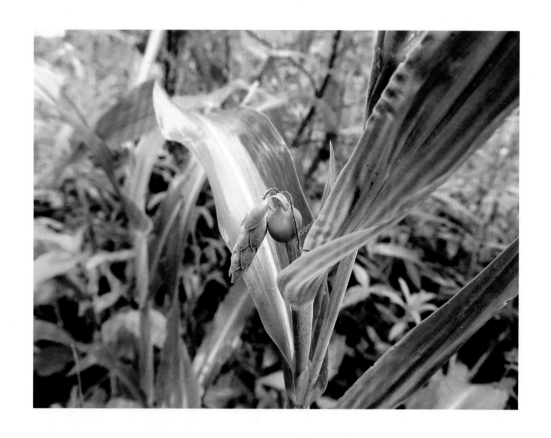

薏苡叶：温中散寒，补益气血。用于胃寒疼痛，气血虚弱。

薏苡根：甘、淡，凉。归肺、肝、肾、膀胱、大肠经。清热，利湿，驱虫。用于肺热咳嗽，肺脓肿，尿路结石，尿路感染，肝炎，蛔虫病。

| 用法用量 | 薏苡仁：内服煎汤，10 ~ 30 g；或入丸、散剂；或浸酒；或煮粥、做羹；健脾益胃宜炒用，利水渗湿、清热排脓、舒筋除痹均宜生用；本品力缓，宜多服久服；脾虚无湿、大便燥结者及孕妇慎服。

薏苡叶、薏苡根：内服煎汤，15 ~ 30 g。外用适量，煎汤洗。

| 附　　方 | （1）治蛔虫病：薏苡根 15 g，棕榈根 6 g，兰草根 6 g。煎汤服，腹泻即停药。

（2）治淋浊、崩漏带下：鲜薏苡根 15 ~ 30 g。煎汤服。

（3）治夜盲：薏苡根和米泔水煮鸡肝食。

（4）治甲状腺肿：薏苡仁、海藻、昆布、白芥子，炖豆腐食。

（5）治遗精：薏苡根 30 g，棕榈根 15 g。鲜品煎汤服。[方（1）~（5）出自《草药手册》（江西）]

| 附　　注 | 本种异名：*Coix chinensis* Tod. var. *formosana* (Ohwi) L. Liu、*Coix lacryma-jobi* Linn. subsp. *ma-yuen* (Rom. Caill.) T. Koyama、*Coix lacryma-jobi* Linn. var. *formosana*

Ohwi、*Coix lacryma-jobi* Linn. var. *frumentacea* Makino、*Coix ma-yuen* Rom. Caill.。

药材薏苡仁，为本种的干燥成熟种仁，《中华人民共和国药典》（1963 年版至 2020 年版）、《新疆维吾尔自治区药品标准·第二册》（1980 年版）、《贵州省中药材标准规格·上集》（1965 年版）等中有收载。

药材薏苡根，为本种的干燥根或干燥根及根茎，《上海市中药材标准》（1994 年版）、《贵州省中药材、民族药材质量标准》（2003 年版）、《云南省中药材标准·第三册·傣族药》（2015 年版）中有收载。

《中华人民共和国药典》规定，薏苡仁按干燥品计算，含甘油三油酸酯（$C_{57}H_{104}O_6$）不得少于 0.50%。

本种的种仁可煮粥或炖汤。

本种为浙江省保护植物，IUCN 评估等级为 LC 级。

禾本科 Gramineae 香茅属 Cymbopogon

橘草
Cymbopogon goeringii (Steud.) A. Camus

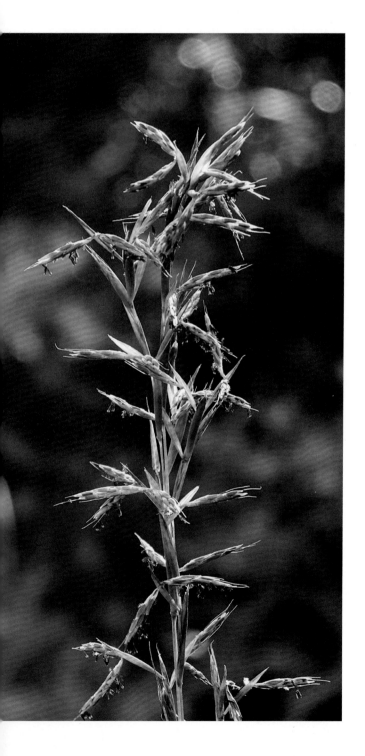

| 药 材 名 |

野香茅（药用部位：全草）。

| 形态特征 |

多年生草本。秆直立丛生，高 60 ~ 100 cm，
具 3 ~ 5 节，节下被白粉或微毛。叶鞘无
毛，质地较厚，上部者均短于其节间；叶
舌长 0.05 ~ 0.3 cm，叶颈常被微毛；叶片
长 15 ~ 40 cm，宽 0.3 ~ 0.5 cm。伪圆锥
花序长 15 ~ 30 cm，狭窄，具 1 ~ 2 回分
枝；佛焰苞长 1.5 ~ 2 cm，宽约 0.2 cm（一
侧），带紫色；总梗长 0.5 ~ 1 cm；总状花
序长 1.5 ~ 2 cm，向后反折；总状花序轴节
间与小穗柄均长 0.2 ~ 0.35 cm；第二外稃
长约 0.3 cm，芒从先端 2 裂齿间伸出，长
约 1.2 cm；雄蕊 3，花药长约 0.2 cm；柱头
帚刷状，棕褐色，从小穗中部两侧伸出。

| 生境分布 |

生于海拔 1 500 m 以下的丘陵山坡草地、荒
野和平原路旁。德兴各地山区均有分布。

| 资源情况 |

野生资源一般。药材来源于野生。

| 采收加工 | 夏、秋季于阴天或早晨采收，晾干。

| 药材性状 | 本品长可达 1 m，秆丛生，较细软，无毛。叶片条形，长约 25 cm，宽 0.3 ~ 0.4 cm，两面无毛，有白粉，叶鞘基部破裂反卷，内面红棕色。有香气。

| 功能主治 | 辛，温。止咳平喘，祛风除湿，通经止痛，止泻。用于急、慢性支气管炎，支气管哮喘，风湿性关节炎，头痛，跌打损伤，心胃气痛，腹痛，水泻。

| 用法用量 | 内服煎汤，30 ~ 60 g。外用适量，煎汤洗。

| 附　　注 | 本种异名：*Andropogon goeringii* Steud.、*Cymbopogon nardus* (L.) Rendle var. *goeringii* (Steud.) Rendle、*Cymbopogon goeringii* (Steud.) A. Camus var. *hongkongensis* Soenarko、*Coix chinensis* Tod. var. *formosana* (Ohwi) L. Liu、*Coix lacryma-jobi* Linn. subsp. *ma-yuen* (Rom. Caill.) T. Koyama、*Coix lacryma-jobi* Linn. var. *formosana* Ohwi、*Coix lacryma-jobi* Linn. var. *frumentacea* Makino、*Andropogon nardus* L. var. *goeringii* (Steud.) Hack.。

药材青香茅，为本种的干燥全草，《中华人民共和国卫生部药品标准·维吾尔药分册·附录》（1999 年版）中有收载。

禾本科 Gramineae 狗牙根属 Cynodon

狗牙根 *Cynodon dactylon* (L.) Pers.

| 药 材 名 | 狗牙根（药用部位：全草。别名：铁线草、油草）。

| 形态特征 | 低矮草本。具根茎。秆细而坚韧，下部匍匐地面且蔓延甚长，节上常生不定根，直立部分高 10 ～ 30 cm，光滑无毛。叶鞘微具脊，无毛或有疏柔毛，鞘口常具柔毛；叶舌仅为一轮纤毛；叶片长 1 ～ 12 cm，宽 0.1 ～ 0.3 cm，通常两面无毛。穗状花序 2 ～ 6，长 2 ～ 6 cm；小穗灰绿色或带紫色，长 0.2 ～ 0.25 cm，仅含 1 小花；颖长 0.15 ～ 0.2 cm；第二颖稍长；外稃舟形；内稃与外稃近等长；花药淡紫色；柱头紫红色。颖果长圆柱形。

| 生境分布 | 生于村庄附近、道旁河岸、荒地山坡。德兴各地均有分布。

| 资源情况 | 野生资源丰富。药材来源于野生。

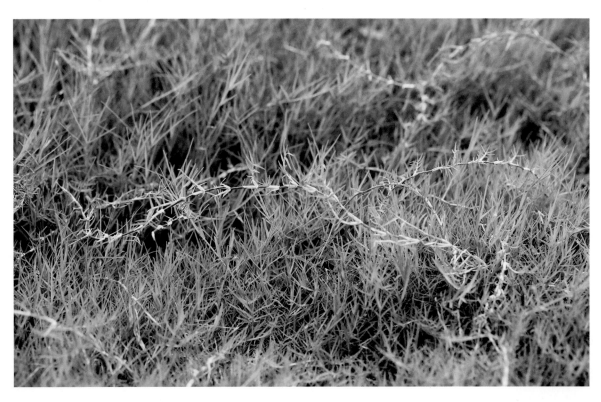

| 采收加工 | 夏、秋季采收，洗净，晒干或鲜用，干品捆成小把。

| 药材性状 | 本品根茎细长，呈竹鞭状。匍匐茎部分长可达 1 m，直立茎部分长 10 ～ 30 cm。叶线形，长 1 ～ 12 cm，宽 0.1 ～ 0.3 cm；叶鞘具脊，鞘口通常具柔毛。气微，味微苦。

| 功能主治 | 苦、微甘，凉。归肝经。祛风活络，凉血止血，解毒。用于咽喉肿痛，肝炎，痢疾，小便淋涩，鼻衄，咯血，便血，呕血，脚气水肿，风湿骨痛，瘾疹，半身不遂，手脚麻木，跌打损伤；外用于外伤出血，骨折，疮疡，小腿溃疡。

| 用法用量 | 内服煎汤，30 ～ 60 g；或浸酒。外用适量，捣敷。

| 附　　方 | （1）治臁疮长期不愈：狗牙根、茅草嫩尖各 15 g，捣绒敷。
（2）治蛔虫病：鲜狗牙根 30 ～ 60 g，煎汤服。
（3）治牙痛：鲜狗牙根、南竹根、沙参各 90 g，煮猪瘦肉食。
（4）治水肿：狗牙根、桐树白皮各 12 g，煎汤服。
（5）治吐泻：狗牙根 18 g，煎汤服。
（6）治糖尿病：狗牙根 30 g，以冰糖为引，煎汤服。［方（1）～（6）出自《草药手册》（江西）］

| 附　　注 | 本种异名：*Panicum dactylon* L.。
药材铁线草，为本种的干燥全草，《云南省中药材标准·第一册》（2005 年版）中有收载。

禾本科 Gramineae 马唐属 Digitaria

止血马唐

Digitaria ischaemum (Schreb.) Schreb. ex Muhl.

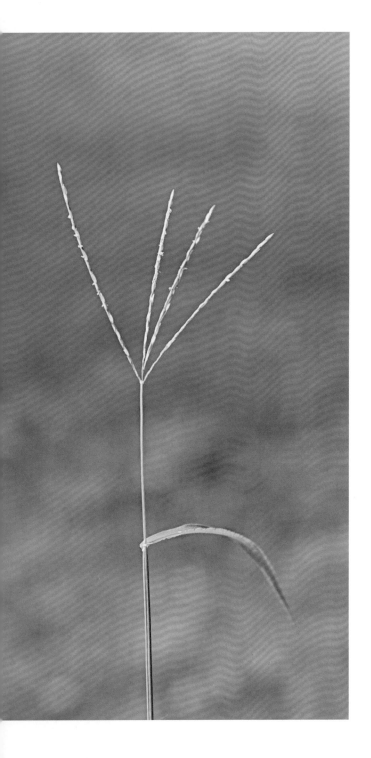

| 药 材 名 |

止血马唐（药用部位：全草）。

| 形态特征 |

一年生草本。秆直立或基部倾斜，高 15 ～ 40 cm，下部常有毛。叶鞘具脊，无毛或疏生柔毛；叶舌长约 0.06 cm；叶片长 5 ～ 12 cm，宽 0.4 ～ 0.8 cm，多少具长柔毛。总状花序长 2 ～ 9 cm，具白色中肋，两侧翼缘粗糙；小穗长 0.2 ～ 0.22 cm，宽约 0.1 cm，2 ～ 3 着生于各节；第一颖不存在；第二颖具 3 ～ 5 脉，与小穗等长或稍短于小穗；第一外稃与小穗等长，脉间及边缘具细柱状棒毛与柔毛；第二外稃成熟后紫褐色，长约 0.2 cm。

| 生境分布 |

生于田野、河边湿润处。分布于德兴海口、新营等。

| 资源情况 |

野生资源丰富。药材来源于野生。

| 采收加工 |

夏、秋季采收，晒干。

| **功能主治** | 甘，寒。归肝经。凉血，止血，收敛。用于止血。

| **用法用量** | 内服煎汤，9 ~ 15 g。

| **附　　注** | 本种异名：*Panicum ischaemum* Schreb. ex Schw.、*Digitaria humifusa* Pers.。

禾本科 Gramineae 马唐属 Digitaria

马唐 *Digitaria sanguinalis* (L.) Scop.

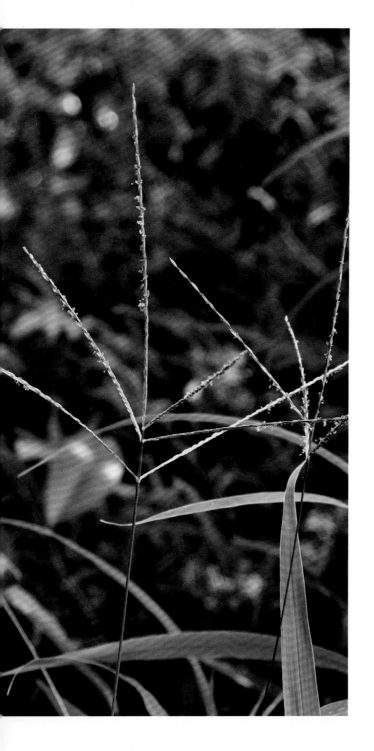

| 药 材 名 |

马唐（药用部位：全草）。

| 形态特征 |

一年生草本。秆直立或下部倾斜，膝曲上升，高 10 ~ 80 cm，直径 0.2 ~ 0.3 cm，无毛或节生柔毛。叶鞘短于节间，无毛或散生疣基柔毛；叶舌长 0.1 ~ 0.3 cm；叶片长 5 ~ 15 cm，宽 0.4 ~ 1.2 cm，微粗糙，具柔毛或无毛。总状花序长 5 ~ 18 cm，4 ~ 12 指状着生于长 1 ~ 2 cm 的主轴上；穗轴直伸或开展，两侧具宽翼，边缘粗糙；小穗椭圆状披针形，长 0.3 ~ 0.35 cm；第一颖小，短三角形；第二颖披针形，长为小穗的 1/2 左右，脉间及边缘大多具柔毛；花药长约 0.1 cm。

| 生境分布 |

生于路旁、田野。分布于德兴海口、香屯等。

| 资源情况 |

野生资源丰富。药材来源于野生。

| 采收加工 |

夏、秋季采收，晒干。

| 药材性状 | 本品长 40 ~ 100 cm。秆分枝，下部节上生根。完整叶片条状披针形，长 8 ~ 15 cm，宽 0.5 ~ 1.2 cm，先端渐尖或短尖，基部钝圆，两面无毛或疏生柔毛；叶鞘疏松抱茎，无毛或疏生柔毛。 |

| 功能主治 | 甘，寒。明目，润肺。用于翳障。 |

| 用法用量 | 内服煎汤，9 ~ 15 g。 |

| 附　注 | 本种异名：*Panicum sanguinale* L.、*Panicum sanguinale* (L.) Lam.。 |

禾本科 Gramineae 油芒属 Eccoilopus

油芒

Eccoilopus cotulifer (Thunb.) A. Camus

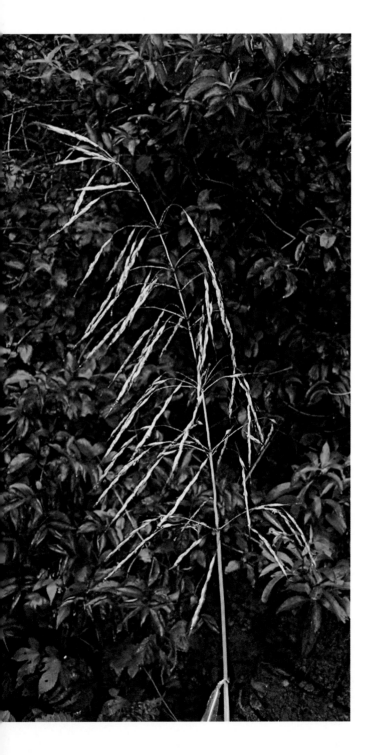

药材名

山高粱（药用部位：全草）。

形态特征

一年生草本。秆较高大，直立，高 60 ~ 80 cm，直径 0.3 ~ 0.8 cm，具 5 ~ 13 节，秆节稍膨大。叶鞘疏松裹茎，无毛，下部者压扁成脊并长于其节间，上部者圆筒形，短于其节间，鞘口具柔毛；叶舌膜质，褐色，长 0.2 ~ 0.3 cm，先端具小纤毛；叶片长 15 ~ 60 cm，宽 0.8 ~ 2 cm，叶面贴生疣基柔毛。圆锥花序开展，长 15 ~ 30 cm，先端下垂；分枝轮生，细弱，长 5 ~ 15 cm，下部裸露，上部具 6 ~ 15 节，节生短髭毛，不易折断，每节具 1 长柄和 1 短柄小穗，节间无毛，与小穗等长或长于小穗；小穗柄上部膨大，边缘具细短毛，长柄约与小穗等长，短柄长约 0.2 cm；小穗线状披针形，长 0.5 ~ 0.6 cm，基部具长不超过 0.1 cm 的柔毛。

生境分布

生于海拔 200 ~ 1 000 m 的山坡、山谷和荒地路旁。德兴市各地山区有分布。

| **资源情况** | 野生资源一般。药材来源于野生。

| **采收加工** | 夏、秋季采收，切段，晒干或鲜用。

| **功能主治** | 甘，平。解表，清热，活血通经。用于风热感冒，痢疾，痛经，闭经。

| **用法用量** | 内服：煎汤，9 ~ 15 g。

| **附　　注** | 本种异名：*Eccoilopus andropogonoides* Steud.、*Eulalia cotulifera* (Thunb.) Munro、*Miscanthus cotulifer* (Thunb.) Benth.、*Saccharum cotuliferum* (Thunb.) Roberty。

禾本科 Gramineae 稗属 Echinochloa

光头稗 Echinochloa colonum (L.) Link

| **药 材 名** | 光头稗子（药用部位：根）。

| **形态特征** | 一年生草本。秆直立，高 10 ~ 60 cm。叶鞘压扁而背具脊，无毛；叶舌缺；叶片长 3 ~ 20 cm，宽 0.3 ~ 0.7 cm，无毛。圆锥花序狭窄，长 5 ~ 10 cm；主轴具棱，棱边缘粗糙；花序分枝长 1 ~ 2 cm，排列稀疏，直立上升或贴向主轴；小穗卵圆形，长 0.2 ~ 0.25 cm，具小硬毛，无芒，较规则的 4 行排列于穗轴的一侧；第一颖三角形，长约为小穗的 1/2；第二颖与第一外稃等长而同形，顶端具小尖头，具 5~7 脉，间脉常不达基部。

| **生境分布** | 生于田野、园圃、路边湿润处。德兴各地均有分布。

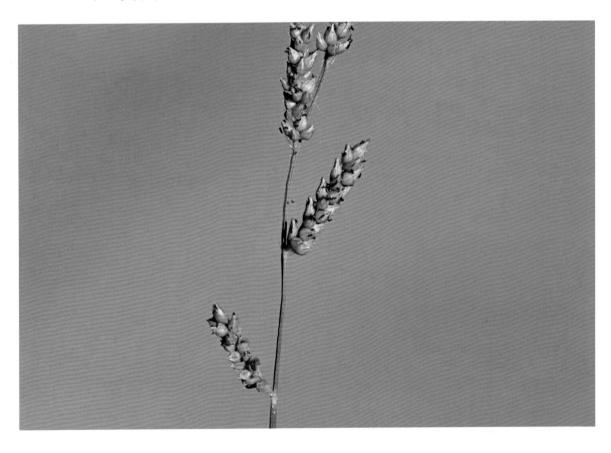

| **资源情况** | 野生资源丰富。药材来源于野生。

| **采收加工** | 夏、秋季采挖，洗净，鲜用或晒干。

| **功能主治** | 微苦，平。归肝、肾、肺经。利水消肿，止血。用于水肿，腹水，咯血。

| **用法用量** | 内服煎汤，30 ~ 120 g，大剂量可用至 180 g。

| **附　　注** | 本种异名：*Panicum colonum* L.、*Millium colonum* (L.) H. B. K.、*Echinochloa crusgalli* (L.) P. Beauv. subsp. *colonum* Honda、*Panicum crusgalli* L. subsp. *colonum* Makino et Neunoto。

本种的谷粒可酿酒或煮熟食。

稗

Echinochloa crusgalli (L.) Beauv.

| 药 材 名 | 稗根苗（药用部位：根、苗叶）、稗米（药用部位：种子）。

| 形态特征 | 一年生草本。秆高 50 ~ 150 cm，光滑无毛，基部倾斜或膝曲。叶鞘疏松抱秆，平滑无毛，下部者长于节间，上部者短于节间；叶舌缺；叶片长 10 ~ 40 cm，宽 0.5 ~ 2 cm，无毛，边缘粗糙。圆锥花序直立，近尖塔形，长 6 ~ 20 cm；主轴具棱，粗糙或具疣基长刺毛；分枝斜上举或贴向主轴，有时再分小枝；穗轴粗糙或生疣基长刺毛；小穗卵形，长 0.3 ~ 0.4 cm，脉上密被疣基刺毛；第一颖三角形，长为小穗的 1/3 ~ 1/2，第二颖与小穗等长，均具疣基毛；第一小花通常中性，其外稃草质，脉上具疣基刺毛，先端延伸成长 0.5 ~ 2 cm 的粗壮芒。

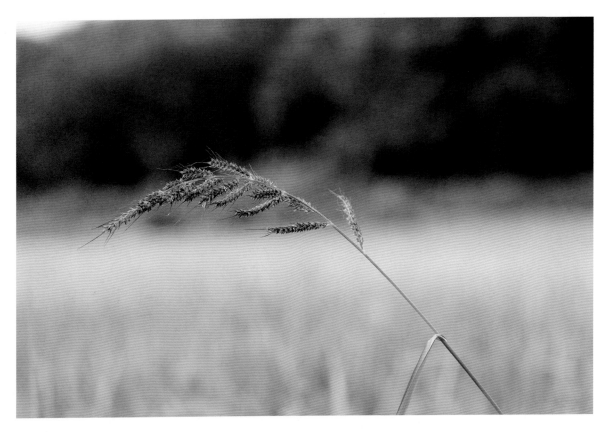

| 生境分布 | 生于沼泽地、沟边及水稻田中。德兴各地均有分布。

| 资源情况 | 野生资源丰富。药材来源于野生。

| 采收加工 | 稗根苗：夏季采收，鲜用或晒干。
稗米：夏、秋季采收成熟果实，舂去壳，晒干。

| 功能主治 | 稗根苗：甘、苦，微寒。止血，生肌。用于金疮及损伤出血，麻疹。
稗米：辛、甘、苦，微寒。益气宜脾。

| 用法用量 | 稗根苗：外用适量，捣敷；或研末撒。
稗米：内服适量，煮食。

| 附　注 | 本种异名：*Panicum crusgalli* L.、*Millium crusgalli* (L.) Moench、*Pennisetum crusgalli* (L.) Baumg.。

禾本科 Gramineae 稗属 Echinochloa

无芒稗
Echinochloa crusgalli (L.) Beauv. var. *mitis* (Pursh) Peterm.

| 药 材 名 | 稗（药用部位：全草）。 |

| 形态特征 | 一年生草本。秆高 50 ~ 120 cm，直立，粗壮。叶片长 20 ~ 30 cm，宽 0.6 ~ 1.2 cm。圆锥花序直立，长 10 ~ 20 cm；分枝斜上举而开展，常再分枝；小穗卵状椭圆形，长约 0.3 cm，无芒或具极短芒，芒长不超过 0.05 cm。 |

| 生境分布 | 生于水边或路边草地上。德兴各地均有分布。 |

| 资源情况 | 野生资源一般。药材来源于野生。 |

| 采收加工 | 夏季采收，鲜用或晒干。 |

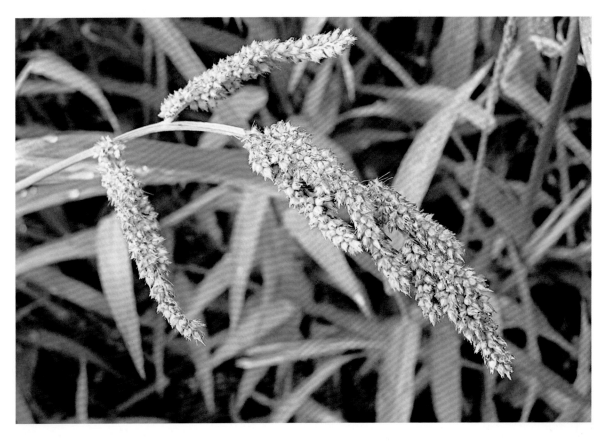

| 功能主治 | 微苦，微温。止血，生肌。用于金疮及损伤出血，麻疹。

| 用法用量 | 外用适量，捣敷；或研末撒。

| 附　　注 | 本种异名：*Panicum crusgalli* L. var. *mite* Pursh、*Echinochloa crusgalli* (L.) P. Beauv. subsp. *spiralis* (Vasing.) Tzvel.、*Echinochloa spiralis* Vasing.。

禾本科 Gramineae 稗属 Echinochloa

西来稗

Echinochloa crusgalli (L.) Beauv. var. *zelayensis* (H. B. K.) Hitchc.

| 药 材 名 | 稗（药用部位：全草）。

| 形态特征 | 一年生草本。秆高 50 ~ 75 cm。叶片长 0.5 ~ 2 cm，宽 0.4 ~ 1.2 cm。圆锥花序直立，长 11 ~ 19 cm；分枝上不再分枝；小穗卵状椭圆形，长 0.3 ~ 0.4 cm，先端具小尖头而无芒，无疣基毛，但疏生硬刺毛。

| 生境分布 | 生于水边或水稻田中。德兴各地均有分布。

| 资源情况 | 野生资源一般。药材来源于野生。

| 采收加工 | 夏季采收，鲜用或晒干。

| 功能主治 | 微苦，微温。止血，生肌。用于金疮及损伤出血，麻疹。

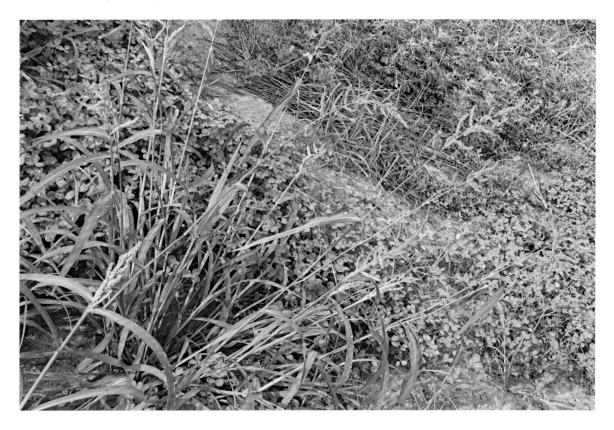

| **用法用量** | 外用适量，捣敷；或研末撒。

| **附　注** | 本种异名：*Oplismenus zelayensis* H. B. K.、*Echinochloa zelayense* (H. B. K.) Schult.、*Echinochloa crusgalli* (L.) P. Beauv. f. *xelayensis* (H. B. K.) Farwell。

禾本科 Gramineae 穆属 Eleusine

牛筋草

Eleusine indica (L.) Gaertn.

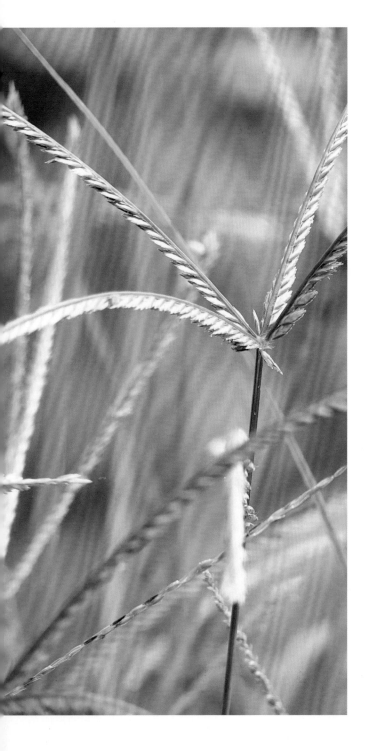

| 药 材 名 |

牛筋草（药用部位：全草或根。别名：蟋蟀草）。

| 形态特征 |

一年生草本。秆丛生，基部倾斜，高 10 ～ 90 cm。叶鞘两侧压扁而具脊，无毛或疏生疣毛；叶舌长约 0.1 cm；叶片长 10 ～ 15 cm，宽 0.3 ～ 0.5 cm，无毛或上面被疣基柔毛。穗状花序 2 ～ 7，指状着生于秆顶，少单生，长 3 ～ 10 cm，宽 0.3 ～ 0.5 cm；小穗长 0.4 ～ 0.7 cm，宽 0.2 ～ 0.3 cm，含 3 ～ 6 小花；颖披针形；第一颖长 0.15 ～ 0.2 cm；第二颖长 0.2 ～ 0.3 cm；第一外稃长 0.3 ～ 0.4 cm；内稃短于外稃。

| 生境分布 |

生于荒野及路旁。德兴各地均有分布。

| 资源情况 |

野生资源丰富。药材来源于野生。

| 采收加工 |

夏、秋季采收，洗净，干燥或鲜用。

| 药材性状 | 本品根呈须状，黄棕色，直径 0.05 ~ 0.1 cm。茎呈扁圆柱形，淡灰绿色，有纵棱，节明显，节间长 0.4 ~ 0.8 cm，直径 0.1 ~ 0.4 cm。叶线形，长达 15 cm，叶脉平行，条状。穗状花序数个，指状排列于茎先端，常为 3。气微，味淡。

| 功能主治 | 甘，平。归肝、脾经。清热利湿，凉血解毒。用于伤暑发热，小儿急惊风，风湿性关节炎，黄疸性肝炎，淋证，小儿消化不良，肠炎，痢疾，尿道炎。

| 用法用量 | 内服煎汤，5 ~ 15 g，鲜品 30 ~ 90 g。外用适量，捣敷。

| 附 注 | 本种异名：*Cynosurus indicus* L.。
药材牛筋草，为本种的干燥全草，《中华人民共和国卫生部药品标准·中药成方制剂·第九册·附录》（1994 年版）、《福建省中药材标准（试行稿）·第一批》（1990 年版、《福建省中药材标准》（2006 年版）、《广东省中药材标准》（2004 年版）、《湖南省中药材标准》（1993 年版、2009 年版）、《江西省中药材标准》（1996 年版、2014 年版）、《上海市中药材标准》（1994 年版）中有收载。

禾本科 Gramineae 画眉草属 Eragrostis

大画眉草
Eragrostis cilianensis (All.) Link. ex Vignclo-Lutati

| 药 材 名 | 大画眉草（药用部位：全草）、大画眉草花（药用部位：花序）。

| 形态特征 | 一年生草本。秆粗壮，高 30 ~ 90 cm，直径 0.3 ~ 0.5 cm，直立丛生，基部常膝曲，具 3 ~ 5 节，节下有 1 圈明显的腺体。叶鞘疏松裹茎，脉上有腺体，鞘口具长柔毛；叶舌为 1 圈成束的短毛；叶片长 6 ~ 20 cm，宽 0.2 ~ 0.6 cm，无毛，叶脉与叶缘均有腺体。圆锥花序长圆形或尖塔形，长 5 ~ 20 cm；分枝粗壮，单生，上举，腋间具柔毛，有腺体；小穗长圆形或卵状长圆形，墨绿色带淡绿色或黄褐色，长 0.5 ~ 2 cm，宽 0.2 ~ 0.3 cm，有 10 ~ 40 小花，小穗除单生外，常密集簇生。

| 生境分布 | 生于荒草地上。分布于德兴海口、银城等。

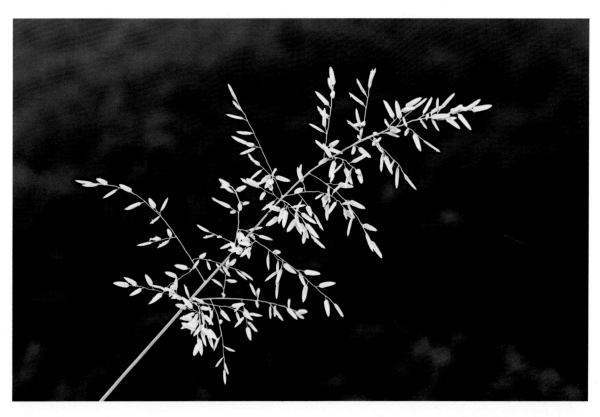

| 资源情况 | 野生资源丰富。药材来源于野生。

| 采收加工 | **大画眉草**：夏、秋季采收，晒干或鲜用。
大画眉草花：秋季采收，晒干。

| 功能主治 | **大画眉草**：甘、淡，凉。疏风清热，利尿。用于膀胱结石，肾结石，肾炎，膀胱炎，结膜炎，角膜炎。
大画眉草花：淡，平。解毒，止痒。用于黄水疮。

| 用法用量 | **大画眉草**：内服煎汤，15 ～ 30 g，鲜品 60 ～ 120 g。外用适量，煎汤洗。
大画眉草花：外用适量，炒黑研末调敷或撒。

| 附　　注 | 本种异名：*Poa cilianensis* All.、*Poa megastachya* Koel.、*Eragrostis major* Host.、*Eragrostis megastachya* (Keel.) Link。

知风草

Eragrostis ferruginea (Thunb.) Beauv.

| 药 材 名 | 知风草（药用部位：根）。

| 形态特征 | 多年生草本。秆丛生或单生，直立或基部膝曲，高 30 ~ 110 cm，粗壮，直径约 0.4 cm。叶鞘两侧极压扁，基部相互跨覆，均较节间长，光滑无毛，鞘口与两侧密生柔毛，通常在叶鞘的主脉上生有腺点；叶舌退化为 1 圈短毛；叶片长 20 ~ 40 cm，宽 0.3 ~ 0.6 cm，上部叶超出花序，常光滑无毛或上面近基部偶疏生毛。圆锥花序大而开展，分枝节密，每节生枝 1 ~ 3 个；小穗柄长 0.5 ~ 1.5 cm，在其中部或中部偏上有 1 长圆形腺体，小枝中部也常存在；小穗长圆形，长 0.5 ~ 1 cm，宽 0.2 ~ 0.25 cm，有 7 ~ 12 小花，多带黑紫色，有时也出现黄绿色。

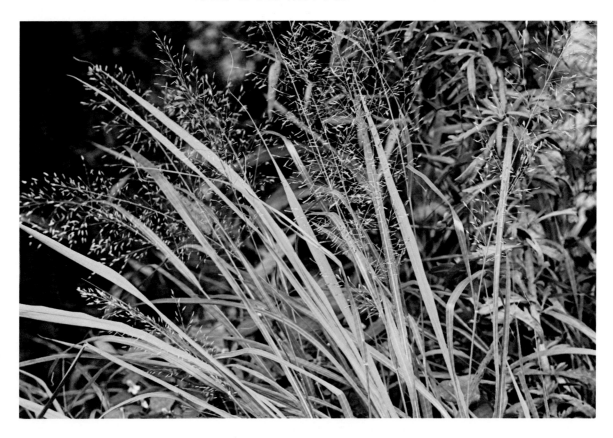

| 生境分布 | 生于路边、山坡草地。分布于德兴新岗山、花桥等。

| 资源情况 | 野生资源一般。药材来源于野生。

| 采收加工 | 8 月采挖，洗净，晒干或鲜用。

| 功能主治 | 苦，凉。归肝经。活血散瘀。用于跌打损伤，筋骨疼痛。

| 用法用量 | 内服煎汤，6 ~ 9 g。外用适量，捣敷。

| 附　注 | 本种异名：*Poa ferruginea* Thunb.、*Eragrostis ferruginea* (Thunb.) Beauv. var. *yunnanensis* Keng。

禾本科 Gramineae 画眉草属 *Eragrostis*

乱草

Eragrostis japonica (Thunb.) Trin.

| **药 材 名** | 香榧草（药用部位：全草）。

| **形态特征** | 一年生草本。秆直立或膝曲丛生，高 30 ~ 100 cm，直径 0.15 ~ 0.25 cm，具 3 ~ 4 节。叶鞘一般比节间长，疏松裹茎，无毛；叶舌干膜质，极短；叶片长 3 ~ 25 cm，宽 0.3 ~ 0.5 cm，光滑无毛。圆锥花序长圆形，长 6 ~ 15 cm，宽 1.5 ~ 6 cm，整个花序常超过植株一半；分枝纤细，簇生或轮生；小穗柄长 0.1 ~ 0.2 cm；小穗卵圆形，长 0.1 ~ 0.2 cm，有 4 ~ 8 小花，成熟后紫色，在小穗轴上自上而下逐节断落。

| **生境分布** | 生于田野路旁、河边及潮湿地。德兴各地均有分布。

| **资源情况** | 野生资源丰富。药材来源于野生。

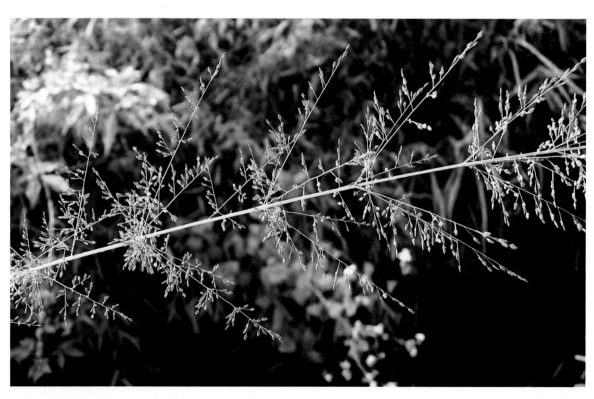

| **采收加工** | 夏季采收，晒干。

| **功能主治** | 咸，平。归膀胱经。清热凉血。用于咯血，吐血。

| **用法用量** | 内服煎汤，30 ~ 60 g。

| **附　　注** | 本种异名：*Poa japonica* Thunb.、*Eragrostis tettella* auct. non. (L.) Beauv.。

禾本科 Gramineae 画眉草属 Eragrostis

小画眉草 *Eragrostis minor* Host

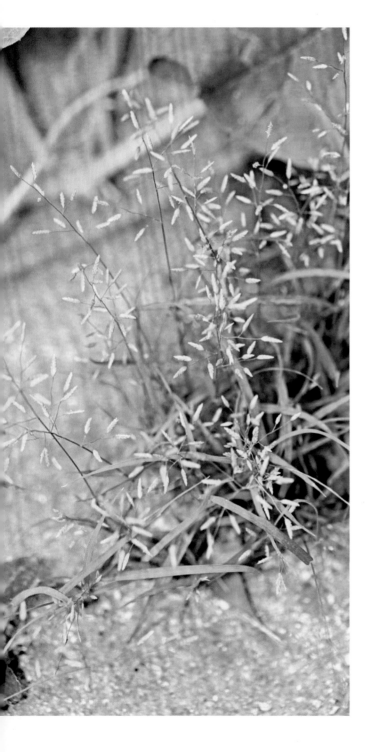

| 药 材 名 |

小画眉草（药用部位：全草）。

| 形态特征 |

一年生草本。秆纤细，丛生，膝曲上升，高
15 ~ 50 cm，直径 0.1 ~ 0.2 cm，具 3 ~ 4 节，
节下具 1 圈腺体。叶鞘较节间短，疏松裹茎，
叶鞘脉上有腺体，鞘口有长毛；叶舌为 1 圈
柔毛；叶片长 3 ~ 15 cm，宽 0.2 ~ 0.4 cm，
背面光滑，正面粗糙并疏生柔毛，主脉及
边缘均有腺体。圆锥花序开展而疏松，长
6 ~ 15 cm，宽 4 ~ 6 cm，每节 1 分枝，分
枝平展或上举，花序轴、小枝及柄上均有
腺体；小穗长圆形，长 0.3 ~ 0.8 cm，宽
0.15 ~ 0.2 cm，含 3 ~ 16 小花，绿色或深绿
色。颖果红褐色，近球形，直径约 0.05 cm。

| 生境分布 |

生于荒芜田野、草地和路旁。分布于德兴黄
柏、绕二等。

| 资源情况 |

野生资源丰富。药材来源于野生。

| **采收加工** | 夏季采收，鲜用或晒干。

| **功能主治** | 淡，凉。归肝、肾经。清热解毒，疏风，利尿。用于眼生云翳，角膜炎，结膜炎，肾炎，尿路感染，子宫出血，大便干结，小便不利。

| **用法用量** | 内服煎汤，15 ～ 30 g，鲜品 60 ～ 120 g；或研末。外用适量，煎汤洗。

| **附　　注** | 本种异名：*Poa eragronis* L.、*Eragrostis eragrostis* (L.) Beauv.、*Eragrostis poaeoides* Beauv.。

禾本科 Gramineae 画眉草属 Eragrostis

画眉草 *Eragrostis pilosa* (L.) Beauv.

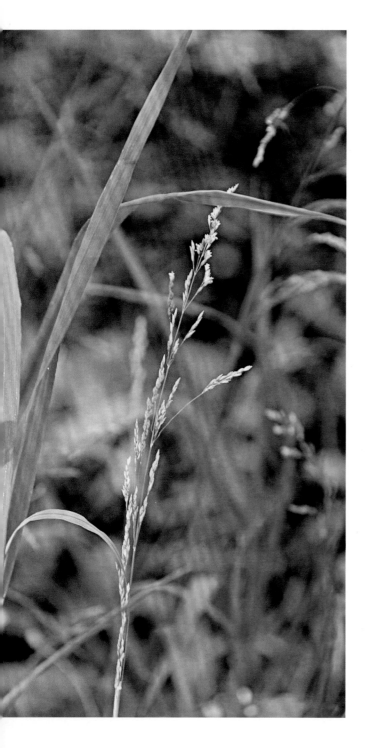

| 药 材 名 |

画眉草（药用部位：全草）。

| 形态特征 |

一年生草本。秆丛生，直立或基部膝曲，高 15 ~ 60 cm，直径 0.15 ~ 0.25 cm，通常具 4 节，光滑。叶鞘疏松裹茎，长于或短于节间，鞘缘近膜质，鞘口有长柔毛；叶舌为 1 圈纤毛；叶片长 6 ~ 20 cm，宽 0.2 ~ 0.3 cm，无毛。圆锥花序开展或紧缩，长 10 ~ 25 cm，宽 2 ~ 10 cm；分枝单生，簇生或轮生，多直立向上，腋间有长柔毛；小穗具柄，长 0.3 ~ 1 cm，宽 0.1 ~ 0.15 cm，含 4 ~ 14 小花。颖果长圆形，长约 0.08 cm。

| 生境分布 |

生于荒芜田野草地上。分布于德兴香屯等。

| 资源情况 |

野生资源丰富。药材来源于野生。

| 采收加工 |

夏、秋季采收，洗净，晒干。

| 功能主治 | 甘、淡，凉。归膀胱经。疏风清热，利尿。用于膀胱结石，肾结石，肾炎，膀胱炎，结膜炎，角膜炎。

| 用法用量 | 内服煎汤，9～15 g。外用适量，烧存性，研末调搽；或煎汤洗。

| 附　注 | 本种异名：*Poa pilosa* L.、*Eragrostis afghanica* Gandog.。

禾本科 Gramineae 蜈蚣草属 Eremochloa

假俭草

Eremochloa ophiuroides (Munro) Hack.

| **药 材 名** | 假俭草（药用部位：全草）。

| **形态特征** | 多年生草本。具强壮的匍匐茎。秆斜升，高约 20 cm。叶鞘压扁，多密集跨生于秆基，鞘口常有短毛；叶片无毛，长 3 ~ 8 cm，宽 0.2 ~ 0.4 cm，顶生叶片退化。总状花序顶生，稍弓曲，压扁，长 4 ~ 6 cm，宽约 0.2 cm，总状花序轴节间具短柔毛。无柄小穗长圆形，覆瓦状排列于总状花序轴一侧，长约 0.35 cm，宽约 0.15 cm；花药长约 0.2 cm；柱头红棕色。有柄小穗退化或仅存小穗柄，披针形，长约 0.3 cm，与总状花序轴贴生。

| **生境分布** | 生于潮湿草地、河岸及路旁。德兴各地均有分布。

| **资源情况** | 野生资源丰富。药材来源于野生。

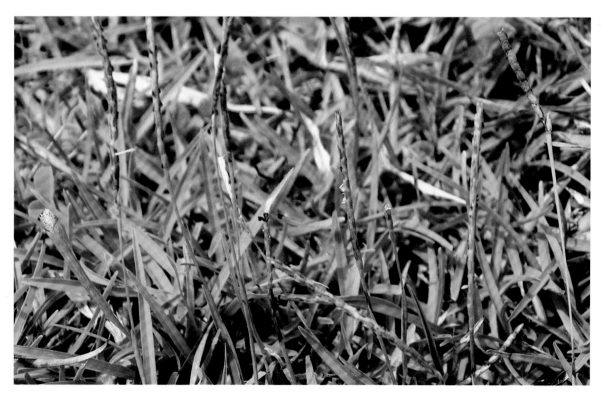

| **采收加工** | 夏、秋季采收，洗净，晒干或鲜用。

| **功能主治** | 活血止痛。用于劳伤腰痛，骨节酸痛。

| **用法用量** | 内服煎汤，15 ~ 30 g。

| **附　注** | 本种异名：*Isehaemum ophiuroides* Munro。

禾本科 Gramineae 野黍属 Eriochloa

野黍

Eriochloa villosa (Thunb.) Kunth

| **药 材 名** | 野黍（药用部位：全草）。

| **形态特征** | 一年生草本。秆直立，基部分枝，稍倾斜，高 30 ~ 100 cm。叶鞘无毛或被毛，或鞘缘一侧被毛，松弛抱茎，节具髭毛；叶舌具长约0.1 cm 的纤毛；叶片长 5 ~ 25 cm，宽 0.5 ~ 1.5 cm，表面具微毛，背面光滑，边缘粗糙。圆锥花序狭长，长 7 ~ 15 cm，由 4 ~ 8 总状花序组成；总状花序长 1.5 ~ 4 cm，密生柔毛，常排列于主轴一侧；小穗卵状椭圆形，长 0.45 ~ 0.6 cm。颖果卵圆形，长约0.3 cm。

| **生境分布** | 生于山坡和潮湿处。德兴各地均有分布。

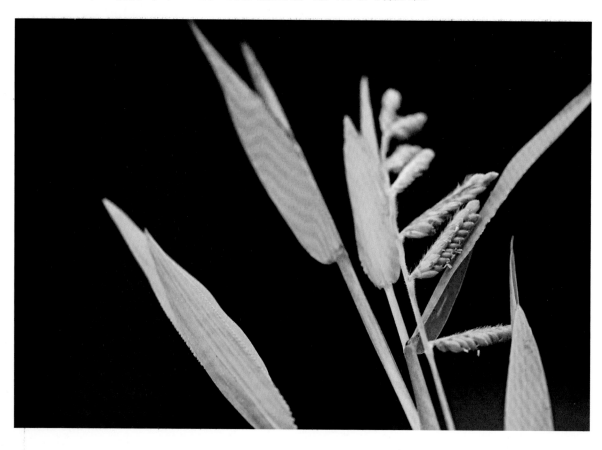

| **资源情况** | 野生资源丰富。药材来源于野生。 |

| **采收加工** | 夏、秋季采收，鲜用或晒干。 |

| **功能主治** | 清肝眼目。用于目赤，结膜炎，视力模糊。 |

| **用法用量** | 内服煎汤，15 ~ 30 g。 |

| **附　注** | 本种异名：*Panicum villosum* Thunb.、*Panicum tuberculiflorum* Steud.、*Eriochloa villosa* (Thunb.) Kunth var. *setenantha* Ohwi。
本种的谷粒富含淀粉，可食用。 |

黄茅
Heteropogon contortus (L.) P. Beauv. ex Roem. et Schult.

| **药 材 名** | 地筋（药用部位：全草或根茎）。

| **形态特征** | 多年生丛生草本。秆高 20 ~ 100 cm，基部常膝曲，上部直立，光滑无毛。叶鞘压扁而具脊，鞘口常具柔毛；叶舌短，膜质，先端具纤毛；叶片线形，扁平或对折，长 10 ~ 20 cm，宽 0.3 ~ 0.6 cm，两面粗糙或表面基部疏生柔毛。总状花序单生于主枝或分枝顶，长 3 ~ 7 cm（芒除外），诸芒常于花序顶扭卷成 1 束；花序基部 3 ~ 12 小穗对为同性，无芒，宿存，上部 7 ~ 12 对为异性对；无柄小穗线形，成熟时圆柱形，两性，长 0.6 ~ 0.8 cm，芒长 6 ~ 10 cm，花柱 2；有柄小穗长圆状披针形，雄性或中性，无芒。

| **生境分布** | 生于海拔 400 m 以上的山坡草地。分布于德兴三清山北麓等。

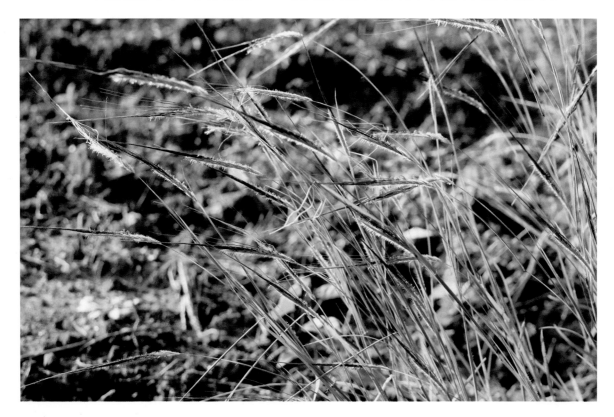

| 资源情况 | 野生资源一般。药材来源于野生。

| 采收加工 | 全年均可采收，晒干或鲜用。

| 功能主治 | 甘，温。清热止渴，祛风除湿。用于内热消渴，风湿痹痛，咳嗽，吐泻。

| 用法用量 | 内服煎汤，15～30 g；或捣汁；或浸酒。外用适量，捣敷。

| 附　　注 | 本种异名：*Andropogon contortus* Linn.。

禾本科 Gramineae 大麦属 Hordeum

大麦 *Hordeum vulgare* L.

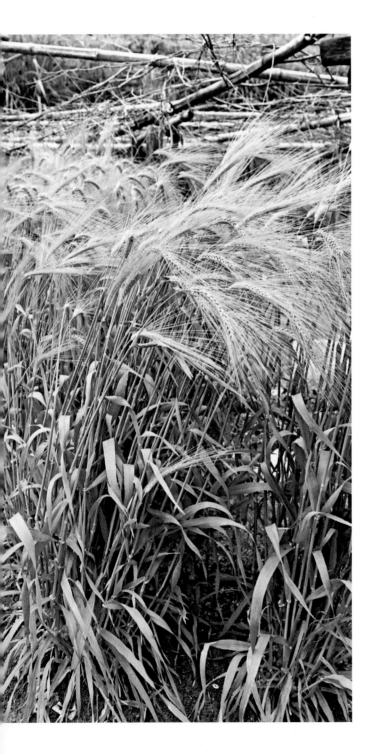

药材名

大麦（药用部位：颖果）、麦芽（药材来源：成熟果实经发芽干燥的炮制加工品）、大麦苗（药用部位：幼苗）、大麦秸（药用部位：成熟后枯黄的茎秆）。

形态特征

一年生直立草本。秆粗壮，光滑无毛，高50～100 cm。叶鞘松弛抱茎，多无毛或基部具柔毛；两侧有2披针形叶耳；叶舌膜质，长0.1～0.2 cm；叶片长9～20 cm，宽0.6～2 cm。穗状花序长3～8 cm（芒除外），直径约1.5 cm，小穗稠密，每节着生3发育的小穗；小穗均无柄，长1～1.5 cm（芒除外）；颖先端常延伸为长0.8～1.4 cm的芒；外稃先端延伸成长8～15 cm的芒。颖果成熟时黏着于稃内，不脱出。

生境分布

德兴各地均有栽培。

资源情况

栽培资源一般。药材来源于栽培。

| 采收加工 | **大麦**：4～5月果实成熟时采收，晒干。
麦芽：将麦粒用水浸泡后，保持适宜温、湿度，待幼芽长至约0.5 cm时，晒干或低温干燥。
大麦苗：冬季采集，鲜用或晒干。
大麦秸：果实成熟后采割，除去果实，晒干。

| 药材性状 | **大麦**：本品呈梭形，长0.8～1.2 cm，直径0.1～0.3 cm。表面淡黄色，有1纵沟。质硬，断面粉性，白色。气无，味微甘。
麦芽：本品呈梭形，长0.8～1.2 cm，直径0.3～0.4 cm。表面淡黄色，背面为外稃包围，具5脉；腹面为内稃包围。除去内、外稃后，腹面有1纵沟；基部胚根处生出幼芽和须根。幼芽长披针状条形，长约0.5 cm。须根数条，纤细而弯曲。质硬，断面白色，粉性。气微，味微甘。

| 功能主治 | **大麦**：甘，凉。归脾、肾经。健脾和胃，宽肠，利水。用于腹胀，食滞泄泻，小便不利。
麦芽：甘，平。归脾、胃经。行气消食，健脾开胃，回乳消胀。用于食积不消，脘腹胀痛，脾虚食少，乳汁郁积，乳房胀痛，妇女断乳，肝郁胁痛，肝胃气痛。
大麦苗：苦、辛，寒。归脾、肺经。利湿退黄，护肤敛疮。用于黄疸，小便不利，皮肤皲裂，冻疮。
大麦秸：甘、苦，温。归脾、肺经。利湿消肿，理气。用于小便不通，心胃气痛。

| 用法用量 | **大麦**：内服煎汤，30～60 g；或研末。外用适量，炒研调敷；或煎汤洗。
麦芽：内服煎汤，10～15 g；回乳炒用60 g；妇女哺乳期禁服，孕妇、无积滞者慎服。
大麦苗：内服煎汤，30～60 g；或捣汁。外用适量，煎汤洗。
大麦秸：内服煎汤，30～60 g。

| 附　注 | 本种异名：*Hordeum sativum* Pers.、*Hordeum sativum* Jess. var. *vulgare* (L.) K. Richter、*Triticum vulgare* (Linnaeus) Salisbury。
药材大麦，为本种的果实，《维吾尔药材标准·上册》（1993年版）、《中华人民共和国卫生部药品标准·维吾尔药分册》（1999年版）、《山西省中药材标准·附录》（1987年版）、《中华人民共和国药典·附录》（1985年版至

2015 年版）中有收载。

药材麦芽，为本种的成熟果实发芽干燥品，《中华人民共和国药典》（1953 年版至 2015 年版）、《新疆维吾尔自治区药品标准·第二册》（1980 年版）等中有收载。

禾本科 Gramineae 白茅属 Imperata

丝茅

Imperata koenigii (Retz.) Beauv.

| 药 材 名 | 白茅根（药用部位：根茎。别名：芭茅根、茅草根、丝茅根）、白茅针（药用部位：初生未开放的花序）、白茅花（药用部位：花穗）、茅草叶（药用部位：叶）。

| 形态特征 | 多年生草本。具横走、多节、被鳞片的长根茎。秆直立，高 25 ~ 90 cm，具 2 ~ 4 节，节具长 0.2 ~ 1 cm 的白色柔毛。叶鞘无毛或上部及边缘具柔毛，鞘口具疣基柔毛，鞘常麇集于秆基，老时破碎成纤维状；叶片线形或线状披针形，长 10 ~ 40 cm，宽 0.2 ~ 0.8 cm，边缘粗糙，上面被细柔毛；顶生叶短小。圆锥花序穗状，长 6 ~ 15 cm，宽 1 ~ 2 cm，分枝短缩而密集，有时基部较稀疏；小穗柄无毛或疏生丝状柔毛，长柄长 0.3 ~ 0.4 cm，短柄长 0.1 ~ 0.2 cm；小穗基部

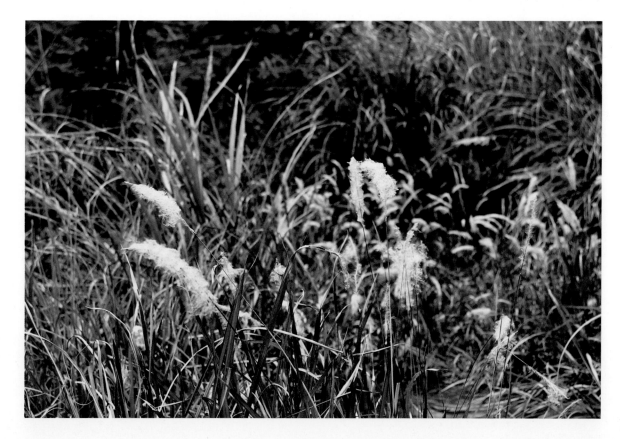

密生长 1.2 ~ 1.5 cm 的丝状柔毛；2 颖背部脉间疏生较小穗长 3 ~ 4 倍的丝状柔毛；柱头 2，紫黑色。颖果椭圆形，长约 0.1 cm。

| **生境分布** | 生于空旷地、果园地、撂荒地及田埂、堤岸和路边。德兴各地均有分布。

| **采收加工** | 白茅根：春、秋季采挖，除去鳞片状的叶鞘，洗净，鲜用或扎把晒干。

白茅针：4 ~ 5 月采摘，鲜用或晒干。

白茅花：4 ~ 5 月花盛开前采收，晒干。

茅草叶：全年均可采收，晒干。

| **药材性状** | 白茅根：本品呈长圆柱形，长 30 ~ 60 cm，直径 0.2 ~ 0.4 cm。表面黄白色或淡黄色，微有光泽，具纵皱纹，节明显，稍凸起，节间长短不等，通常长 1.5 ~ 3 cm。体轻，质略脆，断面皮部白色，多有裂隙，放射状排列，中柱淡黄色，易与皮部剥离。气微，味微甜。

白茅花：本品呈圆柱形，长 5 ~ 20 cm，小穗基部和颖片密被细长丝状毛，毛占花穗的绝大部分，灰白色，质轻而柔软，若棉絮状。小穗黄褐色，处于细长丝状毛中，不易脱落，外颖矩圆状披针形，膜质；雌蕊花柱 2 裂，裂片线形，裂片上着生黄棕色毛。花序梗圆柱形，青绿色。气微，味淡。

| **功能主治** | 白茅根：甘，寒。归心、肺、胃、膀胱经。凉血止血，清热生津，利尿通淋。用于血热出血，热病烦渴，胃热呕逆，肺热喘咳，小便淋沥，水肿，黄疸。

白茅针：甘，平。止血，解毒。用于衄血，尿血，大便下血，外伤出血，疮痈肿毒。

白茅花：甘，温。止血，定痛。用于吐血，衄血，刀伤。

茅草叶：辛、微苦，平。归肝经。祛风除湿。用于风湿痹痛，风疹。

| **用法用量** | 白茅根：内服煎汤，10 ~ 30 g，鲜品 30 ~ 60 g；或捣汁；脾胃虚寒、溲多不渴者禁服。外用适量，鲜品捣汁涂。

白茅针：内服煎汤，9 ~ 15 g。外用适量，捣敷；或塞鼻。

白茅花：内服煎汤，9 ~ 15 g。外用适量，罨敷；或塞鼻。

茅草叶：内服煎汤，15 ~ 30 g。外用适量，煎汤洗。

| **附　　方** | （1）治高热、烦渴、小便不利或咯血、衄血：白茅根洗净，去粗表皮，捣烂，抽去筋，每日 15 ~ 18 g（鲜品 30 ~ 60 g）。煎汤服。

（2）治水肿：①白茅根 30 ~ 60 g，锦鸡儿 30 g。煎汤服。②鲜白茅根 60 g，

赤小豆 9 ~ 18 g。水煮熟，取汤连豆服。③白茅根、葫芦茶各 30 ~ 60 g。煎汤服。

（3）治鼻衄：白茅根（刮去衣）30 g，栀子根 15 g（或焦栀仁 9 g）。煎汤服。

（4）治血淋：白茅根 30 g，大蓟根 15 g。煎汤服。

（5）治吐血：鲜白茅根（刮去衣）60 g，藕节（或藕片）30 g，丝瓜络 15 g。煎汤服。

（6）治跌打损伤吐血：鲜白茅根 90 ~ 120 g，去衣，切碎，捣烂，酌加开水和童便或盐开水擂汁服。

（7）治黄疸（阴黄）：鲜白茅根（刮去衣）60 ~ 120 g，鲜白英 60 g，猪瘦肉 120 g。煮服。

（8）预防百日咳：白茅根 15 g，甘草 6 g，北沙参 9 g。煎汤服，每日 1 剂。

（9）治麻疹未透：白茅根、薄荷各少许。煎汤服。

（10）治外伤出血：新鲜白茅花敷于伤口，或晒干研细末外敷。

（11）治胃热呕吐、酒醉呕吐、暑日口渴少津：鲜白茅根 60 g，芦根 60 g。煎汤服。［方（1）~（11）出自《草药手册》（江西）］

|附　　注| 本种异名：*Saccharum koenigii* Retz.、*Imperata koenigii* (Retz.) Beauv. var. *major* Nees.、*Imperata arundinacea* Cirillo var. *koenigii* (Retz.) Benth.、*Imperata cylindrica* (L.) Raeusch. subsp. *koenigii* (Retz.) Benth. ex Dur. et Schinz、*Imperata cylindrica* (L.) Raeusch. var. *koenigii* (Retz.) Pilger。

药材白茅根，为本种的干燥根茎，《中华人民共和国药典》（1963 年版至 2020 年版）、《贵州省中药材标准规格·上集》（1965 年版）、《新疆维吾尔自治区药品标准·第二册》（1980 年版）等中有收载。

本种的根茎可炖汤。

禾本科 Gramineae 箬竹属 Indocalamus

阔叶箬竹

Indocalamus latifolius (Keng) McClure

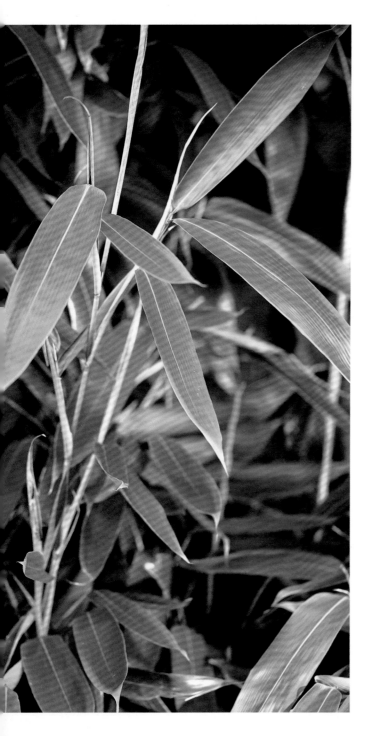

| 药 材 名 |

箬叶（药用部位：叶）。

| 形 态 特 征 |

多年生草本。竿高可达 2 m，直径 0.5 ~ 1.5 cm；节间长 5 ~ 22 cm；竿每节分 1 枝，上部稀可分 2 或 3 枝。箨鞘硬纸质或纸质，下部者紧抱竿，而上部者则疏松抱竿，背部常具棕色疣基小刺毛或白色细柔毛，后毛易脱落，边缘具棕色纤毛；箨舌截形，高 0.05 ~ 0.2 cm；箨片直立，线形或狭披针形。叶鞘无毛；叶舌截形，高 0.1 ~ 0.3 cm；叶片长圆状披针形，先端渐尖，长 10 ~ 45 cm，宽 2 ~ 9 cm，下表面灰白色或灰白绿色，多少生有微毛，叶缘生有小刺毛。圆锥花序长 6 ~ 20 cm，少见。

| 生境分布 |

生于山坡、山谷、疏林下。分布于德兴大茅山等。

| 资源情况 |

野生资源丰富。药材来源于野生。

| 采收加工 | 全年均可采收，晒干。

| 功能主治 | 甘，寒。归肺、肝经。清热止血，解毒消肿。用于吐血，衄血，便血，崩漏，小便不利，喉痹，痈肿。

| 用法用量 | 内服煎汤，9 ~ 15 g；或炒存性入散剂。外用适量，炒炭存性，研末吹喉。

| 附　注 | 本种异名：*Arundinaria latifolia* Keng、*Sasamorpha latifolia* (Keng) Nakai ex Migo、*Sasamorpha migoi* Nakai ex Migo、*Indocalamus migoi* (Nakai) Keng f.、*Indocalamus lacunosus* Wen。

禾本科 Gramineae 柳叶箬属 Isachne

柳叶箬 *Isachne globosa* (Thunb.) Kuntze

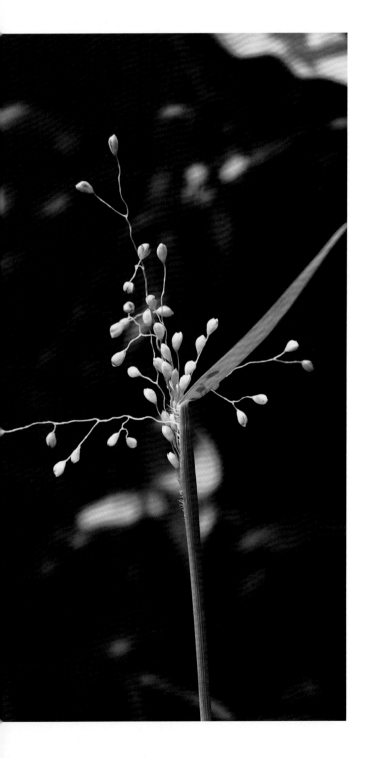

| 药 材 名 |

柳叶箬（药用部位：全草）。

| 形态特征 |

多年生草本。秆丛生，直立或基部节上生根而倾斜，高 30 ~ 60 cm，节上无毛。叶鞘短于节间，无毛，但一侧边缘的上部或全部具疣基毛；叶舌纤毛状，长 0.1 ~ 0.2 cm；叶片披针形，长 3 ~ 10 cm，宽 0.3 ~ 0.8 cm，两面均具微细毛而粗糙。圆锥花序卵圆形，长 3 ~ 11 cm，宽 1.5 ~ 4 cm，盛开时抽出鞘外，分枝斜升或开展，每一分枝着生 1 ~ 3 小穗，分枝和小穗柄均具黄色腺斑；小穗椭圆状球形，长 0.2 ~ 0.25 cm，淡绿色，或成熟后带紫褐色。颖果近球形。

| 生境分布 |

生于低海拔的缓坡、平原草地中或水稻田中。分布于德兴黄柏等。

| 资源情况 |

野生资源丰富。药材来源于野生。

| 采收加工 |

全年均可采收，洗净，干燥。

| **功能主治** | 清热，通淋。用于小便淋痛，跌打损伤。

| **用法用量** | 内服煎汤，15 ~ 20 g。

| **附　　注** | 本种异名：*Milium globosum* Thunb.、*Panicum muricatum* Retz.、*Panicum lepidotum* Steud.、*Isachne australis* R. Br.、*Isachne ponapensis* Hosokawa、*Isachne globosa* (Thunb.) Kuntze var. *effusa* (Trin. ex Hook. f.) Senarata。

禾本科 Gramineae 假稻属 Leersia

李氏禾
Leersia hexandra Sw.

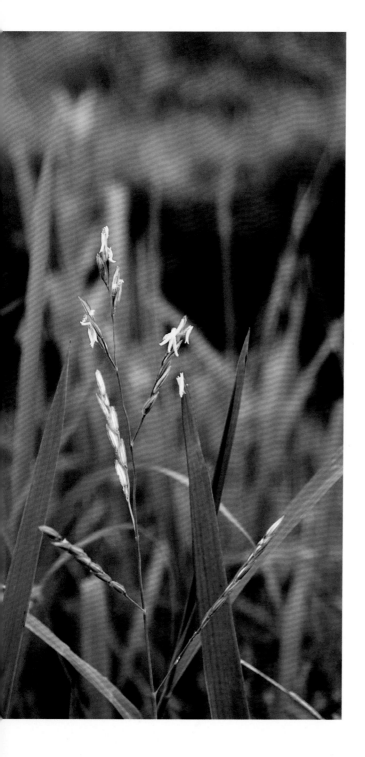

药材名

游草（药用部位：全草）。

形态特征

多年生草本。具发达的匍匐茎和细瘦的根茎。秆倾卧于地面并于节处生根，直立部分高40 ~ 50 cm，节部膨大且密被倒生微毛。叶鞘短于节间，多平滑；叶舌长0.1 ~ 0.2 cm，基部两侧下延与叶鞘边缘相愈合成鞘边；叶片披针形，长5 ~ 12 cm，宽0.3 ~ 0.6 cm，粗糙，质硬，有时卷折。圆锥花序开展，长5 ~ 10 cm，分枝较细，直升，不具小枝，长4 ~ 5 cm，具角棱；小穗长0.35 ~ 0.4 cm，宽约0.15 cm，具长约0.05 cm的短柄；雄蕊6，花药长0.2 ~ 0.25 cm。颖果长约0.25 cm。

生境分布

生于河沟、田岸、水边湿地。德兴各地均有分布。

资源情况

野生资源丰富。药材来源于野生。

| **采收加工** | 夏、秋季采收，晒干。

| **功能主治** | 辛，平。疏风解表，清热利湿，通络止痛。用于感冒，头身疼痛，疟疾，带下，下肢水肿，小便不利，痹痛麻木。

| **用法用量** | 内服煎汤，15 ~ 30 g。

| **附　　注** | 本种异名：*Leersia australis* R. Br.、*Leersia parviflora* Desv.。

假稻

Leersia japonica (Makino) Honda

| **药 材 名** | 游草（药用部位：全草）。

| **形态特征** | 多年生草本。秆下部伏卧地面，节生多分枝的须根，上部向上斜升，高 60 ~ 80 cm，节密生倒毛。叶鞘短于节间，微粗糙；叶舌长 0.1 ~ 0.3 cm，基部两侧下延与叶鞘连合；叶片长 6 ~ 15 cm，宽 0.4 ~ 0.8 cm，粗糙或下面平滑。圆锥花序长 9 ~ 12 cm，分枝平滑，直立或斜升，有角棱，稍压扁；小穗长 0.5 ~ 0.6 cm，带紫色；雄蕊 6，花药长约 0.3 cm。

| **生境分布** | 生于池塘、水田、溪沟湖旁湿地。德兴各地均有分布。

| **资源情况** | 野生资源一般。药材来源于野生。

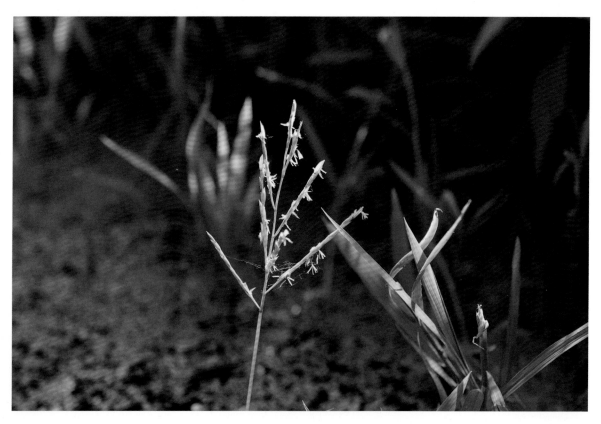

| **采收加工** | 夏、秋季采收，晒干。

| **功能主治** | 辛，平。疏风解表，清热利湿，通络止痛。用于感冒，头身疼痛，疟疾，带下，下肢水肿，小便不利，痹痛麻木。

| **用法用量** | 内服煎汤，15 ~ 30 g。

| **附　　注** | 本种异名：*Leersia sinensis* Hao、*Homalocenchrus japanicus* (Makino) Honda。

禾本科 Gramineae 千金子属 Leptochloa

千金子 *Leptochloa chinensis* (L.) Nees

| **药 材 名** | 油草（药用部位：全草）。

| **形态特征** | 一年生草本。秆直立，基部膝曲或倾斜，高 30 ～ 90 cm，平滑无毛。叶鞘无毛，大多短于节间；叶舌膜质，长 0.1 ～ 0.2 cm，常撕裂，具小纤毛；叶片扁平或多少卷折，先端渐尖，两面微粗糙或下面平滑，长 5 ～ 25 cm，宽 0.2 ～ 0.6 cm。圆锥花序长 10 ～ 30 cm，分枝及主轴均微粗糙；小穗多带紫色，长 0.2 ～ 0.4 cm，含 3 ～ 7 小花；花药长约 0.05 cm。颖果长圆球形，长约 0.1 cm。

| **生境分布** | 生于海拔 200 ～ 1 020 m 的潮湿处。分布于德兴畈大等。

| **资源情况** | 野生资源丰富。药材来源于野生。

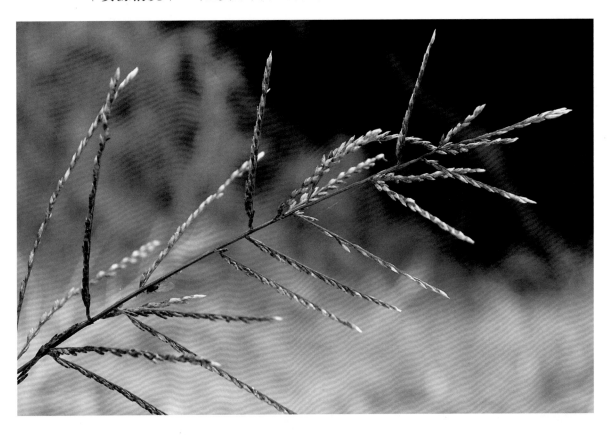

| **采收加工** | 夏、秋季采收，晒干。

| **功能主治** | 辛、淡，平。归肝经。行水破血，化痰散结。用于癥瘕积聚，久热不退。

| **用法用量** | 内服煎汤，9 ~ 15 g。

| **附　　注** | 本种异名：*Poa chinensis* L.、*Leptochloa ienerrima* (Hornem.) Roem. et Schult.、*Leptochloa capillacea* Beauv.、*Cynosurus tenerrimus* Hornem.、*Agrostis chinensis* Koen. ex Steud.。

禾本科 Gramineae 淡竹叶属 Lophatherum

淡竹叶

Lophatherum gracile Brongn.

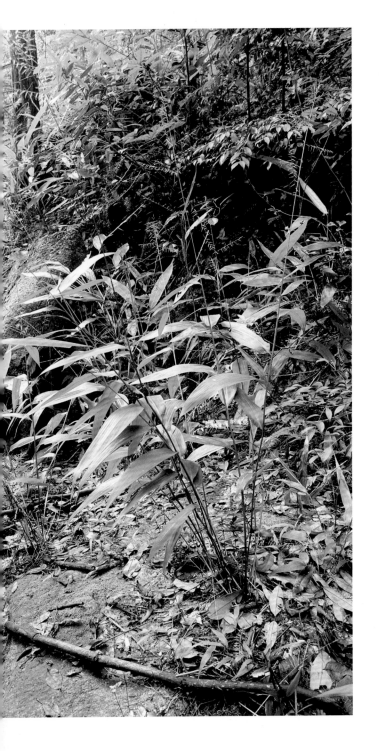

| 药 材 名 |

淡竹叶（药用部位：茎叶）、碎骨子（药用部位：块根及根茎。别名：淡竹叶根）。

| 形态特征 |

多年生草本。具木质根头。须根中部膨大成纺锤形小块根。秆直立，疏丛生，高 40 ~ 80 cm，具 5 ~ 6 节。叶鞘平滑或外侧边缘具纤毛；叶舌质硬，长 0.05 ~ 0.1 cm，褐色，背面有糙毛；叶片披针形，长 6 ~ 20 cm，宽 1.5 ~ 2.5 cm，有时被柔毛或疣基小刺毛，基部收窄成柄状。圆锥花序长 12 ~ 25 cm，分枝斜升或开展，长 5 ~ 10 cm；小穗线状披针形，长 0.7 ~ 1.2 cm，宽 0.15 ~ 0.2 cm，具极短柄；不育外稃先端具长约 0.15 cm 的短芒；雄蕊 2。颖果长椭圆形。

| 生境分布 |

生于山坡、林地或林缘、道旁背阴处。德兴各地均有分布。

| 资源情况 |

野生资源丰富。药材来源于野生。

| 采收加工 | **淡竹叶**：6～7月未抽花穗前采割地上部分，晒干，扎成小把。晒时不能间断，以免脱节；夜间不能露天堆放，以免黄叶。

碎骨子：夏、秋季采挖，晒干。

| 药材性状 | **淡竹叶**：本品长 25～75 cm。茎呈圆柱形，有节；表面淡黄绿色，断面中空。叶鞘开裂；叶片披针形，有的皱缩卷曲，长 5～20 cm，宽 1～2.5 cm，表面浅绿色或黄绿色；叶脉平行，具横行小脉，形成长方形的网格，下表面尤为明显。体轻，质柔韧。气微，味淡。

碎骨子：本品根茎呈圆柱形，节节相连，上端残留部分茎叶；表面粗糙，棕灰色或棕黑色，四周簇生多数须根，有的膨大成块根。完整的块根呈纺锤形，长 1～3 cm，直径 0.2～0.5 cm；表面黄白色至土黄色，有不规则的皱缩。质较硬，折断面淡黄白色。味微甘。

| 功能主治 | **淡竹叶**：甘、淡，寒。归心、胃、小肠经。清热泻火，除烦止渴，利尿通淋。用于热病烦渴，小便短赤涩痛，口舌生疮，牙龈疼痛。

碎骨子：甘，寒。清热利尿。用于发热，口渴，心烦，小便不利。

| 用法用量 | **淡竹叶**：内服煎汤，9～15 g；无实火、湿热者慎服，体虚有寒者禁服。

碎骨子：内服煎汤，10～15 g；孕妇慎服。

| 附　方 | （1）治发热心烦口渴：碎骨子 9～15 g。煎汤服。

（2）治肾炎：碎骨子、地菍各 15 g。煎汤服。［方（1）～（2）出自《江西草药》］

| 附　注 | 本种异名：*Acroelytrum japonicum* Steud.、*Acroelytrum urvillei* (Steud.) Steud. ex Miq.、*Allelotheca urvillei* Steud.、*Lophatherum zeylanicum* Hook. f.、*Lophatherum japonicum* (Steud.) Steud.、*Lophatherum lehmanni* Nees ex Steud.。

药材淡竹叶，为本种的干燥茎叶或除去根部的干燥全草，《中华人民共和国药典》（1963 年版至 2020 年版）、《新疆维吾尔自治区药品标准·第二册》（1980年版）等中有收载。

药材淡竹叶根，为本种的干燥块根，《上海市中药材标准·附录》（1994 年版）中有收载。

本种的叶可煮粥、煲汤、泡酒，也可代茶饮。

禾本科 Gramineae 淡竹叶属 Lophatherum

中华淡竹叶

Lophatherum sinense Rendle

| 药 材 名 | 淡竹叶（药用部位：茎叶）、碎骨子（药用部位：根及根茎）。

| 形态特征 | 多年生草本。须根下部膨大成纺锤形。秆直立，高 40 ~ 100 cm，具 6 ~ 7 节。叶鞘长于其节间；叶舌短小，质硬；叶片披针形，长 5 ~ 20 cm，宽 1.5 ~ 2.5 cm，基部收缩成柄。圆锥花序狭窄挺直，长约 20 cm；分枝斜升直立，长达 5 cm；小穗卵状披针形，长 0.7 ~ 0.9 cm，宽 0.25 ~ 0.3 cm，着生于穗轴一侧；第一外稃先端具长约 0.1 cm 的短芒；雄蕊 2，花药长约 0.15 cm。颖果长椭圆形。

| 生境分布 | 生于山坡、林下、溪旁阴处。德兴各地均有分布。

| 资源情况 | 野生资源丰富。药材来源于野生。

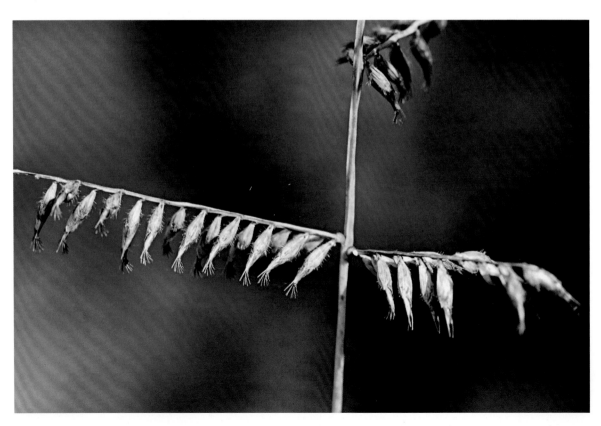

| **采收加工** | 淡竹叶：6 ~ 7 月未抽花穗前采割地上部分，晒干，扎成小把。
| | 碎骨子：夏、秋季采挖，晒干。

| **药材性状** | 淡竹叶：本品茎呈圆柱形，长 25 ~ 30 cm，直径 0.15 ~ 0.2 cm；表面淡黄绿色，有节，节上抱有叶鞘，断面中空。叶多皱缩卷曲，叶片披针形，长 5 ~ 20 cm，宽 1 ~ 2.5 cm；表面浅绿色或黄绿色；叶脉平行，具横行小脉，形成长方形的网格，下表面尤为明显；叶鞘长约 5 cm，开裂，外具纵条纹，沿叶鞘边缘有白色长柔毛。体轻，质柔韧。气微，味淡。
| | 碎骨子：本品根茎呈圆柱形，节节相连，上端残留部分茎叶；表面粗糙，棕灰色或棕黑色，四周簇生多数须根，有的膨大成块根。完整的块根呈纺锤形，长 1 ~ 3 cm，直径 0.2 ~ 0.5 cm；表面黄白色至土黄色，有不规则的皱缩。质较硬，折断面淡黄白色。味微甘。

| **功能主治** | 淡竹叶：甘、淡，寒。归心、胃、小肠经。清热泻火，除烦止渴，利尿通淋。用于热病烦渴，小便短赤涩痛，口舌生疮，牙龈疼痛。
| | 碎骨子：甘，寒。清热利尿。用于发热，口渴，心烦，小便不利。

| **用法用量** | 淡竹叶：内服煎汤，9 ~ 15 g；无实火、湿热者慎服，体虚有寒者禁服。
| | 碎骨子：内服煎汤，10 ~ 15 g；孕妇慎服。

| **附 注** | 本种异名：*Lophatherum sinense* Rendle f. *leiophyllum* T. Koyama。

禾本科 Gramineae 臭草属 Melica

广序臭草

Melica onoei Franch. et Sav.

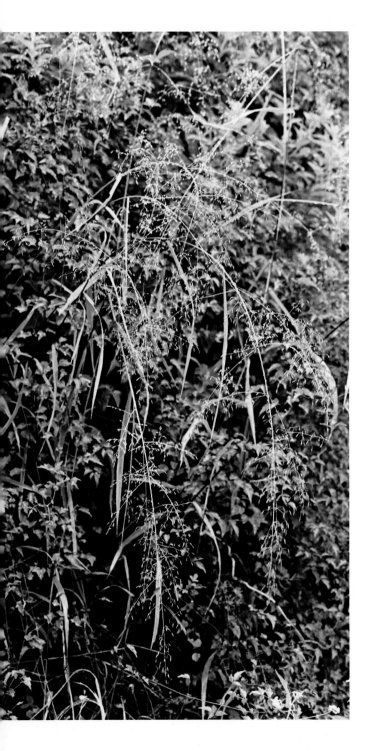

| 药 材 名 |

金丝草（药用部位：全草）。

| 形态特征 |

多年生草本。秆少数丛生，直立或基部各节膝曲，高 75 ～ 150 cm。叶鞘闭合几达鞘口，紧密抱茎，无毛或基部者被倒生柔毛，均长于节间；叶舌质硬，短小；叶片质地较厚，扁平或干时卷折，常转向一侧，长 10 ～ 25 cm，宽 0.3 ～ 1.4 cm，上面常带白粉色，两面均粗糙。圆锥花序开展成金字塔形，长 15 ～ 35 cm，每节具 2 ～ 3 分枝；基部主枝长达 15 cm，粗糙或下部光滑，极开展；小穗柄细弱，侧生者长 0.1 ～ 0.4 cm，顶生者长达 1.4 cm，先端弯曲被毛；小穗绿色，线状披针形，长 0.5 ～ 0.7 cm，含孕性小花 2 ～ 3；雄蕊 3，花药长 0.1 ～ 0.15 cm。颖果纺锤形，长约 0.3 cm。

| 生境分布 |

生于海拔 400 m 以上的路旁、草地、山坡阴湿处、山沟或林下。分布于德兴三清山北麓、大茅山等。

| **资源情况** | 野生资源一般。药材来源于野生。

| **采收加工** | 夏季采收，洗净，晒干。

| **功能主治** | 甘，凉。清热利尿，通淋。用于小便赤涩淋痛，水肿，感冒发热，黄疸，消渴。

| **用法用量** | 内服煎汤，15 ～ 30 g。

| **附　　注** | 本种异名：*Melica matsumurae* Hack.、*Melica kumana* Honda、*Melica scaberrima* (Nees ex Steud.) Hook. f. var. *micrantha* Hook. f.。

五节芒
Miscanthus floridulus (Lab.) Warb. ex Schum. et Laut.

| 药 材 名 | 芭茅（药用部位：茎）、芭茅果（药用部位：根茎部叶鞘内的虫瘿）。

| 形态特征 | 多年生草本。具发达根茎。秆高大似竹，高 2 ~ 4 m，无毛，节下具白粉。叶鞘无毛，鞘节具微毛；叶舌长 0.1 ~ 0.2 cm，先端具纤毛；叶片披针状线形，长 25 ~ 60 cm，宽 1.5 ~ 3 cm，中脉粗壮隆起，两面无毛，或上面基部有柔毛，边缘粗糙。圆锥花序大型，稠密，长 30 ~ 50 cm，主轴粗壮；分枝较细弱，长 15 ~ 20 cm，通常 10 余分枝簇生于基部各节，具 2 ~ 3 回小枝；小穗卵状披针形，长 0.3 ~ 0.35 cm，黄色，具长于小穗的丝状柔毛；芒长 0.7 ~ 1 cm；雄蕊 3，花药长 0.12 ~ 0.15 cm，橘黄色；花柱极短，柱头紫黑色，自小穗中部两侧伸出。

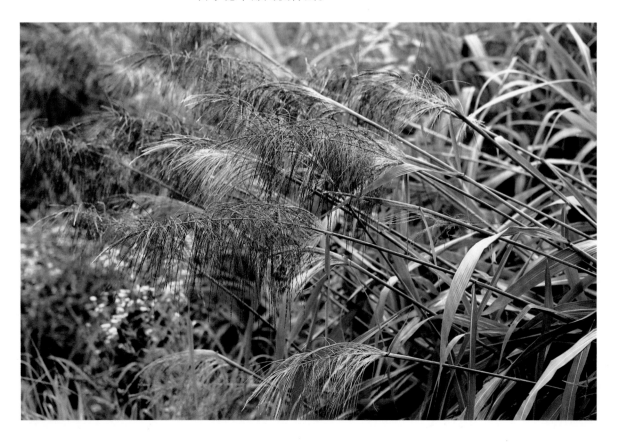

| 生境分布 | 生于低海拔的撂荒地、丘陵潮湿谷地和山坡或草地。德兴各地均有分布。 |

| 资源情况 | 野生资源丰富。药材来源于野生。 |

| 采收加工 | 芭茅：夏、秋季采收，切段，晒干。
芭茅果：全年均可采收，晒干。 |

| 功能主治 | 芭茅：甘、淡，平。清热通淋，祛风利湿。用于热淋，石淋，白浊，带下，风湿痹痛。
芭茅果：辛、苦，温。解表透疹，行气调经。用于小儿疹出不透，小儿疝气，月经不调，胃寒作痛，筋骨扭伤，淋证。 |

| 用法用量 | 芭茅：内服煎汤，15 ~ 30 g。
芭茅果：内服煎汤，5 ~ 10 g；或浸酒。 |

| 附　注 | 本种异名：*Miscanthus japonicus* Anderss.、*Miscanthus ryukyuensis* Honda、*Miscanthus luzonensis* Andersson、*Miscanthus formosanus* A. Camus、*Erianthus floridulus* (Labill.) Schult. & Schult. f.、*Eulalia densa* (Nees) Munro。
本种的新芽和嫩心可煮食。 |

芒

Miscanthus sinensis Anderss.

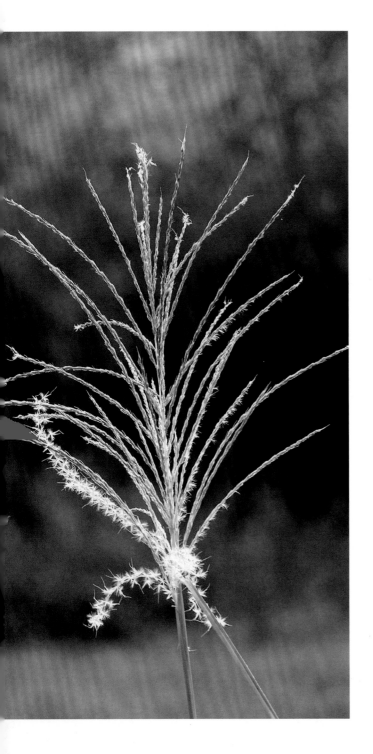

| 药 材 名 |

芒茎（药用部位：茎）、芒气笋子（药用部位：含寄生虫的幼茎）、芒根（药用部位：根茎）、芒花（药用部位：花序）。

| 形态特征 |

多年生苇状草本。秆高 1 ～ 2 m。叶鞘无毛，长于其节间；叶舌膜质，长 0.1 ～ 0.3 cm，先端及其后面具纤毛；叶片线形，长 20 ～ 50 cm，宽 0.6 ～ 1 cm，下面疏生柔毛及被白粉，边缘粗糙。圆锥花序直立，长 15 ～ 40 cm；分枝较粗硬，直立，不再分枝或基部分枝具 2 回分枝，长 10 ～ 30 cm；小枝节间三棱形，边缘微粗糙，短柄长约 0.2 cm，长柄长 0.4 ～ 0.6 cm；小穗披针形，长 0.45 ～ 0.5 cm，黄色，有光泽，具与小穗等长的白色或淡黄色的丝状毛；芒长 0.9 ～ 1 cm，棕色；雄蕊 3，花药长 0.2 ～ 0.25 cm；柱头羽状，长约 0.2 cm，紫褐色，从小穗中部两侧伸出。颖果长圆形，暗紫色。

| 生境分布 |

生于海拔 1 800 m 以下的山地、丘陵和荒坡原野，常组成优势群落。德兴各地均有分布。

| 资源情况 | 野生资源丰富。药材来源于野生。

| 采收加工 | 芒茎：夏、秋季采收，洗净，切段，鲜用或晒干。

芒气笋子：夏季采收，晒干。

芒根：秋、冬季采挖，晒干。

芒花：秋季采收，晒干。

| 功能主治 | 芒茎：甘，平。归膀胱经。清热解毒，利尿。用于咳嗽，带下，小便淋痛不利，虫兽咬伤。

芒气笋子：甘，平。补肾，止呕。用于肾虚阳痿，妊娠呕吐。

芒根：甘，平。归肺、膀胱经。止咳，利尿，活血，止渴。用于咳嗽，小便不利，干血痨，带下，热病口渴。

芒花：甘，平。活血通经。用于月经不调，闭经，产后恶露不净，半身不遂。

| 用法用量 | 芒茎：内服煎汤，3 ~ 6 g。

芒气笋子：内服煎汤，5 ~ 10 g；或研末。

芒根：内服煎汤，60 ~ 90 g；孕妇忌服。

芒花：内服煎汤，30 ~ 60 g。

| 附　注 | 本种异名：*Erianthus japonicus* Beauv.、*Erianthus japonicum* Trin.、*Ripidium japonicum* Trin.。

本种的新芽和嫩心可煮食。

禾本科 Gramineae 类芦属 *Neyraudia*

类芦

Neyraudia reynaudiana (Kunth) Keng ex Hitchc.

| **药 材 名** | 篱芭竹（药用部位：嫩苗、叶）。

| **形态特征** | 多年生高大草本。具木质根茎，须根粗且坚硬。秆直立，高 2 ~ 3 m，直径 0.5 ~ 1 cm，通常节具分枝，节间被白粉；叶鞘无毛，仅沿颈部具柔毛；叶舌密生柔毛；叶片长 30 ~ 60 cm，宽 0.5 ~ 1 cm，扁平或卷折，无毛或上面生柔毛。圆锥花序长 30 ~ 60 cm，分枝细长，开展或下垂；小穗长 0.6 ~ 0.8 cm，含 5 ~ 8 小花；外稃长约 0.4 cm，边脉生有长约 0.2 cm 的柔毛，先端具长 0.1 ~ 0.2 cm、向外反曲的短芒；内稃短于外稃。

| **生境分布** | 生于海拔 300 ~ 1 500 m 的河边、山坡或砾石草地。分布于德兴李宅等。

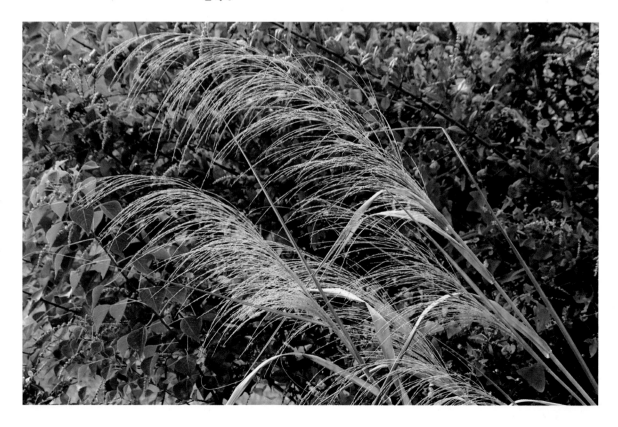

| 资源情况 | 野生资源丰富。药材来源于野生。

| 采收加工 | 春、夏季采收嫩苗，夏、秋季采收叶，鲜用或晒干。

| 功能主治 | 甘、淡，平。清热利湿，消肿解毒。用于尿路感染，肾炎性水肿，毒蛇咬伤。

| 用法用量 | 内服煎汤，30 ~ 60 g。外用适量，捣敷。

| 附　注 | 本种异名：*Arundo reynaudiana* Kunth、*Arundo henslowiana* Nees、*Arundo zollingeri* Büse、*Arundo madagascariensis* Kunth var. *zollingeri* (Buse) Hook. f.、*Neyraudia mezii* (Janowsky) Veldkamp。

禾本科 Gramineae 求米草属 Oplismenus

求米草

Oplismenus undulatifolius (Arduino) Beauv.

| **药 材 名** | 求米草（药用部位：全草）。

| **形态特征** | 一年生或多年生草本。秆纤细，基部平卧地面，节处生根，上升部分高 20 ~ 50 cm。叶鞘短于或上部者长于节间，密被疣基毛；叶舌膜质，短小，长约 0.1 cm；叶片披针形至卵状披针形，长 2 ~ 8 cm，宽 0.5 ~ 1.8 cm，通常具细毛。圆锥花序长 2 ~ 10 cm，主轴密被疣基长刺柔毛；分枝短缩，有时下部的分枝延伸长达 2 cm；小穗卵圆形，被硬刺毛，长 0.3 ~ 0.4 cm，簇生于主轴或部分孪生；第一颖长约为小穗之半，先端具长 0.5 ~ 1.5 cm 的硬直芒；第二颖较第一颖长，先端芒长 0.2 ~ 0.5 cm；雄蕊 3。

| **生境分布** | 生于疏林下阴湿处。德兴各地均有分布。

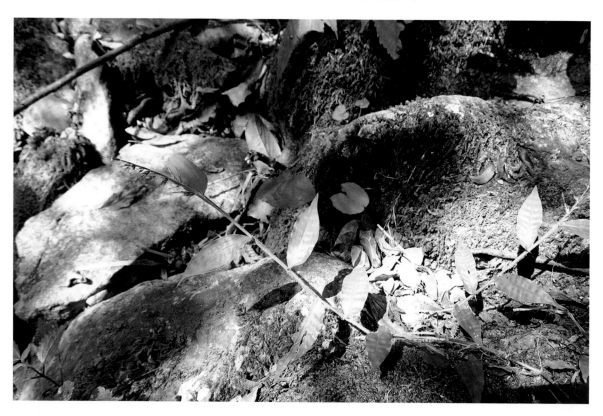

| **资源情况** | 野生资源丰富。药材来源于野生。

| **采收加工** | 夏季采收，鲜用或晒干。

| **功能主治** | 活血止痛。用于跌打损伤。

| **用法用量** | 外用适量，捣敷。

| **附　　注** | 本种异名：*Orthopogon undulatifolius* (Ard.) Sprengel、*Orthopogon undulatus* Link、*Orthopogon bolosii* Vayr.、*Oplismenus undulatifolius* (Ard.) Roem. & Schult. f. *elongatus* (Honda) Y. N. Lee、*Oplismenus undulatifolius* (Ard.) Roem. & Schult. var. *elongatus* Honda。

禾本科 Gramineae 稻属 Oryza

稻 *Oryza sativa* L.

| 药 材 名 | 粳米（药用部位：去壳种仁）、陈仓米（药材来源：经加工贮存年久的粳米）、籼米（药用部位：种仁）、谷芽（药材来源：颖果发芽品。别名：稻芽）、米皮糠（药用部位：果皮）、稻谷芒（药用部位：细芒刺）、稻草（药用部位：茎叶）。

| 形态特征 | 一年生水生草本。秆直立，高 0.5 ~ 1.5 m，高度随品种而异。叶鞘松弛，无毛；叶舌披针形，长 10 ~ 25 cm，两侧基部下延成叶鞘边缘，具 2 镰形抱茎的叶耳；叶片线状披针形，长约 40 cm，宽约 1 cm，无毛，粗糙。圆锥花序大型、疏展，长约 30 cm，分枝多，棱粗糙，成熟期向下弯垂；小穗含 1 成熟花，两侧甚压扁，长圆状卵形至椭圆形，长约 1 cm，宽 0.2 ~ 0.4 cm；有芒或无芒；雄蕊 6，花药长 0.2 ~ 0.3 cm。颖果长约 0.5 cm，宽约 0.2 cm，厚 0.1 ~ 0.15 cm。

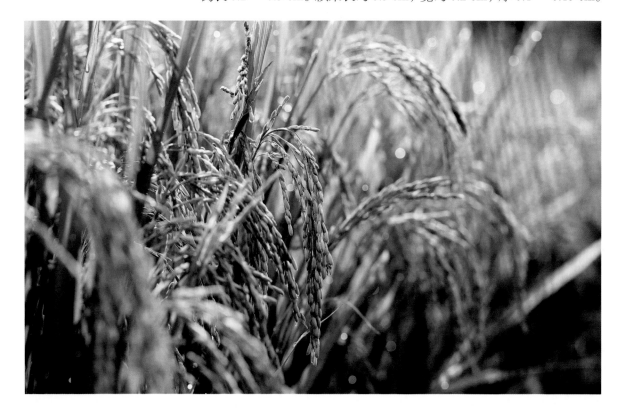

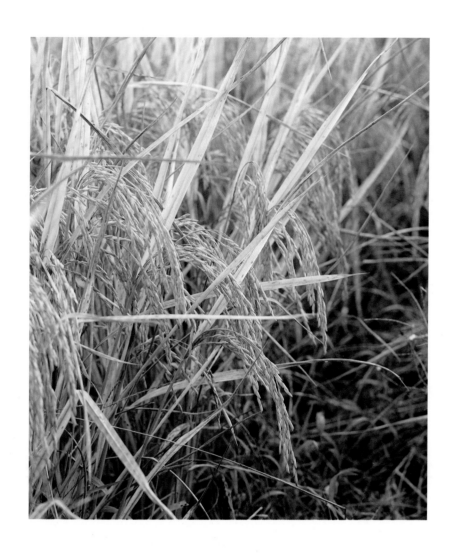

| **生境分布** | 德兴各地均有栽培。

| **采收加工** | 粳米、籼米：秋季采收成熟果实，脱下，晒干，除去稻壳。

陈仓米：取加工好的米，置米仓中储存 3 ~ 6 年，即得。

谷芽：将稻谷用水浸泡，保持适宜的温、湿度，待须根长至约 1 cm 时，干燥。

米皮糠：加工粳米、籼米时，收集米糠，晒干。

稻谷芒：脱粒、晒谷或扬谷时收集，晒干。

稻草：收获稻谷时，收集脱粒的稻秆，晒干。

| **药材性状** | 粳米、籼米：本品呈扁椭圆形，长 0.3 ~ 0.4 cm，宽约 0.2 cm，一端圆钝，另一端有胚脱落而稍歪斜。表面浅白色，半透明，光滑。质坚硬，断面粉性。气微，味甘。

陈仓米：颖果矩圆形，平滑，淡黄色、白色。种子具明显的线状种脐。质硬，断面白色，粉性。气微，味甘、淡。

谷芽：本品谷粒呈长椭圆形，略扁，两端微凸起，长 6 ~ 10 mm，宽 3 ~ 4 mm。外稃坚硬，表面黄色，有明显的脉脊 5，被睫毛；基部有线形的浆片 2，淡黄白色，膜质，由一侧浆片内伸出淡黄色弯曲的须根；肉稃薄膜质，光滑，淡黄白色，内藏果实 1。质坚，断面白色，粉性。气微，味微甜。

米皮糠：本品呈破块状，大小不一，完整者呈长椭圆形或披针形，长 0.5 ~ 0.9 cm，宽 0.1 ~ 0.2 cm。表面黄色或灰黄色，具纵向细棱数条；内面色较淡，光滑，先端狭，有小的突起；基部有凸起的点状种脐。偶夹有白色半透明的种仁和未破的谷粒。质稍硬。气微，味淡。

| 功能主治 |
粳米：甘，平。归脾、胃、肺经。补气健脾，除烦渴，止泻痢。用于脾胃气虚，食少纳呆，倦怠乏力，心烦口渴，泻下痢疾。

陈仓米：甘、淡，平。归脾、胃、大肠经。调中和胃，渗湿止泻，除烦。用于脾胃虚弱，食少，泄泻，反胃，噤口痢，烦渴。

籼米：甘，温。归心、脾、肺经。温中益气，健脾止泻。用于脾胃虚寒泄泻。

谷芽：甘，温。归脾、胃经。消食和中，健脾开胃。用于食积不消，腹胀口臭，脾胃虚弱，不饥食少。

米皮糠：甘、辛，温。归胃、大肠经。开胃，下气。用于噎膈，反胃，脚气。

稻谷芒：甘，凉。归肝、胆、胃经。利湿退黄。用于黄疸。

稻草：辛，温。归脾、肺经。宽中，下气，消食，解毒。用于噎膈，反胃，食滞，腹痛，泄泻，消渴，黄疸，喉痹，痔疮，烫火伤。

| 用法用量 |
粳米：内服煎汤，9 ~ 30 g；或水研取汁；新熟者动气，常食干饭，令人热中，唇口干；不可和苍耳食之，令人卒心痛；不可与马肉同食之，发痼疾。

陈仓米：内服适量，煎汤；或入丸、散剂；不可与马肉食之，发痼疾。

籼米：内服煎汤，30 ~ 60 g；或煮粥。

谷芽：内服煎汤，10 ~ 15 g，大剂量可用至 30 g；或研末；胃下垂者忌用。

米皮糠：内服煎汤，9 ~ 30 g；或入丸、散剂。

稻谷芒：内服适量，炒黄研末酒冲。

稻草：内服煎汤，50 ~ 150 g；或烧灰淋汁澄清饮。外用适量，煎汤浸洗。

| 附　注 |
本种异名：*Oryza formosana* Masam. et S. Suzuki、*Oryza sativa* Linn. var. *fatua* Prain、*Oryza denudata* Steud.、*Oryza mutica* Steud.、*Oryza marginata* Steud.、*Oryza pumila* Steud.、*Oryza sorghoidea* Steud.、*Oryza pubescens* Steud.。

药材红米（红麹），为本种的种仁经曲霉科真菌紫色红曲霉接种发酵而成的干燥米粒，《上海市中药材标准》（1994年版）中有收载。

药材谷芽，为本种的颖果经加工的发芽品，《中华人民共和国药典》（1963年版）中有收载。

药材炒大米，为本种的种子经炒后的加工品，《中华人民共和国卫生部药品标准·藏药·第一册·附录》（1995年版）、《青海省藏药标准·附录》（1992年版）中有收载。

药材粳米，为本种的成熟果实除去外壳后经再加工而得的内种皮，《中华人民共和国卫生部药品标准·中药成方制剂·第五册·附录》（1992年版）中有收载。

药材淀粉，为本种的种子中所得的多糖类物质，《中华人民共和国药典》（1953年版）等中有收载。

药材籼米，为本种的干燥种子，《中华人民共和国药典·附录》（2010年版）中有收载。

药材稻芽，为本种的成熟果实经发芽干燥的炮制加工品，《中华人民共和国药典》（1977年版至2020年版）中有收载。

禾本科 Gramineae 黍属 Panicum

铺地黍 *Panicum repens* L.

| 药 材 名 | 铺地黍（药用部位：全草）、铺地黍根（药用部位：根及根茎）。

| 形态特征 | 多年生草本。根茎粗壮发达。秆直立，高 50 ~ 100 cm。叶鞘光滑，边缘被纤毛；叶舌短小，先端被睫毛；叶片质硬，线形，长 5 ~ 25 cm，宽 0.25 ~ 0.5 cm，干时常内卷，叶面粗糙或被毛，叶背光滑。圆锥花序开展，长 5 ~ 20 cm，分枝粗糙，具棱槽；小穗长圆形，长约 0.3 cm；雄蕊 3，花丝极短，花药长约 0.16 cm，暗褐色；第二小花结实，长圆形，长约 0.2 cm。

| 生境分布 | 生于溪边及潮湿处。德兴各地均有分布。

| 资源情况 | 野生资源丰富。药材来源于野生。

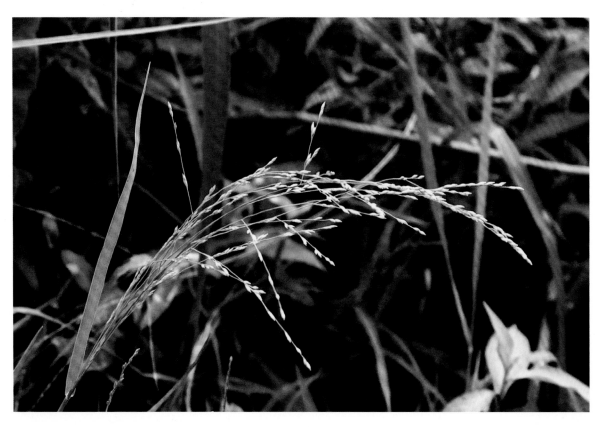

| 采收加工 | 铺地黍：夏、秋季采收，鲜用或晒干。
铺地黍根：全年均可采挖，除去泥土，洗净，鲜用或晒干。

| 功能主治 | 铺地黍：甘、微苦，平。清热平肝，利湿通淋。用于高血压，淋浊，带下。
铺地黍根：甘、微苦，平。归肝、脾、膀胱经。清热平肝，利湿解毒，活血祛瘀。用于高血压，鼻衄，湿热带下，淋浊，鼻窦炎，腮腺炎，黄疸性肝炎，毒蛇咬伤，跌打损伤。

| 用法用量 | 铺地黍：内服煎汤，30 ~ 90 g。
铺地黍根：内服煎汤，15 ~ 30 g，鲜品 30 ~ 60 g。外用适量，捣敷；或研末敷。

| 附　注 | 本种异名：*Panicum gouinii* Fourn.、*Panicum chromatostigma* Pilg.、*Panicum nyanzense* K. Schum.、*Panicum repens* Linn var. *ischaemoides* (Retz.) Boerl.、*Panicum convolutum* P. Beauv. ex Spreng.、*Panicum kinshasaense* Vanderyst。

禾本科 Gramineae 雀稗属 Paspalum

圆果雀稗
Paspalum orbiculare Forst.

| 药 材 名 | 圆果雀稗（药用部位：全草）。

| 形态特征 | 多年生草本。秆直立，丛生，高 30 ~ 90 cm。叶鞘长于其节间，无毛，鞘口有少数长柔毛，基部者生有白色柔毛；叶舌长约 0.15 cm；叶片长披针形至线形，长 10 ~ 20 cm，宽 0.5 ~ 1 cm，大多无毛。总状花序 2 ~ 10，长 3 ~ 8 cm，间距排列于长 1 ~ 3 cm 的主轴上，分枝腋间有长柔毛；小穗椭圆形或倒卵形，长 0.2 ~ 0.23 cm，单生于穗轴一侧，覆瓦状排列成 2 行；第二颖与第一外稃等长，具 3 脉，先端稍尖；第二外稃与小穗等长，成熟后褐色，革质，有光泽，具细点状粗糙。

| 生境分布 | 生于低海拔地区的荒坡、草地、路旁及田间。德兴各地均有分布。

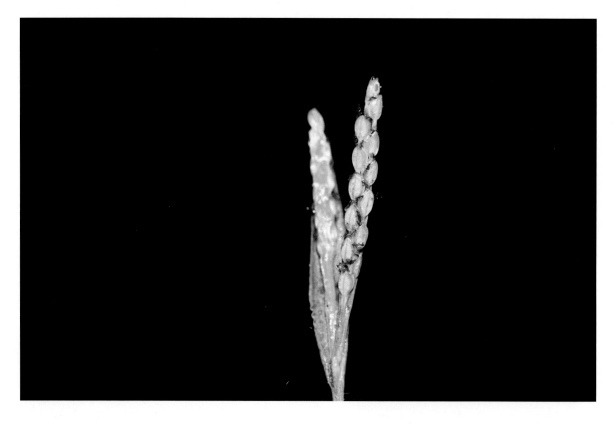

| 资源情况 | 野生资源丰富。药材来源于野生。

| 采收加工 | 夏季采收，晒干或鲜用。

| 功能主治 | 清热，利尿。用于石淋。

| 用法用量 | 内服煎汤，6～9g。

| 附　　注 | 本种异名：*Paspalum thunbergii* Kunth ex Steud. var. *minus* Makino、*Paspalum scrobiculatum* Linn. var. *orbiculare* (G. Forst.) Hack.、*Paspalum thunbergii* Kunth ex Steud. var. *minor* Makino。

双穗雀稗 *Paspalum paspaloides* (Michx.) Scribn.

| 药 材 名 | 铜线草（药用部位：全草）。

| 形态特征 | 多年生草本。匍匐茎横走、粗壮，长达 1 m，向上直立部分高 20 ～ 40 cm，节生柔毛。叶鞘短于节间，背部具脊，边缘或上部被柔毛；叶舌长 0.2 ～ 0.3 cm，无毛；叶片披针形，长 5 ～ 15 cm，宽 0.3 ～ 0.7 cm，无毛。总状花序 2 对生，长 2 ～ 6 cm；小穗倒卵状长圆形，长约 0.3 cm，先端尖，疏生微柔毛；第一颖退化或微小；第二颖贴生柔毛，具明显的中脉；第一外稃具 3 ～ 5 脉，常无毛；第二外稃与小穗等长，黄绿色，被毛。

| 生境分布 | 生于田边路旁。分布于德兴黄柏乡等。

| 资源情况 | 野生资源一般。药材来源于野生。

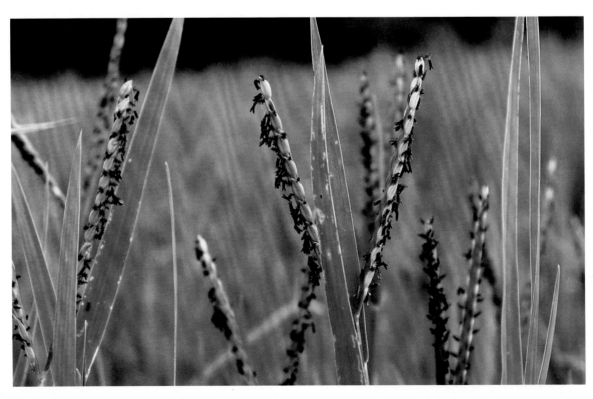

| 采收加工 | 夏季采收，晒干或鲜用。

| 功能主治 | 甘，平。归肝经。活血解毒，祛风除湿。用于跌打损伤肿痛，骨折筋伤，风湿痹痛，痰火，疮毒。

| 用法用量 | 内服水酒煎，10 ~ 15 g；或入散剂。外用适量，捣敷；或研末调敷。

| 附　　注 | 本种异名：*Digitaria paspaloides* Michx.、*Paspalum distichum* auct. non L.、*Paspalum distichum* L.。

禾本科 Gramineae 雀稗属 Paspalum

雀稗
Paspalum thunbergil Kunth ex Steud.

| 药 材 名 | 雀稗（药用部位：全草）。

| 形态特征 | 多年生草本。秆直立，丛生，高 50 ~ 100 cm，节被长柔毛。叶鞘具脊，长于节间，被柔毛；叶舌膜质，长 0.05 ~ 0.15 cm；叶片线形，长 10 ~ 25 cm，宽 0.5 ~ 0.8 cm，两面被柔毛。总状花序 3 ~ 6，长 5 ~ 10 cm，互生于长 3 ~ 8 cm 的主轴上，形成总状圆锥花序，分枝腋间具长柔毛；穗轴宽约 0.1 cm；小穗柄长 0.05 ~ 0.1 cm；小穗椭圆状倒卵形，长 0.26 ~ 0.28 cm，宽约 0.22 cm，散生微柔毛，先端圆或微凸。

| 生境分布 | 生于荒野潮湿草地。德兴各地均有分布。

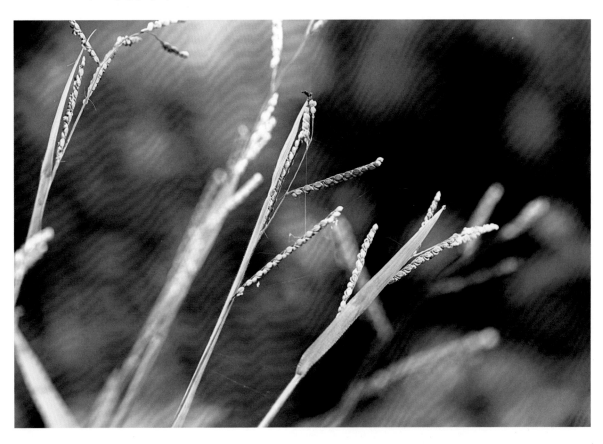

| **资源情况** | 野生资源丰富。药材来源于野生。

| **采收加工** | 夏季采收，晒干或鲜用。

| **功能主治** | 清热解毒。用于目赤肿痛，风热咳喘，肝炎，跌打损伤。

| **用法用量** | 内服煎汤，10 ~ 15 g。

| **附　　注** | 本种异名: *Paspalum scrobiculatum* Linn. var. *thunbergii* (Kunth ex Steudel) Makino、*Paspalum mollipilum* Steud.。

禾本科 Gramineae 狼尾草属 Pennisetum

狼尾草 *Pennisetum alopecuroides* (L.) Spreng.

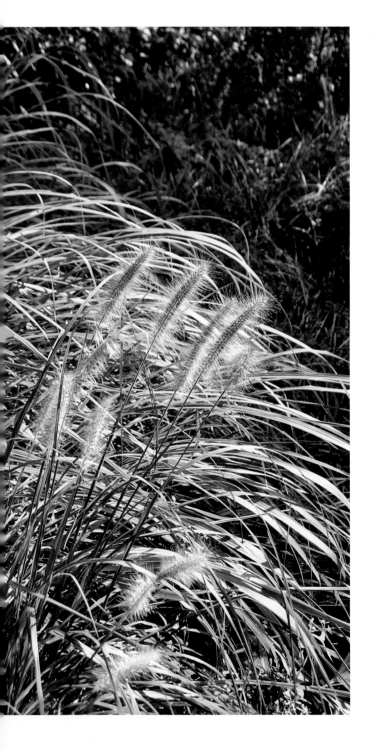

| 药 材 名 |

狼尾草（药用部位：全草）、狼尾草根（药用部位：根及根茎）。

| 形态特征 |

多年生草本。须根较粗壮。秆直立，丛生，高 30 ~ 120 cm，在花序下密生柔毛。叶鞘光滑，两侧压扁，主脉呈脊状，基部者跨生状，秆上部者长于节间；叶舌具长约 0.25 cm 的纤毛；叶片线形，长 10 ~ 80 cm，宽 0.3 ~ 0.8 cm，先端长渐尖，基部生疣毛。圆锥花序直立，长 5 ~ 25 cm，宽 1.5 ~ 3.5 cm；主轴密生柔毛；总梗长 0.2 ~ 0.5 cm；刚毛粗糙，淡绿色或紫色，长 1.5 ~ 3 cm；小穗通常单生，线状披针形，长 0.5 ~ 0.8 cm；雄蕊 3，花药先端无毫毛。颖果长圆形，长约 0.35 cm。

| 生境分布 |

生于海拔 50 m 以上的田岸、荒地、道旁及小山坡上。分布于德兴花桥等。

| 资源情况 |

野生资源一般。药材来源于野生。

| 采收加工 | 狼尾草：夏、秋季采收，洗净，晒干。
狼尾草根：全年均可采挖，洗净，晒干或鲜用。

| 功能主治 | 狼尾草：甘，平。归脾经。清肺止咳，凉血明目。用于肺热咳嗽，目赤肿痛。
狼尾草根：甘，平。归肺、心经。清肺止咳，解毒。用于肺热咳嗽，咯血，疮毒。

| 用法用量 | 狼尾草：内服煎汤，9～30 g。
狼尾草根：内服煎汤，30～60 g。

| 附　注 | 本种异名：*Panicum alopecuroides* L.、*Pennisetum compressum* R. Br.、*Pennisetum purpurascens* (Thunb.) Makino、*Pennisetum purpurascens* (Thunb.) Makino f. *chinense* (Nees) Leek、*Pennisetum alopecuroides* L. f. *purpurascens* (Thunb.) Ohwi。

禾本科 Gramineae 显子草属 *Phaenosperma*

显子草

Phaenosperma globosa Munro ex Benth.

药 材 名	显子草（药用部位：全草）。
形态特征	多年生草本。根较稀疏而硬。秆单生或少数丛生，光滑无毛，高100 ～ 150 cm，具4 ～ 5节。叶鞘光滑，通常短于节间；叶舌质硬，长0.5 ～ 2.5 cm，两侧下延；叶片宽线形，常翻转而使上面向下（灰绿色）、下面向上（深绿色），长10 ～ 40 cm，宽1 ～ 3 cm。圆锥花序长15 ～ 40 cm，分枝在下部者多轮生，长5 ～ 10 cm，成熟时极开展；小穗背腹压扁，长0.4 ～ 0.45 cm；花药长0.15 ～ 0.2 cm。颖果倒卵球形，长约0.3 cm，黑褐色，表面具皱纹，成熟后露出稃外。
生境分布	生于海拔150 ～ 1 800 m的山坡林下、山谷溪旁及路边草丛中。德兴各地均有分布。

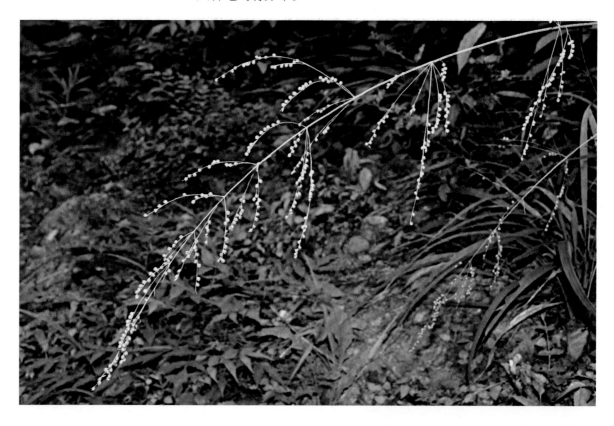

| **资源情况** | 野生资源一般。药材来源于野生。 |

采收加工　夏、秋季采收，洗净，晒干。

功能主治　甘、微涩，平。归肝、脾经。补虚健脾，活血调经。用于病后体虚，闭经。

用法用量　内服煎汤，15 ~ 30 g；或浸酒。

附　　注　本种异名：*Phaenosperma globosa* Munro ex Benth.、*Euthryptochloa longiligula* Cope、*Garnotia japonica* Hack.。

禾本科 Gramineae 蔄草属 Phalaris

蔄草

Phalaris arundinacea L.

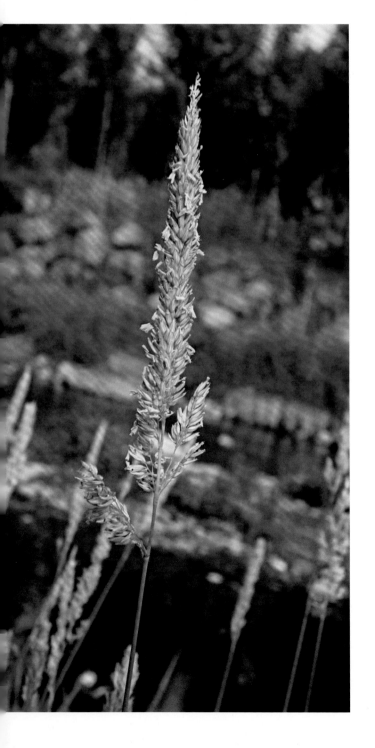

| 药 材 名 |

蔄草（药用部位：全草）。

| 形态特征 |

多年生草本。有根茎。秆通常单生或少数丛生，高 60 ~ 140 cm，有 6 ~ 8 节。叶鞘无毛，下部者长于节间，上部者短于节间；叶舌薄膜质，长 0.2 ~ 0.3 cm；叶片长 6 ~ 30 cm，宽 1 ~ 1.8 cm。圆锥花序紧密狭窄，长 8 ~ 15 cm，分枝直向上举，密生小穗；小穗长 0.4 ~ 0.5 cm，无毛或有微毛；花药长 0.2 ~ 0.25 cm。

| 生境分布 |

生于海拔 75 m 以上的林下、潮湿草地或水湿处。德兴各地均有分布。

| 资源情况 |

野生资源一般。药材来源于野生。

| 采收加工 |

夏、秋季采收，晒干。

| 功能主治 |

苦、微辛，平。调经，止带。用于月经不调，赤白带下。

| **用法用量** |　　内服煎汤，9 ~ 15 g。

| **附　　注** |　　本种异名：*Typhoides arundinacea* (Linn.) Moench。

禾本科 Gramineae 芦苇属 Phragmites

芦苇
Phragmites australis (Cav.) Trin. ex Steud.

| 药 材 名 | 芦根（药用部位：根茎）、芦茎（药用部位：嫩茎）、芦笋（药用部位：嫩苗）、芦叶（药用部位：叶）、芦竹箨（药用部位：箨叶）、芦花（药用部位：花）。

| 形态特征 | 多年生草本。根茎十分发达。秆高 1 ~ 5 m，直径 1 ~ 4 cm，具20多节，基部和上部的节间较短，一般长 20 ~ 40 cm，节下被蜡粉。叶鞘下部者短于节间，上部者长于节间；叶舌边缘密生1圈长约 0.1 cm 的短纤毛，两侧缘毛长 0.3 ~ 0.5 cm，易脱落；叶片披针状线形，长约 30 cm，宽约 2 cm，无毛。圆锥花序大型，长20 ~ 40 cm，宽约 10 cm，分枝多数，长 5 ~ 20 cm，着生稠密下垂的小穗；小穗柄长 0.2 ~ 0.4 cm；小穗长约 1.2 cm，含 4 花，具长

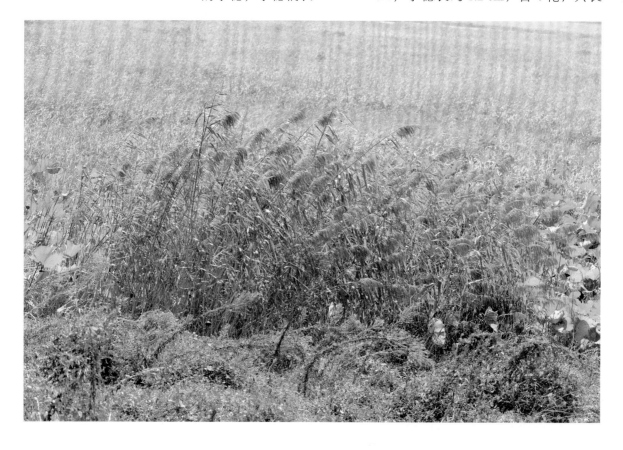

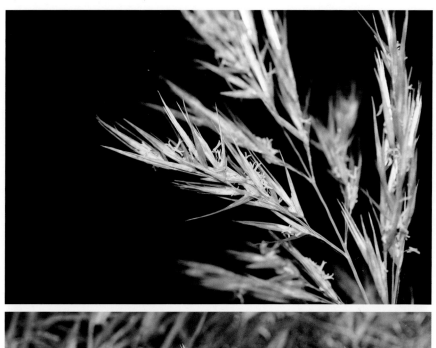

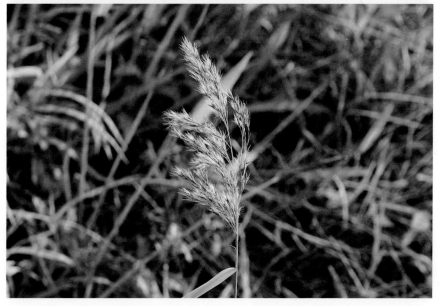

约 1 cm 的丝状柔毛；雄蕊 3，花药长 0.15 ~ 0.2 cm，黄色。颖果长约 0.15 cm。

| **生境分布** | 生于江河湖泽、池塘沟渠沿岸和低湿地。分布于德兴银城等。

| **资源情况** | 野生资源丰富，栽培资源一般。药材来源于野生。

| **采收加工** | 芦根：全年均可采挖，除去芽、须根及膜质叶，晒干或鲜用。

芦茎：夏、秋季采收，晒干或鲜用。

芦笋：春、夏季采挖，洗净，晒干或鲜用。

芦叶：春、夏、秋季均可采收，晒干。

芦竹箨：春、夏、秋季均可采收，晒干。

芦花：秋后采收，晒干。

| 药材性状 | **芦根**：本品鲜芦根呈长圆柱形，有的略扁，长短不一，直径 1 ~ 2 cm；表面黄白色，有光泽，外皮疏松可剥离，节呈环状，有残根和芽痕。体轻，质韧，不易折断，切断面黄白色，中空，壁厚 0.1 ~ 0.2 cm，有排列成环的小孔。气微，味甘。干芦根呈扁圆柱形。节处较硬，节间有纵皱纹。

芦茎：本品呈长圆柱形，长约 30 cm，直径 0.4 ~ 0.6 cm。表面黄白色，光滑，具光泽。有的一侧显纵皱纹，节间长 10 ~ 17 cm，节部稍膨大，有的具残存的叶鞘，叶鞘外表面具棕褐色环节纹，其下有的具宽 0.3 ~ 0.5 cm 的粉色带；内表面淡白色，有的具残存的绒毛状髓质横膜。质硬，较难折断，断面粗糙，中空。气微，味淡。

芦叶：本品常皱缩卷曲或纵裂，展平后完整者包括叶鞘、叶舌和叶片。叶鞘圆筒形，长 12 ~ 16 cm；外表面灰黄色，具细密浅纵沟纹，内表面光亮。叶舌短，高 0.1 ~ 0.2 cm，下部呈棕黑色横线状，上部为白色毛须状。叶片线状披针形，长 30 ~ 50 cm，宽 2 ~ 3 cm；两面灰绿色，背面下部中脉外凸；先端长尾尖黄色，基部渐窄，两侧小耳状，内卷，全缘。质脆，易折断，断面较整齐，叶鞘可见 1 列孔洞。气微，味淡。

芦竹箨：本品多破碎，完整者呈圆筒形或槽状，上部小叶已脱落，长 8 ~ 14 cm。外表面灰黄色或黄棕色，具明显的细密纵皱纹；内表面淡黄棕色，光滑，具光泽；中间厚，边缘带膜质。质韧，断面可见 1 列大型孔洞。气微，味淡。

芦花：本品完整者为穗状花序组成的圆锥花序，长 20 ~ 30 cm。下部梗腋间具白色或灰棕色至紫色柔毛。小穗长 1.2 cm，有小花 4，第一花通常为雄花，其他为两性花；颖片线形，展平后呈披针形，不等长，第一颖长为第二颖之半或更短；外稃具白色柔毛。质轻。气微，味淡。 |

| 功能主治 | **芦根**：甘，寒。归肺、胃经。清热泻火，生津止渴，除烦，止呕，利尿。用于热病烦渴，肺热咳嗽，肺痈吐脓，胃热呕哕，热淋涩痛。

芦茎：甘，寒。归肺、心经。清肺解毒，止咳排脓。用于肺痈吐脓，肺热咳嗽，痈疽。

芦笋：甘，寒。清热生津，利水通淋。用于热病口渴心烦，肺痈，肺痿，淋证，小便不利，解鱼、肉中毒。

芦叶：甘，寒。归胃、肺经。清热辟秽，止血，解毒。用于霍乱吐泻，吐血， |

衄血，肺痈。

芦竹箨：甘，寒。生肌敛疮，止血。用于金疮，吐血。

芦花：甘，寒。止泻，止血，解毒。用于吐泻，衄血，血崩，外伤出血，鱼蟹中毒。

| **用法用量** | **芦根**：内服煎汤，15 ~ 30 g，鲜品 60 ~ 120 g；或鲜品捣汁；脾胃虚寒者慎服。外用适量，煎汤洗。

芦茎：内服煎汤，15 ~ 30 g，鲜品 60 ~ 120 g。外用适量，烧灰淋汁熬膏敷。

芦笋：内服煎汤，30 ~ 60 g；或鲜品捣汁；脾胃虚寒者慎服。

芦叶：内服煎汤，30 ~ 60 g；或烧存性，研末。外用适量，研末敷；或烧灰淋汁熬膏敷。

芦竹箨：内服烧灰研末冲，3 ~ 6 g。外用适量，研末撒。

芦花：内服煎汤，15 ~ 30 g。外用适量，捣敷；或烧存性，研末吹鼻。

| **附　注** | 本种异名：*Arundo australis* Cav.、*Arundo phragmites* L.、*Phragmites communis* Trin.。

药材芦根，为本种的根茎，《中华人民共和国药典》（1963 年版至 2015 年版）、《新疆维吾尔自治区药品标准·第二册》（1980 年版）、《贵州省中药材标准规格·上集》（1965 年版）等中有收载。

本种的嫩笋可焯水后凉拌、清炒、黄焖、水煮、炖汤等，也可腌制后食用。

禾本科 Gramineae 刚竹属 Phyllostachys

毛竹
Phyllostachys heterocycla (Carr.) Mitford cv. Pubescens

| **药 材 名** | 毛笋（药用部位：嫩苗）。

| **形态特征** | 多年生草本。竿高达 20 余米，粗者直径可达 20 余厘米，幼竿密被细柔毛及厚白粉，箨环有毛，老竿无毛，并由绿色渐变为绿黄色；基部节间甚短而向上则逐节较长，中部节间长达 40 cm 或更长。箨鞘背面黄褐色或紫褐色，具黑褐色斑点，密生棕色刺毛；箨耳微小，繸毛发达；箨舌宽短，强隆起，乃至为尖拱形，边缘具粗长纤毛；箨片较短，长三角形至披针形，有波状弯曲，绿色，初时直立，后外翻。末级小枝具 2 ~ 4 叶；叶舌隆起；叶片较小、较薄，披针形，长 4 ~ 11 cm，宽 0.5 ~ 1.2 cm，下表面沿中脉基部具柔毛。

| **生境分布** | 德兴各地均有栽培。

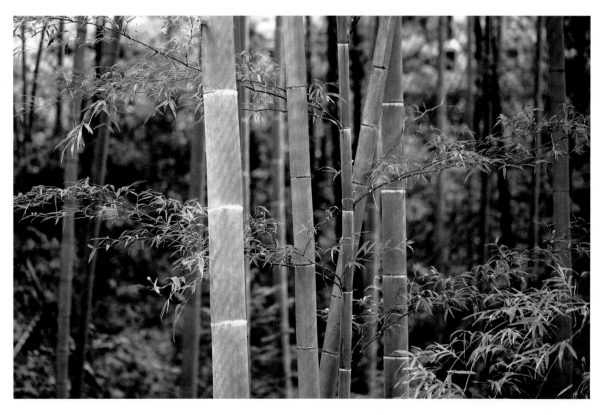

| **资源情况** | 栽培资源丰富。药材来源于栽培。

| **采收加工** | 春季采挖，鲜用。

| **功能主治** | 苦，寒。归大肠、胃经。化痰，消胀，透疹。用于食积腹胀，痘疹不出。

| **用法用量** | 内服煎汤，30 ~ 60 g；或煮食；脾胃虚弱者慎服。

| **附　注** | 本种异名：*Phyllostachys heterocycla* (Carr.) Mitford var. *pubescens* (Mazel) Ohwi、*Phyllostachys pubescens* Mazel ex J. Houz. f. *lutea* Wen、*Phyllostachys heterocycla* (Carr.) Mitford f. *pubescens* (H. de Leh.) D. McClink、*Phyllostachys edulis* acut. non (Carr.) H de Leh.。

本种的竹笋味美，可鲜食或加工制成玉兰片、笋干、笋衣等，亦可炒食、红烧、炖汤等。

禾本科 Gramineae 刚竹属 Phyllostachys

紫竹

Phyllostachys nigra (Lodd. ex Lindl.) Munro

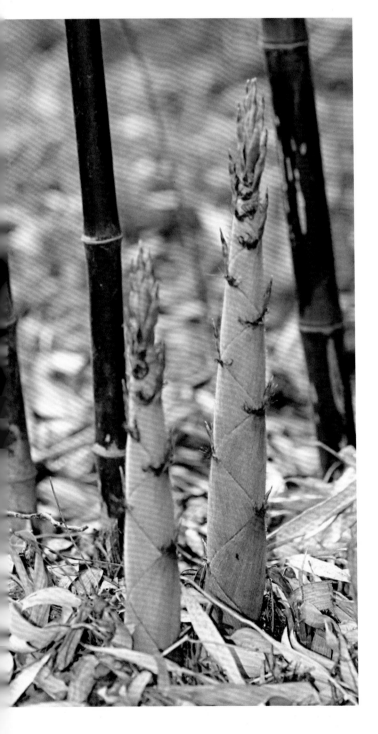

| 药 材 名 |

紫竹根（药用部位：根茎）。

| 形态特征 |

多年生草本。竿高 4 ~ 8 m，直径可达
5 cm，幼竿绿色，密被细柔毛及白粉，
箨环有毛，一年生以后的竿先出现紫色
斑，最后全部变为紫黑色；中部节间长
25 ~ 30 cm；竿环与箨环均隆起，且竿环
高于箨环或两环等高。箨鞘背面红褐色或
带绿色，被微白粉及较密的淡褐色刺毛；
箨耳长圆形至镰形，紫黑色，边缘生有紫
黑色繸毛；箨舌拱形至尖拱形，紫色，边
缘生有长纤毛；箨片三角形至三角状披针
形，绿色，但脉为紫色。末级小枝具 2 或
3 叶；叶舌稍伸出；叶片薄，长 7 ~ 10 cm，
宽约 1.2 cm。

| 生境分布 |

德兴各地均有栽培。

| 资源情况 |

栽培资源一般。药材来源于栽培。

| 采收加工 | 全年均可采挖，洗净，晒干。

| 药材性状 | 本品呈细长圆柱形，直径 0.8 ～ 1.5 cm。表面紫红色或紫棕色。有凸起的节，节间长 1.5 ～ 3 cm，节上有圆形须根残痕。质坚硬，断面纤维性。气无，味淡。

| 功能主治 | 辛、淡，凉。归肝、脾经。祛风除湿，活血解毒。用于风湿热痹，筋骨酸痛，闭经，癥瘕，狂犬咬伤。

| 用法用量 | 内服煎汤，15 ～ 30 g。

| 附　　注 | 本种异名：*Bambusa nigra* Lodd. ex Lindl.、*Phyllostachys nana* Rendle、*Phyllostachys puberula* (Miq.) Munro var. *nigra* (Lodd.) H. de Leh.、*Phyllostachys nigripes* Hayata、*Phyllostachys filifera* McClure。
本种的竹笋可炒食、炖汤、红烧等。

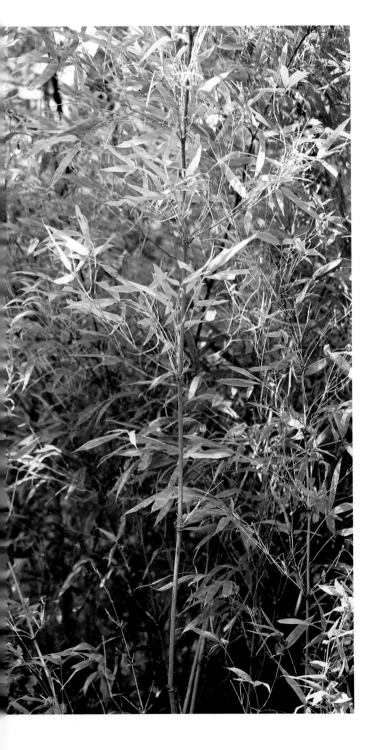

禾本科 Gramineae 大明竹属 Pleioblastus

苦竹

Pleioblastus amarus (Keng) Keng f.

药材名

苦竹叶（药用部位：嫩叶）、苦竹笋（药用部位：嫩苗）、苦竹茹（药用部位：茎竿除去外皮后刮下的中间层）、苦竹沥（药材来源：茎竿经火烤后流出的液汁）、苦竹根（药用部位：根茎）。

形态特征

多年生草本。竿高 3 ~ 5 m，直径 1.5 ~ 2 cm，幼竿淡绿色，具白粉，老后渐转绿黄色，被灰白色粉斑；节间通常长 27 ~ 29 cm，节下方粉环明显；竿环隆起，高于箨环；竿每节具 5 ~ 7 枝，枝稍开展。箨鞘革质，绿色，被较厚白粉，上部边缘橙黄色至焦枯色，背部基部密生棕色刺毛，边缘密生金黄色纤毛；箨舌截形，高 0.1 ~ 0.2 cm，淡绿色，被厚的脱落性白粉，边缘具短纤毛；箨片狭长披针形，背面有白色不明显短绒毛，边缘具锯齿。末级小枝具 3 或 4 叶；叶鞘无毛，呈干草黄色；叶舌紫红色，高约 0.2 cm；叶片椭圆状披针形，长 4 ~ 20 cm，背面淡绿色，生有白色绒毛。

生境分布

生于向阳山坡或平原，多为栽培。德兴各地均有分布，绕二有栽培。

| 资源情况 | 野生资源丰富，栽培资源一般。药材主要来源于野生。

| 采收加工 | 苦竹叶：夏、秋季采摘，鲜用或晒干。

苦竹笋：5 ~ 6 月笋期采收。

苦竹茹：冬季砍伐当年生长的新竹，除去枝叶，锯成段，刮去外层青皮，将中间层刮成丝状，摊放晾干。

苦竹沥：全年均可取鲜竹竿，截成长 30 ~ 50 cm 的长段，两端去节，劈开，架起，中间用火烤之，两端即有液汁流出，以器盛之。

苦竹根：全年均可采挖，洗净，切段，鲜用或晒干。

| 药材性状 | 苦竹叶：本品多呈细长卷筒状，展开后叶片为披针形，长 6 ~ 12 cm，宽 1 ~ 1.5 cm。先端锐尖，基部圆形，叶柄长 0.6 ~ 1 cm，上面灰绿色，光滑，下面粗糙有毛，主脉较粗，侧脉 8 ~ 16。边缘的一侧有细锯齿。质脆而有弹性。气弱，味微苦。

| 功能主治 | 苦竹叶：苦，寒。归心、肝经。清心，利尿明目，解毒。用于热病烦渴，失眠，小便短赤，口疮，目痛，失音，烫火伤。

苦竹笋：苦，寒。清热除烦，除湿，利水。用于热病烦渴，湿热黄疸，小便不利，脚气。

苦竹茹：苦，凉。归膀胱经。清热，化痰，凉血。用于烦热呕逆，痰热咳喘，小便涩痛，尿血。

苦竹沥：苦，寒。归心、肝、脾经。清火，解毒利窍。用于目赤，牙痛，口疮。

苦竹根：苦，寒。归心、肺经。清热，除烦，清痰。用于发热，烦闷，咳嗽痰黄。

| 用法用量 | 苦竹叶：内服煎汤，6 ~ 12 g。外用适量，烧存性，研末调敷。

苦竹笋：内服煎汤，60 ~ 70 g；或煮食；动气发症，不可多食。

苦竹茹：内服煎汤，5 ~ 10 g。

苦竹沥：内服冲服，30 ~ 60 g；或入丸剂。外用适量，点眼；或揩牙。

苦竹根：内服煎汤，10 ~ 15 g，鲜品 30 ~ 60 g。

| 附　注 | 本种异名：*Indocalamus varius* (Keng) Keng f.、*Pleioblastus longqishanensis* N. X. Zhao et Z. Yu Li、*Pleioblastus subrectangularis* T. P. Yi et H. Long、*Pleioblastus amarus* f. *huangshanensis* C. L. Huang、*Pleioblastus yingdeensis* W. T. Lin et Z. M. Wu。

药材苦竹叶，为本种的新鲜或干燥嫩叶，《中华人民共和国药典》（1963 年版）、《北京市中药材标准》（1998 年版）、《山东省中药材标准》（2002 年版）、《贵州省中药材、民族药材质量标准》（2003 年版）中有收载。

本种的竹笋焯水后可炒食或炖汤，也可制成干品。

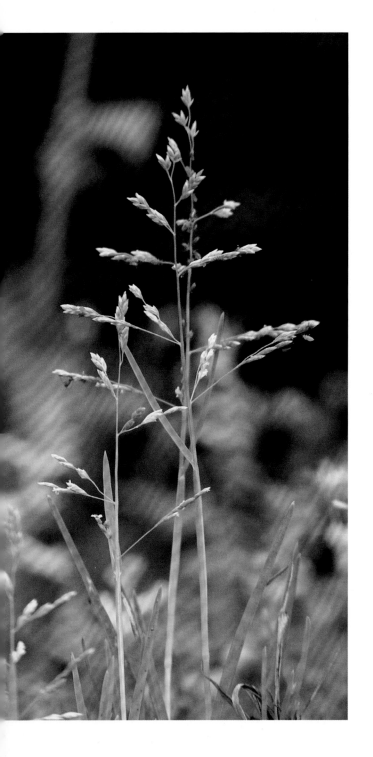

禾本科 Gramineae 早熟禾属 Poa

早熟禾 *Poa annua* L.

| 药 材 名 |

早熟禾（药用部位：地上部分）。

| 形态特征 |

一年生或冬性禾草。秆直立或倾斜，高 6 ～ 30 cm，全体平滑无毛。叶鞘稍压扁，中部以下闭合；叶舌长 0.1 ～ 0.5 cm；叶片扁平或对折，长 2 ～ 12 cm，宽 0.1 ～ 0.4 cm。圆锥花序宽卵形，长 3 ～ 7 cm，开展；分枝 1 ～ 3，着生各节；小穗卵形，含 3 ～ 5 小花，长 0.3 ～ 0.6 cm，绿色；颖质薄，具宽膜质边缘，先端钝；花药黄色，长不足 0.1 cm。颖果纺锤形，长约 0.2 cm。

| 生境分布 |

生于平原和丘陵的路旁草地、田野水沟或有树荫的荒坡湿地。德兴各地均有分布。

| 资源情况 |

野生资源丰富。药材来源于野生。

| 采收加工 |

夏、秋季割取地上部分，洗净，晒干，切段。

| **功能主治** | 清热解毒，利水止痛。用于咳嗽，湿疹，跌打损伤。

| **用法用量** | 内服煎汤，6 ~ 9 g。

| **附　注** | 本种异名：*Poa annua* L. var. *reptans* Hausskn.、*Poa annua* L. f. *reptans* (Hausskn.) T. Koyama、*Poa crassinervis* Honda、*Poa annua* L. var. *aquatica* Aschers.、*Poa meyenii* Nees & Meyen、*Poa royleana* Nees ex Steud.。

禾本科 Gramineae 金发草属 Pogonatherum

金丝草
Pogonatherum crinitum (Thunb.) Kunth

| **药 材 名** | 金丝草（药用部位：全草）。

| **形态特征** | 多年生簇生草本。秆丛生，直立或基部稍倾斜，高 10 ~ 30 cm，通常 3 ~ 7 节，节上被白色髯毛，少分枝。叶鞘短于或长于节间，向上部渐狭，除鞘口或边缘被细毛外，余均无毛；叶舌短，纤毛状；叶片线形，长 1.5 ~ 5 cm，宽 0.1 ~ 0.4 cm，两面均被微毛而粗糙。穗形总状花序单生于秆顶，长 1.5 ~ 3 cm（芒除外），宽约 0.1 cm，细弱而微弯曲，乳黄色；芒金黄色，长 1.5 ~ 2.5 cm；雄蕊 1，花药细小，长约 0.1 cm；花柱自基部分离为 2，柱头帚刷状，长约 0.1 cm。颖果卵状长圆形，长约 0.08 cm。

| **生境分布** | 生于河边、墙隙、山坡和潮湿圩田。分布于德兴海口、香屯等。

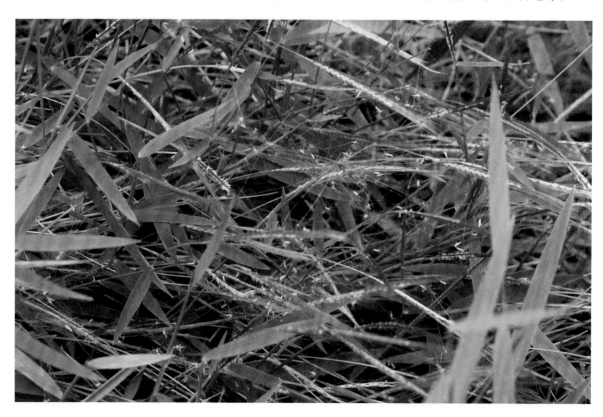

| 资源情况 | 野生资源一般。药材来源于野生。

| 采收加工 | 夏、秋季花果期采收，除去杂质，晒干或鲜用。

| 药材性状 | 本品全草长 10 ~ 30 cm，根须状。秆成丛，黄色，纤细，直径约 1 mm。节明显，节上被白毛，少分枝。叶互生，排成 2 列；叶片扁平，呈线形，长 1.5 ~ 5 cm，宽 1 ~ 4 mm，顶端尖，两面和叶缘均有微毛；叶鞘短于或长于节间，向上部渐狭，稍不抱茎，边缘薄纸质，鞘口及边缘被细毛。穗形总状花序单生于秆顶，长 1.5 ~ 3 cm（芒除外），柔软而微弯曲，乳黄色；芒金黄色，长 1.5 ~ 2.5 cm。颖果卵状长圆形，长约 0.8 mm。气微，味淡。

| 功能主治 | 甘、淡，寒。清热解毒，凉血止血，利湿。用于热病烦渴，吐血，衄血，咯血，尿血，血崩，黄疸，水肿，淋浊带下，泻痢，小儿疳热，疔疮痈肿。

| 用法用量 | 内服煎汤，9 ~ 15 g，鲜品 30 ~ 60 g。外用适量，煎汤熏洗；或研末调敷。

| 附　注 | 本种异名：*Andropogon monandrus* Roxb.、*Andropogon crinitus* Thunb.、*Homoplitis crinita* (Thunb.) Trin.、*Ischaemum crinitum* (Thunb.) Trin.、*Pogonatherum saccharoideum* P. Beauv. var. *crinitum* (Thunb.) F. N. Williams。

药材金丝草，为本种的干燥全草，《中华人民共和国卫生部药品标准·中药成方制剂·第八册·附录》（1993 年版）中有收载。

棒头草
Polypogon fugax Nees ex Steud.

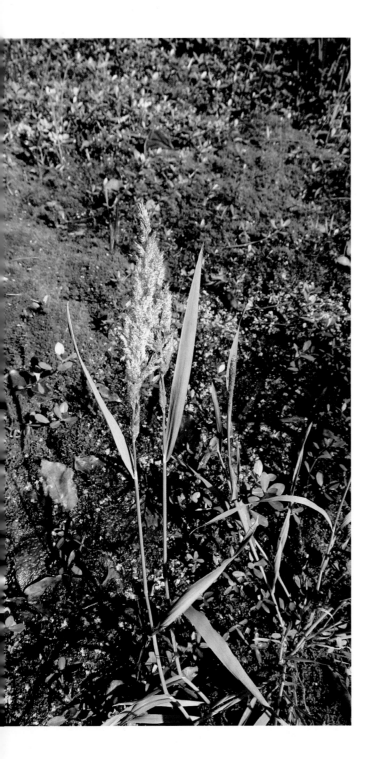

| 药材名 |

棒头草（药用部位：全草）。

| 形态特征 |

一年生草本。秆丛生，基部膝曲，高 10 ~ 75 cm。叶鞘光滑无毛，大都短于节间或下部者长于节间；叶舌膜质，长圆形，长 0.3 ~ 0.8 cm，常 2 裂或先端具不整齐的裂齿；叶片微粗糙或下面光滑，长 2.5 ~ 15 cm，宽 0.3 ~ 0.4 cm。圆锥花序穗状，长圆形或卵形，较疏松，具缺刻或有间断，分枝长可达 4 cm；小穗长约 0.25 cm，灰绿色或部分带紫色；芒长 0.1 ~ 0.3 cm；雄蕊 3，花药长约 0.07 cm。颖果椭圆形，长约 0.1 cm。

| 生境分布 |

生于海拔 100 m 以上的山坡、田边、潮湿处。德兴各地均有分布。

| 资源情况 |

野生资源丰富。药材来源于野生。

| 采收加工 |

夏、秋季采收，晒干。

| **功能主治** | 消肿止痛。用于关节痛。

| **用法用量** | 内服煎汤，10 ~ 15 g。

| **附　　注** | 本种异名：*Polypogon higegaweri* Steud.、*Polypogon littoralis* (With.) Smith、*Polypogon demissus* Steud.、*Polypogon littoralis* Sm. var. *hagegaweri* (Steud.) Hook. f.、*Polypogon lutosus* (Poir) Hitchc.、*Nowodworskya fugax* (Nees ex Steud.) Nevski。

| 禾本科 | Gramineae | 鹅观草属 | Roegneria

鹅观草 *Roegneria kamoji* Ohwi

| **药 材 名** | 鹅观草（药用部位：全草）。

| **形态特征** | 多年生草本。秆直立或基部倾斜，高 30 ~ 100 cm。叶鞘外侧边缘常具纤毛；叶片长 5 ~ 40 cm，宽 0.3 ~ 1.3 cm。穗状花序长 7 ~ 20 cm，弯曲或下垂；小穗绿色或带紫色，长 1.3 ~ 2.5 cm（芒除外），含 3 ~ 10 小花；短芒长 0.2 ~ 0.7 cm；外稃披针形，具较宽的膜质边缘，第一外稃长 0.8 ~ 1.1 cm，先端延伸成长 2 ~ 4 cm 的芒，芒粗糙，劲直或上部稍有曲折；内稃约与外稃等长。

| **生境分布** | 生于海拔 100 m 以上的山坡和湿润草地。德兴各地均有分布。

| **资源情况** | 野生资源丰富。药材来源于野生。

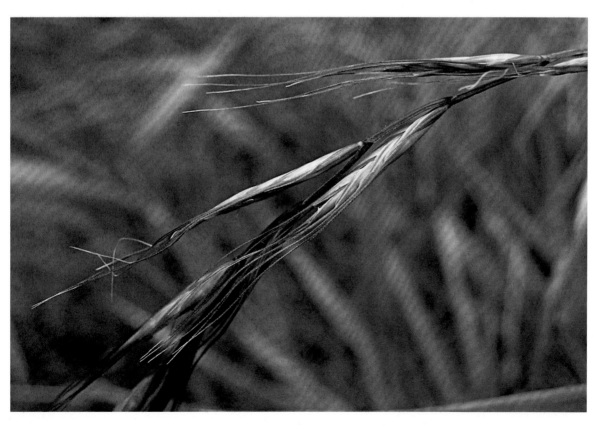

| 采收加工 | 夏、秋季采收，晒干。

| 功能主治 | 甘，凉。清热，凉血，镇痛。用于咳嗽痰中带血，劳伤疼痛，丹毒。

| 用法用量 | 内服煎汤，15 ~ 30 g；或浸酒。

| 附　　注 | 本种异名：*Agropyron tsukushiense* (Honda) Ohwi var. *transiens* (Hackel) Ohwi、*Agropyron semicostatum* Nees ex Steud. var. *transiens* Hackel、*Agropyron kamoji* Ohwi、*Elymus kamoji* (Ohwi) S. L. Chen、*Elymus tsukushiensis* Honda var. *transiens* (Hackel) Osada。

禾本科 Gramineae 筒轴茅属 Rottboellia

筒轴茅 *Rottboellia exaltata* L. f.

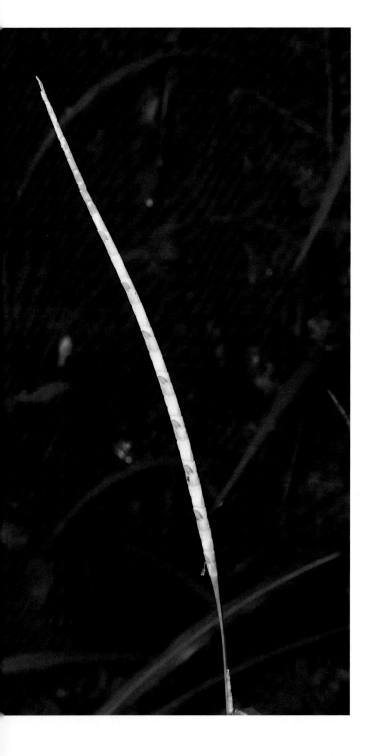

| 药 材 名 |

筒轴茅（药用部位：全草）。

| 形态特征 |

一年生粗壮草本。须根粗壮，常具支柱根。秆直立，高可达 2 m，亦可低矮丛生，直径可达 0.8 cm，无毛。叶鞘具硬刺毛或变无毛；叶舌长约 0.2 cm，上缘具纤毛；叶片线形，长可达 50 cm，宽可达 2 cm，无毛或上面疏生短硬毛。总状花序粗壮直立，长可达 15 cm，直径 0.3 ~ 0.4 cm。无柄小穗嵌生于凹穴中；第一小花雄性，花药常较第二小花的短小而色深；第二小花两性，花药黄色，长约 0.2 cm；雌蕊柱头紫色。颖果长圆状卵形。

| 生境分布 |

生于田野、路旁草丛中。分布于德兴三清山北麓等。

| 资源情况 |

野生资源稀少。药材来源于野生。

| 采收加工 |

夏、秋季采收，干燥。

| **功能主治** | 淡，凉。归心、小肠经。利尿通淋。用于小便淋痛不利。

| **用法用量** | 内服煎汤，10 ~ 15 g。

| **附   注** | 本种异名：*Stegosia cochinchinensis* Lour.、*Stegosia exaltata* (Kuntze) Nash、*Aegilops fluviatilis* Blanco、*Manisuris exaltata* (L.) Kuntze、*Manisuris exaltata* (L.) Kuntze var. *appendiculata* (Steud.) Honda、*Ophiuros appendiculatus* Steud.。

禾本科 Gramineae 甘蔗属 Saccharum

斑茅

Saccharum arundinaceum Retz.

| 药 材 名 | 斑茅（药用部位：根。别名：芭茅、芭茅草）、斑茅花（药用部位：花）。

| 形态特征 | 多年生高大丛生草本。秆粗壮，高 2 ~ 5 m，直径 1 ~ 2 cm，具多数节，无毛。叶鞘长于其节间，基部或上部边缘和鞘口具柔毛；叶舌膜质，长 0.1 ~ 0.2 cm；叶片宽大，线状披针形，长 1 ~ 2 m，宽 2 ~ 5 cm，上面基部生柔毛，边缘锯齿状粗糙。圆锥花序大型，稠密，长 30 ~ 80 cm，宽 5 ~ 10 cm，每节着生 2 ~ 4 分枝，分枝 2 ~ 3 回分出；小穗柄细线形，长 0.3 ~ 0.5 cm，被长丝状柔毛；无柄与有柄小穗狭披针形，长 0.35 ~ 0.4 cm，黄绿色或带紫色，具长约 0.1 cm 的短柔毛；2 颖近等长；外稃与颖等长或稍短于颖，具纤毛；花药长 0.18 ~ 0.2 cm；柱头紫黑色，长约 0.2 cm。颖果长圆形，长

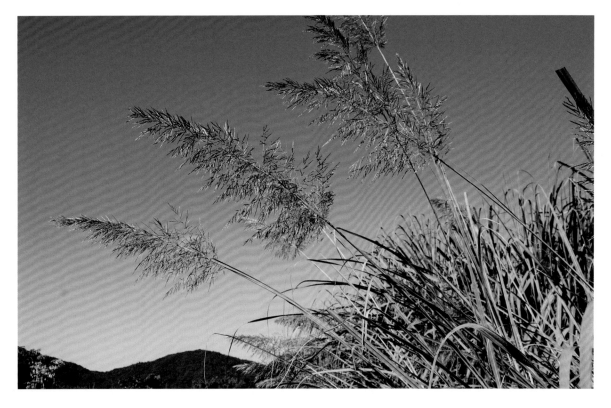

约 0.3 cm。

| 生境分布 | 生于山坡和河岸溪涧草地。德兴各地均有分布。

| 资源情况 | 野生资源丰富。药材来源于野生。

| 采收加工 | 斑茅：夏、秋季采挖，洗净，晒干。
斑茅花：夏、秋季采收，晒干。

| 功能主治 | 斑茅：甘、淡，平。活血通经，通窍利水。用于跌打损伤，筋骨风痛，闭经，月经不调，水肿腹胀。
斑茅花：止血。用于咯血，吐血，衄血，创伤出血。

| 用法用量 | 斑茅：内服煎汤，15 ~ 60 g。外用适量，捣敷。
斑茅花：内服煎汤，25 ~ 100 g。外用适量，捣敷。

| 附　　方 | 治月经（后期）不调：斑茅根 30 g，茜草 9 g，接骨金粟兰 6 g，铁扫帚根 15 g，胡颓子树根 30 g。煎汤，加砂糖、水、酒冲服。［出自《草药手册》（江西）］

| 附　　注 | 本种异名：*Erianthus arundinaceus* (Retzius) Jeswiet、*Ripidium arundinaceum* (Retzius) Grassl、*Saccharum barbicostatum* Ohwi、*Saccharum soltwedelii* Kobus、*Saccharum arundinaceum* Retz. var. *angustifolium* A. Camus。

禾本科 Gramineae 甘蔗属 Saccharum

甘蔗 *Saccharum officinarum* Linn.

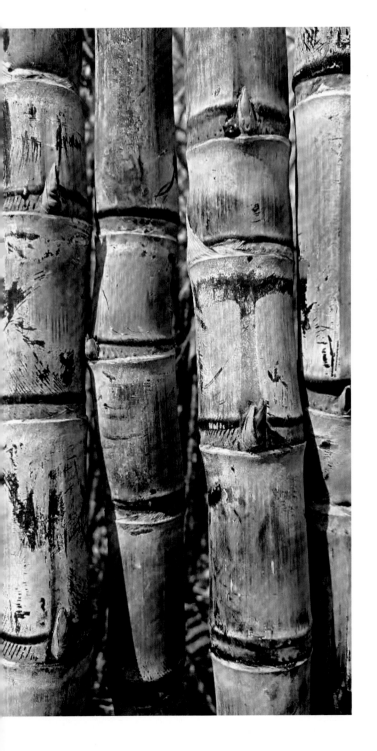

药材名

甘蔗（药用部位：茎秆）、甘蔗滓（药材来源：榨去糖汁的渣滓）、冰糖（药材来源：茎中的液汁制成白砂糖后再煎炼而成的冰块状结晶）、白砂糖（药材来源：茎汁经精制而成的乳白色结晶体）、赤砂糖（药材来源：茎汁经炼制而成的赤色结晶体）。

形态特征

多年生高大实心草本。根茎粗壮发达。秆高 3 ~ 6 m，直径 2 ~ 5 cm，具 20 ~ 40 节，下部节间较短而粗大，被白粉。叶鞘长于其节间，除鞘口具柔毛外余，无毛；叶舌极短，生纤毛；叶片长达 1 m，宽 4 ~ 6 cm，无毛，中脉白色，粗壮，边缘具锯齿状粗糙。圆锥花序大型，长 50 cm 左右，主轴除节具毛外，余无毛，花序以下部分不具丝状柔毛；总状花序多数轮生，稠密。

生境分布

德兴各地均有栽培。

资源情况

栽培资源丰富。药材来源于栽培。

| **采收加工** | **甘蔗**：秋、冬季采收，除去叶、根，鲜用。
| | **甘蔗滓**：秋、冬季采收甘蔗，除去叶、根榨去糖汁，晒干。
| | **冰糖**：甘蔗挤出汁液后制备的砂糖，用适量水溶化，用温火煎成黏糖浆，加入适量牛乳或鸡蛋清，再用温水煮熟黏糖浆成块即可。
| | **白砂糖**：甘蔗挤出汁液经浓缩，结晶，沉淀，离心，干燥后得到的白色结晶体。
| | **赤砂糖**：甘蔗挤出汁液经浓缩，结晶，沉淀，离心，干燥后得到的赤色结晶体。

| **药材性状** | **甘蔗滓**：本品为不规则的团块或片块，宽窄厚薄不等，呈淡黄白色，外皮呈棕色、青色或紫色。体轻，质柔韧，有弹性。气微，味微甜。

| **功能主治** | **甘蔗**：甘，寒。归肺、脾、胃经。除热止渴，和中，宽膈，行水。用于发热口干，肺燥咳嗽，咽喉肿痛，心胸烦热，反胃呕吐，妊娠水肿。
| | **甘蔗滓**：甘，寒。归心、肝经。清热解毒。用于白秃疮，痈疽，疔疮。
| | **冰糖**：甘，平。归脾、肺经。补中益气，和胃润肺。用于咳嗽，痰涎壅盛。
| | **白砂糖**：甘，平。润肺，生津。用于肺燥咳嗽，口干燥渴，中虚脘痛。
| | **赤砂糖**：甘，温。归肝、脾、胃经。补中缓肝，活血散瘀。用于产后恶露不行，口干呕哕，虚羸血痢。

| **用法用量** | **甘蔗**：内服煎汤，30 ~ 90 g；或榨汁饮；脾胃虚寒者慎服。外用适量，捣敷。
| | **甘蔗滓**：外用适量，煅存性，研末撒；或调敷。
| | **冰糖**：内服煎汤，15 ~ 25 g；或含化；或入丸、膏剂。
| | **白砂糖**：内服白汤或药汁冲化，15 ~ 25 g；痰湿者不宜服。外用适量，调敷。
| | **赤砂糖**：内服开水、酒或药汁冲化，15 ~ 25 g；痰湿者不宜服。外用适量，化水涂；或研末敷。

| **附 注** | 本种的秆可代水果生食，味甜。
| | 本种广泛种植于热带和亚热带。

竹蔗 *Saccharum sinense* Roxb.

药 材 名	甘蔗（药用部位：茎秆）、甘蔗滓（药材来源：榨去糖汁的渣滓）、冰糖（药材来源：茎中的液汁制成白砂糖后再煎炼而成的冰块状结晶）、白砂糖（药材来源：茎汁经精制而成的乳白色结晶体）、赤砂糖（药材来源：茎汁经炼制而成的赤色结晶体）、甘蔗叶（药用部位：叶）。
形态特征	多年生草本。秆直立粗壮，实心，高 3 ~ 4 m，直径 3 ~ 4 cm，具多数节，灰褐色，节下被蜡粉，花序以下的部分秆具白色丝状柔毛。叶鞘长于节间，鞘口具长柔毛；叶舌长约 0.2 cm，紧贴其背部密生细毛；叶片线状披针形，长超过 1 m，宽 3 ~ 5 cm，带灰白色，边缘具锯齿状粗糙，中脉白色，粗壮。圆锥花序大型，长

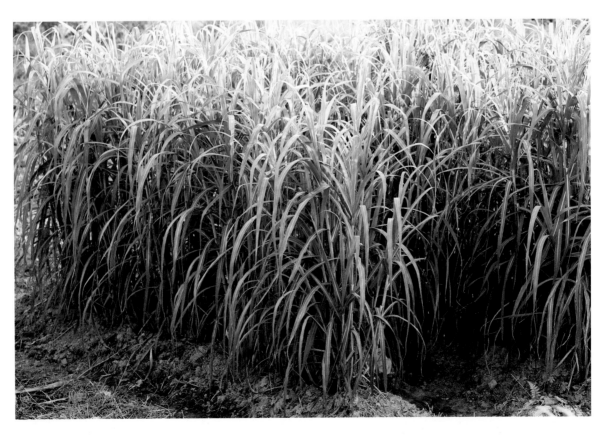

30 ~ 60 cm，主轴被白色丝状柔毛。

| **生境分布** | 德兴各地均有栽培。

| **资源情况** | 栽培资源丰富。药材来源于栽培。

| **采收加工** | 甘蔗、甘蔗滓、冰糖、白砂糖、赤砂糖：同"甘蔗"。
甘蔗叶：冬季至次年春季叶茂盛时采收，洗净，干燥。

| **药材性状** | 甘蔗滓：同"甘蔗"。
甘蔗叶：本品长 0.6 ~ 2 m。叶鞘卷曲，被白粉或脱落，长可达 30 cm，叶舌极短。叶片线形，多卷曲，边缘细锯齿状，宽 2 ~ 8 cm；表面淡黄灰色或淡黄绿色，粗糙。中脉平行，中脉粗壮，平行小脉众多。体轻，纸质。气微，味淡。

| **功能主治** | 甘蔗、甘蔗滓、冰糖、白砂糖、赤砂糖：同"甘蔗"。
甘蔗叶：甘，凉。归心、肺、胃经。清热生津，利尿排石，祛湿止痒。用于消渴，盗汗，尿路结石，湿疹瘙痒，防治龋齿。

| **用法用量** | 甘蔗、甘蔗滓、冰糖、白砂糖、赤砂糖：同"甘蔗"。
甘蔗叶：内服煎汤，30 ~ 100 g。外用适量，水煎洗。

| **附　注** | 本种异名：*Saccharum spontaneum* Linn. var. *sinense* (Roxb.) Andersson、*Saccharum officinarum* subsp. *sinense* Linn. (Roxb.) Burkill、*Saccharum sinensis* Roxb.、*Saccharum aegyptiacum* Willd. var. *sinense* (Roxb.) Andersson。
本种的秆可代水果生食，味甜。

禾本科 Gramineae 甘蔗属 Saccharum

甜根子草

Saccharum spontaneum L.

| **药 材 名** | 甜根子草（药用部位：根茎、秆）。 |

| **形态特征** | 多年生草本。具发达横走的长根茎。秆高 1 ~ 2 m，直径 0.4 ~ 0.8 cm，中空，具多数节，节具短毛，节下常敷白色蜡粉，紧接花序以下部分被白色柔毛。叶鞘长于或稍短于节间，鞘口具柔毛；叶舌膜质，长约 0.2 cm，褐色，先端具纤毛；叶片线形，长 30 ~ 70 cm，宽 0.4 ~ 0.8 cm，无毛，灰白色，边缘锯齿状粗糙。圆锥花序长 20 ~ 40 cm，稠密，主轴密生丝状柔毛；分枝细弱；雄蕊 3，花药长 0.18 ~ 0.2 cm；柱头紫黑色，长 0.15 ~ 0.2 cm。 |

| **生境分布** | 生于平原、山坡、河旁溪流岸边、砾石沙滩荒洲上。分布于德兴海口等。 |

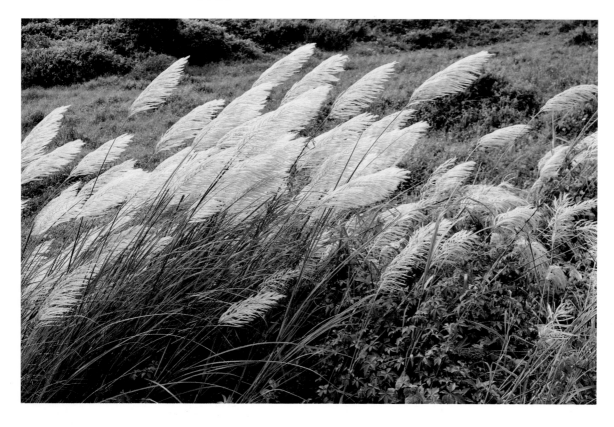

| **资源情况** | 野生资源一般。药材来源于野生。

| **采收加工** | 全年均可采挖根茎，秋季采收秆，除去叶片，切段，鲜用。

| **功能主治** | 甘，凉。归肾、肺、胃经。清热利尿，化痰止咳。用于感冒发热，口干，咳嗽，热淋，小便不利。

| **用法用量** | 内服煎汤，15 ~ 30 g。

| **附　　注** | 本种异名：*Imperata spontanea* (Linnaeus) P. Beauvois、*Saccharum spontaneum* Linn. var. *roxburghii* Honda。

禾本科 Gramineae 囊颖草属 Sacciolepis

囊颖草
Sacciolepis indica (L.) A. Chase

| 药 材 名 | 囊颖草（药用部位：全草）。

| 形态特征 | 一年生草本，通常丛生。秆基常膝曲，高 20 ~ 100 cm，有时下部节上生根。叶鞘具棱脊，短于节间，常松弛；叶舌膜质，长 0.02 ~ 0.05 cm，先端被短纤毛；叶片线形，长 5 ~ 20 cm，宽 0.2 ~ 0.5 cm。圆锥花序紧缩成圆筒状，长 1 ~ 16 cm 或更长，宽 0.3 ~ 0.5 cm，主轴无毛，具棱，分枝短；小穗卵状披针形，向顶渐尖而弯曲，绿色或染以紫色，长 0.2 ~ 0.25 cm，无毛或被疣基毛。颖果椭圆形，长约 0.08 cm。

| 生境分布 | 生于湿地、淡水中、水稻田边或林下等。分布于德兴新营、香屯等。

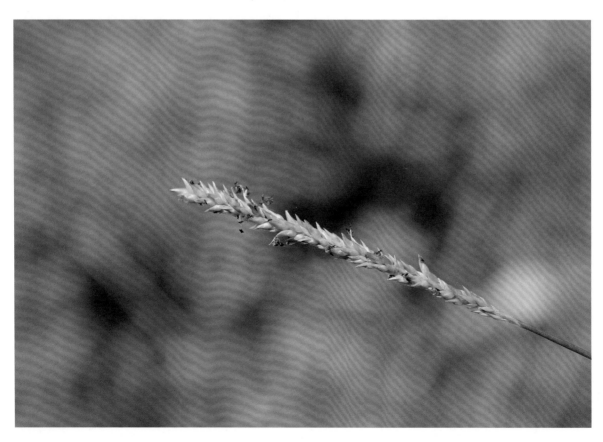

| 资源情况 | 野生资源一般。药材来源于野生。

| 采收加工 | 夏、秋季采收，鲜用或晒干。

| 功能主治 | 消肿止痛。用于疮疡，跌打损伤。

| 用法用量 | 外用适量，捣敷。

| 附 注 | 本种异名：*Aira indica* Linnaeus、*Panicum angustum* Trinius、*Sacciolepis angusta* (Trinius) Stapf、*Sacciolepis spicata* Honda ex Masamune。

禾本科 Gramineae 硬草属 Sclerochloa

耿氏硬草

Sclerochloa kengiana (Ohwi) Tzvel.

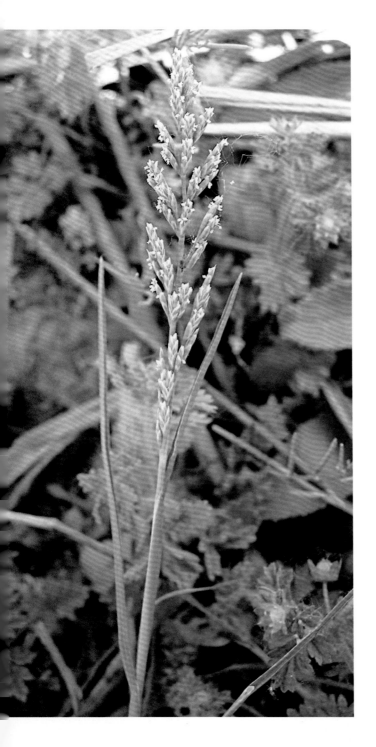

| 药 材 名 |

耿氏硬草（药用部位：根）。

| 形态特征 |

一年生疏丛型草本。秆直立或基部斜升，高 20 ～ 30 cm，直径约 0.2 cm，具 3 节，节部较肿胀。叶鞘平滑，下部闭合，长于节间，具脊，顶生叶鞘长 4 ～ 11 cm；叶舌长 0.2 ～ 0.35 cm，先端平截或具细齿裂；叶片线形，长 5 ～ 14 cm，宽 0.3 ～ 0.4 cm。圆锥花序直立，长 8 ～ 12 cm，宽 1 ～ 3 cm，紧缩而密集；分枝粗壮，直立开展，常 1 长 1 短孪生于各节，长者长达 3 cm，短者具 1 ～ 2 小穗；小穗柄粗，侧生者短，顶生者长；小穗含 2 ～ 7 小花，长 0.4 ～ 0.55 cm，草绿色或淡褐色；花药长约 0.1 cm。颖果纺锤形，长约 0.15 cm。

| 生境分布 |

生于丘陵沟渠旁和田间。分布于德兴新岗山等。

| 资源情况 |

野生资源一般。药材来源于野生。

| **采收加工** | 全年均可采挖，洗净，干燥或鲜用。 |

| **功能主治** | 通窍利水，破血通经。用于跌打损伤，筋骨痛，闭经，水肿臌胀。 |

| **用法用量** | 内服煎汤，9 ~ 15 g。外用适量，捣敷。 |

| **附　注** | 本种异名：*Pseudosclerochloa kengiana* (Ohwi) Tzvelev、*Puccinellia kengiana* Ohwi。 |

禾本科 Gramineae 狗尾草属 Setaria

大狗尾草 Setaria faberi R. A. W. Herrmann

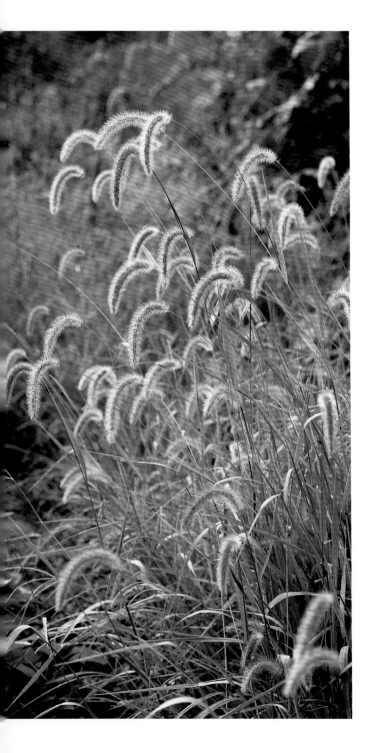

药材名

大狗尾草（药用部位：全草或根）。

形态特征

一年生草本。通常具支柱根。秆粗壮而高大，直立或基部膝曲，高 50 ~ 120 cm，直径达 0.6 cm，光滑无毛。叶鞘松弛，边缘具细纤毛；叶舌具密集的、长 0.1 ~ 0.2 cm 的纤毛；叶片线状披针形，长 10 ~ 40 cm，宽 0.5 ~ 2 cm，无毛或上面具较细疣毛，边缘具细锯齿。圆锥花序紧缩成圆柱状，长 5 ~ 24 cm，宽 0.6 ~ 1.3 cm（芒除外），通常垂头，主轴具较密长柔毛，花序基部通常不间断；小穗椭圆形，长约 0.3 cm，下托以 1 ~ 3 较粗而直、长 0.5 ~ 1.5 cm 的绿色刚毛。颖果椭圆形，先端尖。

生境分布

生于山坡、路旁、田园或荒野。德兴各地均有分布。

资源情况

野生资源丰富。药材来源于野生。

| **采收加工** | 春、夏、秋季均可采收，晒干或鲜用。

| **功能主治** | 甘，平。清热消疳，祛风止痛。用于小儿疳积，风疹，牙痛。

| **用法用量** | 内服煎汤，10 ~ 30 g。

| **附　　方** | （1）治小儿疳积：大狗尾草 9 ~ 21 g，猪肝 60 g。水炖，服汤食肝。
（2）治风疹：大狗尾草穗 21 g。煎汤，甜酒少许兑服。
（3）治牙痛：大狗尾草根 30 g。煎汤去渣，加入鸡蛋 2 个煮熟，服汤食蛋。［方
（1）~（3）出自《江西草药》］

| **附　　注** | 本种异名：*Setaria autumnalis* Ohwi、*Setaria macrocarpa* Luchnik、*Setaria faberi* R.
A. W. Herrmann。
本种的果实脱壳后可煮粥。

禾本科 Gramineae 狗尾草属 Setaria

金色狗尾草 *Setaria glauca* (L.) Beauv.

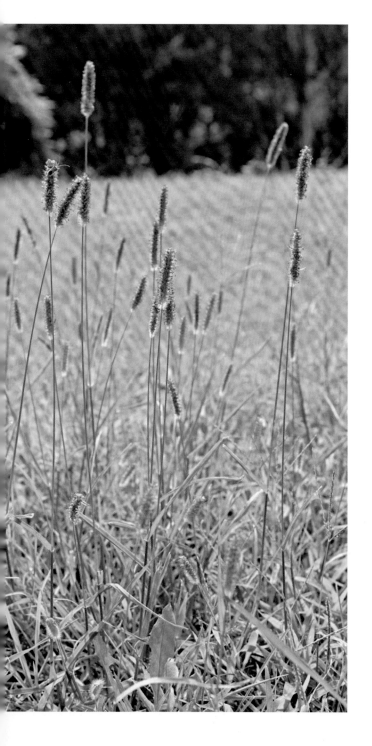

| 药 材 名 |

金色狗尾草（药用部位：全草）。

| 形态特征 |

一年生草本，单生或丛生。秆直立或基部倾斜膝曲，近地面节可生根，高 20 ～ 90 cm。叶鞘下部扁压具脊，上部圆形，光滑无毛；叶舌具 1 圈长约 0.1 cm 的纤毛；叶片线状披针形或狭披针形，长 5 ～ 40 cm，宽 0.2 ～ 1 cm。圆锥花序紧密，呈圆柱状或狭圆锥状，长 3 ～ 17 cm，宽 0.4 ～ 0.8 cm（刚毛除外），直立，主轴具短细柔毛，刚毛金黄色或稍带褐色。

| 生境分布 |

生于林缘、山坡、路边、荒芜的园地及荒野。德兴各地均有分布。

| 资源情况 |

野生资源丰富。药材来源于野生。

| 采收加工 |

夏、秋季采收，晒干。

| **功能主治** | 甘、淡，平。清热，明目，止泻。用于目赤肿痛，眼睑炎，赤白痢疾。

| **用法用量** | 内服煎汤，9 ~ 15 g。

| **附　注** | 本种异名：*Panicnm glaucum* L.、*Panicum lutescens* Weigel、*Panicum pumilum* Poir.、*Setaria pumila* (Poir.) Roem. et Schult.、*Chaetochloa glauca* (L.) Scribn.、*Setaria lutescens* (Weig.) F. T. Hubb.。

本种的果实脱壳后可煮粥。

禾本科 Gramineae 狗尾草属 Setaria

粱 *Setaria italica* (L.) Beauv.

| 药 材 名 | 粟米（药用部位：种仁）、谷芽（药材来源：发芽颖果）、秫米（药用部位：颖果）、糠谷老［药用部位：感染禾指梗霉 *Sclerospora graminicola* (Sacc.) Schroet. 而产生的糠秕干燥病穗］。

| 形态特征 | 一年生草本。须根粗大。秆粗壮，直立，高 0.1 ～ 1 m 或更高。叶鞘松裹茎秆，密具疣毛或无毛，毛以近边缘及与叶片交接处的背面为密，边缘密具纤毛；叶舌为 1 圈纤毛；叶片长披针形或线状披针形，长 10 ～ 45 cm，宽 0.5 ～ 3.3 cm，上面粗糙，下面稍光滑。圆锥花序呈圆柱状或近纺锤状，通常下垂，基部多少间断，长 10 ～ 40 cm，宽 1 ～ 5 cm，常因品种的不同而多变异，主轴密生柔毛，刚毛显著长于或稍长于小穗，黄色、褐色或紫色；小穗椭圆形或近圆球形，长 0.2 ～ 0.3 cm，黄色、橘红色或紫色。

| 生境分布 | 德兴香屯等有栽培。

| 资源情况 | 栽培资源一般。药材来源于栽培。

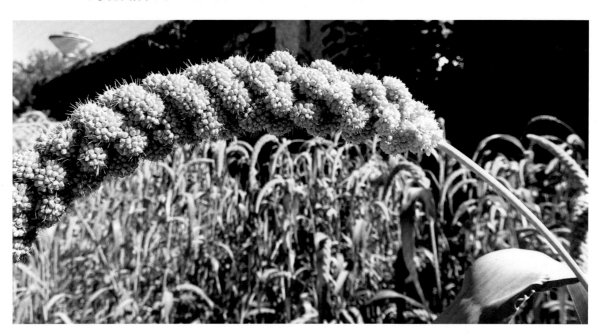

| 采收加工 | **粟米**：秋季采收成熟果实，打下种子，去净杂质，晒干。
谷芽：将颖果入水中浸透，捞出置筐内，上盖稻草，每日淋清水 4～5 次，保持湿润，至芽长 0.2～0.3 cm 时，取出晒干；或将粟谷用水浸泡，保持适宜的温、湿度，待须根长至约 0.6 cm 时，晒干或低温干燥。
秫米：秋季收割植株，打出颖果，晒干。
糠谷老：秋季收割粟米时将病穗剪下，晒干。

| 功能主治 | **粟米**：甘、咸，凉。和中，益肾，除热，解毒。用于脾胃虚热，反胃呕吐，腹满食少，消渴，泻痢，烫火伤。
谷芽：甘，温。归脾、胃经。消食和中，健脾开胃。用于食积不消，腹胀口臭，脾胃虚弱，不饥食少。
秫米：甘，微寒。归肺、胃、大肠经。和胃安神。用于胃失安和，夜不安眠。
糠谷老：咸，微寒。归大肠、膀胱经。清湿热，利小便，止痢。用于尿道炎，痢疾，浮肿，小便不利。

| 用法用量 | **粟米**：内服煎汤，15～30 g；或煮粥；与杏仁同食，令人吐泻。外用适量，研末撒；或熬汁涂。
谷芽：内服煎汤，9～15 g；或研末入丸、散。
秫米：内服煎汤，9～15 g，包煎。
糠谷老：内服煎汤，3～9 g。

| 附 注 | 本种异名：*Panicum chinense* Trinius、*Panicum italicum* Linnaeus、*Panicum germanicum* Miller、*Panicum italicum* Linnaeus var. *germanicum* (Miller) Koeler、*Pennisetum germanicum* (Miller) Baumgarten。
药材谷芽，为本种的果实发芽干燥制品，《中华人民共和国药典》（1995 年版至 2020 年版）、《新疆维吾尔自治区药品标准·第二册》（1980 年版）中有收载；《中华人民共和国药典》（1963 年版）以"粟芽"之名收载之。
药材谷芽（稻芽），为本种的成熟果实经发芽处理而得的加工品，《中华人民共和国药典》（1985 年版、1990 年版）中有收载。
药材秫米，为本种的干燥颖果，《上海市中药材标准》（1994 年版）中有收载。
药材黄米，为本种的干燥种子，《中华人民共和国卫生部药品标准·中药成方制剂·第六册·附录》（1992 年版）中有收载。
药材糠谷老，为本种的感染禾生指梗霉而产生糠秕的病穗，《山东省中药材标准》（1995 年版、2002 年版）中有收载。
本种的果实脱壳后谷粒可煮粥，营养价值高，本种为我国北方人民主要粮食作物之一。
广泛栽培于欧亚大陆的温带和热带。

禾本科 Gramineae 狗尾草属 Setaria

棕叶狗尾草
Setaria palmifolia (Koen.) Stapf

| 药 材 名 | 竹头草（药用部位：全草或根）。

| 形态特征 | 多年生草本。具根茎，须根较坚韧。秆直立或基部稍膝曲，高
0.75 ~ 2 m，直径 0.3 ~ 0.7 cm，基部可达 1 cm，具支柱根。叶鞘松弛，
具密或疏疣毛；叶舌长约 0.1 cm，具长 0.2 ~ 0.3 cm 的纤毛；叶片
纺锤状宽披针形，长 20 ~ 59 cm，宽 2 ~ 7 cm，近基部边缘有长约
0.5 cm 的疣基毛，具纵深折皱，两面具疣毛或无毛。圆锥花序主轴
延伸甚长，呈开展或稍狭窄的塔形，长 20 ~ 60 cm，宽 2 ~ 10 cm，
主轴具棱角，分枝排列疏松，甚粗糙，长达 30 cm；小穗卵状披针形，
长 0.25 ~ 0.4 cm，紧密或稀疏排列于小枝的一侧，部分小穗下托 1
刚毛，刚毛长 0.5 ~ 1.2 cm 或更短。

| 生境分布 | 生于山坡或谷地林下阴湿处。德兴各地均有分布。

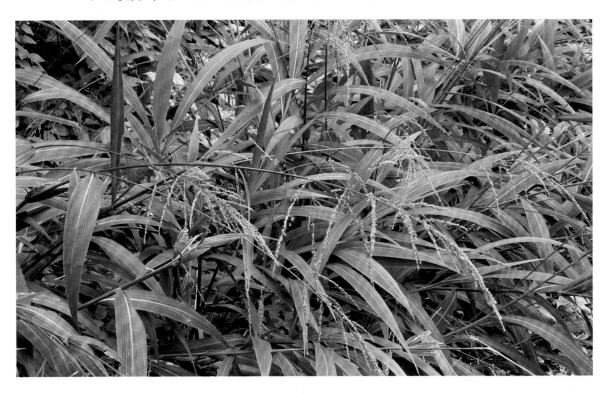

| **资源情况** | 野生资源丰富。药材来源于野生。

| **采收加工** | 秋季采收，洗净，晒干。

| **功能主治** | 甘，温。归脾经。益气固脱。用于脱肛，子宫脱垂。

| **用法用量** | 内服煎汤，15 ~ 30 g。外用适量，煎汤洗。

| **附　　注** | 本种异名：*Panicum palmifolium* J. König、*Panicum plicatum* Willd.、*Panicum neurodes* Schult.、*Chamaeraphis palmifolia* Kuntze、*Chaetochloa palmifolia* Hitchc. et Chase。

禾本科 Gramineae 狗尾草属 Setaria

皱叶狗尾草

Setaria plicata (Lam.) T. Cooke

| 药 材 名 | 皱叶狗尾草（药用部位：全草）。

| 形态特征 | 多年生草本。秆通常瘦弱，直立或基部倾斜，高 45 ～ 130 cm，无毛或疏生毛；节和叶鞘与叶片交接处常具白色短毛。叶鞘背脉常呈脊状，密或疏生易脱落、较细的疣毛或短毛；叶舌边缘密生长 0.1 ～ 0.2 cm 的纤毛；叶片质薄，椭圆状披针形或线状披针形，长 4 ～ 43 cm，宽 0.5 ～ 3 cm，具较浅的纵向折皱，两面或一面具疏疣毛、极短毛或光滑。圆锥花序狭长圆形或线形，长 15 ～ 33 cm，分枝斜向上升，长 1 ～ 13 cm，上部者排列紧密，下部者具分枝且疏松而开展，主轴具棱角，有极细短毛而粗糙；小穗着生小枝一侧，卵状披针形，绿色或微紫色，长 0.3 ～ 0.4 cm，部分小穗下托以 1 长 1 ～ 2 cm 的刚毛。

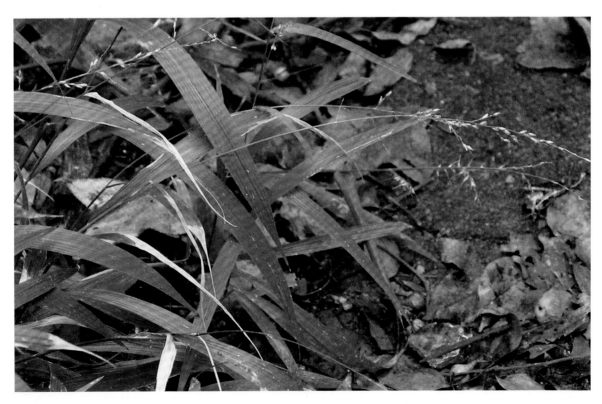

| **生境分布** | 生于山坡林下、沟谷地阴湿处或路边杂草地上。德兴市各地均有分布。 |

| **资源情况** | 野生资源一般。药材来源于野生。 |

| **采收加工** | 秋后采收，晒干。 |

| **功能主治** | 淡，平。归脾、大肠经。解毒，杀虫，祛风。用于疥癣，丹毒，疮疡。 |

| **用法用量** | 内服煎汤，15 ~ 30 g。外用适量，捣敷。 |

| **附　注** | 本种异名：*Panicum excurrens* Miq.、*Panicum neurodes* Schult. var. *blepharoneuron* A. Braun、*Panicum paucisetum* Steud.、*Panicum asperatum* Kunth、*Paspalum nepalense* Spreng. ex Steud.。 |

| 禾本科 | Gramineae | 狗尾草属 | *Setaria*

狗尾草
Setaria viridis (L.) Beauv.

| **药 材 名** | 狗尾草（药用部位：全草）、狗尾草子（药用部位：种子）。

| **形态特征** | 一年生草本。秆直立或基部膝曲，高 10 ~ 100 cm，基部直径 0.3 ~ 0.7 cm。叶鞘松弛，无毛或疏具柔毛、疣毛，边缘具较长的密绵毛状纤毛；叶舌极短，边缘有长 0.1 ~ 0.2 cm 的纤毛；叶片长三角状狭披针形或线状披针形，长 4 ~ 30 cm，宽 0.2 ~ 1.8 cm，通常无毛或疏被疣毛。圆锥花序紧密，呈圆柱状或基部稍疏离，直立或稍弯垂，主轴被较长柔毛，长 2 ~ 15 cm，宽 0.4 ~ 1.3 cm（除刚毛外），刚毛长 0.4 ~ 1.2 cm，通常绿色、褐黄色至紫红色或紫色；小穗 2 ~ 5 簇生于主轴上或更多的小穗着生在短小枝上，椭圆形，先端钝，长 0.2 ~ 0.25 cm，铅绿色。

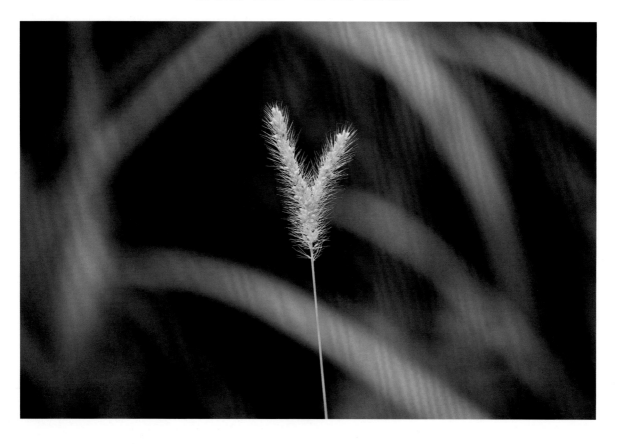

| **生境分布** | 生于荒野、道旁。德兴各地均有分布。

| **资源情况** | 野生资源丰富。药材来源于野生。

| **采收加工** | 狗尾草：夏、秋季采收，晒干或鲜用。
狗尾草子：秋季采收成熟果穗，搓下种子，去净杂质，晒干。

| **药材性状** | 狗尾草：本品呈段状，全体呈灰黄白色。根须状。草质茎圆柱形，纤细。叶片线状。圆锥花序圆柱状，小穗2～5成簇，生于缩短的分枝上，基部有刚毛，有的已脱落；颖与外稃略与小穗等长。颖果长圆形，成熟后背部稍隆起，边缘卷抱内稃。质纤弱，易折断。气微，味淡。

| **功能主治** | 狗尾草：甘、淡，凉。清热利湿，祛风明目，解毒，杀虫，止痒。用于风热感冒，黄疸，小儿疳积，痢疾，小便涩痛，目赤肿痛，痈肿，寻常疣，疮癣；外用于淋巴结结核等。
狗尾草子：解毒，止泻，截疟。用于缠腰火丹，泄泻，疟疾。

| **用法用量** | 狗尾草：内服煎汤，6～12 g，鲜品30～60 g；脾胃虚寒者慎服。外用适量，煎汤洗；或捣敷。
狗尾草子：内服煎汤，9～15 g；或研末冲。外用适量，炒焦，研末调敷。

| **附　　注** | 本种异名：*Panicum viride* L.、*Panicum viride* Steud.、*Pennisetum viride* (L.) R. Br.、*Chaetochloa viridis* (L.) Scribn.、*Setaria viridis* (Linn.) Beauv. var. *genuina* Honda、*Setaria viridis* (Linn.) Beauv. var. *purpurascens* Maxim.。
药材狗尾草，为本种的干燥全草，《上海市中药材标准》（1994年版）中有收载。
本种的果实脱壳后可煮粥。

禾本科 Gramineae 高粱属 Sorghum

高粱 *Sorghum bicolor* (L.) Moench

| 药 材 名 | 高粱（药用部位：种仁）、高粱米糠（药用部位：种皮）、高粱根（药用部位：根）。

| 形态特征 | 一年生草本。秆较粗壮，直立，高 3 ~ 5 m，横径 2 ~ 5 cm，基部节上具支撑根。叶鞘无毛或稍有白粉；叶舌硬膜质，先端圆，边缘有纤毛；叶片线形至线状披针形，长 40 ~ 70 cm，宽 3 ~ 8 cm，叶背淡绿色或有白粉，两面无毛，边缘软骨质，具微细小刺毛，中脉较宽，白色。圆锥花序疏松，主轴裸露，长 15 ~ 45 cm，宽 4 ~ 10 cm；主轴具纵棱，疏生细柔毛，分枝 3 ~ 7，轮生，粗糙或有细毛；每一总状花序具 3 ~ 6 节；无柄小穗倒卵形或倒卵状椭圆形，长 0.45 ~ 0.6 cm，有髯毛；芒长约 1.4 cm；雄蕊 3，花药长约 0.3 cm；花柱分离，柱头帚状。颖果长 0.35 ~ 0.4 cm，淡红色至红棕色。

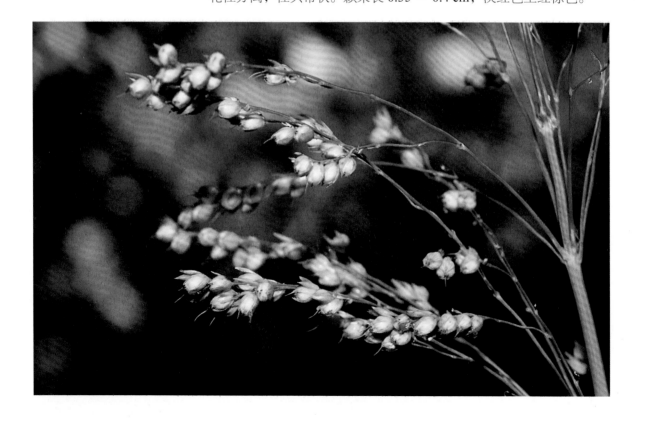

| **生境分布** | 德兴各地均有栽培。

| **资源情况** | 栽培资源一般。药材来源于栽培。

| **采收加工** | 高粱：秋季种子成熟后采收，晒干。

高粱米糠：收集加工高粱时舂下的种皮，晒干。

高粱根：秋季采挖，洗净，晒干。

| **药材性状** | 高粱：本品呈椭圆形而稍扁，长约 0.5 cm。外表面具 1 层棕红色薄膜，基部色较浅，可见果柄痕。质硬，断面白色，富粉性。气微，味淡。

| **功能主治** | 高粱：苦、涩，温。归脾、胃、肺经。健脾止泻，化痰安神。用于脾虚泄泻，霍乱，消化不良，痰湿咳嗽，失眠多梦。

高粱米糠：甘，平。归脾、胃经。和胃消食。用于小儿消化不良。

高粱根：甘，平。归脾、胃、肺经。平喘，利水，止血，通络。用于咳嗽喘满，小便不利，产后出血，血崩，足膝疼痛。

| **用法用量** | 高粱：内服煎汤，30 ~ 60 g；或研末。

高粱米糠：内服炒香，每次 1.5 ~ 3 g，每日 3 ~ 4 次。

高粱根：内服煎汤，15 ~ 30 g；或烧存性，研末。

| **附　　注** | 本种异名：*Holcus bicolor* Linn.、*Andropogon bicolor* Roxb.、*Andropogon sorghum* Roxb. subsp. *sativus* var. *vulgaris* Hack.、*Sorghum vulgare* Pers.。

本种的果实可煮粥、酿酒、制醋、提取淀粉、加工饴糖等。

禾本科 Gramineae 大油芒属 Spodiopogon

大油芒

Spodiopogon sibiricus Trin.

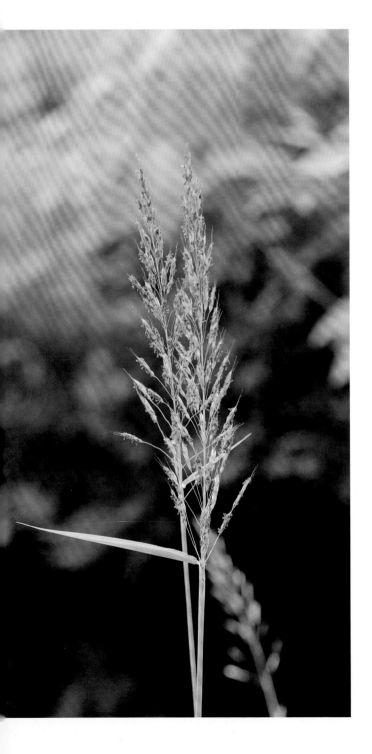

| **药 材 名** |

大油芒（药用部位：全草）。

| **形态特征** |

多年生草本。秆直立，高 70 ~ 150 cm，具 5 ~ 9 节。叶鞘大多长于其节间，无毛或上部生柔毛，鞘口具长柔毛；叶舌干膜质，长 0.1 ~ 0.2 cm，叶片线状披针形，长 15 ~ 30 cm（顶生者较短），宽 0.8 ~ 1.5 cm，中脉粗壮隆起，两面贴生柔毛或基部被疣基柔毛。圆锥花序长 10 ~ 20 cm，主轴无毛，腋间生柔毛，分枝近轮生；小穗长 0.5 ~ 0.55 cm，宽披针形，草黄色或稍带紫色；雄蕊 3，花药长约 0.25 cm；芒长 0.8 ~ 1.5 cm，芒针灰褐色；柱头棕褐色，长 0.2 ~ 0.3 cm，帚刷状，近小穗顶部两侧伸出。颖果长圆状披针形，棕栗色，长约 0.2 cm。

| **生境分布** |

生于山坡、路旁林荫之下。德兴有零星分布。

| **资源情况** |

野生资源稀少。药材来源于野生。

| 采收加工 | 夏、秋季采收，切段，晒干或鲜用。

| 功能主治 | 淡，平。调经，行气。用于胸闷，气胀，月经过多。

| 用法用量 | 内服煎汤，9 ~ 15 g。

| 附　　注 | 本种异名：*Andropogon sibiricus* (Trin.) Steud.、*Saccharum sibiricum* (Trin.) Roberty、*Spodiopogon tenuis* Kitag.、*Spodiopogon depauperatus* Hack. var. *purpurascens* Honda、*Spodiopogon sibiricus* Trin. var. *purpurascens* (Honda) Honda。

禾本科 Gramineae 鼠尾粟属 Sporobolus

鼠尾粟
Sporobolus fertilis (Steud.) W. D. Clayt.

| **药 材 名** | 鼠尾粟（药用部位：全草或根）。

| **形态特征** | 多年生草本。秆直立，丛生，高 25 ~ 120 cm，基部直径 0.2 ~ 0.4 cm，质较坚硬。叶鞘疏松裹茎，基部者较宽，平滑无毛，边缘稀具极短的纤毛，下部者长于节间，上部者短于节间；叶舌极短；叶片质较硬，平滑无毛，或仅上面基部疏生柔毛，通常内卷，长 15 ~ 65 cm，宽 0.2 ~ 0.5 cm。圆锥花序较紧缩，呈线形，常间断，或稠密成近穗形，长 7 ~ 44 cm，宽 0.5 ~ 1.2 cm，分枝稍坚硬，与主轴贴生或倾斜，通常长 1 ~ 2.5 cm，基部者较长，小穗密集着生其上；小穗灰绿色且略带紫色，长 0.17 ~ 0.2 cm；雄蕊 3，花药黄色，长 0.08 ~ 0.1 cm。囊果成熟后红褐色，明显短于外稃和内稃。

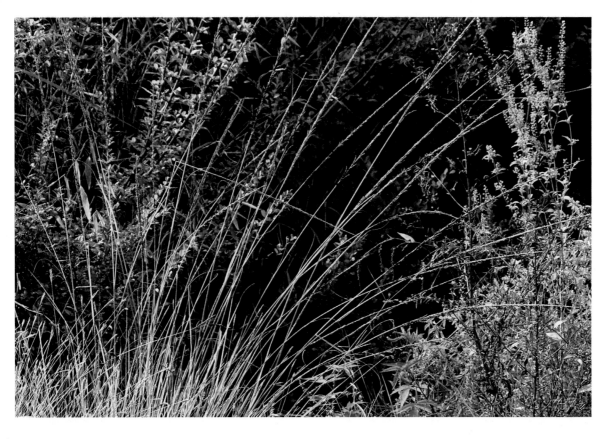

生境分布	生于海拔 120 m 以上的田野路边、山坡草地、山谷湿处和林下。德兴各地均有分布。
资源情况	野生资源丰富。药材来源于野生。
采收加工	夏、秋季采收，鲜用或晒干。
功能主治	甘、淡，平。归心、肺、肝、大肠、膀胱经。清热，凉血，解毒，利尿。用于流行性脑脊髓膜炎、流行性乙型脑炎所致的高热神昏，病毒性肝炎，黄疸，痢疾，热淋，尿血，乳痈。
用法用量	内服煎汤，30 ~ 60 g，鲜品 60 ~ 120 g。
附　注	本种异名：*Agrostis fertilis* Steud.、*Sporobolus elongetus* auct. non R. Br.、*Sporobolus indicus* auct. non (L.) R. Br.、*Sporobolus elongatus* R. Br. var. *purpureosuffusus* Ohwi、*Sporobolus indicus* (L.) R. Br. var. *purpureosuffusus* (Ohwi) Koyama。

禾本科 Gramineae 菅属 Themeda

苞子草
Themeda caudata (Nees) A. Camus

| **药 材 名** | 苞子草（药用部位：根茎）。

| **形态特征** | 多年生簇生草本。秆粗壮，高 1 ~ 3 m，下部直径 0.5 ~ 1 cm 或更粗，扁圆形或圆形而有棱，黄绿色或红褐色，光滑，有光泽。叶鞘在秆基套叠；叶舌圆截形，有长约 0.1 cm 的睫毛；叶片线形，长 20 ~ 80 cm，宽 0.5 ~ 1 cm，背面疏生柔毛。大型伪圆锥花序，多回复出，由带佛焰苞的总状花序组成，佛焰苞长 2.5 ~ 5 cm；总花梗长 1 ~ 2 cm；总状花序由 9 ~ 11 小穗组成，2 对总苞状小穗不着生在同一水平面，总苞状小穗线状披针形，长 1.2 ~ 1.5 cm，芒长 2 ~ 8 cm。颖果长圆形，坚硬，长约 0.5 cm。

| **生境分布** | 生于海拔 320 m 以上的山坡草丛、林缘等。分布于德兴三清山北麓、大茅山等。

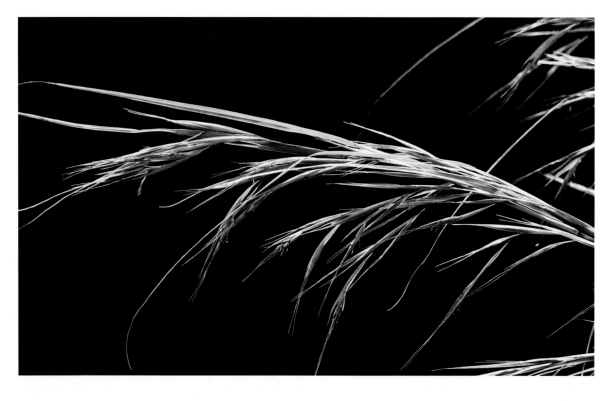

| **资源情况** | 野生资源一般。药材来源于野生。

| **采收加工** | 秋、冬季采挖，晒干。

| **功能主治** | 苦，寒。归肺经。清热止咳。用于热咳。

| **附　注** | 本种异名：*Anthistiria caudata* Nees、*Anthistiria gigantea* Cav. subsp. *caudata* (Nees) Hook. f.、*Anthistiria gigantea* Cav. var. *armata* Andersson、*Androscepia gigantea* (Cav.) Brongn. var. *armata* Andersson。

禾本科 Gramineae 菅属 *Themeda*

黄背草
Themeda japonica (Willd.) Tanaka

| 药 材 名 | 黄背草（药用部位：全草）、黄背草苗（药用部位：幼苗）、黄背草根（药用部位：根）、黄背草果（药用部位：果实）。

| 形态特征 | 多年生簇生草本。秆高 0.5 ~ 1.5 m，下部直径可达 0.5 cm，光滑，具光泽，黄白色或褐色，有时节处被白粉。叶鞘紧裹秆，背部具脊，通常生疣基硬毛；叶舌坚纸质，长 0.1 ~ 0.2 cm，有睫毛；叶片线形，长 10 ~ 50 cm，宽 0.4 ~ 0.8 cm，中脉显著，两面无毛或疏被柔毛，背面常粉白色。大型伪圆锥花序多回复出，由具佛焰苞的总状花序组成，长为全株的 1/3 ~ 1/2；佛焰苞长 2 ~ 3 cm；总状花序长 1.5 ~ 1.7 cm，由 7 小穗组成，具长 0.2 ~ 0.5 cm 的花序梗；芒长 3 ~ 6 cm。颖果长圆形。

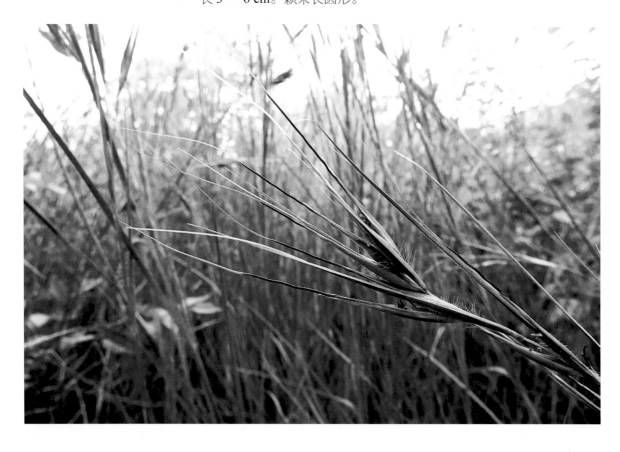

| **生境分布** | 生于海拔 80 m 以上的干燥山坡、草地、路旁、林缘等。分布于德兴三清山北麓、大茅山等。

| **资源情况** | 野生资源一般。药材来源于野生。

| **采收加工** | 黄背草：夏、秋季采收，晒干。
黄背草苗：春、夏季采收，晒干。
黄背草根：夏、秋季采挖，洗净，晒干。
黄背草果：秋末果实成熟时采收，晒干。

| **功能主治** | 黄背草：甘，温。归肝经。活血通经，祛风除湿。用于闭经，风湿痹痛。
黄背草苗：甘，平。平肝。用于高血压。
黄背草根：甘，平。祛风湿。用于风湿痹痛。
黄背草果：甘，平。固表敛汗。用于盗汗。

| **用法用量** | 黄背草：内服煎汤，30 ~ 60 g。
黄背草苗、黄背草根：内服煎汤，15 ~ 30 g。
黄背草果：内服煎汤，9 ~ 15 g。

| **附 注** | 本种异名：*Anthistiria japonica* Willd.、*Themeda triandra* Forssk.、*Themeda triandra* Forsk. var. *japonica* (Wind.) Makino。

禾本科 Gramineae 菅属 Themeda

菅

Themeda villosa (Poir.) A. Camus

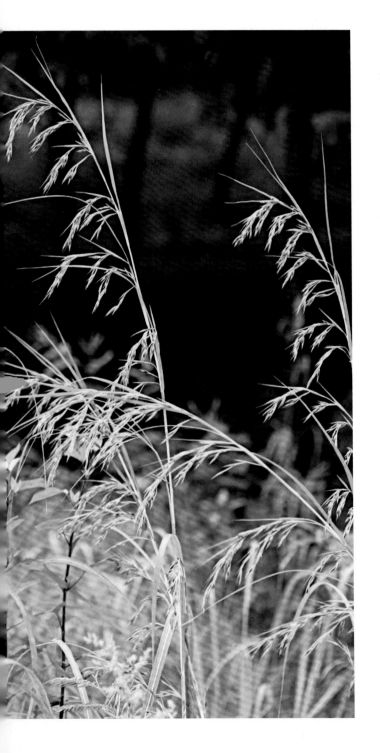

| 药 材 名 |

菅茅根（药用部位：全草或根茎）。

| 形态特征 |

多年生草本。秆粗壮，多簇生，高 1 ~ 2 m 或更高，下部直径 1 ~ 2 cm，两侧压扁或具棱，通常黄白色或褐色，平滑无毛而有光泽。叶鞘光滑无毛，下部具粗脊；叶舌短，先端具短纤毛；叶片线形，长可达 1 m，宽 0.7 ~ 1.5 cm，两面微粗糙，中脉粗，白色，叶缘粗糙。多回复出的大型伪圆锥花序，由具佛焰苞的总状花序组成，长可达 1 m；总状花序长 2 ~ 3 cm，具长 0.5 ~ 2 cm 的总花梗；总花梗上部常被毛，佛焰苞舟形，长 2 ~ 3.5 cm；每总状花序由 9 ~ 11 小穗组成；2 对总苞状小穗披针形，不着生在同一水平上；雄蕊 3，花药长 0.4 ~ 0.5 cm。颖果被毛或脱落，成熟时粟褐色。

| 生境分布 |

生于海拔 300 m 以上的山坡灌丛、草地或林缘向阳处。德兴各地均有分布。

| 资源情况 |

野生资源一般。药材来源于野生。

| **采收加工** | 夏、秋季采挖，洗净，鲜用或晒干。

| **功能主治** | 辛、甘，温。祛风散寒，除湿通络，利尿消肿。用于风寒感冒，风湿麻木，小便淋痛，水肿，骨折。

| **用法用量** | 内服煎汤，15 ~ 30 g；或捣汁；或浸酒。外用适量，捣敷。

| **附　注** | 本种异名：*Pseudanthistiria emeinica* S. L. Chen et T. D. Zhuang、*Themeda gigantea* (Cav.) Hack. ex Duthie subsp. *villosa* (Poir.) Hack.、*Themeda gigantea* auct. non (Cav.) Hack.、*Themeda gigantea* (Cav.) Hack. ex Duthie var. *sundaica* (Büse) A. Camus、*Anthistiria setosa* Thunb. ex Andersson、*Anthistiria junghuhniana* Nees ex Andersson、*Anthistiria mutica* (Steud.) Hassk.。

普通小麦 Triticum aestivum L.

| 药 材 名 | 小麦（药材来源：种子或其面粉）、浮小麦（药用部位：干瘪轻浮的颖果）、麦麸（药用部位：种皮）、小麦芽（药材来源：成熟果实经发芽干燥而得的加工品）。

| 形态特征 | 一年生或越年生草本。秆直立，丛生，具6～7节，高60～100 cm，直径0.5～0.7 cm。叶鞘松弛抱茎，下部者长于上部者而短于节间；叶舌膜质，长约0.1 cm；叶片长披针形。穗状花序直立，长5～10 cm（芒除外），宽1～1.5 cm；小穗含3～9小花，上部者不发育；颖卵圆形，长0.6～0.8 cm，主脉于背面上部具脊，于先端延伸为长约0.1 cm的齿，侧脉的背脊及顶齿均不明显；外稃长圆状披针形，长0.8～1 cm，先端具芒或无芒；内稃与外稃几等长。

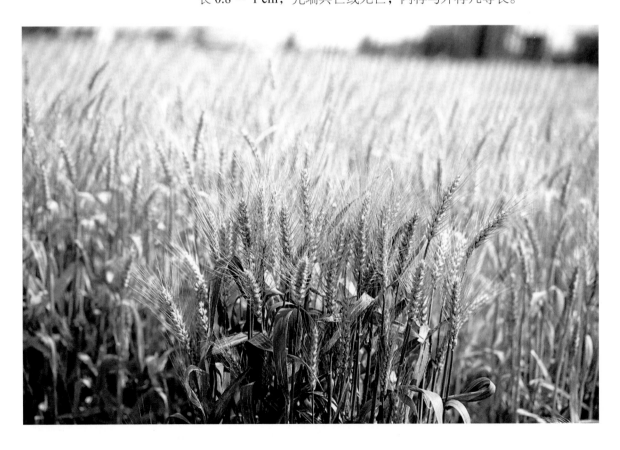

| 生境分布 | 德兴各地均有栽培。

| 资源情况 | 栽培资源丰富。药材来源于栽培。

| 采收加工 | **小麦**：果实成熟时采收，脱粒晒干，或机成面粉。
浮小麦：夏至前后采收成熟果实，取瘪瘦轻浮与未脱净皮的麦粒，筛去灰屑，用水漂洗，晒干。
麦麸：小麦经粉碎、过筛，筛去面粉后得到的种皮。
小麦芽：将麦粒用水浸泡后，在适宜温度下，令其发芽至长约 0.5 cm，迅速干燥。

| 药材性状 | **小麦**：本品呈长椭圆形，长 0.5 ~ 0.7 cm，直径 0.3 ~ 0.35 cm。表面浅黄棕色或黄色，腹面中央有 1 纵沟，背面基部有 1 不明显的胚；顶端有黄白色柔毛。质硬，断面白色，粉性。气微，味微甘。
浮小麦：本品呈长圆形，长约 0.6 cm，直径约 0.26 cm。表面黄白色或浅黄棕色，略抽皱，腹面有一深陷的纵沟。先端钝形，带有黄色柔毛，另一端呈斜尖形，有脐。质硬或较软，断面白色，有粉性。无臭，味淡。
麦麸：本品多为黄白色或深黄色的不规则薄片或碎末。外表面黄色，平滑，稍有光泽；内表面白色或黄白色，粗糙，具粉性。手摸松泡，体轻，质柔软。气微香，味淡。
小麦芽：本品呈梭形，长 0.5 ~ 0.7 cm，直径 0.3 ~ 0.4 cm。表面淡黄色，背面浑圆，稍皱缩，腹面中央有一深陷的纵沟。先端钝，有白色柔毛；基部胚根处生出胚芽及须根。胚芽长披针状线形，黄绿色，长约 0.5 cm。须根数条，纤细而弯曲。质硬，断面白色，粉性。无臭，味微甘。

| 功能主治 | **小麦**：甘，凉。归心、脾、肾经。养心，益肾，除热，止渴。用于脏躁，烦热，消渴，泻痢，痈肿，外伤出血，烫伤。
浮小麦：甘，凉。归心经。养心安神，止虚汗。用于神志不安，失眠。
麦麸：甘，凉。归大肠经。润肺生津，滋阴养血，益气和血，补髓强心，清肺热，济肾燥，除烦止渴，敛汗排毒。用于虚汗，盗汗，糖尿病，热疮，风湿痹痛，脚气，虚劳咳嗽，痰中带血，虚热口渴。
小麦芽：甘，凉。归脾、胃经。消食健胃，和中下气，回乳。用于食积不消，脘腹胀满，食欲不振，呕吐泄泻，乳胀不消。

| 用法用量 | **小麦**：种子，内服煎汤，50 ~ 100 g；或煮粥。外用适量，炒黑研末调敷。面粉，

炒黄温水调服；畏汉椒、萝菔。外用适量，干撒；或炒黄调敷。

浮小麦：内服煎汤，15 ～ 30 g；或研末；止汗宜微炒用；无汗而烦躁或虚脱汗出者忌用。

麦麸：内服煎汤，10 ～ 30 g。外用适量。

小麦芽：内服煎汤，9 ～ 15 g；回乳炒用 60 g。

| **附　　注** | 本种异名：*Triticum sativum* Lam.、*Triticum vulgare* Vill.。

药材小麦，为本种的种子或果实，《中华人民共和国药品标准·藏药·第一册·附录》（1995 年版）、《青海省藏药标准·附录》（1992 年版）、《山东省中药材标准·附录》（1995 年版、2002 年版）、《湖南省中药材标准》（1993 年版、2009 年版）、《中华人民共和国药典·附录》（2005 年版至 2020 年版）、《广东省中药材标准》（2010 年版）中有收载。

药材小麦芽，为本种的成熟果实经发芽干燥而得的加工品，《贵州省中药材、民族药材质量标准》（2003 年版）中有收载；《贵州省中药材质量标准》（1988 年版）、《湖南省中药材标准》（1993 年版、2009 年版）以"麦芽"之名收载之。

药材麦秆草，为本种的干燥茎秆，《上海市中药材标准·附录》（1994 年版）中有收载。

药材麦麸，为本种的种皮，《山西省中药材标准·附录》（1987 年版）、《山东省中药材标准》（2002 年版）、《福建省中药材标准》（2006 年版）中有收载。

药材面粉，为本种的干燥种仁经加工制成的细粉，《中华人民共和国卫生部药品标准·中药成方制剂·第十二册·附录》（1997 年版）、《福建省中药材标准》（2006 年版）中有收载。

药材浮小麦，为本种的干瘪果实，《内蒙古中药材标准》（1988 年版）、《江苏省中药材标准（试行稿）·第一批》（1986 年版）、《江苏省中药材标准》（1989 年版）、《中华人民共和国药典》（1963 年版、2010 年版附录）、《中华人民共和国卫生部药品标准·中药材·第一册》（1992 年版）、《贵州省中药材质量标准》（1988 年版）、《贵州省中药材、民族药材质量标准》（2003 年版）、《贵州省中药材标准规格·上集》（1965 年版）、《河南省中药材标准》（1991 年版）、《山西省中药材标准》（1987 年版）、《四川省中药材标准》（1987 年版）、《四川省中草药标准（试行稿）·第四批》（1984 年版）、《新疆维吾尔自治区药品标准·第二册》（1980 年版）等中有收载。

药材淮小麦，为本种的干燥颖果，《上海市中药材标准》（1994 年版）中有收载。

本种的果实磨成面粉后可制作各种面食。

禾本科　Gramineae　玉蜀黍属　*Zea*

玉蜀黍
Zea mays L.

| 药 材 名 |

玉蜀黍（药用部位：种子。别名：米仁）、玉米须（药用部位：花柱和柱头。别名：苞米须、包粟衣）、玉米油（药材来源：种子经榨取而得的脂肪油）、玉米花（药用部位：雄花穗）、玉米轴（药用部位：穗轴。别名：玉米芯）、玉蜀黍叶（药用部位：叶）、玉蜀黍根（药用部位：根）、玉米花粉（药用部位：花粉）。

| 形态特征 |

一年生高大草本。秆通常不分枝，高 1 ~ 4 m，基部各节具气生支柱根。叶鞘具横脉；叶舌膜质，长约 0.2 cm；叶片扁平宽大，线状披针形，基部圆形，呈耳状，无毛或具疣柔毛，中脉粗壮，边缘微粗糙。顶生雄性圆锥花序大型，主轴与总状花序轴及其腋间均被细柔毛；花药橙黄色，长约 0.5 cm。雌花序被多数宽大的鞘状苞片所包藏；雌蕊具极长而细弱的线形花柱。颖果呈球形或扁球形，成熟后露出颖片和稃片之外，其大小因生长条件不同而异，一般长 0.5 ~ 1 cm，宽略超过长。

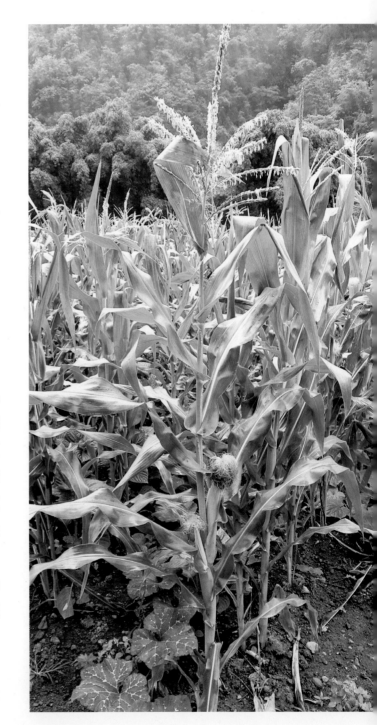

| 生境分布 | 德兴各地均有栽培。

| 资源情况 | 栽培资源丰富。药材来源于栽培。

| 采收加工 | 玉蜀黍：采收成熟果实，脱下种子，晒干。

玉米须：夏、秋季果实成熟时收集，除去杂质，晒干。

玉米油：采收成熟种子，晒干，榨取油。

玉米花：夏、秋季采收，晒干。

玉米轴：秋季采收成熟果实，脱去种子后收集，晒干。

玉蜀黍叶：夏、秋季采收，晒干。

玉蜀黍根：秋季采挖，洗净，鲜用或晒干。

玉米花粉：夏季采收雄花序，晒干后碾压，筛取花粉，除去杂质。

| 药材性状 | 玉米须：本品常集结成疏松团簇，花柱线状或须状，完整者长达 30 cm，直径约 0.05 cm，淡绿色、黄绿色至棕红色，有光泽，略透明；柱头 2 裂，叉开。质柔软。气无，味淡。

玉米轴：本品呈圆柱形，长 10 ~ 25 cm，直径 2 ~ 5 cm，黄白色，全体残留剥取玉米后的类圆形凹窝。质轻，断面外围 1 层呈膜质体，微具光泽，中央具松软如海绵状的白色髓。气微，味微甘。

玉米花粉：本品为黄色或棕黄色的扁平小块状物或粉末。体轻，手捻有滑腻感。气微香，味淡或微甜。

| 功能主治 | 玉蜀黍：甘，平。归胃、大肠经。调中开胃，利尿消肿。用于食欲不振，小便不利，水肿，尿路结石。

玉米须：甘、淡，平。归肾、胃、肝、胆经。利尿，消肿，清肝利胆。用于肾炎性水肿，小便不利，湿热黄疸，高血压。

玉米油：降血压，降血脂。用于高血压，高血脂，动脉硬化，冠心病。

玉米花：甘，凉。疏肝利胆。用于肝炎，胆囊炎。

玉米轴：甘，平。归脾、肾、膀胱经。健脾利湿。用于消化不良，泻痢，小便不利，水肿，脚气，小儿夏季热，口舌糜烂。

玉蜀黍叶：微甘，凉。利尿通淋。用于石淋，小便涩痛。

玉蜀黍根：甘，平。利尿通淋，祛瘀止血。用于小便不利，水肿，石淋，胃痛，吐血。

玉米花粉：淡、微甘，平。归心、肾经。益气养阴，安神益智。用于气虚乏力，感冒，失眠多梦，记忆力下降等。

| 用法用量 | 　玉蜀黍：内服煎汤，30 ~ 60 g；或煮食；或磨成细粉做饼；体虚及小便多者忌用。

玉米须：内服煎汤，15 ~ 30 g。

玉米油、玉米花、玉蜀黍叶：内服煎汤，9 ~ 15 g。

玉米轴：内服煎汤，9 ~ 12 g；或煅存性研末冲。外用适量，烧灰调敷。

玉蜀黍根：内服煎汤，30 ~ 60 g。

玉米花粉：内服煎汤，5 ~ 10 g。

| 附　　方 | 　（1）治原发性高血压：①玉米须、西瓜皮、香蕉，煎汤服。②玉米须 15 ~ 24 g，加冰糖煎汤服。

（2）治吐血及红崩：玉米须 15 ~ 30 g，炖猪瘦肉 4 两服。

（3）治劳伤吐血：①玉米须、小蓟炖猪瘦肉服。②玉米须 15 ~ 30 g，龙胆 6 ~ 9 g，土茵陈 30 g，栀子 9 g，黄芩 9 g。用猪胆为引，煎汤服。〔方（1）~（3）出自《草药手册》（江西）〕

| 附　　注 | 　药材玉米心，为本种的干燥果序轴，《上海市中药材标准·附录》（1994 年版）中有收载。

药材玉米花粉，为本种的花粉，《福建省中药材标准》（2006 年版）、《湖北省中药材质量标准》（2009 年版）中有收载；《湖北省未成册标准·鄂药管注〔2001〕240 号》以“花粉”之名收载之。

药材玉米须，为本种的花柱和柱头，《中华人民共和国药典》（1977 年版）、《中华人民共和国卫生部药品标准·中药材·第一册》（1992 年版）、《河南省中药材标准》（1991 年版）、《山西省中药材标准》（1987 年版）、《贵州省中药材、民族药材质量标准》（2003 年版）、《江西省中药材标准》（2014 年版）中有收载。

药材玉米根，为本种的干燥根，《上海市中药材标准·附录》（1994 年版）中有收载。

药材淀粉，为本种的种子中所得之物或种子中所得的多糖类物质，《中华人民共和国药典》（1953 年版）等中有收载。

禾本科 Gramineae 菰属 Zizania

菰
Zizania latifolia (Griseb.) Stapf

| 药 材 名 | 茭白（药用部位：嫩茎秆被菰黑粉菌刺激而形成的纺锤形肥大部分）、菰根（药用部位：根及根茎）、菰米（药用部位：果实）。

| 形态特征 | 多年生草本。具匍匐根茎。秆高大直立，高1~2m，直径约1cm，具多数节，基部节上生不定根。叶鞘长于其节间，肥厚；叶舌膜质，长约1.5cm；叶片宽大，长50~90cm，宽1.5~3cm。圆锥花序长30~50cm，分枝多数簇生，果期开展；雄小穗长1~1.5cm，两侧压扁，着生于花序下部或分枝上部，带紫色，雄蕊6，花药长0.5~1cm；雌小穗圆筒形，长1.8~2.5cm，宽0.15~0.2cm，着生于花序上部和分枝下方与主轴贴生处。颖果圆柱形，长约1.2cm。

| 生境分布 | 水生或沼生，常见栽培。德兴各地均有分布，德兴各地均有栽培。

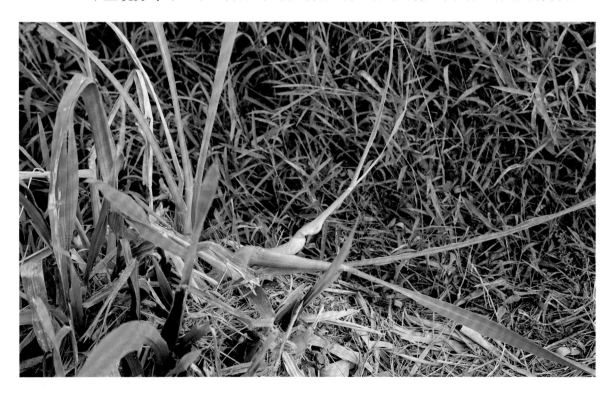

| 资源情况 | 野生资源一般，栽培资源丰富。药材主要来源于栽培。

| 采收加工 | 茭白：秋季采收，鲜用或晒干。

菰根：秋季采挖，洗净，鲜用或晒干。

菰米：9 ~ 10 月果实成熟后采收，搓去外皮，扬净，晒干。

| 药材性状 | 菰根：本品根茎呈压扁的圆柱形，直径 0.6 ~ 1.8 cm。表面棕黄色或金黄色，有环状凸起的节，节上有根痕及芽痕，节间有细纵皱纹。体轻，质软而韧，断面中空，周壁厚约 0.1 cm，有排列成环的小孔。无臭，味淡。

菰米：本品呈圆柱形，长 1 ~ 1.5 cm，直径 0.1 ~ 0.2 cm，两端渐尖。表面棕褐色，有一因稃脉挤压而形成的沟纹，腹面从基部至中部有一弧形的因胚体突出而形成的脊纹，脊纹两侧微凹下，长约 0.6 cm。质坚硬而脆，折断面灰白色，富有油质。气微弱，味微甘。

| 功能主治 | 茭白：甘，微寒。归肝、脾、肺经。解热毒，除烦渴，利二便。用于烦热，消渴，二便不通，黄疸，痢疾，热淋，目赤，乳汁不下，疮疡。

菰根：甘，寒。除烦止渴，清热解毒。用于消渴，心烦，小便不利，小儿麻疹高热不退，黄疸，鼻衄，烫火伤。

菰米：甘，寒。归胃、大肠经。除烦止渴，和胃理肠。用于心烦，口渴，大便不通，小便不利，小儿泄泻。

| 用法用量 | 茭白：内服煎汤，30 ~ 60 g；脾虚泄泻者慎服。

菰根：内服煎汤，鲜品 60 ~ 90 g；或绞汁。外用适量，烧存性，研末调敷。

菰米：内服煎汤，9 ~ 15 g。

| 附 方 | （1）治暑热腹痛：鲜菰根 60 ~ 90 g，煎汤服。

（2）催乳：茭白 15 ~ 30 g，通草 9 g，煮猪脚食。[方（1）~（2）出自《草药手册》（江西）]

| 附 注 | 本种异名：*Zizania caduciflora* (Turcz. ex Trin.) Hand.-Mazz.、*Zizania dahurica* Steud.、*Hydropyrum latifolium* Griseb.、*Zizania aquatica* Linn. var. *latifolia* (Griseb.) Kom.、*Zizania mezii* Prodoehl、*Zizania caducifolia* Turcz. ex Trin.。

药材茭白子，为本种的干燥成熟果实，《江苏省中药材标准》（1989 年版）、《上海市中药材标准》（1994 年版）中有收载。

本种为北京市 II 级保护植物，IUCN 评估等级为 LC 级。

本种为常见蔬菜。

棕榈科 Palmae 棕榈属 Trachycarpus

棕榈
Trachycarpus fortunei (Hook.) H. Wendl.

| 药 材 名 | 棕榈（药用部位：叶柄及叶鞘纤维）、棕榈根（药用部位：根）、棕树心（药用部位：心材）、棕榈叶（药用部位：叶）、棕榈花（药用部位：花蕾、花）、棕榈子（药用部位：成熟果实）。 |

| 形态特征 | 乔木，高达 15 m。茎有残存不易脱落的老叶柄基部。叶掌状深裂，直径 50 ~ 70 cm；裂片多数，条形，宽 1.5 ~ 3 cm，坚硬，先端浅 2 裂，具钝头，不下垂，有多数纤细的纵脉纹；叶柄细长，先端有小戟突；叶鞘纤维质，网状，暗棕色，宿存。肉穗花序排成圆锥花序式，腋生；总苞多数，革质，被锈色绒毛；花小，黄白色，雌雄异株。核果肾状球形，直径约 1 cm，蓝黑色。 |

| 生境分布 | 生于村边、庭园、田边、丘陵或山地，亦有栽培。德兴各地均有分 |

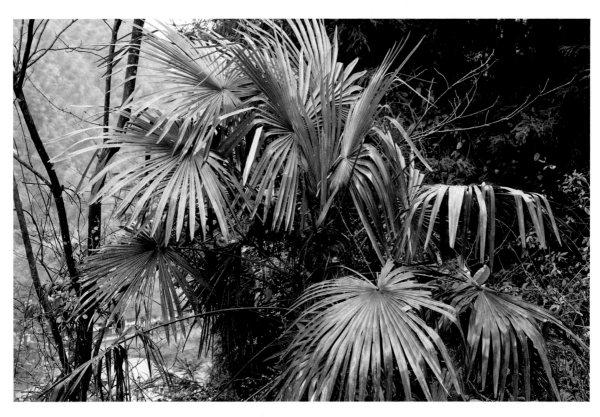

布，德兴各地均有栽培。

| **资源情况** | 野生资源丰富，栽培资源丰富。药材来源于栽培。

| **采收加工** | 棕榈：全年均可采收，一般多于 9 ~ 10 月间采收纤维状鞘片，除去残皮（纤维状的棕毛），晒干。

棕榈根：全年均可采挖，洗净，切段，晒干或鲜用。

棕树心：全年均可采收，除去茎皮，取木部，切段，晒干。

棕榈叶：全年均可采收，晒干或鲜用。

棕榈花：4 ~ 5 月花将开或刚开放时连序采收，晒干。

棕榈子：霜降前后待果皮变淡蓝色时采收，晒干。

| **药材性状** | 棕榈：本品呈长条板状，一端较窄而厚，另一端较宽而稍薄，大小不等。表面红棕色，粗糙，有纵直皱纹；一面有明显的凸出纤维，纤维的两侧着生多数棕色茸毛。质硬而韧，不易折断，断面纤维性。气微，味淡。

棕榈子：本品呈肾形或近球形，常一面隆起，一面凹下，凹面有沟，旁有果柄痕，长 0.8 ~ 1 cm，宽 0.5 ~ 0.8 cm；表面灰黄色或绿黄色，成熟者灰蓝色而被蜡被，平滑或有不规则网状皱纹，外果皮、中果皮较薄，常脱落而露出灰棕色或棕黑色坚硬的内果皮。种仁乳白色，角质。气微，味微涩、微甜。

| **功能主治** | 棕榈：苦、涩，平。归肺、肝、大肠经。收敛止血。用于吐血，衄血，尿血，便血，崩漏。

棕榈根：苦、涩，凉。归心、肝、脾经。收敛止血，涩肠止痢，除湿，消肿，解毒。用于吐血，便血，崩漏，带下，痢疾，淋浊，水肿，关节疼痛，瘰疬，流注，跌打肿痛。

棕树心：苦、涩，平。养心安神，收敛止血。用于心悸，头昏，崩漏，脱肛，子宫脱垂。

棕榈叶：苦、涩，平。归脾、胃经。收敛止血，降血压。用于吐血，劳伤，高血压。

棕榈花：苦、涩，平。归肝、脾经。止血，止泻，活血，散结。用于血崩，带下，肠风，泻痢，瘰疬。

棕榈子：苦、甘、涩，平。归脾、大肠经。止血，涩肠，固精。用于肠风，崩漏，带下，泻痢，遗精。

| 用法用量 | 棕榈：内服煎汤，3 ～ 9 g。外用适量，研末敷；出血诸证瘀滞未尽者不宜独用。
棕榈根：内服煎汤，15 ～ 30 g。外用适量，煎汤洗；或捣敷。
棕树心：内服煎汤，10 ～ 15 g。外用适量，捣敷。
棕榈叶：内服煎汤，6 ～ 12 g；或泡茶。
棕榈花：内服煎汤，3 ～ 10 g；或研末，3 ～ 6 g。外用适量，煎汤洗。
棕榈子：内服煎汤，10 ～ 15 g；或研末，6 ～ 9 g。

| 附　注 | 本种异名：*Chaemaerops fortunei* Hook、*Trachycarpus caespitosus* Becc.、*Trachycarpus wagnerianus* Becc.、*Trachycarpus excelsus* H. Wendl.。

药材陈棕，为本种的陈久的叶鞘纤维，《上海市中药材标准》（1994 年版）中有收载。

药材棕榈，为本种的干燥叶柄，《中华人民共和国药典》（1963 年版至 2020 年版）中有收载。

药材棕板，为本种的干燥叶柄，《中华人民共和国药典》（1977 年版、1985 年版）、《新疆维吾尔自治区药品标准·第二册》（1980 年版）中有收载。

药材棕榈子，为本种的成熟果实，《中华人民共和国卫生部药品标准·中药材·第一册》（1992 年版）、《贵州省中药材质量标准》（1988 年版）、《贵州省中药材、民族药材质量标准》（2003 年版）、《中华人民共和国卫生部药品标准·中药成方制剂·第十七册·附录》（1998 年版）中有收载。

本种幼嫩的果实（习称"棕粑"）、茎的先端（习称"棕芯"）在江西各地常作为野菜食用，萍乡一带民间尤喜食用棕芯。

天南星科 Araceae 菖蒲属 Acorus

菖蒲 *Acorus calamus* L.

| 药 材 名 |

水菖蒲（药用部位：根茎）。

| 形态特征 |

多年生草本。根茎粗壮，直径达 1.5 cm。叶剑形，长 50 ~ 80 cm，宽 0.6 ~ 2.5 cm，具明显凸起的中脉，基部叶鞘套叠，有膜质边缘。花葶基出，短于叶片，稍压扁；佛焰苞叶状，长 30 ~ 40 cm，宽 0.5 ~ 1 cm；肉穗花序圆柱形，长 4 ~ 7 cm，直径 0.6 ~ 1 cm；花两性，花被片 6，顶平截而内弯；雄蕊 6，花药淡黄色，稍伸出花被；花柱短。果实紧密靠合，红色，果期花序直径达 1.6 cm。

| 生境分布 |

生于水边、沼泽湿地或湖泊浮岛上，也常有栽培。德兴各地均有分布，海口有栽培。

| 资源情况 |

野生资源丰富，栽培资源一般。药材主要来源于野生。

| 采收加工 |

秋、冬季采挖，除去须根和泥沙，晒干。

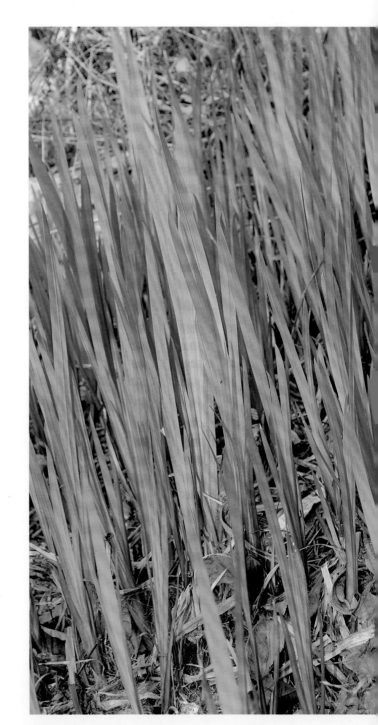

| **药材性状** | 本品呈扁圆柱形，略弯曲，长 4 ~ 20 cm，直径 0.8 ~ 2 cm。表面灰棕色至棕褐色，节明显，节间长 0.5 ~ 1.5 cm，具纵皱纹，一面具密集圆点状根痕；叶痕呈斜三角形，左右交互排列，侧面茎基痕周围常残留有鳞片状叶基和毛发状须根。质硬，断面淡棕色，内皮层环明显，可见众多棕色油细胞小点。气浓烈而特异，味辛。

| **功能主治** | 辛、苦，温。归心、肝、胃经。温补胃阳，消炎止痛。用于消化不良，食物积滞，白喉，炭疽等。

| **用法用量** | 内服煎汤，3 ~ 6 g；或入丸、散剂；阴虚阳亢及汗多、精滑者慎服。外用适量，煎汤洗；或研末调敷。

| **附　方** | （1）治阴性肿毒、跌打损伤：水菖蒲、桑根白皮、乌桕根皮、马鞭草、倒拱地、五加皮、闹羊花根、韭菜根各适量，加酒醋外敷。
（2）治胃痛：鲜水菖蒲 6 ~ 9 g，煎汤，冲白糖服。
（3）治中风不语、口眼歪斜：鲜水菖蒲 15 g，冰糖 15 g。开水炖服。
（4）治水肿：鲜水菖蒲 9 g，黄豆 60 g。水煮服。
（5）治牙痛：鲜水菖蒲磨粉涂搽。
（6）治痔漏：水菖蒲煎汤熏洗。［方（1）~（6）出自《草药手册》（江西）］

| **附　注** | 本种异名：*Acorus asiaticus* Nakai、*Acorus calamus* L. var. *vulgaris* L.、*Calamus aromaticus* Garsault。
药材藏菖蒲，为本种的干燥根茎，《中华人民共和国药典》（2000 年版至 2020 年版）、《中华人民共和国药典·附录》（1977 年版至 1995 年版）、《中华人民共和国卫生部药品标准·藏药·第一册》（1995 年版）、《青海省藏药标准》（1992 年版）、《藏药标准》（1979 年版）中有收载；《上海市中药材标准》（1994 年版）以"白菖蒲"之名收载之，《四川省中草药标准（试行稿）·第一批》（1977 年版）以"建菖蒲"之名收载之，《四川省中药材标准》（1987 年版）以"菖蒲"之名收载之。
药材水菖蒲，为本种的根茎，《中华人民共和国卫生部药品标准·中药成方制剂·第二册·附录》（1990 年版）、《北京市中药材标准》（1998 年版）、《河南省中药材质量标准》（1991 年版）、《湖北省中药材标准》（2009 年版）、《吉林省中药材标准》（1977 年版）、《辽宁省中药材标准》（1980 年版）、《内蒙古中药材标准》（1988 年版）、《内蒙古蒙药材标准》（1986 年版）、

《新疆维吾尔自治区药品标准》（1987 年版）、《新疆维吾尔自治区药品标准·第二册》（1980 年版）、《宁夏中药材标准》（1993 年版）、《贵州省中药材、民族药材质量标准》（2003 年版）、《黑龙江省中药材标准》（2001 年版）中有收载。

《中华人民共和国药典》规定，藏菖蒲含挥发油不得少于 2.0%（ml/g）。

天南星科 Araceae 菖蒲属 Acorus

金钱蒲 *Acorus gramineus* Soland.

| 药 材 名 | 石菖蒲（药用部位：根茎）、金钱蒲（药用部位：全草）。

| 形态特征 | 多年生草本。根茎长 5 ~ 10 cm，芳香。叶基对折，两侧膜质叶鞘棕色，脱落；叶片质较厚，线形，绿色，长 20 ~ 30 cm，宽不及 0.6 cm，无中肋，平行脉多数。花序梗长 2.5 ~ 15 cm，叶状佛焰苞长 3 ~ 14 cm，宽 0.1 ~ 0.2 cm；肉穗花序黄绿色，圆柱形，长 3 ~ 9.5 cm，直径 0.3 ~ 0.5 cm。果序直径达 1 cm；果实黄绿色。

| 生境分布 | 生于海拔 1 800 m 以下的水旁湿地或石上，常栽培。分布于德兴三清山北麓、大茅山等，大目源有栽培。

| 资源情况 | 野生资源丰富，栽培资源一般。药材主要来源于野生。

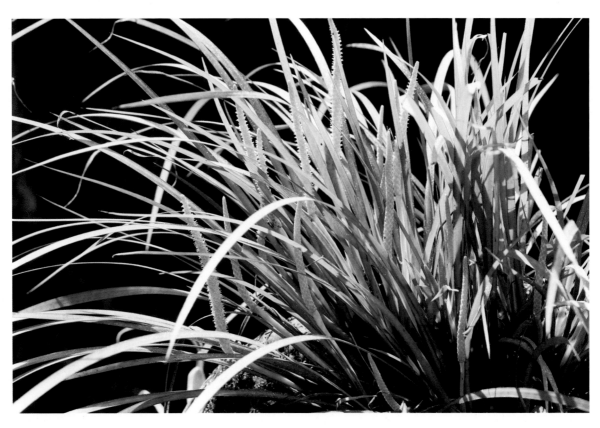

| 采收加工 | 石菖蒲：早春或冬末采挖，剪去叶片和须根，洗净，晒干，撞去毛须。
金钱蒲：随用随采，除去杂质，洗净。

| 药材性状 | 石菖蒲：本品呈扁圆柱形，多弯曲，常有分枝，长 5 ~ 10 cm，直径 0.3 ~ 1 cm。表面棕褐色或灰棕色，粗糙，有疏密不均的环节，节间长 0.1 ~ 0.5 cm，具细纵纹，一面残留须根或圆点状根痕；叶痕呈三角形，左右交互排列，有的其上有毛鳞状的叶基残余。质硬，断面纤维性，类白色或微红色，内皮层环明显，可见多数维管束小点及棕色油细胞。气芳香，味苦、微辛。
金钱蒲：本品根茎呈扁圆柱形，具分枝，直径 0.3 ~ 0.5 cm；表面白色至淡粉红色或绿色，具棕色环节，可见残留的叶基及点状根痕；切面白色至淡粉红色。叶基生，线条形，长 20 ~ 30 cm，宽不及 0.6 cm，基部红色，上端绿色，脉平行。质软。气香特异，味辣、微苦。

| 功能主治 | 石菖蒲：辛、苦，温。开窍化痰，辟秽杀虫。用于痰涎壅闭，神识不清，慢性支气管炎，痢疾，肠炎，腹胀腹痛，食欲不振，风寒湿痹；外用于疥疮。
金钱蒲：辛、苦，温。归心、胃经。开窍豁痰，醒神益智，化湿开胃。用于神昏癫痫，健忘失眠，耳鸣耳聋，脘痞不饥，噤口痢。

| 用法用量 | 石菖蒲：内服煎汤，3 ~ 6 g，鲜品加倍；或入丸、散剂；阴虚阳亢及汗多、精滑者慎服。外用适量，煎汤洗；或研末调敷。
金钱蒲：内服煎汤，3 ~ 9 g。

| 附　　注 | 本种异名：*Acorus tatarinowii* Schott、*Acorus gramineus* Sol. ex Aiton var. *crassispadix* Lingelsh.、*Acorus pusillus* Siebold、*Acorus gramineus* Sol. ex Aiton var. *pusillus* (Siebold) Engl.、*Acorus macrospadiceus* (Yamam.) F. N. Wei & Y. K. Li、*Acorus xiangyeus* Z. Y. Zhu。
药材石菖蒲，为本种的干燥根茎，《中华人民共和国药典》（1963 年版至 1985 年版）、《贵州省中药材标准规格·上集》（1965 年版）、《内蒙古蒙药材标准》（1986 年版）、《新疆维吾尔自治区药品标准·第二册》（1980 年版）、《藏药标准》（1979 年版）等中有收载。
药材鲜石菖蒲，为本种的新鲜带叶根茎，《上海市中药材标准》（1994 年版）中有收载。

天南星科 Araceae 菖蒲属 Acorus

石菖蒲 *Acorus tatarinowii* Schott

| 药 材 名 | 石菖蒲（药用部位：根茎）。

| 形态特征 | 多年生草本。根茎芳香，直径 0.2 ~ 0.5 cm，淡褐色，节间长 0.3 ~ 0.5 cm，上部分枝密。植株丛生状。叶薄，暗绿色，线形，长 20 ~ 50 cm，基部对折，中部以下平展，先端渐窄，无中肋，平行脉多数，稍隆起；叶无柄，基部两侧膜质叶鞘宽达 0.5 cm，上延达叶中部，渐窄，脱落。花序梗腋生，长 14 ~ 15 cm，三棱形；叶状佛焰苞长 13 ~ 25 cm；肉穗花序圆柱状，长 3 ~ 8 cm，直径 0.4 ~ 0.7 cm，上部渐尖，直立或稍弯；花白色。果序长 7 ~ 8 cm，直径达 1 cm，幼果绿色，成熟时黄绿色或黄白色。

| 生境分布 | 生于海拔 20 m 以上的密林下湿地或溪旁石上。德兴各地山区小溪旁

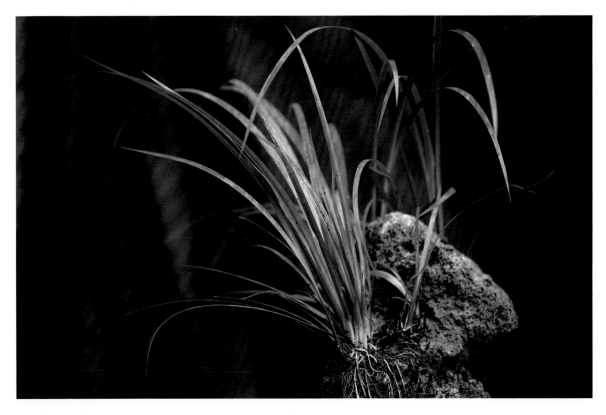

均有分布。

| **资源情况** | 野生资源丰富。药材来源于野生。

| **采收加工** | 秋、冬季采挖，除去须根和泥沙，晒干。

| **药材性状** | 本品呈扁圆柱形，多弯曲，常有分枝，长 3 ~ 20 cm，直径 0.2 ~ 0.5 cm。表面棕褐色或灰棕色，粗糙，有疏密不均的环节，节间长 0.3 ~ 0.5 cm，具细纵纹，一面残留须根或圆点状根痕；叶痕呈三角形，左右交互排列，有的其上有毛鳞状的叶基残余。质硬，断面纤维性，类白色或微红色，内皮层环明显，可见多数维管束小点及棕色油细胞。气芳香，味苦、微辛。

| **功能主治** | 辛、苦，微温。归心、胃经。开窍豁痰，醒神益智，化湿开胃。用于神昏癫痫，健忘失眠，耳鸣耳聋，脘痞不饥，噤口痢。

| **用法用量** | 内服煎汤，3 ~ 10 g，鲜品加倍；或入丸、散剂；阴虚阳亢及汗多、精滑者慎服。外用适量，煎汤洗；或研末调敷。

| **附　　方** | （1）治气胀酸痛：石菖蒲 6 g，香附 9 g。煎汤服。

（2）治慢性胃炎、胃溃疡：石菖蒲 6 g，香附 18 g，墨鱼骨 60 g，甘草 9 g。共研细粉，每次服 9 ~ 15 g，每日 2 次。

（3）治腹胀、便秘：鲜石菖蒲根约 4 寸长，削去粗皮，修成圆锥形，以火稍加烤热，蘸蜜糖或麻油，轻轻插入肛门内约 3 寸深，停留约半小时，待放屁时即取出。

（4）治关节扭伤疼痛：石菖蒲、荞麦、三七、香附、葱根、韭菜根各适量，共捣烂加白酒适量，调匀炒热，揉敷。

（5）治跌打损伤：石菖蒲适量，甜酒糟少许，捣敷。［方（1）~（5）出自《草药手册》（江西）］

| **附　　注** | 本种异名：*Acorus gramineus* auct. non Soland.、*Acorus gramineus* Sol. ex Aiton var. *crassispadix* Lingelsh.、*Acorus calamus* auct. non L.。

药材石菖蒲，为本种的干燥根茎，《中华人民共和国药典》（1985 年版至 2020 年版）中有收载。

《中华人民共和国药典》规定，石菖蒲含挥发油不得少于 1.0%（ml/g）。

广东万年青

Aglaonema modestum Schott ex Engl.

| 药 材 名 | 广东万年青（药用部位：根茎、茎叶。别名：万年青、斩蛇剑）。

| 形态特征 | 多年生草本。茎高达 1 m，下部节间长达 2 cm，上部节间紧缩。叶卵状椭圆形至卵状矩圆形，长 10 ~ 20 cm，先端渐尖至尾状渐尖，第一级侧脉 4 ~ 7 对，不甚明显；叶柄长达 30 cm，近中部以下具鞘。总花梗长 7 ~ 10 cm；佛焰苞长 5 ~ 7 cm，先端渐尖，早落；肉穗花序圆柱形，长 2.5 ~ 4.5 cm，下部 0.7 ~ 1.5 cm 处具雌花，其余部分均生雄花；雌花仅具雌蕊，子房近球形，花柱短，柱头盘状；雄花具 2 雄蕊，花丝短而宽。浆果鲜红色。

| 生境分布 | 常盆栽用于观赏。德兴各地均有栽培。

| 资源情况 | 栽培资源一般。药材来源于栽培。

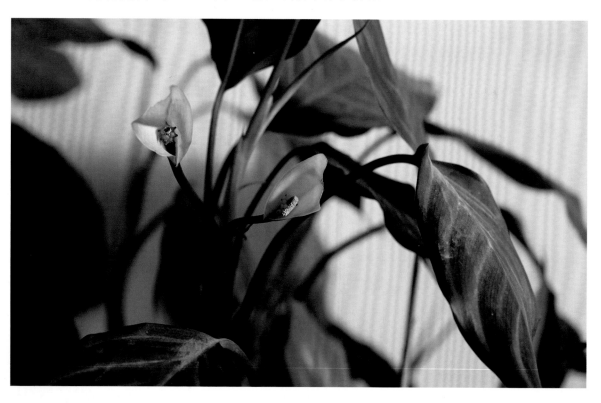

| 采收加工 | 秋后采挖根茎，鲜用或切片，晒干；夏季末采收茎叶，鲜用或切段，晒干。 |

| 功能主治 | 辛、微苦，寒；有毒。归肺、胃、肾经。清热凉血，消肿拔毒，止痛。用于咽喉肿痛，白喉，肺热咳嗽，吐血，热毒便血，疮疡肿毒，蛇犬咬伤。 |

| 用法用量 | 内服煎汤，6 ~ 15 g；内服宜慎。外用适量，捣汁含漱；或捣敷；或煎汤洗。 |

| 附 注 | 本种异名：*Aglaonema acutispathum* N. E. Br.、*Aglaonema laoticum* Gagnep.。 |

天南星科 Araceae 海芋属 Alocasia

尖尾芋

Alocasia cucullata (Lour.) Schott

| 药 材 名 | 卜芥（药用部位：根茎）。

| 形态特征 | 直立草本。地上茎圆柱形，直径 3 ~ 6 cm，黑褐色，具环形叶痕，基部生芽条，发出新枝，丛生状。叶膜质或亚革质，宽卵状心形，长 10 ~ 30 cm，先端骤凸尖；叶柄长 25 ~ 50 cm，中部至基部成宽鞘。花序梗圆柱形，常单生，长 20 ~ 30 cm；佛焰苞近肉质，淡绿色至深绿色，管部长圆状卵形，长 4 ~ 8 cm，檐部窄舟状，长 5 ~ 10 cm，边缘内卷，先端具窄长突尖；肉穗花序长约 10 cm；雌花序圆柱形，长 1.5 ~ 2.5 cm；不育雄花序长 2 ~ 3 cm；能育雄花序近纺锤形，长约 3.5 cm，黄色；附属器淡绿色，窄圆锥形，长约 3.5 cm。浆果近球形，直径 0.6 ~ 0.8 cm，种子 1。

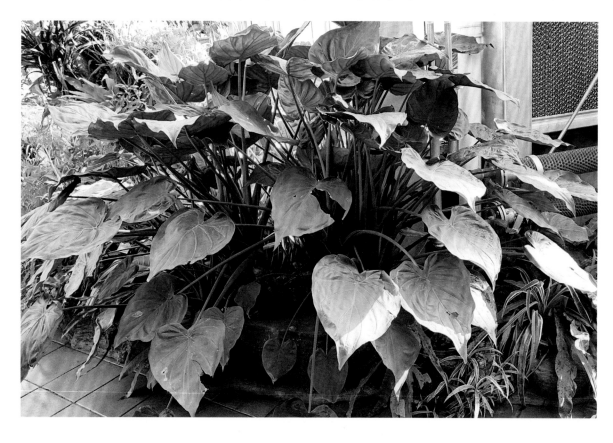

| **生境分布** | 生于林下阴湿处或沟边，亦有栽培。分布于德兴三清山北麓等，绕二有栽培。

| **资源情况** | 野生资源稀少，栽培资源一般。药材来源于栽培。

| **采收加工** | 全年均可采挖，洗净，鲜用或切片，晒干。

| **药材性状** | 本品呈类圆形或椭圆形片，微卷曲，直径 1.5 ~ 4 cm，厚约 0.5 cm。表面皱缩，棕色至棕褐色，有的可见环节、圆形根痕或残留的须根。切面类白色至浅黄棕色，不平整，显粗糙的颗粒状，淡黄色点状维管束散。体轻，质脆。气微，味淡，嚼之麻舌而刺喉。

| **功能主治** | 辛、微苦，寒；有大毒。归肺、心经。清热解毒，散结止痛。用于流感，钩端螺旋体病，疮疡痈毒初起，瘰疬，蜂窝织炎，慢性骨髓炎，毒蛇咬伤，毒蜂蜇伤。

| **用法用量** | 内服煎汤，3 ~ 9 g，鲜品 30 ~ 60 g；生品有大毒，禁内服；内服需经炮制，且不可过量，宜煎 2 小时以上。外用适量，捣敷；外用宜慎，因本品外敷有致泡作用。

| **附　　注** | 本 种 异 名：*Alocasia rugosa* (Kunth) Schott、*Arum cucullatum* Lour.、*Colocasia cucullata* (Lour.) Schott、*Colocasia rugosa* Kunth、*Colocasia cochleata* Miq.、*Panzhuyuia omeiensis* Z. Y. Zhu。

天南星科 Araceae 海芋属 Alocasia

海芋

Alocasia macrorrhiza (L.) Schott

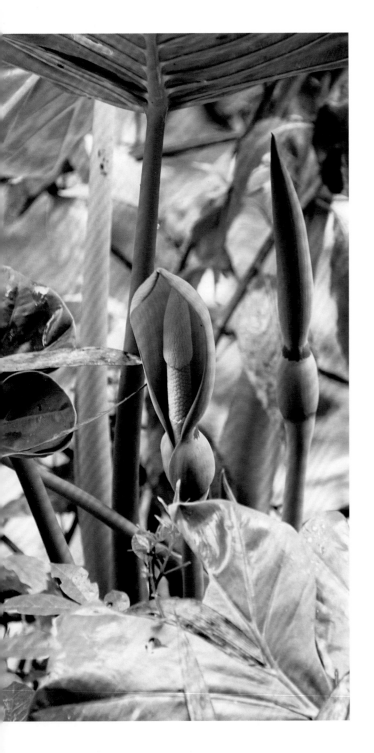

| 药 材 名 |

海芋（药用部位：根茎）、野芋实（药用部位：果实）。

| 形态特征 |

多年生草本。茎粗壮，高达 3 m，皮茶褐色，多黏液。叶聚生茎顶，盾状着生，呈卵状戟形，长 30 ~ 90 cm；叶柄长达 1 m。总花梗长 10 ~ 30 cm，佛焰苞全长 10 ~ 20 cm，下部筒状，长 4 ~ 5 cm，上部稍弯曲成舟形；肉穗花序稍短于佛焰苞，下部雌花部分长约 2 cm，上部雄花部分长约 4 cm，二者之间有不孕部分，先端附属体长 5 ~ 7 cm；雌花仅具雌蕊；雄花具 4 聚药雄蕊。果实直径约 0.4 cm，具 1 种子。

| 生境分布 |

常栽培于室内供观赏。德兴银城有栽培。

| 资源情况 |

栽培资源一般。药材来源于栽培。

| 采收加工 |

海芋： 全年均可采收，用刀削去外皮，切片，清水浸漂 5 ~ 7 日，并多次换水，取出鲜用或晒干。加工时以布或纸垫手,以免中毒。

野芋实:夏季采收,晒干。

| 药材性状 | **海芋:**本品多横切成片,类圆形或长椭圆形,常卷成各种形态,直径 6 ~ 10 cm,厚 2 ~ 3 cm。表面棕色或棕褐色。质轻,易折断,断面白色或黄白色,显颗粒性。气微,味淡,嚼之麻舌而刺喉。

| 功能主治 | **海芋:**微甘、辛,温;有毒。归肺、脾、心、肝经。清热解毒,行气止痛,散结消肿。用于感冒,腹痛,肺结核,风湿骨痛,疔疮,痈疽肿毒,瘰疬,附骨疽,斑秃,疥癣,蛇虫咬伤。

野芋实:辛,温;有小毒。归小肠经。行气止痛。用于小肠疝气。

| 用法用量 | **海芋:**内服煎汤,3 ~ 9 g,鲜品 15 ~ 30 g(需切片,大米同炒至米焦后加水煮至米烂,去渣用;或久煎 2 小时后用);体虚者及孕妇慎服。外用适量,捣敷(不可敷健康皮肤);或焙贴;或煨热擦。

野芋实:内服煎汤,3 ~ 9 g。

| 附 注 | 本种异名:*Alocasia macrorrhiza* (Linn.) Schott、*Alocasia cordifolia* (Bory) Cordem.、*Alocasia indica* (Lour.) Spach var. *diversifolia* Engl.、*Alocasia indica* (Lour.) Spach var. *heterophylla* Engl.、*Alocasia indica* (Lour.) Spach var. *metallica* (Schott) Schott。药材广狼毒,为本种的干燥根茎,《广西中药材标准》(1990 年版)、《广西壮族自治区壮药质量标准·第一卷》(2008 年版)中有收载;《上海市中药材标准》(1994 年版)以"海芋(痕芋头)"之名收载之,《云南省中药材标准·第五册·傣族药(Ⅱ)》(2005 年版)以"海芋"之名收载之。

磨芋
Amorphophallus rivieri Durieu

| 药 材 名 | 魔芋（药用部位：根茎。别名：打蛇棒）。

| 形态特征 | 多年生草本。块茎扁圆形，直径达 25 cm。先花后叶，叶 1，具 3 小叶，小叶二歧分叉，裂片再羽状深裂，小裂片椭圆形至卵状矩圆形，长 2 ~ 8 cm，基部楔形，一侧下延于羽轴成狭翅；叶柄长 40 ~ 80 cm，青绿色，有暗紫色或白色斑纹。花葶长 50 ~ 70 cm；佛焰苞长 20 ~ 30 cm，卵形，下部呈漏斗状筒形，外面绿色而有紫绿色斑点，里面黑紫色；肉穗花序几为佛焰苞长的 2 倍，下部具雌花，上部具雄花，两部分约等长；附属体圆柱形，长达 25 cm；花柱与子房等长，柱头微 3 裂。

| 生境分布 | 生于疏林下、林缘或溪谷旁湿润地，亦有栽培于房前屋后、田边地

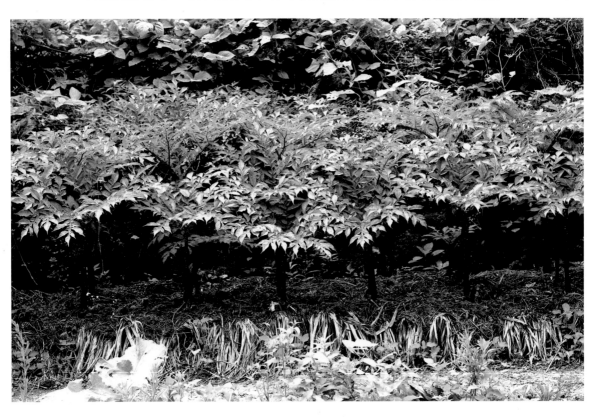

角。德兴各地均有分布，香屯、绕二有栽培。

| 资源情况 | 野生资源一般，栽培资源丰富。药材主要来源于栽培。

| 采收加工 | 10 ~ 11 月采挖，鲜用或洗净，切片，晒干。

| 药材性状 | 本品未切者呈扁球形，直径 7.5 ~ 25 cm，顶部中央有凹陷的茎痕或残留的茎基，颈部周围有散在须根痕、小瘤状芽痕和瘤状肉质根痕，底部光滑。切片为横切或纵切的不规则块片，弯曲不平，厚薄不等，大小不一。外皮薄，表面黄褐色至暗红褐色。肉质，易折断。断面类白色，颗粒状，可见线状导管。气微，味淡，微辣而麻舌。

| 功能主治 | 辛、苦，寒；有毒。归肺、肝、脾经。化痰消积，解毒散结，行瘀止痛。用于痰嗽，积滞，疟疾，瘰疬，癥瘕，跌打损伤，痈肿，疔疮，丹毒，烫火伤，蛇咬伤。

| 用法用量 | 内服煎汤，9 ~ 15 g（需久煎 2 小时以上）；不宜生服，内服不宜过量。外用适量，捣敷；或磨醋涂。

| 附　　方 | （1）治外伤：魔芋、甘草共研末，撒伤口。

（2）治疮痈：魔芋、甘草共研末，茶油调敷；或单用魔芋抹醋搽。

（3）治头上痈疽：魔芋、草乌捣碎，兑淘米水敷。

（4）治脚抽筋：魔芋捣烂调酒，用布烤热揉。

（5）治腹内有块：魔芋（开水泡去皮）、青皮、白芍、木瓜，煎汤服。

（6）治肠痈、疟疾：鲜魔芋炖猪大肠服，治肠痈；鲜魔芋炖鸡眼服，治疟疾。

（7）治跌打扭伤肿痛：鲜魔芋加韭菜、葱白、甜酒精，同捣敷。［方（1）~（7）出自《草药手册》（江西）］

| 附　　注 | 本种异名：*Amorphophallus konjac* K. Koch。

药材魔芋，为本种的干燥块茎，《湖北省中药材质量标准》（2009 年版）中有收载；《广东省中药材标准》（2010 年版）以"魔芋（独脚乌柏）"之名收载之。

本种的块茎可制成魔芋豆腐，炒食或烫火锅等，常与鸭肉搭配烧制。

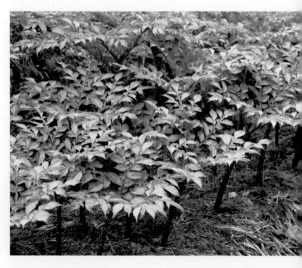

天南星科 Araceae 天南星属 Arisaema

一把伞南星
Arisaema erubescens (Wall.) Schott

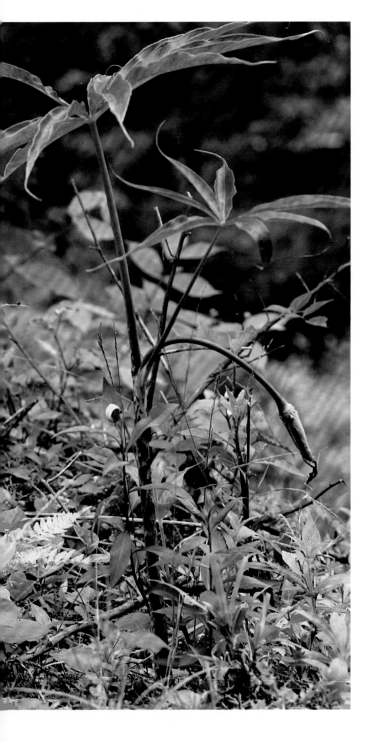

| 药 材 名 |

天南星（药用部位：块茎。别名：打蛇棍）、制南星（药材来源：块茎的炮制加工品）。

| 形态特征 |

多年生草本。块茎扁球形，直径达 6 cm。鳞叶绿白色或粉红色，有紫褐色斑纹。叶 1，极稀 2；叶放射状分裂，幼株裂片 3 ~ 4，多年生植株裂片多至 20，披针形、长圆形或椭圆形，无柄，长 6 ~ 24 cm；叶柄长 40 ~ 80 cm，中部以下具鞘，红色或深绿色，具褐色斑块。花序梗比叶柄短，色泽、斑块与叶柄同，直立；佛焰苞绿色，背面有白色条纹，或淡紫色，管部圆筒形，长 0.4 ~ 0.8 cm，檐部三角状卵形或长圆状卵形，长 4 ~ 7 cm；雄肉穗花序长 2 ~ 2.5 cm；雌花序长约 2 cm；附属器棒状或圆柱形，长 2 ~ 4.5 cm。浆果红色，具种子 1 ~ 2。

| 生境分布 |

生于林下、灌丛、草坡、荒地。德兴各地均有分布。

| 资源情况 |

野生资源较丰富。药材来源于野生。

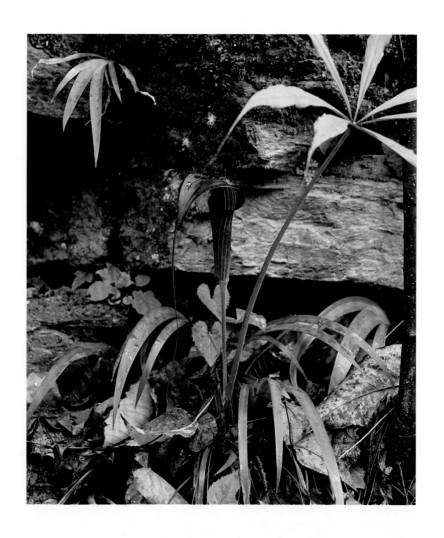

| **采收加工** | **天南星：** 秋、冬季茎叶枯萎时采挖，除去须根，装入搓兜内撞搓，撞去表皮，倒出用水清洗，对未撞净的表皮再用竹刀刮净，干燥。本品有毒，加工操作时应戴手套、口罩或手上擦菜油，可预防皮肤发痒红肿。

制南星： 取净天南星，按大小分别用水浸泡，每日换水 2 ~ 3 次，发起白沫时，换水后加白矾（每 100 kg 天南星加白矾 2 kg），泡 1 日后，换水，至切开尝微有麻舌感时取出。将生姜片、白矾（每 100 kg 天南星用生姜、白矾各 12.5 kg）置锅内加适量水煮沸后，倒入天南星共煮至无干心时取出，除去姜片，晾至四至六成干，切薄片，干燥。

| **药材性状** | **天南星：** 本品呈扁球形，高 1 ~ 2 cm，直径 1.5 ~ 6 cm。表面类白色或淡棕色，较光滑，先端有凹陷的茎痕，周围有麻点状根痕，有的块茎周边有小扁球状侧芽。质坚硬，不易破碎，断面不平坦，白色，粉性。气微辛，味麻、辣。

制南星： 本品呈类圆形或不规则形的薄片，黄色或淡棕色。质脆易碎，断面角质状。气微，味涩、微麻。

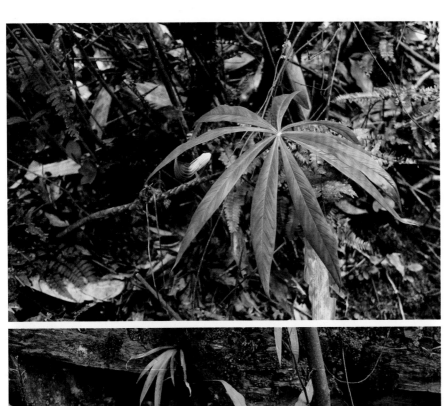

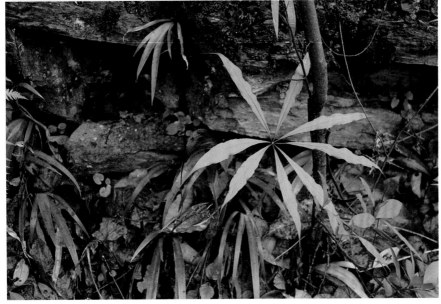

| 功能主治 | 天南星：苦、辛，温；有毒。归肺、肝、脾经。散结消肿。外用于痈肿，蛇虫咬伤。

制南星：苦、辛，温；有毒。归肺、肝、脾经。燥湿化痰，祛风止痉，散结消肿。用于顽痰咳嗽，风痰眩晕，中风痰壅，口眼歪斜，半身不遂，癫痫，惊风，破伤风；外用于痈肿，蛇虫咬伤。

| 用法用量 | 天南星：外用生品适量，研末以醋或酒调敷；孕妇慎用；生品内服宜慎。

制南星：内服煎汤，3 ~ 9 g，一般制后用；或入丸、散剂；孕妇慎用。外用生品适量，研末以醋或酒调敷。

附　方	（1）治蛇咬伤（尤以眼镜蛇效果最佳）：鲜南星捣敷；或干南星研碎，加瓜子金、雄黄适量，配白酒敷。

（2）治疔疮：鲜南星捣敷。

（3）治肩疽：天南星、荜拔各等分，研为细末，调醋搽，1～2次即愈。

（4）治蛇头疔：天南星、草乌、青牛胆、千金藤根，用火酒磨汁搽。

（5）治无名肿毒：南星、半夏、细辛、草乌研末，冷开水调敷。［方（1）～（5）出自《草药手册》（江西）］

附　注	本种异名：*Arisaema undulatum* Krause、*Arisaema oblanceolatum* Kitamura、*Arisaema formosanum* Hayata、*Arisaema kelung-insulare* Hayata (ut A. Kelung-insularis)、*Arisaema brevipes* Engl.、*Arisaema kerrii* Gagnep.、*Arisaema fraternum* Schott。

药材天南星，为本种的干燥块茎，《中华人民共和国药典》（1963年版至2020年版）、《新疆维吾尔自治区药品标准·第二册》（1980年版）、《藏药标准》（1979年版）、《贵州省中药材标准规格·上集》（1965年版）、《内蒙古蒙药材标准》（1986年版）等中有收载。

《中华人民共和国药典》规定，天南星按干燥品计算，含总黄酮以芹菜素（$C_{15}H_{10}O_5$）计，不得少于0.050%，制南星含总黄酮以芹菜素（$C_{15}H_{10}O_5$）计，不得少于0.050%。

本种为青海省保护植物，IUCN评估等级为LC级。

天南星 *Arisaema heterophyllum* Blume

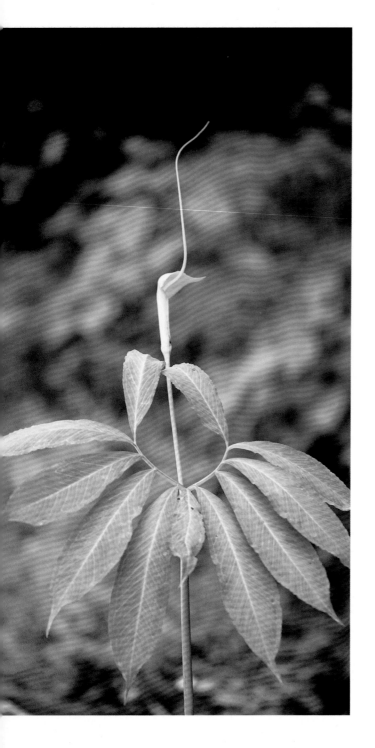

| 药 材 名 |

天南星（药用部位：块茎。别名：打蛇棒、虎掌、南星）、制南星（药材来源：块茎的炮制加工品）。

| 形态特征 |

多年生草本。块茎扁球形，直径达 3 cm，假茎高 15 ~ 30 cm。叶 1，小叶片 13 ~ 21，鸟足状排列，倒卵状矩圆形、矩圆状倒披针形至披针形，中间 1 小叶较其相邻者小，长 5 ~ 10 cm；叶柄长 10 ~ 15 cm。雌雄异株或同株；总花梗等长或稍长于叶柄，佛焰苞绿色，下部筒长 4 ~ 5 cm，上部向前弯曲；雄花序下部 3 ~ 4 cm 部分具雄花，两性花序下部 3 cm 为雌花，上部 2 cm 疏生雄花；附属体紧接具花部分之上，向上渐细成尾状，长达 18 cm；雄花具 4 ~ 6 花药，合生花丝短柄状，花药椭圆形孔裂。

| 生境分布 |

生于林下、灌丛或草地。德兴各地均有分布。

| 资源情况 |

野生资源丰富。药材来源于野生。

| 采收加工 | **天南星**：秋、冬季茎叶枯萎时采挖，除去须根，装入搓兜内撞搓，撞去表皮，倒出用水清洗，对未撞净的表皮再用竹刀刮净，干燥。本品有毒，加工操作时应戴手套、口罩或手上擦菜油，可预防皮肤发痒红肿。
制南星：同"一把伞南星"。

| 药材性状 | **天南星**：本品呈扁球形，高 1 ~ 2 cm，直径达 3 cm。表面类白色或淡棕色，较光滑，顶端有凹陷的茎痕，周围有麻点状根痕，有的块茎周边有小扁球状侧芽。质坚硬，不易破碎，断面不平坦，白色，粉性。气微辛，味麻辣。
制南星：同"一把伞南星"。

| 功能主治 | **天南星**：苦、辛，温；有毒。归肺、肝、脾经。散结消肿。外用于痈肿，蛇虫咬伤。
制南星：同"一把伞南星"。

| 用法用量 | **天南星**：外用生品适量，研末以醋或酒调敷；孕妇慎用；生品内服宜慎。
制南星：同"一把伞南星"。

| 附　注 | 本种异名：*Arisaema multisectum* Engl.、*Arisaema brachyspathum* Hayata、*Arisaema stenophyllum* Hand.-Mazz.、*Arisaema limprichtii* K. Krause、*Arisaema kwangtungense* Merr.、*Arisaema takeoi* Hayata、*Arisaema stenospathum* Hand.-Mazz.。
药材天南星，为本种的干燥块茎，《中华人民共和国药典》（1963 年版至 2020 年版）、《内蒙古蒙药材标准》（1986 年版）、《新疆维吾尔自治区药品标准·第二册》（1980 年版）、《藏药标准》（1979 年版）等中有收载。
《中华人民共和国药典》规定，天南星按干燥品计算，含总黄酮以芹菜素（$C_{15}H_{10}O_5$）计，不得少于 0.050%。

灯台莲

Arisaema sikokianum Franch. et Sav. var. *serratum* (Makino) Hand.-Mazt.

| 药 材 名 | 灯台莲（药用部位：块茎。别名：五三）。

| 形态特征 | 多年生草本。块茎扁球形，直径 2 ~ 3 cm，鳞叶 2。叶 2，叶柄长 20 ~ 30 cm，下面 1/2 鞘筒状，鞘筒上缘几平截；叶片鸟足状 5 裂，裂片卵形、卵状长圆形或长圆形，叶裂片边缘具不规则的粗锯齿至细的啮状锯齿，中裂片具长 0.5 ~ 2.5 cm 的柄，长 13 ~ 18 cm。花序梗略短于叶柄或几与叶柄等长；佛焰苞淡绿色至暗紫色，具淡紫色条纹；肉穗花序单性；雄花序圆柱形，长 2 ~ 3 cm，直径约 0.2 cm，花疏，雄花近无梗；雌花序近圆锥形，长 2 ~ 3 cm，下部直径约 1 cm，花密，柱头小。果序长 5 ~ 6 cm，圆锥状，下部直径约 3 cm；浆果黄色。

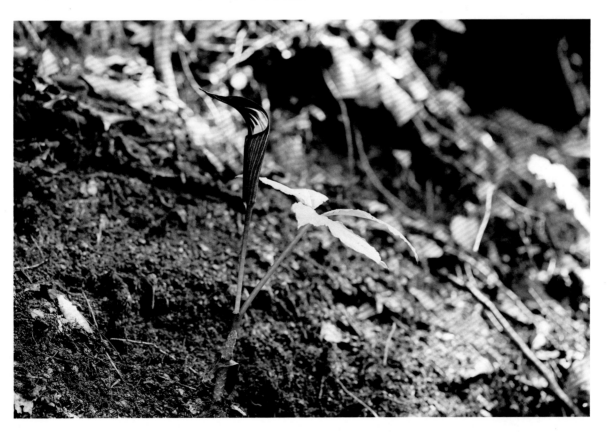

| **生境分布** | 生于海拔 650 ～ 1 500 m 的山坡林下或沟谷岩石上。德兴各地山区均有分布。 |

| **资源情况** | 野生资源一般。药材来源于野生。 |

| **采收加工** | 夏、秋季采挖，除去茎叶及须根，洗净，鲜用或切片，晒干。 |

| **功能主治** | 苦、辛，温；有毒。归肝、肺经。燥湿化痰，息风止痉，消肿止痛。用于痰湿咳嗽，风痰眩晕，癫痫，中风，口眼歪斜，破伤风，痈肿，毒蛇咬伤。 |

| **用法用量** | 内服煎汤，3 ～ 6 g（需经炮制后用）；阴虚燥咳者及孕妇禁用。外用适量，捣敷；或研末醋调敷。 |

| **附　　注** | 本种异名：*Arisaema bockii* Engler、*Arisaema sikokianum* Franch. et Sav.、*Arisaema sikokianum* Franch. et Sav. var. *silokianum*、*Arisaema sikokianum* Franch. et Sav. var. *henryanum* (Engl.) H. Li、*Arisaema engleri* Pamp.。 |

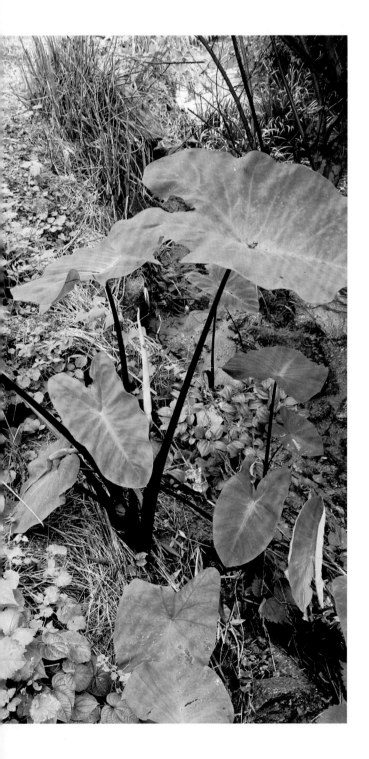

| 天南星科 | Araceae | 芋属 | Colocasia |

野芋
Colocasia antiquorum Schott

| 药 材 名 |

野芋（药用部位：块茎。别名：白芋、土芝、红芋荷）、野芋叶（药用部位：叶）。

| 形态特征 |

湿生草本。块茎球形，有多数须根。匍匐茎常从块茎基部外伸，长或短，具小球茎。叶柄肥厚，直立，长可达 1.2 m；叶片薄革质，盾状卵形，基部心形，长超过 50 cm；前裂片宽卵形，锐尖，长稍超过宽；后裂片卵形，长约为前裂片的 1/2。花序梗比叶柄短许多；佛焰苞苍黄色，长 15 ~ 25 cm；管部淡绿色，长圆形，长为檐部的 1/5 ~ 1/2；檐部呈狭长的线状披针形，先端渐尖；肉穗花序短于佛焰苞：雌花序与不育雄花序等长，均长 2 ~ 4 cm；能育雄花序和附属器均长 4 ~ 8 cm。

| 生境分布 |

生于林下阴湿处。德兴各地均有分布。

| 资源情况 |

野生资源丰富。药材来源于野生。

| 采收加工 | **野芋**：夏、秋季采挖，鲜用或切片，晒干。
野芋叶：春、夏季采收，鲜用或晒干。

| 功能主治 | **野芋**：辛，寒；有毒。归肺经。清热解毒，散瘀消肿。用于痈疮肿毒，乳痈，颈淋巴结炎，痔疮，疥癣，跌打损伤，蛇虫咬伤。

野芋叶：辛，寒；有毒。归肺经。清热解毒，消肿止痛。用于疔疮肿毒，蛇虫咬伤。

| 用法用量 | **野芋**：外用适量，捣敷；或磨汁涂。本品有毒，禁生服，一般不内服。
野芋叶：外用适量，捣敷。本品有毒，不宜内服。

| 附　方 | （1）治急性颈淋巴结炎：野芋根（鲜）1个，逢中切开，取其中1块贴患处（切面向内），包扎固定。敷后局部可能发生红疹、灼热、作痒等症，此时可将药取下，涂龙胆紫可消失。（出自《江西草药》）

（2）治毒蛇咬伤：鲜野芋根捣烂如泥，或同井水磨糊状药汁，敷或涂搽于伤口周围及肿处。

（3）治土鳖咬伤：野芋根和芝麻子共研碎，敷患处。［方（2）～（3）出自《草药手册》（江西）］

（4）治指疔：鲜野芋叶适量，白矾少许，酌加猪胆汁。同捣烂如泥，敷于患处。

（5）治无名肿毒初起：鲜野芋叶捣敷。未成脓者，可使内消。

（6）治毒蛇咬伤：鲜野芋叶同酒酿糟捣敷伤处。

（7）治毒蜂蜇伤：鲜野芋全草连根，捣涂。［方（4）～（7）出自《江西民间草药验方》］

| 附　注 | 本种异名：*Colocasia tonoimo* Nakai.、*Colocasia neocaledonia* Van Houtte、*Colocasia esculenta* (L.) Schott. var. *stolonifera* (Haines) H. B. Naithani、*Colocasia antiquorum* Schott var. *stolonifera* Haines、*Colocasia esculenta* (L.) Schott. var. *rupicola* (Haines) H. B. Naithani。

天南星科 Araceae 芋属 Colocasia

芋

Colocasia esculenta (L.) Schott

| **药 材 名** | 芋头（药用部位：根茎）、芋叶（药用部位：叶）、芋梗（药用部位：叶柄）、芋头花（药用部位：花序）。

| **形态特征** | 多年生湿生草本。块茎通常卵形。叶盾状着生，卵形，长 20 ～ 60 cm，基部 2 裂片合生长度为裂片基部至叶柄着生处的 1/2 ～ 2/3；叶柄绿色或淡紫色，长 20 ～ 90 cm。很少开花，总花梗短于叶柄；佛焰苞长达 20 cm，下部呈筒状，长约 4 cm，绿色，上部披针形，内卷，黄色；肉穗花序下部为雌花，其上有一段不孕部分，上部为雄花，先端具附属体；附属体甚短至长约为雄花部分之半。

| **生境分布** | 德兴各地均有栽培。

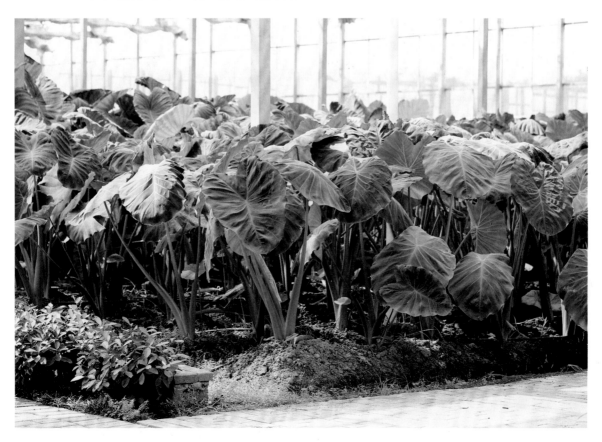

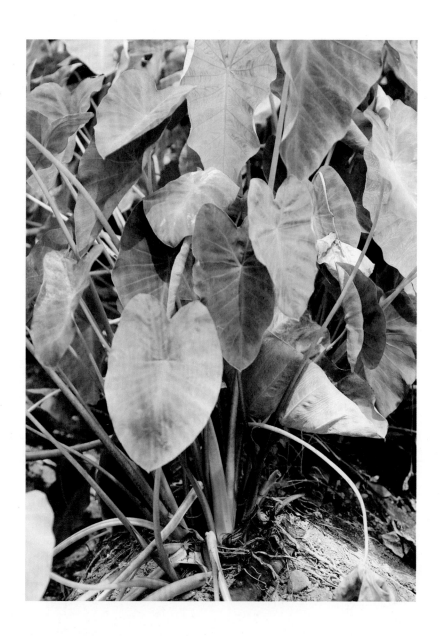

| 资源情况 | 栽培资源丰富。药材来源于栽培。

| 采收加工 | 芋头：秋季采挖，去净须根，洗净，鲜用或晒干。
芋叶：7~8月采收，鲜用或晒干。
芋梗：8~9月采收，除去叶片，洗净，鲜用或切段，晒干。
芋头花：花开时采收，鲜用或晒干。

| 药材性状 | 芋头：本品呈椭圆形、卵圆形或圆锥形，大小不一，有的先端有顶芽。外表面褐黄色或黄棕色，有不规则的纵向沟纹，并可见点状环纹，环节上有许多毛须，或连成片状，外皮栓化，易撕裂。质硬，横切面类白色或青白色，有黏性。气特异，味甘、微涩，嚼之有黏性。

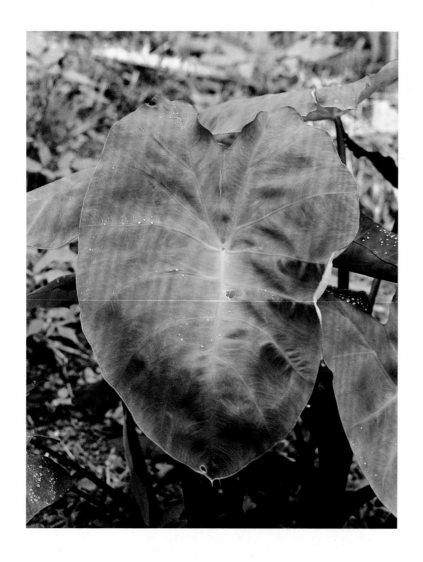

芋叶：本品呈不规则碎片状。上表面黑绿色，下表面灰白色。质脆。气微，味微涩。

芋梗：本品呈圆柱形或扁圆柱形，基部呈鞘状，长 20 ~ 90 cm，肉质。表面棕黄色至棕褐色，有光泽，质软，髓有空洞。气微，味微苦。

| 功能主治 | 芋头：甘、辛，平。归胃经。健脾补虚，散结解毒。用于脾胃虚弱，纳少乏力，消渴，瘰疬，腹中痞块，肿毒，赘疣，鸡眼，疥癣，烫火伤。

芋叶：辛、甘，平。止泻，敛汗，消肿，解毒。用于泄泻，自汗，盗汗，痈疽肿毒，黄水疮，蛇虫咬伤。

芋梗：辛，平。归脾、胃经。祛风，利湿，解毒，化瘀。用于荨麻疹，过敏性紫癜，腹泻，痢疾，小儿盗汗，黄水疮，无名肿毒，蛇头疔，蜂螫伤。

芋头花：辛，平；有毒。理气止痛，散瘀止血。用于气滞胃痛，噎膈，吐血，子宫脱垂，小儿脱肛，内外痔，鹤膝风。

| 用法用量 | 芋头：内服煎汤，60 ～ 120 g；或入丸、散剂。外用适量，捣敷；或醋磨涂。
芋叶：内服煎汤，15 ～ 30 g，鲜品 30 ～ 60 g。外用适量，捣汁涂；或捣敷。
芋梗：内服煎汤，15 ～ 30 g。外用适量，捣敷；或研末掺。
芋头花：内服煎汤，15 ～ 30 g；无炎症及出血者忌用。外用适量，捣敷。

| 附　方 | （1）治便血日久：芋头 12 g，煎汤服，白痢兑白糖，赤痢兑红糖。
（2）治牛皮癣：生芋头、生大蒜捣敷。
（3）治烫火伤：新鲜芋头捣敷。
（4）治腹泻痢疾：芋梗、陈萝卜根、大蒜，煎汤服。
（5）治筋骨痛、无名肿痛、蛇头指、蛇虫咬伤：芋梗捣敷。
（6）治蜂蜇、蜘蛛咬伤：芋叶捣敷。
（7）治子宫脱垂、小儿脱肛、痔疮核脱出等：鲜芋头花 3 ～ 6 朵，炖陈腊肉服。
（8）治吐血：芋头花 15 ～ 30 g，炖腊肉或猪肉服。
（9）治盗汗：芋梗或芋头花 21 ～ 30 g，猪瘦肉 100 g。同煮服。
（10）治小儿头上软疖：鲜芋头捣烂如泥，加食盐少许，捣敷。
（11）治黄水疮：芋梗或芋叶烧存性，研末，干掺或麻油调搽。［方（1）～（11）出自《草药手册》（江西）］

| 附　注 | 本种异名：*Colocasia formosana* Hayata、*Colocasia konishii* Hayata、*Colocasia peltata* (Lam.) Samp.、*Colocasia vera* Haskarl、*Colocasia neocaledonica* Van Houtte、*Colocasia antiquorum* Schott var. *esculenta* (Linnaeus) Schott ex Seemann。
药材芋艿，为本种的块茎，《中华人民共和国卫生部药品标准·中药成方制剂·第四册·附录》（1991 年版）中有收载。
药材芋头，为本种的根茎，《湖北省中药材标准》（2009 年版）、《湖北省中药材质量标准》（2018 年版）、《福建省中药材标准》（2006 年版）中有收载。
药材茵芋叶，为本种的干燥叶，《北京市中药材标准·附录》（1998 年版）中有收载。
本种的块茎为常见蔬菜，可炒食、蒸食、煮食等；叶柄和总花梗可炒食、煮食等。

滴水珠 *Pinellia cordata* N. E. Brown

| 药 材 名 | 滴水珠（药用部位：块茎。别名：石里开）。

| 形态特征 | 多年生草本。块茎球形、卵球形或长圆形，长 2 ~ 4 cm，密生多数须根。叶 1；幼株叶心状长圆形，长约 4 cm，多年生植株叶心形、心状三角形、心状长圆形或心状戟形，全缘，叶背面淡绿色或红紫色，先端长渐尖，有时尾状，基部心形，长 6 ~ 25 cm，后裂片圆形或尖，稍外展；叶柄长 12 ~ 25 cm，常紫色或绿色具紫色斑，下部及顶头有珠芽。花序梗长 3.7 ~ 18 cm；佛焰苞绿色、淡黄色带紫色或青紫色，长 3 ~ 7 cm，管部长 1.2 ~ 2 cm，檐部椭圆形，长 1.8 ~ 4.5 cm，直立或稍下弯；雌肉穗花序长 1 ~ 1.2 cm；雄花序长 0.5 ~ 0.7 cm；附属器青绿色，长 6.5 ~ 20 cm，线形。

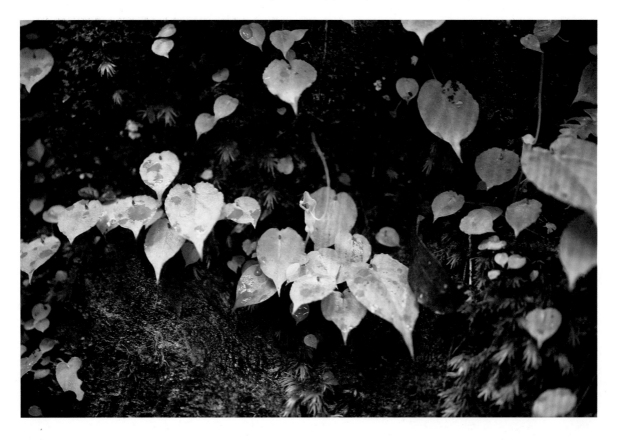

| 生境分布 | 生于海拔 800 m 以下的林下溪旁、潮湿草地、岩石边、岩隙中或岩壁上。德兴各地均有分布。 |

| 资源情况 | 野生资源丰富。药材来源于野生。 |

| 采收加工 | 春、夏季采挖，洗净，鲜用或晒干。 |

| 药材性状 | 本品呈扁圆球形，直径 0.8 ~ 3.5 cm，高约 0.1 cm，四周有时可见疣状凸起的小块茎。表面浅黄色或浅棕色，先端平，中心有凹陷的茎痕，有时可见点状根痕；底部扁圆，有皱纹，表面较粗糙。质坚实，断面白色，富粉性。气微，味辛、辣，麻舌而刺喉。 |

| 功能主治 | 辛，温；有小毒。解毒消肿，散瘀止痛。用于毒蛇咬伤，乳痈，肿毒，深部脓肿，瘰疬，头痛，胃痛，腰痛，跌打损伤。 |

| 用法用量 | 内服研末装胶囊，0.3 ~ 0.6 g 或 1 ~ 3 粒吞服（不可嚼服）；孕妇及阴虚、热证者禁服；内服切忌过量，过量可引起喉舌麻痹。外用适量，捣敷。 |

| 附　注 | 本种异名：*Pinellia browniana* Dunn。 |

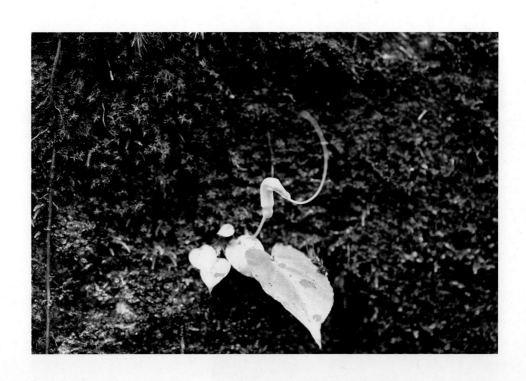

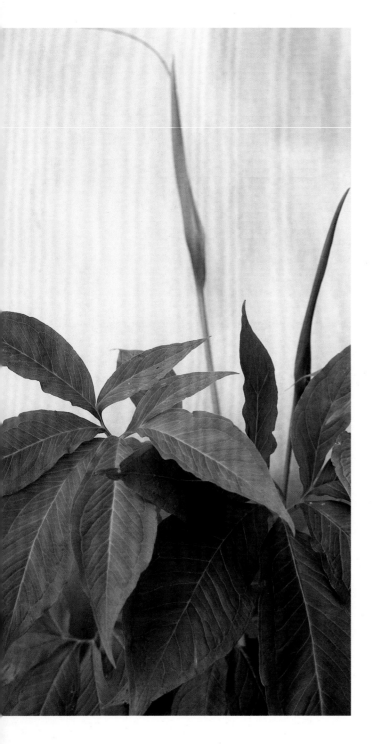

天南星科 Araceae 半夏属 Pinellia

虎掌
Pinellia pedatisecta Schott

药材名

虎掌（药用部位：块茎）。

形态特征

多年生草本。块茎近圆球形，直径达 4 cm，常生小球茎。叶 1 ~ 3 或更多；叶片鸟足状分裂，裂片 6 ~ 11，披针形，中裂片长 15 ~ 18 cm，两侧裂片渐短小，最外侧者长 4 ~ 5 cm；叶柄淡绿色，长 20 ~ 70 cm，下部具鞘。花序梗长 20 ~ 50 cm，直立；佛焰苞淡绿色，管部长圆形，长 2 ~ 4 cm，直径约 1 cm，向下渐收缩，檐部长披针形，长 8 ~ 15 cm；雌肉穗花序长 1.5 ~ 3 cm；雄花序长 0.5 ~ 0.7 cm；附属器黄绿色，细线形，长约 10 cm，直立或略弯曲。浆果卵圆形，绿色至黄白色，小，包于宿存佛焰苞管部内。

生境分布

生于海拔 1 000 m 以下的林下、山谷或河谷阴湿处。分布于德兴三清山北麓等。

资源情况

野生资源一般。药材来源于野生。

| 采收加工 | 10 月采挖，除去泥土及茎叶、须根，装入搓兜内撞搓，撞去表皮，倒出用水清洗，对未撞净的表皮再用竹刀刮净，晒干。

| 药材性状 | 本品呈扁平而不规则的类圆形，由主块茎及多数附着的小块茎组成，形如虎的脚掌，直径 1.5 ~ 4 cm。表面淡黄色或淡棕色，每一块茎中心都有 1 茎痕，周围有点状须根痕。质坚实而重，断面不平坦，白色，粉性。气微，味辣，有麻舌感。

| 功能主治 | 苦、辛，温；有毒。归肺、肝、脾经。祛风止痉，化痰散结。用于中风痰壅，口眼歪斜，半身不遂，手中麻痹，风痰眩晕，癫痫，惊风，破伤风，咳嗽多痰，痈肿，瘰疬，跌打损伤，毒蛇咬伤。

| 用法用量 | 内服煎汤，3 ~ 9 g，一般制后用；或入丸、散剂；阴虚燥咳及热极、血虚动风者禁服，孕妇慎服。外用生品适量，研末以醋或酒调敷。

| 附　注 | 本种异名：*Pinellia wawrae* Engl.、*Pinellia tuberifera* Ten. var. *pedatisecta* (Schott) Engl.、*Pinellia cochinchinensis* (Blume) W. Wight、*Arisaema cochinchinense* Blume。

药材天南星（虎掌南星），为本种的干燥块茎，《河南省中药材标准》（1991 年版）中有收载；《江苏省中药材标准》（1989 年版）、《湖北省中药材质量标准》（2009 年版）以"虎掌南星"之名收载之，《上海市中药材标准》（1994 年版）以"禹南星（天南星）"之名收载之，《中华人民共和国卫生部药品标准·中药成方制剂·第四册·附录》（1991 年版）以"掌叶半夏"之名收载之。

天南星科 Araceae 半夏属 Pinellia

半夏 *Pinellia ternata* (Thunb.) Breit.

| 药 材 名 | 半夏（药用部位：块茎。别名：鸭脚板）、法半夏（药材来源：块茎的炮制品）、姜半夏（药材来源：块茎的炮制品）、清半夏（药材来源：块茎的炮制品）。

| 形态特征 | 多年生草本。块茎球形，直径 1 ~ 1.5 cm。叶基出；一年生者为单叶，心状箭形至椭圆状箭形，二至三年生者为具 3 小叶的复叶，小叶卵状椭圆形至倒卵状矩圆形，稀披针形，长 5 ~ 15 cm；叶柄长达 25 cm，下部有 1 珠芽。花葶长达 30 cm；佛焰苞全长 5 ~ 7 cm，下部筒状，长约 2.5 cm；肉穗花序下部雌花部分长约 1 cm，贴生于佛焰苞，雄花部分长约 0.5 cm，二者之间有一段不育部分；先端附属体长 6 ~ 10 cm，细柱状。浆果卵形，长 0.4 ~ 0.5 cm。

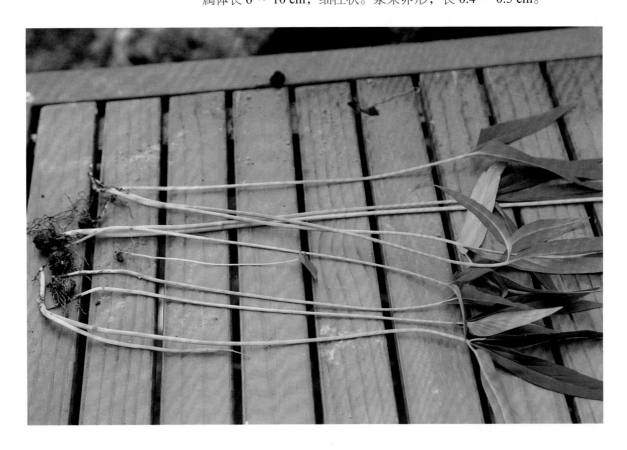

| **生境分布** | 生于草坡、荒地、玉米地、田边或疏林下。德兴各地均有分布。

| **资源情况** | 野生资源丰富。药材来源于野生。

| **采收加工** | **半夏**：9 月下旬至 11 月采挖，筛去泥土，于流水下用棍棒捣脱皮，也可用半夏脱皮机去皮，洗净，晒干或烘干。

法半夏：取半夏，大小分开，用水浸泡至内无干心，取出；另取甘草适量，加水煎煮 2 次，合并煎液，倒入用适量水制成的石灰液中，搅匀，加入上述已浸透的半夏，浸泡，每日搅拌 1 ~ 2 次，并保持浸液 pH 在 12 以上，至剖面黄色均匀，口尝微有麻舌感时，取出，洗净，阴干或烘干。

姜半夏：取净半夏，大小分开，用水浸泡至内无干心时，取出；另取生姜切片煎汤，加白矾与半夏共煮透，取出，晾干，或晾至半干，干燥；或切薄片，干燥。

清半夏：取净半夏，大小分开，用 8% 白矾溶液浸泡或煮至内无干心，口尝微有麻舌感，取出，洗净，切厚片，干燥。

| **药材性状** | **半夏**：本品呈类球形，有的稍偏斜，直径 0.7 ~ 1.5 cm。表面白色或浅黄色，先端有凹陷的茎痕，周围密布麻点状根痕；下面钝圆，较光滑。质坚实，断面洁白，富粉性。气微，味辛、辣，麻舌而刺喉。

法半夏：本品呈类球形或破碎成不规则颗粒状。表面淡黄白色、黄色或棕黄色。质较松脆或硬脆，断面黄色或淡黄色，颗粒者质稍硬脆。气微，味淡、略甘，微有麻舌感。

姜半夏：本品呈片状、不规则颗粒状或类球形。表面棕色至棕褐色。质硬脆，断面淡黄棕色，常具角质样光泽。气微香，味淡，微有麻舌感，嚼之略黏牙。

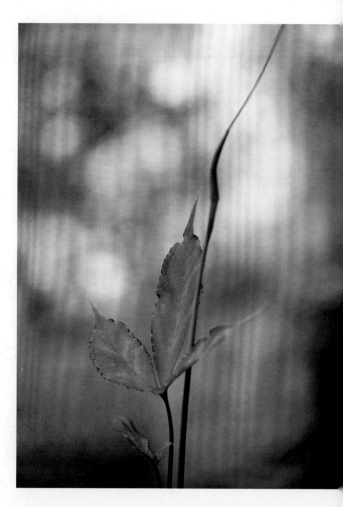

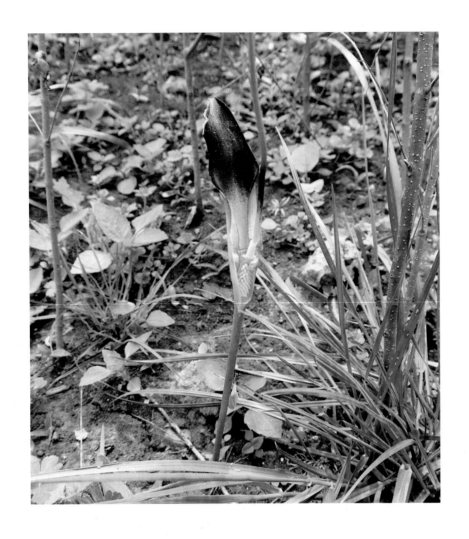

清半夏：本品呈椭圆形、类圆形或不规则的片状。切面淡灰色至灰白色或黄白色至黄棕色，可见灰白色点状或短线状维管束迹，有的残留栓皮处下方显淡紫红色斑纹。质脆，易折断，断面略呈粉性或角质样。气微，味微涩，微有麻舌感。

| 功能主治 | 半夏：辛，温；有毒。归脾、胃、肺经。燥湿化痰，降逆止呕，消痞散结。用于湿痰寒痰，咳喘痰多，痰饮眩悸，风痰眩晕，痰厥头痛，呕吐反胃，胸脘痞闷，梅核气；外用于痈肿痰核。

法半夏：辛，温。归脾、胃、肺经。燥湿化痰。用于痰多咳喘，痰饮眩悸，风痰眩晕，痰厥头痛。

姜半夏：辛，温。归脾、胃、肺经。温中化痰，降逆止呕。用于痰饮呕吐，胃脘痞满。

清半夏：辛，温。归脾、胃、肺经。燥湿化痰。用于湿痰咳嗽，胃脘痞满，痰涎凝聚、咯吐不出。

| 用法用量 | **半夏**：内服煎汤，3～9g，一般炮制后使用；不宜与川乌、制川乌、草乌、制草乌、附子同用；生品内服宜慎。外用适量，磨汁涂；或研末以酒调敷。

法半夏、姜半夏、清半夏：内服煎汤，3～9g；不宜与川乌、制川乌、草乌、制草乌、附子同用。

| 附　　方 | （1）治痈疖：生半夏6g，樟脑9g。捣敷，每日换1次。

（2）止痛、生肌及消炎止血：生半夏洗净，捣敷。

（3）治一般疮癣：生半夏磨醋外搽。

（4）治跌打扭伤肿痛：生半夏磨浓汁搽。

（5）治毒蛇咬伤后牙关紧闭：生半夏研细末，先用少许吹鼻内；同时取药末加烧酒调湿，擦磨颊车穴内至皮肤潮红，以能开口为止。［方（1）～（5）出自《草药手册》（江西）］

| 附　　注 | 本种异名：*Pinellia tuberifera* Ten.、*Arum ternatum* Thunb.、*Arum fornicatum* Roth、*Arum atrorubens* Sprengel、*Arum bulbosum* Persoon ex Kunth、*Arum subulatum* Desfontaines、*Arum bulbiferum* Salisbury。

药材半夏，为本种的块茎，《中华人民共和国药典》（1953年版至2020年版）、《贵州省中药材标准规格·上集》（1965年版）、《新疆维吾尔自治区药品标准·第二册》（1980年版）等中有收载。《中华人民共和国药典》收载的"法半夏""姜半夏""清半夏"均以"半夏"为原料，经不同的炮制工艺加工而成。

本种为吉林省Ⅱ级保护植物、河北省保护植物，IUCN评估等级为LC级。

天南星科 Araceae 大藻属 Pistia

大藻 *Pistia stratiotes* L.

| 药 材 名 | 大浮萍（药用部位：全草）。

| 形态特征 | 漂浮水面的草本。主茎短缩而叶呈莲座状，有匍匐茎和长的不定根。叶倒卵状楔形，长 2 ~ 8 cm，先端钝圆而呈微波状，基部有柔毛，两面有微毛。花序生于叶腋间，有短的总花梗，佛焰苞长约 1.2 cm，背面生毛；肉穗花序稍短于佛焰苞，下部具雌花，贴生于佛焰苞，雌花仅有 1 雌蕊，上部具雄花，与佛焰苞分离，雄花具 2 ~ 8 轮生的雄蕊。

| 生境分布 | 生于平静的淡水池塘、沟渠中。德兴各地均有分布。

| 资源情况 | 野生资源丰富。药材来源于野生。

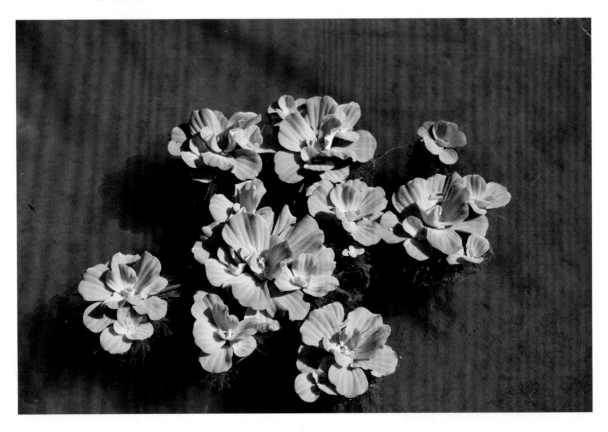

| 采收加工 | 夏季采收，除去须根，洗净，鲜用或晒干。

| 药材性状 | 本品叶簇生，多皱缩，全体呈团状。叶片直径 3 ~ 4 cm，淡黄色至淡绿色，基部被有长而密的毛茸或有须根残存。质松软，易碎。气微，味咸。

| 功能主治 | 辛，寒。归肺、脾、肝经。疏风透疹，利尿除湿，凉血活血。用于风热感冒，麻疹不透，荨麻疹，血热瘙痒，汗斑，湿疹，水肿，小便不利，风湿痹痛，臁疮，丹毒，无名肿毒，跌打肿痛。

| 用法用量 | 内服煎汤，9 ~ 15 g；孕妇忌服；本品的根有微毒，内服应去须根。外用适量，捣敷；或煎汤熏洗。

| 附　　方 | （1）治荨麻疹：大薸、胡麻、皂刺、白蒺藜、海桐皮各 9 ~ 15 g，煎汤服。
（2）治湿疮：大薸 90 g，焙干研末，炼蜜为丸服。
（3）治水蛊：大薸、糖各 120 g，清水 3 碗，煎成 1 碗，分 2 次服，服后大量排尿，肿胀便消，忌食盐。［方（1）~（3）出自《草药手册》（江西）］

| 附　　注 | 本种异名：*Zala asiatica* Lour.、*Pistia crispata* Blume、*Pistia minor* Blume、*Pistia obcordata* Schleiden、*Apiospermum obcordatum* Klotzsch。
药材大浮萍，为本种的干燥全草，《广西中药材标准》（1990 年版）中有收载。

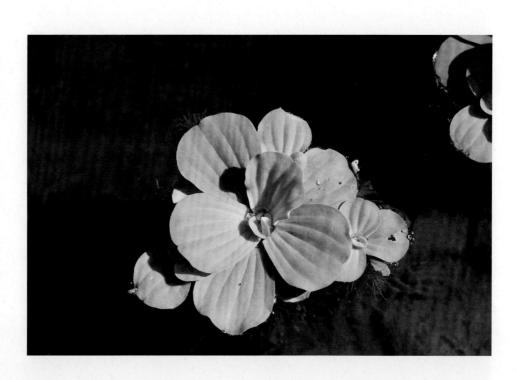

| 浮萍科 | Lemnaceae | 浮萍属 | Lemna |

浮萍 *Lemna minor* L.

| **药 材 名** | 浮萍（药用部位：全草）。

| **形态特征** | 浮水小草本。根1，长3～4cm，纤细，根鞘无附属物，根冠钝圆或截切状。叶状体对称，倒卵形、椭圆形或近圆形，长0.15～0.6cm，两面平滑，绿色，不透明，具不明显的3脉纹。花单性，雌雄同株，生于叶状体边缘开裂处，佛焰苞囊状，内有雌花1、雄花2；雄花花药2室，花丝纤细；雌花具1雌蕊。果实圆形，近陀螺状，无翅或具窄翅。

| **生境分布** | 生于水田、池沼或其他静水水域。德兴各地均有分布。

| **资源情况** | 野生资源丰富。药材来源于野生。

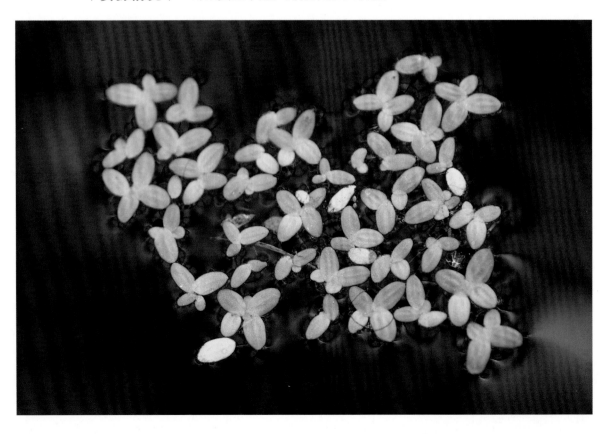

| 采收加工 | 6～9 月采捞，除去杂质，洗净，晒干。

| 药材性状 | 本品叶状体呈卵形、卵圆形或卵状椭圆形，直径 0.3～0.6 cm，单个散生或 2～5 集生。上表面淡绿色至灰绿色，下表面紫绿色至紫棕色，边缘整齐或微卷，上表面两侧有 1 小凹陷，下表面该处生有数条须根。质轻，易碎。气微，味淡。

| 功能主治 | 辛，寒。归肺、膀胱经。发汗解表，透疹止痒，利水消肿，清热解毒。用于风热表证，麻疹不透，瘾疹瘙痒，水肿，癃闭，疮癣，丹毒，烫伤。

| 用法用量 | 内服煎汤，3～9 g，鲜品 15～30 g；或捣汁饮；或入丸、散剂；表虚自汗者禁服。外用适量，煎汤熏洗；或研末撒；或研末调敷。

| 附　　方 | （1）治麻疹不透或内陷：鲜浮萍 15～30 g，煎汤服或熏蒸。
（2）治风寒感冒：浮萍煎汤服。
（3）治风湿脚气：浮萍研末，为蜜丸，每次热酒送服 15 g。
（4）治荨麻疹：浮萍煎汤，兑甜酒服。［方（1）～（4）出自《草药手册》（江西）］

浮萍科 Lemnaceae 紫萍属 Spirodela

紫萍
Spirodela polyrrhiza (L.) Schleid.

| 药 材 名 | 浮萍（药用部位：全草）。

| 形态特征 | 多年生细小草本。叶状体扁平，宽倒卵形，长 0.5 ~ 0.8 cm，宽 0.4 ~ 0.6 cm，先端钝圆，上面绿色，下面紫色，掌状脉 5 ~ 11，下面中央生 5 ~ 11 根。根长 3 ~ 5 cm，白绿色；根基附近一侧囊内形成圆形新芽，萌发后的幼小叶状体从囊内浮出，由一细弱的柄与母体相连。肉穗花序有雄花 2 和雌花 1。

| 生境分布 | 生于水田、水塘、湖湾、水沟，常与浮萍形成覆盖水面的漂浮植物群落。德兴各地均有分布。

| 资源情况 | 野生资源丰富。药材来源于野生。

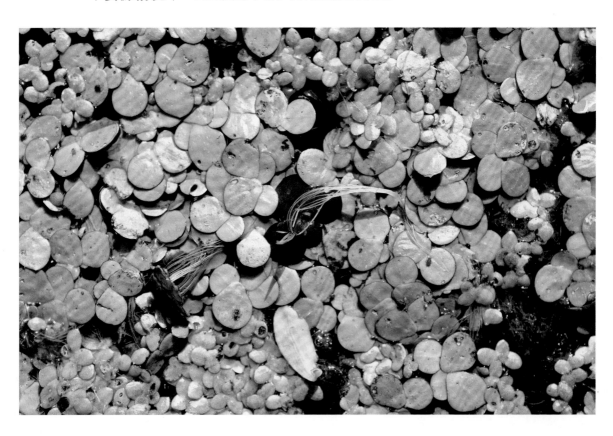

| 采收加工 | 6～9月采捞，除出后去杂质，洗净，晒干。

| 药材性状 | 本品叶状体扁平，呈卵形或卵圆形，长径0.2～0.5 cm。上表面淡绿色至灰绿色，偏侧有1小凹陷，边缘整齐或微卷曲；下表面紫绿色至紫棕色，着生数条须根。体轻，手捻易碎。气微，味淡。

| 功能主治 | 辛，寒。归肺经。宣散风热，透疹，利尿。用于麻疹不透，风疹瘙痒，水肿尿少。

| 用法用量 | 内服煎汤，3～9 g，鲜品15～30 g；或捣汁饮；或入丸、散剂；表虚自汗者禁服。外用适量，煎汤熏洗；或研末撒；或研末调敷。

| 附　方 | （1）治疥疮、疮毒内逼身浮肿：浮萍9 g，赤小豆90 g，红枣4个。煎汤2次，分2次服。

（2）治汗斑：浮萍适量，煎汤洗，并以紫萍涂擦。

（3）治小儿阴囊水肿：浮萍晒干，研细末，每服1.5 g，加白糖少许，开水泡服。

（4）治眼生星翳初起：浮萍擦碎塞鼻腔内，每日3次。

（5）治杨梅疮（梅毒）：浮萍适量，煎汤洗。

（6）治癣：浮萍和蛇床子烧酒熏，或煎汤洗。

（7）治吐血：浮萍晒干，研末，开水冲服，每服1匙，亦可炖肉服。［方（1）～（7）出自《草药手册》（江西）］

| 附　注 | 本种异名：*Spirodela polyrhiza* (Linnaeus) Schleiden、*Lemna polyrhiza* Linnaeus。药材浮萍，为本种的干燥全草，《中华人民共和国药典》（1963年版至2020年版）中有收载；《新疆维吾尔自治区药品标准·第二册》（1980年版）以"浮萍草"之名收载之。

黑三棱科 Sparganiaceae 黑三棱属 Sparganium

小黑三棱 *Sparganium simplex* Huds.

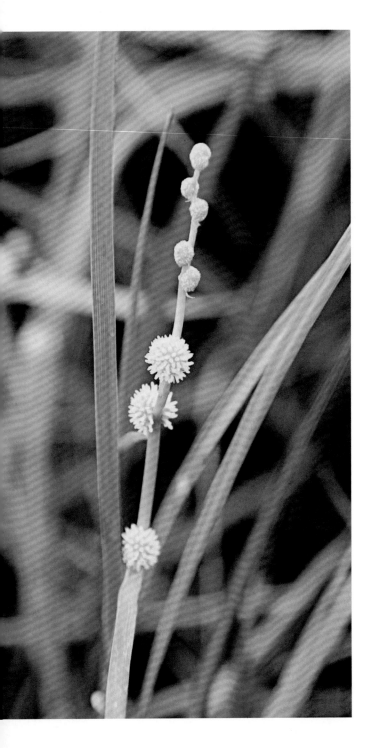

药材名

三棱（药用部位：块茎）。

形态特征

多年生沼生或水生草本。块茎较小，近圆形；根茎细长，横走。茎直立，高 30 ~ 70 cm。叶片长 40 ~ 80 cm，挺水或浮水，基部多少鞘状。花序总状，长 10 ~ 20 cm；雄性头状花序 4 ~ 8，排列稀疏；雌性头状花序 3 ~ 4，互不相接，下部 1 ~ 2 具总花梗，生于叶状苞片腋内；雄花花被片长 0.2 ~ 0.25 cm，条形或匙形，花药长 0.15 ~ 0.18 cm，矩圆形，花丝长约 0.4 cm；雌花花被片匙形，长约 0.35 cm，柱头长 0.15 ~ 0.18 cm，花柱长约 0.1 cm。果实深褐色。

生境分布

生于湖边、河沟、沼泽及积水湿地。分布于德兴三清山北麓等。

资源情况

野生资源稀少。药材来源于野生。

| 采收加工 | 冬季苗枯时采挖，洗净，晒至八成干时，放入竹笼里，撞去须根和粗皮，或削去外皮，晒或炕至全干。

| 药材性状 | 本品呈圆锥形或倒卵形，略扁，上圆下尖，下端稍有弯曲。表面黄白色或灰黄色，有刀削痕，先端有茎痕；须根痕点状，略呈横向环状排列，两侧的须根痕较粗。体重，质坚实，难碎断，入水下沉，碎断面灰黄色或浅棕色，稍平坦，有多数散在小点及条状横纹。气微，味苦、涩、微麻、辣。

| 功能主治 | 辛、苦，平。归肝、脾经。破血行气，消积止痛。用于血瘀气滞，腹部结块，肝脾肿大，经闭腹痛，食积胀痛。

| 用法用量 | 内服煎汤，5 ~ 10 g；或入丸、散剂；气虚体弱、血枯经闭、月经过多者及孕妇禁服。

| 附　注 | 药材三棱，为本种的干燥块茎，《中华人民共和国药典》（1963 年版）、《云南省药品标准》（1974 年版）中有收载；《云南省药品标准》（1996 年版）以"单枝黑三棱"之名收载之。

本种的嫩茎剥皮焯水后可凉拌、炒食或做汤。

莎草科 Cyperaceae **球柱草属** *Bulbostylis*

球柱草

Bulbostylis barbata (Rottb.) Kunth

| **药 材 名** | 牛毛草（药用部位：全草）。

| **形态特征** | 一年生草本。秆丛生，高 6 ～ 25 cm。叶极细，线形，长 4 ～ 8 cm，宽 0.04 ～ 0.08 cm；叶鞘薄膜质，边缘具白色长柔毛状缘毛。苞片 2 ～ 3，极细，线形；长侧枝聚伞花序头状，具密聚的无柄小穗 3 至数个；小穗披针形或卵状披针形，长 0.3 ～ 0.65 cm，具 7 ～ 13 花；鳞片膜质，卵形或近宽卵形，长 0.15 ～ 0.2 cm，棕色或黄绿色，先端有向外弯的短尖；雄蕊 1，罕为 2，花药长圆形。小坚果倒卵状三棱形，白色或淡黄色。

| **生境分布** | 生于海拔 130 ～ 500 m 的河滩沙地上。分布于德兴海口等。

| **资源情况** | 野生资源一般。药材来源于野生。

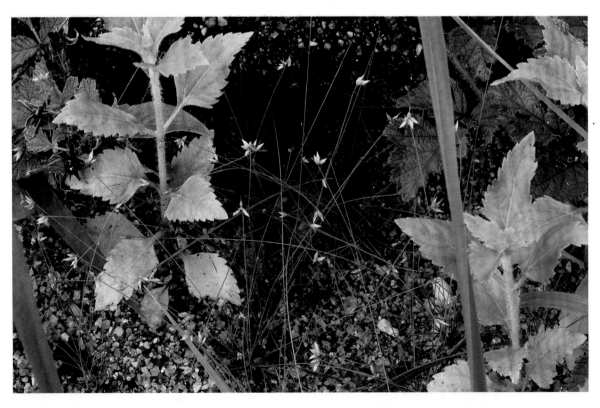

| 采收加工 | 夏、秋季采收，洗净，晒干。

| 功能主治 | 苦，寒。凉血止血。用于呕血，咯血，衄血，尿血，便血。

| 用法用量 | 内服煎汤，3～9 g。

| 附　注 | 本种异名：*Scirpus barbata* Rottb.、*Isolepis barbata* (Rottb.) R. Br. Prodr.、*Bulbostylis disticha* Ohwi et T. Koyama。

莎草科 Cyperaceae 球柱草属 Bulbostylis

丝叶球柱草

Bulbostylis densa (Wall.) Hand.-Mzt.

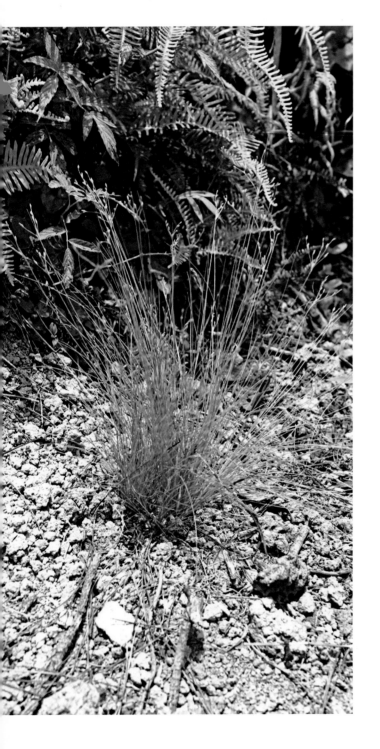

| 药 材 名 |

丝叶球柱草（药用部位：全草）。

| 形态特征 |

一年生草本。秆丛生，高 7 ~ 30 cm。叶线形，长 5 ~ 12 cm，宽 0.05 cm；叶鞘薄膜质，仅先端具长柔毛。苞片 2 ~ 3，线形；长侧枝聚伞花序简单或近复出，具 1、稀为 2 ~ 3 散生小穗；顶生小穗无柄，长圆状卵形或卵形，长 0.3 ~ 0.8 cm，具 7 ~ 17 花或更多；鳞片膜质，卵形或近宽卵形，长 0.15 ~ 0.2 cm，褐色，仅下部无花鳞片，有时具芒状短尖；雄蕊 2，花药长圆状卵形或卵形。小坚果倒卵状三棱形，成熟时为灰紫色。

| 生境分布 |

生于海拔 100 m 以上的河边沙地、荒坡上、路边及松林下。德兴各地均有分布。

| 资源情况 |

野生资源一般。药材来源于野生。

| 采收加工 |

夏、秋季采收，洗净，晒干。

| **功能主治** | 甘、淡，凉。清凉，解热。用于湿疹，中暑，腹泻，跌打肿痛，尿频。

| **用法用量** | 内服煎汤，3 ~ 9 g。

| **附　　注** | 本种异名：*Scirpus densus* Wall.、*Isolepis densa* (Wall.) Schult.、*Isolepis tenuissima* D. Don、*Isolepis trifida* Nees、*Bulbostylis capillaris* (Linn.) C. B. Clarke var. *trifida* (Nees) C. B. Clarke。

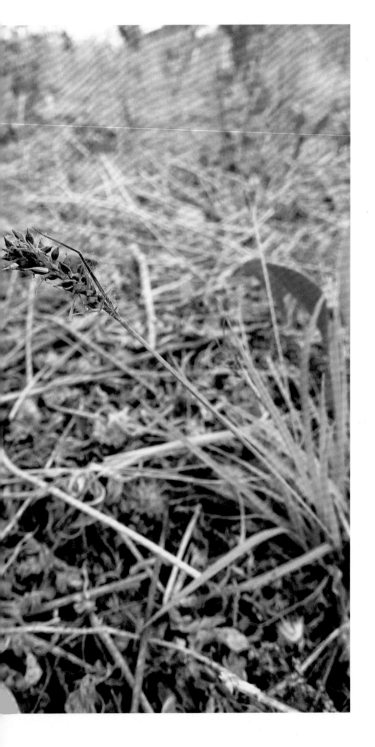

莎草科 Cyperaceae 薹草属 Carex

青绿薹草 *Carex breviculmis* R. Br.

| 药材名 |

青绿薹草（药用部位：全草）。

| 形态特征 |

多年生草本。根茎短。秆丛生，高 8 ～ 40 cm，三棱形，基部叶鞘淡褐色，撕裂成纤维状。叶短于秆，宽 0.2 ～ 0.5 cm。苞片最下部者叶状，长于花序，具长 0.15 ～ 0.2 cm 的短鞘，其余的刚毛状，近无鞘；小穗 2 ～ 5；顶生小穗雄性，长圆形，长 1 ～ 1.5 cm；侧生小穗雌性，长圆形或长圆状卵形，长 0.6 ～ 2 cm，具稍密生的花；雄花鳞片倒卵状长圆形，黄白色，背面中间绿色；雌花鳞片长圆形或倒卵状长圆形，长 0.2 ～ 0.25 cm，苍白色，背面中间绿色，向先端延伸成长 0.2 ～ 0.35 cm 的芒。小坚果紧包于果囊中，卵形，栗色。

| 生境分布 |

生于海拔 470 m 以上的山坡草地、路边、山谷沟边。分布于德兴三清山北麓等。

| 资源情况 |

野生资源稀少。药材来源于野生。

| **采收加工** | 夏季采收，洗净，晒干。

| **功能主治** | 止咳，平喘。用于肺热咳嗽，咯血，哮喘，顿咳。

| **用法用量** | 内服煎汤，9 ~ 15 g。

| **附　　注** | 本种异名：*Carex leucochlora* Bunge、*Carex royleana* Nees、*Carex breviculmis* R. Br. subsp. *royleana* (Nees) Kukenth.、*Carex morrisonicola* Hayata、*Carex filiculmis* Franch. et Savat。

莎草科 Cyperaceae 薹草属 Carex

亚澳薹草 *Carex brownii* Tuckerm.

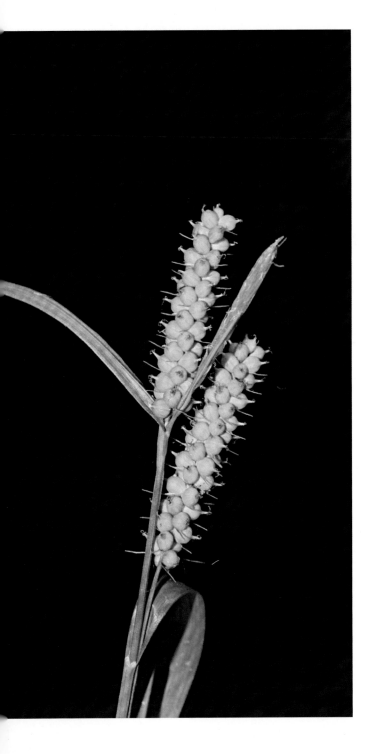

| 药 材 名 |

三方草（药用部位：根）。

| 形态特征 |

多年生草本。根茎短。秆丛生，高 30 ~ 60 cm，三棱形，基部包以褐色、无叶片的鞘，少数撕裂成纤维状。叶短于秆，宽 0.3 ~ 0.4 cm，具鞘。苞片叶状，长于秆，最下面者鞘长，向上渐短；小穗 3 ~ 4；顶生小穗为雄小穗，线形，长 1 ~ 2 cm；侧生小穗为雌小穗，长圆形或长圆状圆柱形，长 1 ~ 3 cm，具密生的多数花；雄花鳞片狭披针形，长约 0.5 cm，先端具芒；雌花鳞片披针状卵形，长约 0.28 cm，先端渐尖成芒。小坚果较松地包于果囊内，近宽椭圆形、宽倒卵形或三棱形，长约 0.2 cm，淡褐色。

| 生境分布 |

生于海拔 400 ~ 1 680 m 的沟边、林下、洼地湿处。分布于德兴三清山北麓、大茅山等。

| 资源情况 |

野生资源一般。药材来源于野生。

| 采收加工 | 夏季采挖，洗净，晒干。

| 功能主治 | 甘、苦，平。理气止痛，祛风除湿。用于小儿夜啼，风湿痹痛。

| 用法用量 | 内服煎汤，15 ~ 30 g；或浸酒。

签草

Carex doniana Spreng.

| **药 材 名** | 签草(药用部位:全草)。

| **形态特征** | 多年生草本。匍匐根茎细长。秆高 40 ~ 70 cm,扁三棱状,基部具麦秆黄色叶鞘。叶生至秆的中部以上,宽 0.5 ~ 1.3 cm。小穗 4 ~ 7,接近;顶生小穗雄性,条状圆柱形,长 4 ~ 8 cm;侧生小穗雌性,圆柱形,长 3 ~ 6.5 cm,直径 0.5 ~ 0.7 cm,密生花;近无梗;苞片叶状,长于花序,无苞鞘;雌花鳞片披针形或椭圆状披针形,长约 0.3 cm,先端具芒尖,苍白色,有 3 脉。果囊斜张或稍下弯,狭椭圆形,松弛地包小坚果,长 0.35 ~ 0.4 cm,有 3 棱,淡绿色,脉明显,先端渐狭为中等长的喙。小坚果菱卵形,长约 0.2 cm,有 3 棱。

| **生境分布** | 生于海拔 500 m 以上的溪边、沟边、林下、灌丛和草丛中潮湿处。

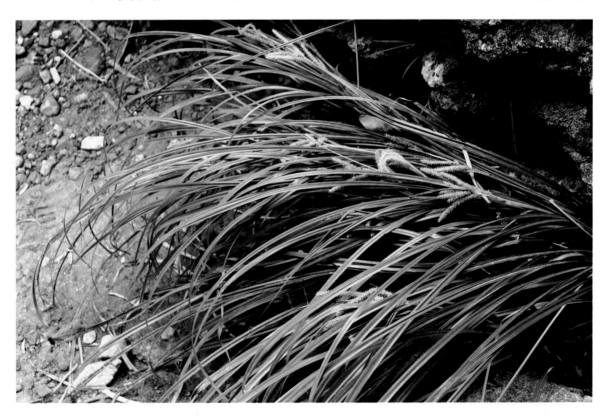

分布于德兴大茅山等。

| **资源情况** | 野生资源一般。药材来源于野生。

| **采收加工** | 夏季采收，洗净，晒干。

| **功能主治** | 凉血，止血，解表透疹。用于痢疾，麻疹不出，消化不良。

| **用法用量** | 内服煎汤，9～15 g。

| **附　　注** | 本种异名：*Carex chlorostachys* D. Don、*Carex japonica* Boott、*Carex alopecuroides* D. Don var. *chlorostachya* C. B. Clarke、*Carex japonica* Thunb. var. *chlorostachys* (D. Don) Kukenth.、*Carex sasakii* Hayata。

莎草科 Cyperaceae 薹草属 Carex

穹隆薹草 *Carex gibba* Wahlenb.

| 药 材 名 | 穹隆薹草（药用部位：全草）。

| 形态特征 | 多年生草本。根茎丛生。秆高 30 ～ 60 cm，基部稍膨大，为褐色、纤维状分裂的旧叶鞘所包。叶近等长于秆，宽 0.2 ～ 0.4 cm，柔软。小穗 4 ～ 10，排成间断的穗状花序，卵形或矩圆形，长 0.6 ～ 1.2 cm，雌雄顺序；苞片叶状，长于花序；雌花鳞片圆卵形，长约 0.2 cm，中间绿色，两侧白色，膜质，先端具短尖，有 3 脉。果囊宽卵形，长于鳞片，长约 0.3 cm，平凸状，淡绿色，边缘具翅，翅缘上部具不规则细齿，上部骤缩成短喙。小坚果圆卵形，平凸状，长约 0.25 cm。

| 生境分布 | 生于海拔 240 ～ 1 290 m 的山谷湿地、山坡草地或林下。分布于德兴三清山北麓等。

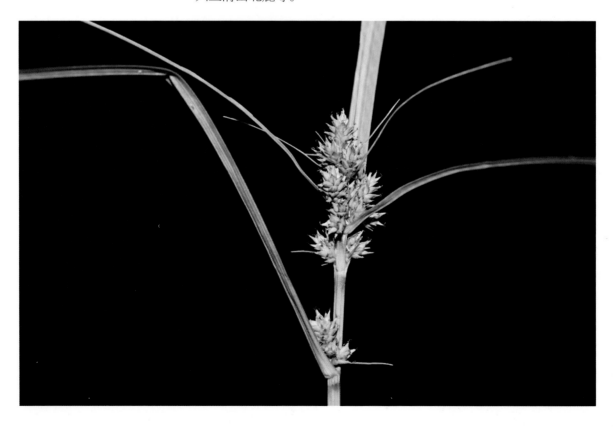

| **资源情况** | 野生资源稀少。药材来源于野生。 |

| **采收加工** | 夏季采收，洗净，鲜用或晒干。 |

| **功能主治** | 祛风止痛。用于风湿关节痛。 |

| **用法用量** | 外用适量，捣敷。 |

莎草科 Cyperaceae 薹草属 Carex

大披针薹草 *Carex lanceolata* Boott

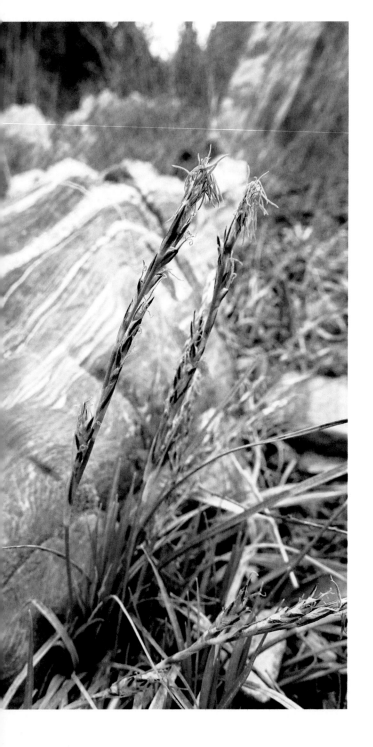

药材名

羊胡髭草（药用部位：全草）。

形态特征

多年生草本。根茎粗短，斜生。秆高 10 ~ 30 cm，纤细，扁三棱状。叶宽 0.1 ~ 0.25 cm，花后延伸。小穗 3 ~ 6，疏远；雄小穗顶生，矩圆形，长 0.9 ~ 1 cm；雌小穗侧生，矩圆形，长 1 ~ 1.7 cm，花疏生；基部小穗具长 2.5 ~ 3.5 cm 的梗；苞鞘淡绿色，边缘膜质，苞片针状；雌花鳞片披针形或倒卵状披针形，长 0.5 ~ 0.6 cm，先端锐尖，中间淡绿色，两侧紫褐色，具宽的白色膜质边缘。果囊倒卵状椭圆形，有 3 棱，长约 0.3 cm，密被短柔毛，脉明显隆起，先端具极短的喙。小坚果倒卵状椭圆形，长约 0.25 cm，有 3 棱，先端具喙。

生境分布

生于海拔 110 m 以上的林下、林缘草地、阳坡干燥草地。分布于德兴花桥、龙头山等。

资源情况

野生资源丰富。药材来源于野生。

| 采收加工 | 夏、秋季采收，洗净，切段，晒干。

| 功能主治 | 苦，凉。归肺经。理气止痛，祛风除湿，收敛止痒。用于湿疮，黄水疮，小儿羊须疮。

| 用法用量 | 外用适量，烧灰油调搽。

| 附　注 | 本种异名：*Carex longsquamata* Mainsh.、*Carex lanceolata* Boott var. *alashanica* Egor.。

莎草科 Cyperaceae 薹草属 Carex

舌叶薹草 *Carex ligulata* Nees

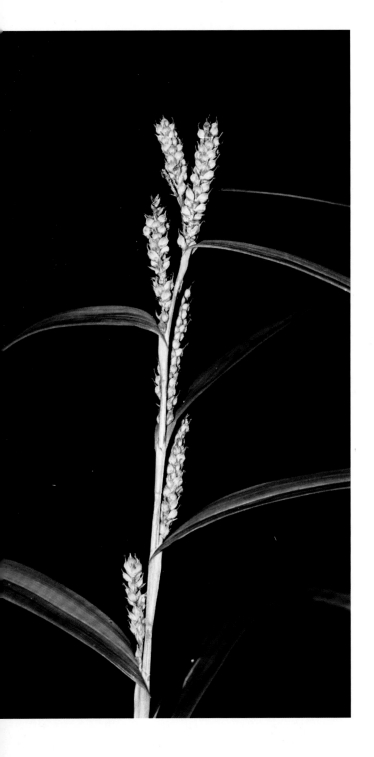

| 药 材 名 |

舌叶薹草（药用部位：全草）。

| 形态特征 |

多年生草本。秆高 40 ~ 70 cm，上部生叶，下部生褐红色无叶的鞘。叶排列较稀疏，宽 0.7 ~ 1.5 cm；叶鞘多不相互重叠，较疏松地包着秆；叶舌明显。小穗 5 ~ 8，上部的较接近；顶生小穗雄性，圆柱形；侧生小穗雌性，圆柱形，长 0.3 ~ 0.4 cm；穗梗短；苞片叶状，长于花序，具长苞鞘；雌花鳞片卵形，长约 0.3 cm，淡锈色，先端具芒尖。果囊倒卵状椭圆形，长约 0.4 cm，有 3 棱，橘红色，上部带绿色，密被白色短绒毛；上部急缩成中等长的喙。小坚果椭圆形，长约 0.28 cm，有 3 棱。

| 生境分布 |

生于海拔 600 m 以上的山坡林下、草地、山谷沟边或河边湿地。分布于德兴三清山北麓等。

| 资源情况 |

野生资源稀少。药材来源于野生。

| **采收加工** | 夏、秋季采收，鲜用或晒干。

| **功能主治** | 凉血，止血，解表透疹。用于痢疾，麻疹不出，消化不良。

| **用法用量** | 内服煎汤，6 ~ 12 g。

| **附　　注** | 本种异名：*Carex hebecarpa* C. A. Mey. var. *ligulata* (Nees) Kukenth.。

■ 莎草科 ■ Cyperaceae ■ 薹草属 ■ *Carex*

花葶薹草 *Carex scaposa* C. B. Clare

| **药 材 名** | 翻天红（药用部位：全草）。

| **形态特征** | 多年生草本。秆粗壮，高 50 ～ 60 cm，有 3 钝棱，疏被短粗毛。基生叶狭椭圆形至条状椭圆形，长 20 ～ 35 cm，叶柄长 20 ～ 40 cm；秆生叶退化，仅具叶鞘。圆锥花序复出，长 8 ～ 20 cm；侧生支花序矩圆形或三角状卵形；花序梗、花序轴密被短粗毛及锈点线；苞片佛焰苞状，疏被短粗毛；小穗全部从囊内生出，卵形，长 0.5 ～ 0.8 cm，近水平开展，雄雌顺序；雌花鳞片卵形或卵状披针形，长 0.2 ～ 0.25 cm，淡褐色。果囊卵状椭圆形或三棱形，稍长于鳞片，先端骤尖成长喙。小坚果卵形，长约 0.15 cm，有 3 棱。

| **生境分布** | 生于海拔 400 ～ 1 500 m 的常绿阔叶林下、水旁、山坡阴处或石灰

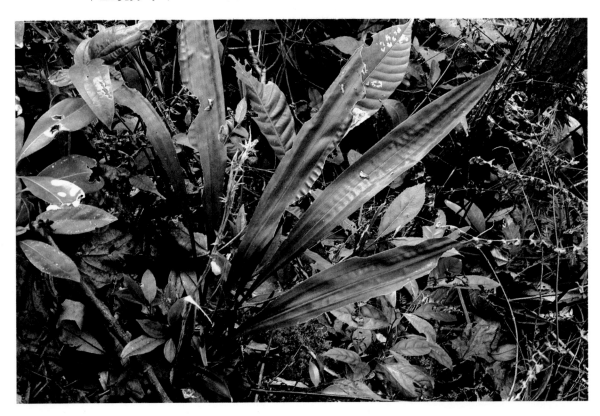

岩山坡峭壁上。分布于德兴三清山北麓、大茅山等。

| **资源情况** | 野生资源一般。药材来源于野生。

| **采收加工** | 夏、秋季采收，洗净，鲜用或切段，晒干。

| **功能主治** | 苦，寒。归心经。清热解毒，活血散瘀。用于急性胃肠炎，跌打损伤，瘀血作痛，腰肌劳损。

| **用法用量** | 内服煎汤，3 ~ 10 g。外用适量，鲜品捣敷。

| **附　注** | 本种异名：*Carex pandanophylla* E. G. Camus、*Carex scaposa* C. B. Clarke var. *marantacea* Raymond。

莎草科 Cyperaceae 薹草属 *Carex*

宽叶薹草 *Carex siderosticta* Hance

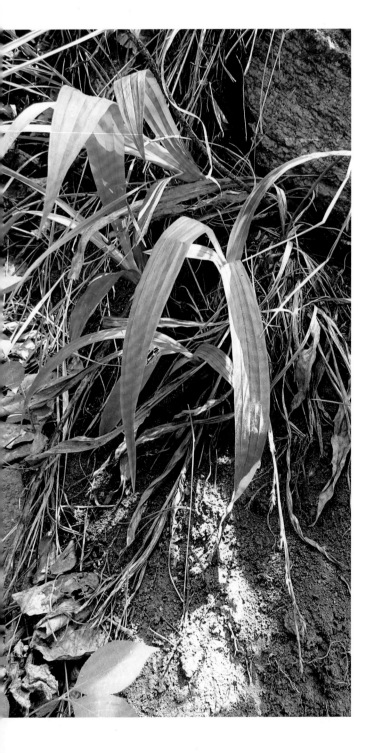

| 药 材 名 |

崖棕根（药用部位：根）。

| 形态特征 |

多年生草本。具长匍匐根茎。秆侧生，花葶状，基部以上生小穗。叶矩圆状披针形，短于秆，宽 1 ~ 3 cm，下面疏被短柔毛；基部叶鞘褐色，先端无叶片。小穗 5 ~ 8，疏远，雄雌顺序，圆柱形，长 1.5 ~ 2 cm；穗梗扁，基部的长 3 ~ 6 cm，向上则渐短；苞片佛焰苞状，绿色；雌花鳞片卵状披针形或矩圆状披针形，长 0.45 ~ 0.5 cm，中间淡绿色，两侧白色、透明。果囊椭圆形或卵状椭圆形，短于鳞片，长约 0.4 cm，有 3 棱，上部急缩成短喙。小坚果椭圆形，长约 0.3 cm，有 3 棱。

| 生境分布 |

生于海拔 1 000 m 以上的针阔叶混交林下、阔叶林下或林缘。分布于德兴三清山北麓等。

| 资源情况 |

野生资源稀少。药材来源于野生。

| 采收加工 | 夏、秋季采收，洗净，切段，晒干。

| 功能主治 | 甘、辛，温。归肺、肝、肾经。活血化瘀，通经活络。用于妇人血气，五劳七伤。

| 用法用量 | 内服煎汤，9 ~ 12 g。

| 附　　注 | 本种异名：*Carex siderosticta* Hance var. *variegata* Akiyama。

莎草科 Cyperaceae 莎草属 Cyperus

扁穗莎草 *Cyperus compressus* L.

| **药材名** | 扁穗莎草（药用部位：全草）。

| **形态特征** | 一年生草本。秆丛生，高 5 ～ 25 cm，有 3 锐棱。叶基生，短于秆或与秆近等长，宽 0.15 ～ 0.3 cm；叶鞘紫色。苞片 3 ～ 5，叶状，长于花序；长侧枝聚伞花序简单，辐射枝 2 ～ 7，最长达 5 cm；小穗条状披针形，有 8 ～ 20 花，长 0.8 ～ 1.7 cm，宽约 0.4 cm，近四棱形，3 ～ 10 于辐射枝先端排成近头状的穗状花序；小穗轴具狭翅；鳞片卵形，长约 0.3 cm，背面有龙骨突，先端具芒，中间绿色，两侧白色或黄色；雄蕊 3；花柱长，柱头 3。小坚果倒卵形，有 3 棱，褐色。

| **生境分布** | 生于空旷的田野里。德兴各地均有分布。

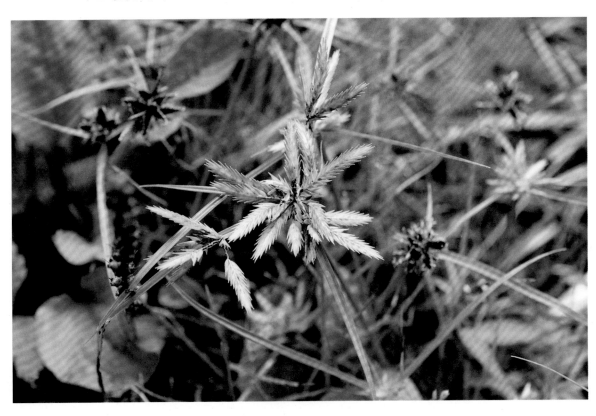

| 资源情况 | 野生资源丰富。药材来源于野生。

| 采收加工 | 7～8月采收，洗净，鲜用或晒干。

| 功能主治 | 养心，调经行气。外用于跌打损伤。

| 用法用量 | 外用适量，捣敷。

| 附　　注 | 本种异名：*Cyperus brachiatus* Poir.、*Cyperus caffer* G. Bertol.、*Cyperus myyenii* Nees & Arn.、*Cyperus pectiniformis* Schult.、*Cyperus compressus* L. var. *brachiatus* (Poir.) Nees、*Cyperus compressus* L. var. *capillaceus* C. B. Clarke。

莎草科 Cyperaceae 莎草属 Cyperus

异型莎草 *Cyperus difformis* L.

| 药材名 | 王母钗（药用部位：带根全草）。

| 形态特征 | 一年生草本。秆丛生，高 2 ~ 65 cm，扁三棱状。叶基生，短于秆，条形，宽 0.2 ~ 0.6 cm。苞片 2，少有 3，叶状，长于花序；长侧枝聚伞花序简单，辐射枝 3 ~ 9，最长约 2.5 cm，或有时近无花梗；小穗多数，密集成直径 0.5 ~ 1.5 cm 的头状花序，条形或披针形，长 0.2 ~ 0.8 cm，宽约 0.1 cm，有 8 ~ 28 花；鳞片膜质，近扁圆形，长不及 0.1 cm，中间淡黄色，两侧深紫红色，边缘白色、透明；雄蕊 2，有时 1；花柱极短，柱头 3。小坚果倒卵状椭圆形，有 3 棱，与鳞片近等长，淡黄色。

| 生境分布 | 生于水稻田中或水边潮湿处。德兴各地均有分布。

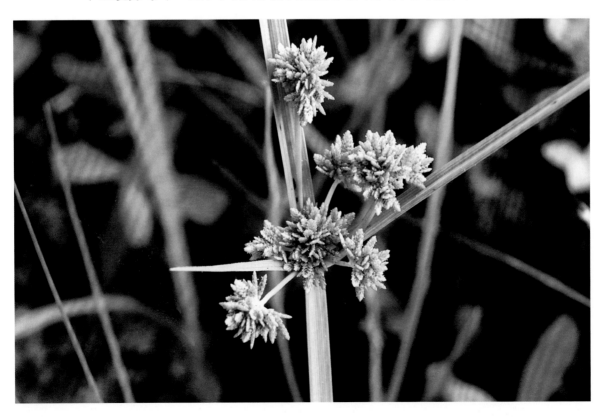

| **资源情况** | 野生资源一般。药材来源于野生。

| **采收加工** | 7～8月采收，洗净，鲜用或晒干。

| **功能主治** | 咸、微苦，凉。归心、肝、肺、膀胱经。利尿通淋，行气活血。用于热淋，小便不利，跌打损伤。

| **用法用量** | 内服煎汤，9～15 g，鲜品30～60 g；或烧存性，研末。

| **附　　注** | 本种异名：*Cyperus holoschoenoides* Jan ex Schult.、*Cyperus oryzetorum* Steud.、*Cyperus goeringii* Steud.、*Cyperus subrotundus* Llanos、*Cyperus difformis* Linn. var. *breviglobosus* Kük.、*Cyperus difformis* Linn. f. *humilis* Debeaux。

莎草科 Cyperaceae 莎草属 Cyperus

碎米莎草 *Cyperus iria* L.

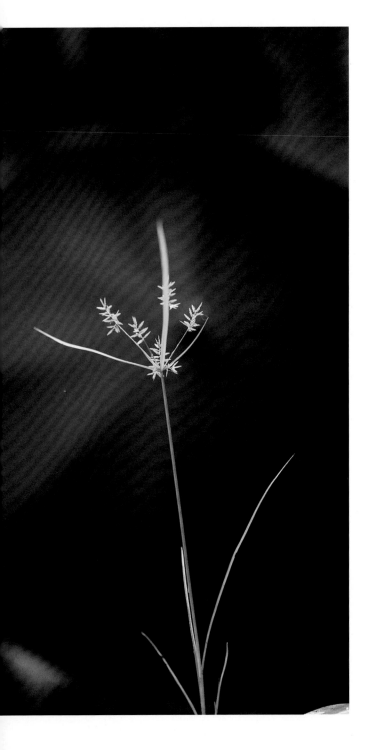

| 药 材 名 |

三楞草（药用部位：全草）。

| 形态特征 |

一年生草本。秆丛生，高 8 ~ 25 cm，扁三棱状。叶基生，短于秆，宽 0.2 ~ 0.5 cm；鞘红棕色。苞片 3 ~ 5，叶状，下部的较花序长；长侧枝聚伞花序复出，辐射枝 4 ~ 9，最长达 12 cm，每枝有 5 ~ 10 穗状花序；穗状花序矩圆状卵形，长 1 ~ 4 cm，有 5 ~ 22 小穗；小穗直立，矩圆形，压扁，长 0.4 ~ 1 cm，宽约 0.2 cm，有 6 ~ 22 花；鳞片先端有干膜质边缘，具短尖，黄色，宽倒卵形，背面有龙骨突，具 3 ~ 5 脉；雄蕊 3；柱头 3。小坚果倒卵形或椭圆形，有 3 棱，与鳞片等长，褐色，密生凸起的细点。

| 生境分布 |

生于田间、山坡、路旁阴湿处。德兴各地均有分布。

| 资源情况 |

野生资源丰富。药材来源于野生。

| **采收加工** | 8～9月抽穗时采收，洗净，晒干。

| **功能主治** | 辛，微温。归肝经。祛风除湿，调经利尿。用于风湿筋骨痛，跌打损伤，瘫痪，月经不调，痛经，闭经，石淋。

| **用法用量** | 内服煎汤，10～30 g；或浸酒。

| **附　注** | 本种异名：*Chlorocyperus iria* (L.) Rikli、*Cyperus chrysomelinus* Link、*Cyperus diaphaniria* Steud.、*Cyperus resinosus* Hochst. ex Steud.、*Cyperus nangtciangensis* Pamp.、*Cyperus paniciformis* Franch. & Sav.、*Cyperus panicoides* Lam。

莎草科 Cyperaceae 莎草属 Cyperus

旋鳞莎草

Cyperus michelianus (L.) Link

| 药 材 名 | 护心草（药用部位：全草）。

| 形态特征 | 一年生草本。秆丛生，高 2 ~ 25 cm，扁三棱状。叶长于或短于秆，宽 0.1 ~ 0.25 cm；叶鞘紫红色。苞片 3 ~ 6，叶状，较花序长很多；长侧枝聚伞花序呈密头状，卵形或球形，直径 0.5 ~ 1.5 cm，具多数小穗；小穗卵形或披针形，长 0.3 ~ 0.4 cm，宽约 0.15 cm，有 10 ~ 20 余花，鳞片螺旋状排列，膜质，矩圆状披针形，长约 0.2 cm，背面有龙骨突，中间绿色，两侧淡黄色，先端有短尖；雄蕊 2，少有 1；花柱长，柱头 2，少有 3。小坚果狭矩圆形，有 3 棱，长为鳞片的 1/3 ~ 1/2。

| 生境分布 | 生于水边潮湿空旷处、路旁。分布于德兴三清山北麓等。

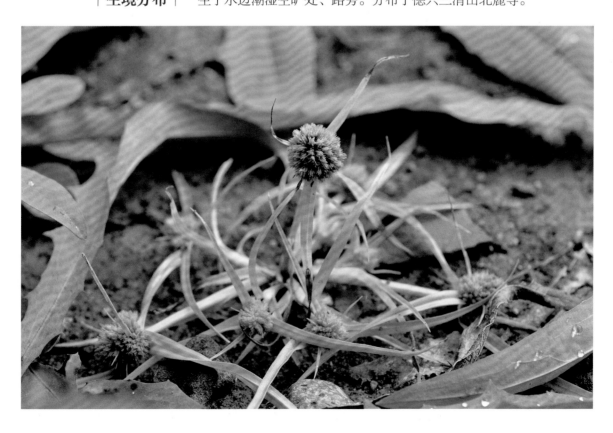

资源情况	野生资源稀少。药材来源于野生。
采收加工	8 ~ 9 月结果时采收，洗净，晒干。
功能主治	辛，平。行气活血，调经。用于月经不调，痛经。
用法用量	内服煎汤，9 ~ 15 g；或研末。
附　　注	本种异名：*Dichostylis micheliana* Nees、*Scirpus michelianus* L.。

莎草科 Cyperaceae 莎草属 Cyperus

具芒碎米莎草 *Cyperus microiria* Steud.

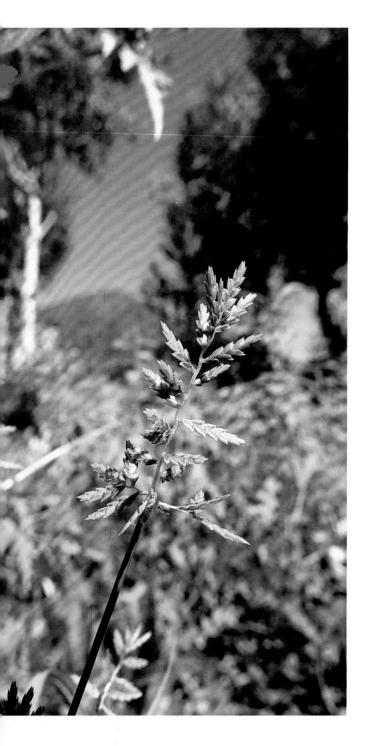

|药材名|

具芒碎米莎草（药用部位：全草）。

|形态特征|

一年生草本。秆丛生，高 20 ~ 50 cm，锐三棱形，基部具叶。叶短于秆，宽 0.25 ~ 0.5 cm；叶鞘较短，红棕色；叶状苞片 3 ~ 4，长于花序。长侧枝聚伞花序复出，辐射枝 5 ~ 7，长达 13 cm；每辐射枝具 3 ~ 5 穗状花序；穗状花序卵形或宽卵形，长 2 ~ 4 cm，具多数小穗；小穗稍疏松排列，斜展，线形或窄披针形，长 0.6 ~ 1.5 cm；小穗轴具白色透明窄边；鳞片疏松排列，宽倒卵形或近圆形，先端圆，具短尖，长约 0.15 cm，背面具绿色龙骨状突起，两侧麦秆黄色，具 3 ~ 5 脉；雄蕊 3；花柱极短，柱头 3。小坚果长圆状倒卵形，三棱状，与鳞片近等长，深褐色，密被微凸起的细点。

|生境分布|

生于河岸边、路旁或草原湿处。分布于德兴海口、新营等。

|资源情况|

野生资源较丰富。药材来源于野生。

| 采收加工 | 7 ~ 8 月采收，洗净，鲜用或晒干。

| 功能主治 | 利湿通淋，行气活血。用于跌打损伤，风湿痹痛。

| 用法用量 | 外用适量，捣敷。

| 附　注 | 本种异名：*Cyperus amuricus* Maxim. var. *japonicus* Miq.、*Cyperus amuricus* Maxim. var. *teztori* (Miq.) Kük.。

毛轴莎草 *Cyperus pilosus* Vahl

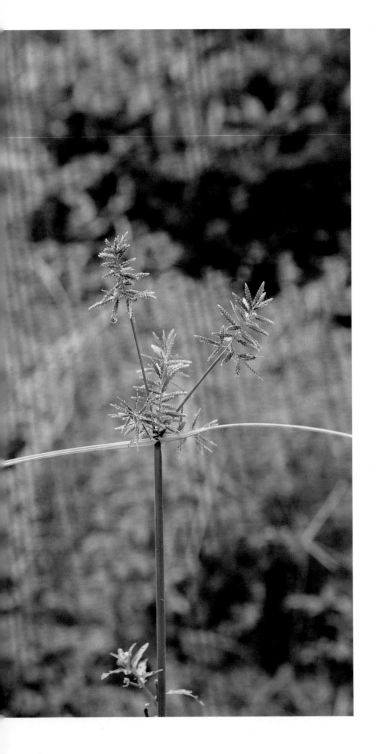

药材名

毛轴莎草（药用部位：全草）。

形态特征

多年生草本。根茎长。秆散生，粗壮，高 25 ~ 80 cm，有 3 锐棱。叶短于秆，宽 0.6 ~ 0.8 cm；叶鞘短，淡褐色。苞片 3，叶状，长于花序；长侧枝聚伞花序复出，第一次辐射枝最长可达 10 cm，第二次辐射枝短，聚成金字塔形；小穗 2 列，排成疏松的穗状花序，条状披针形，长 0.5 ~ 1.4 cm；花序轴有黄色粗硬毛；小穗轴具狭翅；鳞片宽卵形，长约 0.2 cm，背面有不明显的龙骨突，先端具短尖，中间绿色，两侧褐色，边缘白色、透明；雄蕊 3；柱头 3。小坚果宽椭圆形或倒卵形，有 3 棱，长约为鳞片的 1/2，具短尖，成熟时黑色。

生境分布

生于水田边、河边潮湿处。分布于德兴黄柏等。

资源情况

野生资源一般。药材来源于野生。

| **采收加工** | 夏、秋季采收，洗净，晒干。 |

| **功能主治** | 辛，温。归肝、肾经。活血散瘀，利水消肿。用于跌打损伤，浮肿。 |

| **用法用量** | 内服煎汤，3 ~ 9 g。 |

| **附　　注** | 本种异名：*Cyperus marginellus* Nees。 |

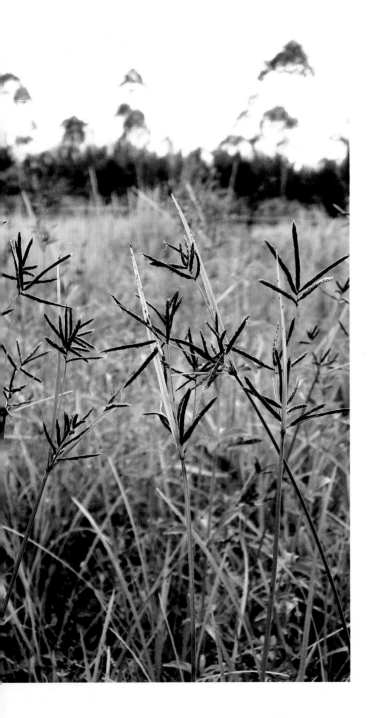

莎草科 Cyperaceae 莎草属 Cyperus

香附子

Cyperus rotundus L.

| 药 材 名 |

莎草（药用部位：茎叶。别名：猪母荠、猪牯须、猪母须）、香附（药用部位：根茎。别名：三菱草根）。

| 形态特征 |

多年生草本。有匍匐根茎和椭圆状块茎。秆直立，散生，高 15 ~ 95 cm，有 3 锐棱。叶基生，短于秆，宽 0.2 ~ 0.5 cm；鞘棕色，常裂成纤维状。苞片 2 ~ 3，叶状，长于花序；长侧枝聚伞花序简单或复出，有 3 ~ 6 开展的辐射枝，最长达 12 cm；小穗条形，3 ~ 10 排成伞形花序，长 1 ~ 3 cm；小穗轴有白色透明的翅；鳞片紧密，2 列，膜质，卵形或矩圆状卵形，长约 0.3 cm，中间绿色，两侧紫红色；雄蕊 3；柱头 3。小坚果矩圆状倒卵形，有 3 棱，长约为鳞片的 1/3，表面具细点。

| 生境分布 |

生于山坡荒地草丛中或水边潮湿处。德兴各地均有分布。

| 资源情况 |

野生资源丰富。药材来源于野生。

| 采收加工 | 莎草：春、夏季采收，洗净，鲜用或晒干。
香附：秋季采挖，燎去毛须，置沸水中略煮或蒸透后晒干，或燎后直接晒干。

| 药材性状 | 香附：本品多呈纺锤形，有的略弯曲，长 2 ～ 3.5 cm，直径 0.5 ～ 1 cm。表面棕褐色或黑褐色，有纵皱纹，并有 6 ～ 10 略隆起的环节，节上有未除净的棕色毛须和须根断痕；去净毛须者较光滑，环节不明显。质硬，经蒸煮者断面黄棕色或红棕色，角质样；生晒者断面色白而显粉性，内皮层环纹明显，中柱色较深，点状维管束散在。气香，味微苦。

| 功能主治 | 莎草：苦、辛，凉。归肝、肺经。行气开郁，祛风止痒，宽胸利痰。用于胸闷不舒，风疹瘙痒，痈疮肿毒。
香附：辛、微苦、微甘，平。归肝、脾、三焦经。疏肝解郁，理气宽中，调经止痛。用于肝郁气滞，胸胁胀痛，疝气疼痛，乳房胀满，脾胃气滞，脘腹痞闷、胀满疼痛，月经不调，经闭痛经。

| 用法用量 | 莎草：内服煎汤，10 ～ 30 g。外用适量，鲜品捣敷；或煎汤洗。
香附：内服煎汤，5 ～ 10 g；或入丸、散剂；气虚无滞及阴虚、血热者慎服。外用适量，研末撒；或研末调敷。

| 附　方 | （1）治疟疾：香附 15 g，夏枯草 15 g，水蜈蚣 6 g，水酒煎服。
（2）治气痛：①香附、艾醋煮后去艾晒干研末，米醋为丸，每次 9 g，开水送服。②香附 9 g，良姜 9 g。煎汤服，治胃寒气痛。
（3）治吐血：莎草、杉树梢煎汤服；或根研末，米汤送服。
（4）治惊风：香附、樟树嫩皮各 6 g，煎汤服。
（5）治疝气：香附、何首乌叶、橘子树叶各 6 g，煎汤服。
（6）治跌打损伤：香附研末，酒调敷。
（7）治胎产崩漏：香附 15 g，煎汤服或米汤送服。
（8）治产后腹痛：鲜香附 30 g 炒黄，研末，冲酒服。［方（1）～（8）出自《草药手册》（江西）］

| 附　注 | 本种异名：*Cyperus rotundus* L. var. *quimoyensis* L. K. Dai。
药材香附，为本种的干燥根茎，《中华人民共和国药典》（1963 年版至 2020 年版）、《内蒙古蒙药材标准》（1986 年版）、《维吾尔药材标准·上册》（1993 年版）、《新疆维吾尔自治区药品标准·第二册》（1980 年版）、《贵州省中

药材标准规格·上集》（1965 年版）中有收载。

《中华人民共和国药典》规定，香附含挥发油不得少于 1.0%（ml/g）。

莎草科 Cyperaceae　荸荠属 Heleocharis

荸荠

Heleocharis dulcis (Burm. f.) Trin.

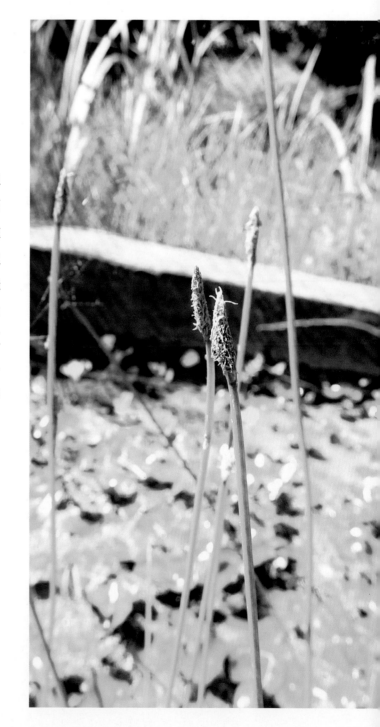

| 药 材 名 |

荸荠（药用部位：球茎。别名：水慈菇）、通天草（药用部位：地上部分）。

| 形态特征 |

多年生水生草本。匍匐根茎细长，先端生块茎。秆多数，丛生，直立，圆柱状，高15～60 cm，直径0.15～0.3 cm，有多数横隔膜，灰绿色，光滑无毛。叶缺如，仅在秆的基部有2～3叶鞘；鞘近膜质，绿黄色、紫红色或褐色，高2～20 cm，鞘口斜。小穗顶生，圆柱状，长1.5～4 cm，直径0.6～0.7 cm，淡绿色，先端钝或近急尖，有多数花；柱头3。小坚果宽倒卵形，双凸状，长约0.24 cm，成熟时棕色。

| 生境分布 |

德兴各地均有栽培。

| 资源情况 |

栽培资源丰富。药材来源于栽培。

| 采收加工 |

荸荠：冬季采挖，洗净，鲜用或风干。

通天草：7 ~ 8 月间采割，捆成把，鲜用或晒干。

| 药材性状 | 荸荠：本品呈圆球形，略扁，大者直径可达 3 cm，厚约 2.5 cm，大小不等，下端中央凹入，上部先端有数个聚生嫩芽，由枯黄的鳞片包裹。外皮紫褐色或黑褐色，上有明显的环节，节上常有黄褐色膜质的鳞叶残存，有时附有小侧芽。质脆，内部白色，富含淀粉和水分，压碎后流出白色乳汁。气微，味甜。

通天草：本品茎呈扁柱形，长 60 ~ 90 cm，直径 4 ~ 7 mm，先端有穗状花序，茎上部淡黄色，不易拉断，下部淡绿色，易拉断。表面皱缩，有纵纹，具光泽，节处稍膨大。质轻而松软，折断面中空或有白色膜状间隔，放大镜下呈蜂窝状。气微，味淡。

| 功能主治 | 荸荠：甘，寒。归肺、胃经。清热生津，化痰，消积。用于温病口渴，咽喉肿痛，痰热咳嗽，目赤，消渴，痢疾，黄疸，热淋，食积，赘疣。

通天草：苦，凉。归脾、肾经。清热解毒，利尿，降逆。用于热淋，小便不利，水肿，疔疮，呃逆。

| 用法用量 | 荸荠：内服煎汤，60 ~ 120 g；或嚼食；或捣汁；或浸酒；或澄粉；虚寒及血虚者慎服。外用适量，煅存性研末撒；或澄粉点目；或生用涂擦。

通天草：内服煎汤，15 ~ 30 g。外用适量，捣敷。

| 附　方 | （1）预防流行性脑膜炎：荸荠与石膏配合煎汤服。

（2）治火眼：鲜荸荠洗去皮，捣烂绞汁，点眼。

（3）治阴虚痰热、高血压、便秘：荸荠、海蜇头，煎汤服。［方（1）~（3）出自《草药手册》（江西）］

| 附　注 | 本种异名：*Scirpus tuberosus* Roxb.、*Scirpus plantagineus* Retz.、*Andropogon dulcis* Burm. f.、*Eleocharis plantaginea* R. Br.、*Eleocharis tuberosa* Schult.。

药材马蹄粉，为本种的球茎磨碎后滤取白色浆汁沉淀之后的干燥物，《中华人民共和国卫生部药品标准·中药成方制剂·第十册·附录》（1995 年版）中有收载。

药材荸荠，为本种的球茎，《中华人民共和国卫生部药品标准·中药成方制剂·第七册·附录》（1993 年版）中有收载。

药材荸荠粉，为本种的新鲜鳞茎加工制成的粉，《北京市中药材标准·附录》（1998 年版）、《中华人民共和国药品标准·中药成方制剂·第五册·附录》（1992

年版）中有收载。

药材地栗粉（地粟粉），为本种的块茎经加工精制而成的干粉，《中华人民共和国药典·附录》（1977 年版）、《上海市中药材标准》（1994 年版）、《中华人民共和国卫生部药品标准·中药成方制剂·第六册·附录》（1992 年版）中有收载。

药材通天草，为本种的地上部分，《江苏省中药材标准》（1989 年版）、《上海市中药材标准》（1994 年版）中有收载。

本种的块茎可生食或炖汤。

莎草科 Cyperaceae 荸荠属 Heleocharis

龙师草 *Heleocharis tetraquetra* Nees

| 药 材 名 | 龙师草（药用部位：全草）。

| 形态特征 | 多年生草本。有时有短的匍匐根茎。秆多数，丛生，锐四棱柱状，无毛，高 25 ~ 90 cm，直径约 0.1 cm。叶缺如，仅在秆的基部有 2 ~ 3 叶鞘；鞘膜质，下部紫红色，上部灰绿色，在最里面的 1 鞘最高，绿褐色，高 7 ~ 10 cm。小穗稍斜生，长圆状卵形、宽披针形或长圆形，长 0.7 ~ 2 cm，直径 0.3 ~ 0.5 cm，褐绿色，有多数花；柱头 3。小坚果倒卵形或宽倒卵形，微扁三棱形，腹面微凸，背面十分隆起，长约 0.12 cm，淡褐色。

| 生境分布 | 生于水塘边或沟旁水边。德兴各地均有分布。

| 资源情况 | 野生资源一般。药材来源于野生。

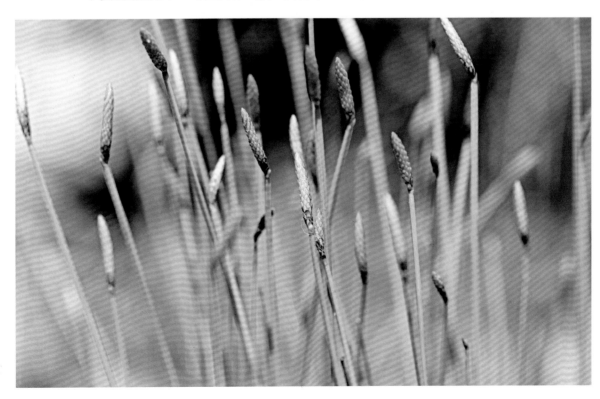

| **采收加工** | 夏、秋季采收，鲜用或晒干。

| **功能主治** | 清热，化痰，消积。用于目赤，夜盲症，小儿疳积，头痛，疖疮。

| **用法用量** | 内服煎汤，9 ~ 15 g。

| **附　　注** | 本种异名：*Eleocharis tetraquetra* Kom.。

莎草科 Cyperaceae 荸荠属 Heleocharis

牛毛毡 *Heleocharis yokoscensis* (Franch. et Savat.) Tang et Wang

| 药 材 名 | 牛毛毡（药用部位：全草。别名：油麻毡）。

| 形态特征 | 多年生草本。匍匐根茎非常细。秆多数，细如毫发，密丛生如牛毛毡，高 2 ~ 12 cm。叶鳞片状，具鞘；鞘微红色，膜质，管状，高 0.5 ~ 1.5 cm。小穗卵形，先端钝，长约 0.3 cm，宽约 0.2 cm，淡紫色，仅数花，所有鳞片全有花；柱头 3。小坚果狭长圆形，呈浑圆状，先端缢缩，不包括花柱基在内长约 0.18 cm。

| 生境分布 | 生于水田中、池塘边或湿黏土中。德兴各地均有分布。

| 资源情况 | 野生资源丰富。药材来源于野生。

| 采收加工 | 夏季采收，洗净，晒干。

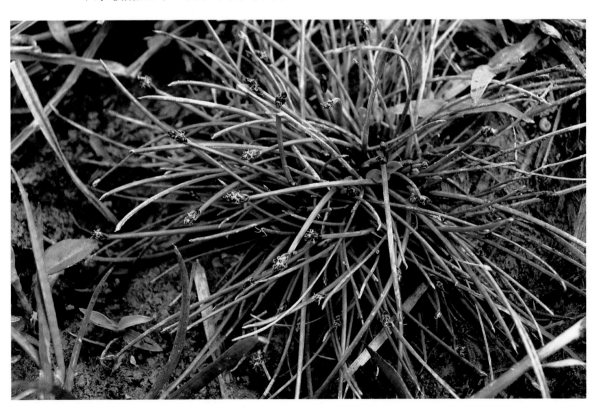

| **功能主治** | 辛，温。发散风寒，祛痰平喘，活血散瘀。用于风寒感冒，支气管炎，跌打伤痛。

| **用法用量** | 内服煎汤，15 ~ 30 g；或研末，3 ~ 9 g。

| **附　注** | 本 种 异 名：*Scirpus yokoscensis* Franch. et Sav.、*Heleocharis svensonii* Zinserl.、*Heleocharis acicularis* Maxim. var. *longiseta* Svens.、*Eleocharis acicularis* Maxim. var. *longiseta* Svenson。

夏飘拂草

Fimbristylis aestivalis (Retz.) Vahl

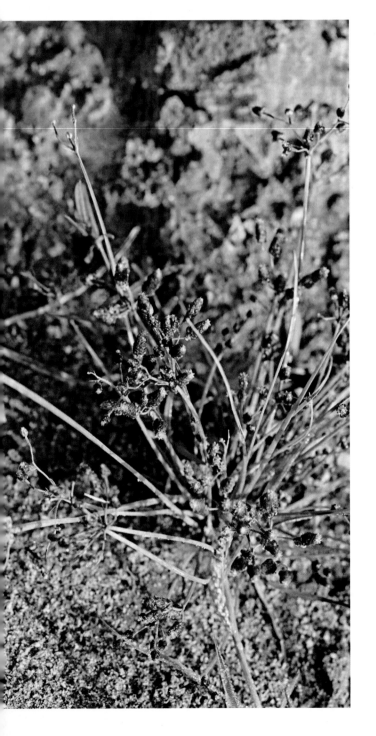

| 药 材 名 |

夏飘拂草（药用部位：全草）。

| 形态特征 |

一年生草本。秆密丛生，高 3 ~ 12 cm，扁三棱状。叶基生，毛发状，短于秆，宽 0.05 ~ 0.1 cm，两面被柔毛；叶鞘短，被长柔毛。苞片 3 ~ 5，丝状，短于或近等长于花序，被长柔毛；长侧枝聚伞花序复出，具 3 ~ 7 辐射枝；小穗单生于辐射枝先端，卵形、矩圆状卵形或披针形，长 0.25 ~ 0.6 cm；鳞片膜质，卵形或矩圆形，长约 0.1 cm，红棕色，背面有绿色龙骨突，有 3 脉，先端圆，有短尖；雄蕊 1；柱头 2。小坚果倒卵形，双凸状，长约 0.06 cm。

| 生境分布 |

生于高海拔的荒草地、沼泽地及水稻田中。分布于德兴三清山北麓等。

| 资源情况 |

野生资源一般。药材来源于野生。

| 采收加工 |

夏、秋季采收，洗净，晒干。

| **功能主治** | 清热解毒，利尿消肿。用于风湿关节痛，跌打损伤。 |

| **用法用量** | 外用适量，捣敷。 |

| **附　　注** | 本种异名：*Scirpus aestivalis* Retz.。 |

莎草科 Cyperaceae 飘拂草属 Fimbristylis

两歧飘拂草 *Fimbristylis dichotoma* (L.) Vahl

| 药 材 名 | 飘拂草（药用部位：全草）。

| 形态特征 | 一年生草本。秆丛生，高 15 ~ 50 cm。叶条形，略短于秆，宽 0.1 ~ 0.25 cm；鞘基部近革质，鞘口近截形。苞片 3 ~ 4，叶状，其中有 1 ~ 2 长于花序；长侧枝聚伞花序复出，有 1 ~ 5 辐射枝，有多数小穗；小穗单生于辐射枝先端，矩圆形或卵形，长 0.4 ~ 1.2 cm，宽约 0.25 cm，有多数花；鳞片卵形或矩圆形，长 0.2 ~ 0.25 cm，褐色，有光泽，具 3 ~ 5 脉，先端有短尖；雄蕊 1 ~ 2；柱头 2。小坚果宽倒卵形，双凸状，长约 0.1 cm。

| 生境分布 | 生于水稻田或空旷草地上。德兴各地均有分布。

| 资源情况 | 野生资源一般。药材来源于野生。

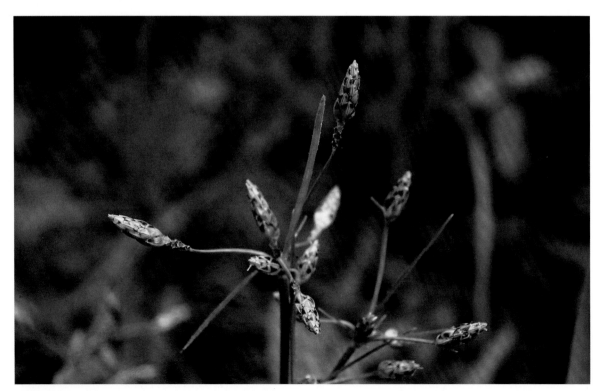

| **采收加工** | 夏、秋季采收，洗净，晒干。

| **功能主治** | 淡，寒。归肾、膀胱经。清热利尿，解毒。用于小便不利，湿热浮肿，淋证，小儿胎毒。

| **用法用量** | 内服煎汤，6 ~ 9 g。外用适量，煎汤洗。

| **附　　注** | 本种异名：*Scirpus diphyllus* Retz.、*Scirpus dichotomus* L.、*Fimbristylis diphylla* (Retz.) Vahl。

莎草科 Cyperaceae 飘拂草属 Fimbristylis

暗褐飘拂草 *Fimbristylis fusca* (Nees) Benth.

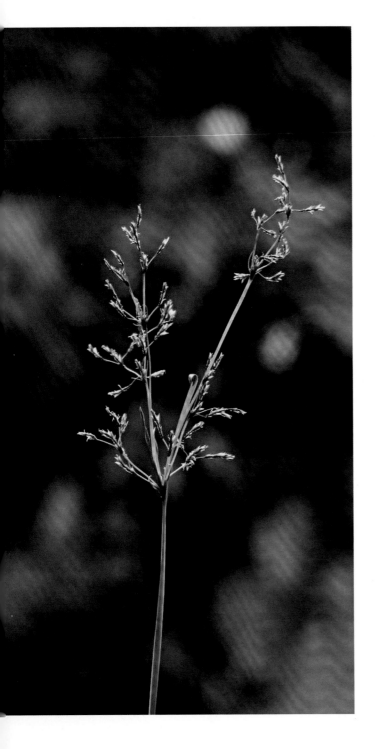

| **药 材 名** |

山牛毛毡（药用部位：全草）。

| **形态特征** |

一年生草本。秆丛生，高 20 ~ 40 cm，三棱柱形。叶基生，条形，长 5 ~ 15 cm，宽 0.1 ~ 0.3 cm，疏被柔毛。苞片 2 ~ 4，叶状，较花序短得多，疏被柔毛；长侧枝聚伞花序复出，有多数具毛的辐射枝；小穗单生于辐射枝先端，披针形或矩圆状披针形，稍扁，长 0.6 ~ 1 cm；鳞片暗褐色，下部鳞片 2 列，最下面的 2 ~ 3 鳞片内无花，有花鳞片厚纸质，卵状披针形，长 0.4 ~ 0.5 cm，先端有硬尖，被短粗毛，有 1 中脉；雄蕊 3；柱头 3。小坚果倒卵形，三棱状，长约 0.1 cm，有乳头状突起。

| **生境分布** |

生于海拔 100 ~ 230 m 的山顶、草地、田中。分布于德兴绕二等。

| **资源情况** |

野生资源稀少。药材来源于野生。

| **采收加工** | 6 ~ 9 月开花期采收，洗净，晒干。 |

| **功能主治** | 辛，凉。清热解表。用于风热感冒，斑疹，伤寒。 |

| **用法用量** | 内服煎汤，15 ~ 30 g。 |

| **附　　注** | 本种异名：*Abildgaardia fusca* Nees。 |

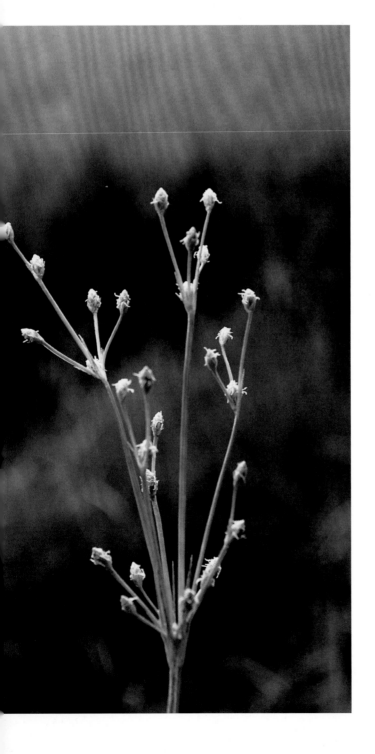

莎草科 Cyperaceae 飘拂草属 Fimbristylis

水虱草 *Fimbristylis miliacea* (L.) Vahl

药材名

水虱草（药用部位：全草。别名：笕帚草）。

形态特征

一年生草本。秆丛生，高 10 ～ 60 cm，扁四棱形，基部有 1 ～ 3 无叶片的鞘。叶条形，与秆近等长，宽 0.15 ～ 0.2 cm；叶鞘侧扁，背面呈锐龙骨突状。苞片 2 ～ 4，刚毛状，基部较宽，短于花序；长侧枝聚伞花序 1 至多次复出，辐射枝 3 ～ 6，长 0.8 ～ 5 cm；小穗单生于辐射枝先端，近球形，长 0.15 ～ 0.5 cm，宽约 0.2 cm；鳞片卵形，长约 0.1 cm，栗色，背面有龙骨突，有 3 脉；雄蕊 2；柱头 3。小坚果倒卵形或宽倒卵形，有 3 钝棱，长约 0.1 cm，具疣状突起和横矩圆形网纹。

生境分布

生于潮湿的溪水边、沼泽地及水田中。德兴各地均有分布。

资源情况

野生资源丰富。药材来源于野生。

| **采收加工** | 夏、秋季采收，洗净，鲜用或晒干。

| **功能主治** | 甘、淡，凉。清热利尿，活血解毒。用于风热咳嗽，小便短赤，胃肠炎，跌打损伤。

| **用法用量** | 内服煎汤，鲜品 30 ～ 60 g。外用适量，捣敷。

| **附　　注** | 本种异名：*Fimbristylis littoralis* Grandich、*Scirpus miliaceus* L.。

双穗飘拂草

Fimbristylis subbispicata Nees et Meyen

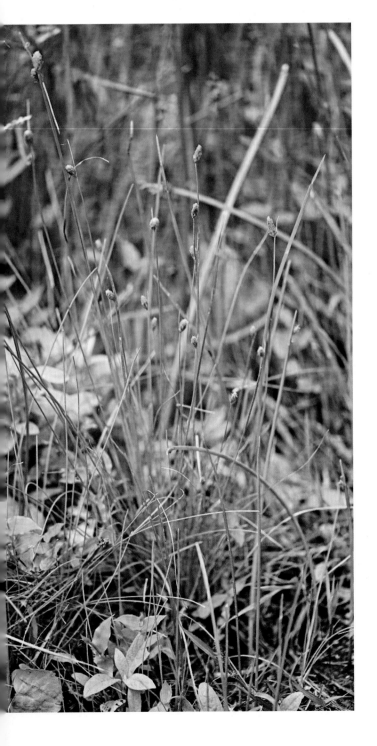

药材名

双穗飘拂草（药用部位：全草）。

形态特征

多年生草本。根茎极短或近无。秆丛生，高 7 ~ 60 cm，扁三棱状，基部具宿存叶鞘。叶基生，短于秆，宽约 0.1 cm，边缘内卷。苞片 1 或无，条形，长于花序，长 0.7 ~ 1.7 cm；长侧枝聚伞花序通常只有 1 小穗，顶生，少有 2，卵形、矩圆状卵形或矩圆状披针形，长 0.8 ~ 3 cm，有多数花；鳞片膜质，卵形，长 0.5 ~ 0.7 cm，棕色，背面无龙骨突，有多数脉；雄蕊 3；柱头 2。小坚果倒卵形，扁双凸状，长 0.15 ~ 0.17 cm，基部具柄，表面有六角形网纹。

生境分布

生于海拔 300 ~ 1 200 m 的山坡、山谷空地、沼泽地、溪边、沟旁近水处。德兴各地均有分布。

资源情况

野生资源丰富。药材来源于野生。

| **采收加工** | 夏、秋季采收，鲜用或晒干。

| **功能主治** | 祛痰定喘，止血消肿。用于咳嗽，跌打损伤。

| **用法用量** | 内服煎汤，9 ~ 15 g。

| **附　　注** | 本种异名：*Fimbristylis gynophora* C. B. Clarke、*Fimbristylis bispicata* Nees、*Fimbristylis crassipes* Pall.。

莎草科 Cyperaceae 黑莎草属 Gahnia

黑莎草 *Gahnia tristis* Nees

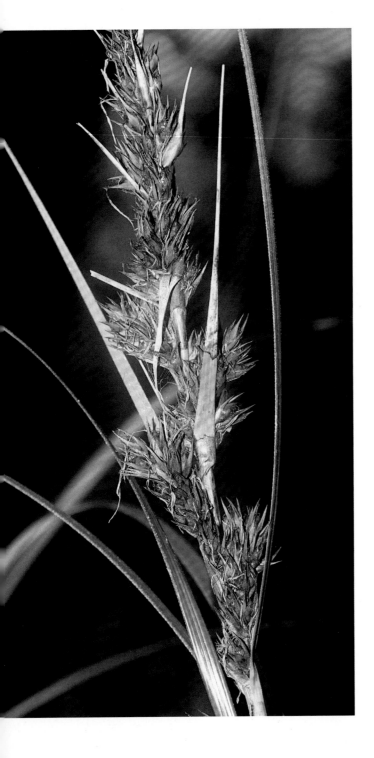

| 药 材 名 |

黑莎草（药用部位：全草）。

| 形态特征 |

多年生丛生草本。匍匐根茎坚硬。秆粗壮，高 50 ~ 150 cm，圆柱状，有节。叶基生和秆生；叶鞘红棕色，长 10 ~ 20 cm；叶片条形，近革质，长 40 ~ 60 cm，宽 0.7 ~ 1.2 cm，边缘及背面具刺状细齿。苞片叶状，具长鞘；圆锥花序紧缩，长 14 ~ 35 cm，由 7 ~ 15 矩圆形穗状花序组成；小穗纺锤形，鳞片 8，黄棕色，后变暗褐色，卵状披针形，上部的渐宽，有 1 脉；雄蕊 3；柱头 3。小坚果倒卵状矩圆形，有 3 棱，长约 0.4 cm，有光泽，成熟后黑色。

| 生境分布 |

生于海拔 100 ~ 700 m 的干燥的荒山坡或山脚灌丛中。分布于德兴新岗山、香屯等。

| 资源情况 |

野生资源较少。药材来源于野生。

| 采收加工 |

夏、秋季采收，鲜用或晒干。

| **功能主治** | 理气。用于阴挺。

| **用法用量** | 内服煎汤，6 ~ 9 g。

莎草科 Cyperaceae 水莎草属 Juncellus

水莎草 Juncellus serotinus (Rottb.) C. B. Clarke

| **药 材 名** | 水莎草（药用部位：块茎）。

| **形态特征** | 多年生草本。根茎长。秆散生，高 35 ~ 100 cm，粗壮，扁三棱状。叶片条形，宽 0.3 ~ 1 cm。苞片 3，叶状，较花序长 1 倍多；长侧枝聚伞花序复出，有 4 ~ 7 辐射枝，最长达 16 cm，开展，每枝有 1 ~ 4 穗状花序；小穗平展，条状披针形，长 0.8 ~ 2 cm，宽约 0.3 cm，有 10 ~ 34 花；小穗轴有透明翅，基部无关节，宿存；鳞片 2 列，舟状，宽卵形，长约 0.25 cm，中肋绿色，两侧红褐色；雄蕊 3；柱头 2。小坚果椭圆形或倒卵形，平凸状，长为鳞片的 4/5，棕色，有凸起的细点。

| **生境分布** | 生于浅水中、水边砂土上或路旁。德兴各地均有分布。

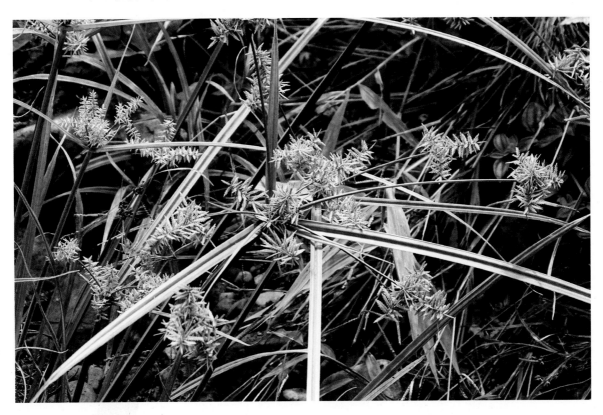

| **资源情况** | 野生资源一般。药材来源于野生。 |

| **采收加工** | 秋季采挖，晒干。 |

| **功能主治** | 止咳，破血，通经，行气，消积，止痛。用于咳嗽痰喘，癥瘕积聚，产后瘀血腹痛，消化不良，闭经，胸腹胁痛。 |

| **用法用量** | 内服煎汤，15 ～ 30 g。 |

| **附　　注** | 本种异名：*Cyperus serotinus* Rottb.。 |

莎草科 Cyperaceae 水蜈蚣属 Kyllinga

短叶水蜈蚣 *Kyllinga brevifolia* Rottb.

| 药 材 名 | 水蜈蚣（药用部位：带根茎的全草。别名：姜虫草、地杨梅）。

| 形态特征 | 多年生草本。匍匐根茎长，被褐色鳞片，每节上生1秆。秆成列散生，细弱，高7～20 cm，扁三棱形，基部具4～5叶鞘，上面2～3叶鞘先端具叶片。叶短于或长于秆，宽0.2～0.4 cm。叶状苞片3，后期反折；穗状花序单一，近球形，长0.5～1 cm，宽0.45～1 cm；小穗极多数，矩圆状披针形，长约0.3 cm，有1花；鳞片白色，具锈斑，长0.28～0.3 cm，龙骨状突起绿色，具刺，先端具外弯的短尖；雄蕊1～3；柱头2。小坚果倒卵状矩圆形，扁双凸状，长为鳞片的1/2，具密细点。

| 生境分布 | 生于海拔600 m以下的山坡荒地、路旁草丛中、田边草地、溪边。德兴各地均有分布。

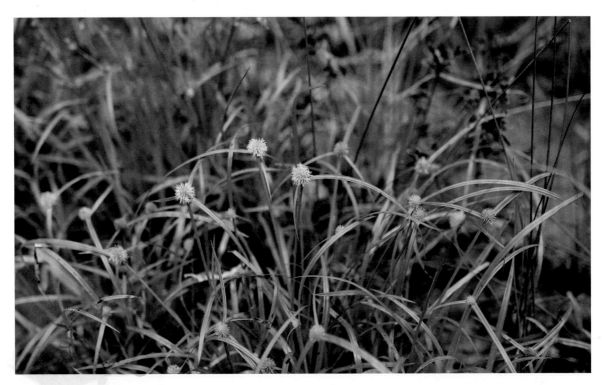

资源情况	野生资源一般。药材来源于野生。

采收加工	5 ~ 9 月采收，洗净，鲜用或晒干。

药材性状	本品多皱缩交织成团。根茎细圆柱形；表面红棕色或紫褐色，节明显，具膜质鳞片，节上有细茎；断面粉白色。茎细，具棱，深绿色或枯绿色。叶线形，基部鞘状，紫褐色。有的可见球形穗状花序，黄绿色。果实卵状长圆形，绿色，具细点。气微，味淡。

功能主治	辛、微苦、甘，平。归肺、肝经。疏风解表，清热利湿，活血解毒。用于感冒发热头痛，急性支气管炎，百日咳，疟疾，黄疸，痢疾，乳糜尿，疮疡肿毒，皮肤瘙痒，毒蛇咬伤，风湿性关节炎，跌打损伤。

用法用量	内服煎汤，15 ~ 30 g，鲜品 30 ~ 60 g；或捣汁；或浸酒；孕妇忌服。外用适量，捣敷。

附　方	（1）治疟疾：水蜈蚣 30 g，夏枯草 15 g。煎汤 2 次，于疟疾发作前 3 小时及 2 小时各服 1 次；或当茶饮。 （2）治风寒感冒（恶寒、发热、头痛、无汗或少汗）：水蜈蚣 15 ~ 30 g，煎汤服；或开水泡当茶饮。 （3）治赤白痢疾：水蜈蚣 30 g，煎汤，糖调服。 （4）治咳嗽、百日咳：水蜈蚣 15 ~ 30 g，冰糖 1 两。煎汤服；或加蜜枣 3 枚。 （5）治跌打损伤：水蜈蚣 30 g，酒、水各半煎服，药渣捣烂外用。 （6）治黄疸（病毒性肝炎）：水蜈蚣 30 g，茅莓根 30 g，臭牡丹根 30 g。煎汤，糖调服。 （7）治创伤出血：鲜水蜈蚣捣烂如泥，敷于伤处。 （8）治疮疡肿毒：水蜈蚣、芭蕉根，捣敷。 （9）治蛇咬伤：水蜈蚣、雄黄、大蒜子共捣敷。［方（1）~（9）出自《草药手册》（江西）］

附　注	本种异名：*Kyllinga gracillima* Miq.、*Kyllinga colorata* (L.) Druce、*Kyllinga intermegia* R. Br. var. *oligostachya* C. B. Clarke、*Scirpus glomeratus* L.、*Cyperus brevifolius* (Rottb.) Hassk.、*Carex esguirolii* H. Lévl. et Vaniot。 药材水蜈蚣，为本种的干燥或新鲜全草，《中华人民共和国药典》（1977 年版）、《广西壮族自治区壮药质量标准·第一卷》（2008 年版）、《贵州省中药材、民族药材质量标准》（2003 年版）、《贵州省地方标准》（1994 年版）、《上海市中药材标准》（1994 年版）中有收载。

莎草科 Cyperaceae 湖瓜草属 Lipocarpha

华湖瓜草

Lipocarpha chinensis (Osbeck) Tang et Wang

| **药 材 名** | 湖瓜草（药用部位：全草）。

| **形态特征** | 一年生丛生矮小草本。无根茎。秆扁，高 10 ~ 20 cm，直径约
0.07 cm，被微柔毛。叶基生，最下面的鞘无叶片，上面的鞘具叶
片；叶片纸质，狭线形，长为秆的 1/4 或 1/2，宽 0.07 ~ 0.15 cm，
两面无毛；鞘管状，抱茎，膜质，长 1.5 ~ 2.5 cm。苞片叶状，无
鞘；小苞片鳞片状；穗状花序 2 ~ 4 簇生，卵形，长 0.3 ~ 0.5 cm，
具极多数鳞片和小穗；鳞片倒披针形，先端骤缩成尾状细尖；小穗
具 2 小鳞片和 1 两性花；雄蕊 2；花柱细长，柱头 3。小坚果长圆
状倒卵形，三棱状，长约 0.1 cm，麦秆黄色，具光泽，表面有细的
皱纹。

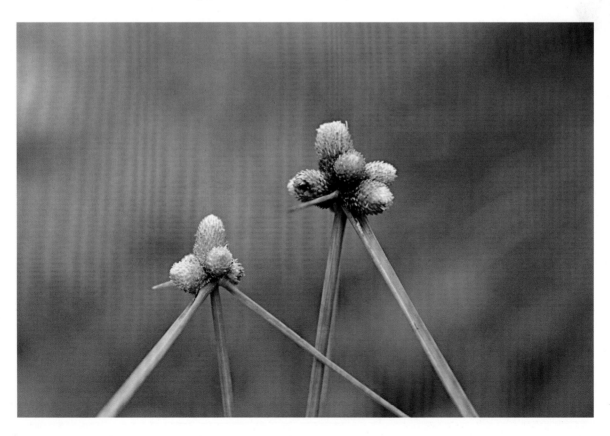

| **生境分布** | 生于海拔 400 m 左右的水边和沼泽中。德兴各地均有分布。 |

| **资源情况** | 野生资源一般。药材来源于野生。 |

| **采收加工** | 夏、秋季采收，洗净，鲜用或晒干。 |

| **功能主治** | 微苦，平。归心、肺经。清热利湿，止惊。用于淋浊，小儿疳积；外用于小儿惊风。 |

| **用法用量** | 内服煎汤，9 ~ 15 g。 |

| **附　注** | 本种异名：*Scirpus chinensis* Osbeck、*Scirpus senegalensis* Lam.、*Scirpus squarrosus* Linn.、*Hypaelyptum argenteum* Vahl、*Hypaelyptum microcephala* R. Br.、*Lipocarpha argentea* (Vahl) R. Br.、*Lipocarpha microcephala* (R. Br.) Kunth。 |

砖子苗
Mariscus umbellatus Vahl

| 药 材 名 | 假香附（药用部位：根及根茎）、砖子苗（药用部位：全草）。

| 形态特征 | 多年生草本。根茎短。秆疏丛生，高 10 ~ 50 cm，有 3 锐棱，基部膨大成块茎状，有叶。叶与秆近等长，宽 0.3 ~ 0.6 cm；叶鞘红棕色。叶状苞片 5 ~ 8，长于花序；长侧枝聚伞花序简单，有 6 ~ 12 辐射枝，辐射枝最长达 8 cm 或有时短缩；小穗平展或稍下垂，条状矩圆形，长 0.3 ~ 0.5 cm，宽不及 0.1 cm，密生成矩圆形的穗状花序；小穗轴具白色的宽翅；鳞片矩圆形，长约 0.3 cm，淡黄色或绿白色；雄蕊 3；柱头 3。小坚果狭矩圆形，有 3 棱，长约为鳞片的 2/3，表面具微凸起的细点。

| 生境分布 | 生于海拔 200 m 以上的山坡阳处、路旁草地、溪边及松林下。德兴

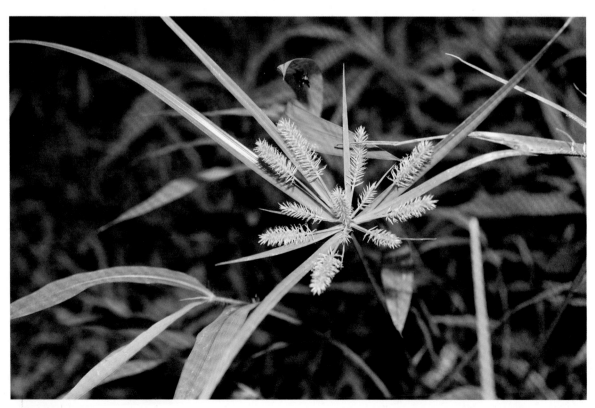

各地均有分布。

| 资源情况 | 野生资源一般。药材来源于野生。

| 采收加工 | 假香附：秋季采挖，洗净，晒干。

砖子苗：夏、秋季采收，洗净，切段，晒干。

| 功能主治 | 假香附：辛，温。行气活血，调经止痛，祛风除湿。用于月经不调，崩漏，产后腹痛，跌打损伤，风湿痹痛，感冒。

砖子苗：辛、微苦，平。归肺、肝经。祛风解表，止咳化痰，解郁调经。用于风寒感冒，咳嗽痰多，皮肤瘙痒，月经不调。

| 用法用量 | 假香附：内服煎汤，9 ~ 30 g。

砖子苗：内服煎汤，15 ~ 30 g。

| 附　注 | 本种异名：*Mariscus sumatrensis* (Retz.) J. Raynal var. *microstachys* (Kükenth.) L. K. Dai、*Mariscus sieberianus* Nees、*Mariscus umbellatus* Vahl var. *sieberianus* E. G. Camus、*Cyperus cyperoides* (L.) Kuntze、*Cyperus cyplindrostachys* Boeck.、*Kyllinga sumatransis* Retz.、*Scirpus cyperoides* L.。

莎草科 Cyperaceae 扁莎属 Pycreus

球穗扁莎

Pycreus globosus (All.) Reichb.

| 药 材 名 | 球穗扁莎（药用部位：全草）。

| 形态特征 | 一年生草本。秆丛生，高 7 ~ 50 cm，有 3 钝棱。叶短于秆，宽 0.1 ~ 0.2 cm；叶鞘红棕色。苞片 2 ~ 4，叶状，较花序长；长侧枝聚伞花序简单，有 1 ~ 6 辐射枝，最长达 6 cm 或极短缩，每枝有 2 ~ 20 小穗；小穗扁条形，密集，长 0.6 ~ 1.8 cm；小穗轴近四棱形；鳞片 2 列，膜质，矩圆状卵形，长 0.15 ~ 0.2 cm，龙骨突绿色，两侧红褐色，有 3 脉，内具 1 两性花；雄蕊 2；柱头 2。小坚果两侧压扁，双凸状，倒卵形，先端有短尖，长约为鳞片的 1/3，褐色。

| 生境分布 | 生于田边、沟旁潮湿处或溪边湿润的砂土上。德兴各地均有分布。

| 资源情况 | 野生资源一般。药材来源于野生。

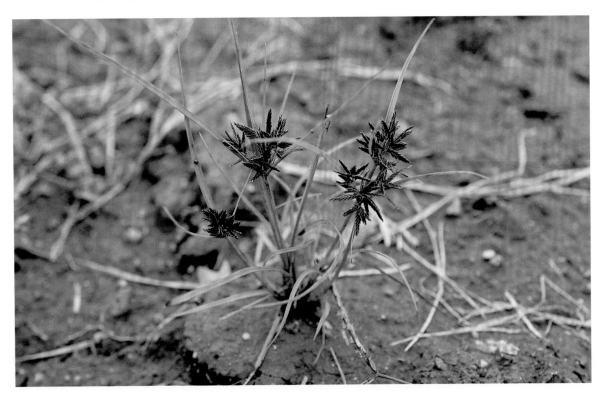

| **采收加工** | 夏、秋季采收，晒干。 |

| **功能主治** | 破血行气，止痛。用于小便不利，跌打损伤，吐血，风寒感冒，咳嗽，百日咳。 |

| **用法用量** | 内服煎汤，6 ~ 12 g。 |

| **附　　注** | 本种异名：*Pycreus flavidus* (Retz.) T. Koyama、*Cyperus flavidus* Retz.、*Cyperus globosus* All.。 |

莎草科 Cyperaceae 扁莎属 Pycreus

红鳞扁莎

Pycreus sanguinolentus (Vahl) Nees

| **药 材 名** | 红鳞扁莎（药用部位：全草）。

| **形态特征** | 一年生草本。秆密丛生，高 7 ~ 40 cm，扁三棱状。叶短于秆，宽 0.2 ~ 0.4 cm，边缘具细刺。苞片 3 ~ 4，叶状，长于花序；长侧枝聚伞花序简单，有 3 ~ 5 辐射枝，最长达 4.5 cm 或极短缩；小穗 4 ~ 12 或更多，密聚成短穗状花序，开展，矩圆形或矩圆状披针形，长 0.5 ~ 1.3 cm，宽 0.25 ~ 0.3 cm，有 6 ~ 24 花；鳞片卵形，长约 0.2 cm，先端钝，中间黄绿色，两侧具较宽的槽，褐黄色或麦秆黄色，边缘暗褐红色；雄蕊 3，少有 2；柱头 2。小坚果倒卵形或矩圆状倒卵形，双凸状，长为鳞片的 1/2 ~ 3/5，黑色。

| **生境分布** | 生于山谷、田边、河旁潮湿处或浅水处。德兴各地均有分布。

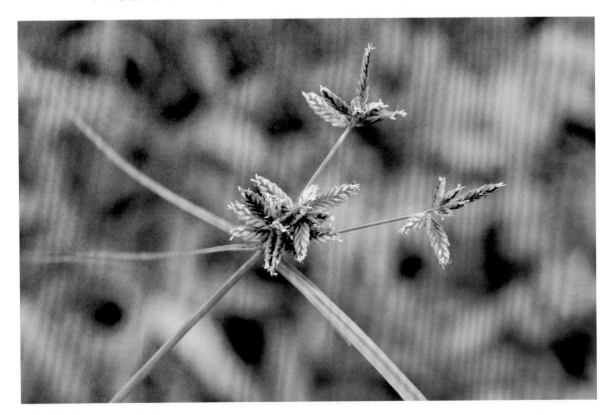

| **资源情况** | 野生资源一般。药材来源于野生。 |

| **采收加工** | 夏、秋季采收，晒干。 |

| **功能主治** | 清热解毒，除湿退黄。用于肝炎。 |

| **用法用量** | 内服煎汤，9 ~ 15 g。 |

| **附　　注** | 本种异名：*Pycreus korshinskyi* (Meinsh.) Krecz.、*Cyperus korshinskii* Meissn.、*Cyperus sanguinolentus* Vahl、*Cyperus eragrostis* Vahl。 |

莎草科 Cyperaceae 刺子莞属 Rhynchospora

刺子莞 *Rhynchospora rubra* (Lour.) Makino

| **药 材 名** | 大一箭球（药用部位：全草）。

| **形态特征** | 多年生草本。秆直立丛生，圆柱状，高 20 ~ 65 cm，直径 0.08 ~ 0.2 cm。叶基生，细条形，长 10 ~ 30 cm，宽 0.1 ~ 0.35 cm。苞片 4 ~ 10，叶状，长短不一，长 1 ~ 5 cm；头状花序顶生，球形，直径 1.5 ~ 1.7 cm，具多数小穗；小穗钻状披针形，长约 0.8 cm，鳞片 6 ~ 8，棕色；雄花 2 或 3；柱头 2，有时 1。小坚果宽倒卵形或狭倒卵形，长 0.15 ~ 0.2 cm，双凸状，上部被短柔毛，表面具细点。

| **生境分布** | 生于海拔 100 ~ 1 400 m 的沼泽或潮湿的地方。德兴各地均有分布。

| **资源情况** | 野生资源丰富。药材来源于野生。

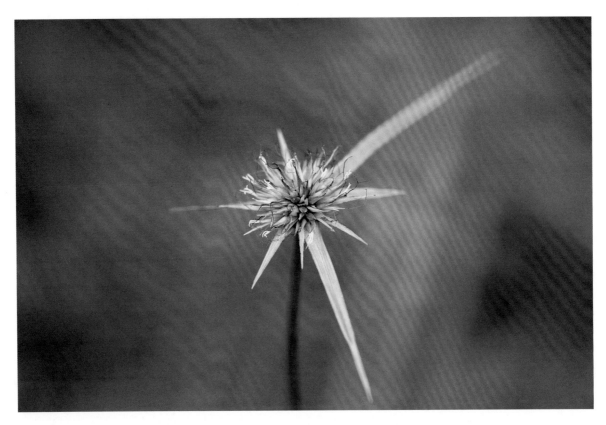

| **采收加工** | 夏、秋季采收，洗净，晒干。

| **功能主治** | 甘、辛，平。疏风清热，利湿通淋。用于风热感冒，咳嗽，头痛，淋浊。

| **用法用量** | 内服煎汤，9 ~ 15 g。

| **附　　注** | 本种异名：*Schoenus ruber* Lour.、*Rhynchospora wallichiana* Kunth。

莎草科 Cyperaceae 藨草属 Scirpus

萤蔺
Scirpus juncoides Roxb.

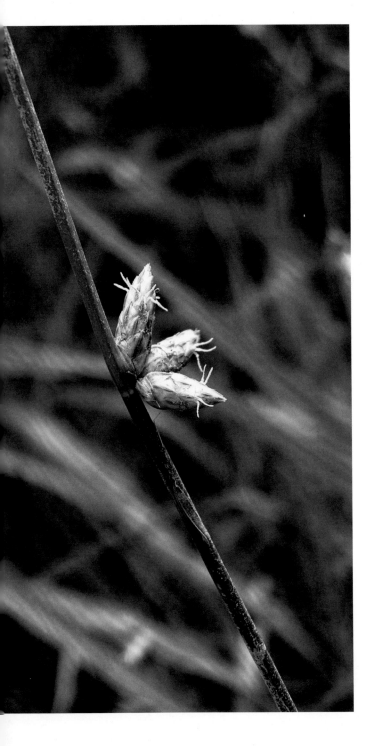

药材名

野马蹄草（药用部位：全草）。

形态特征

多年生草本。根茎短，须根密。秆直立，丛生，圆柱形，平滑，高 25 ~ 60 cm。无叶片，仅有 1 ~ 3 叶鞘着生于秆的基部。苞片1，为秆的延长，直立，长 3 ~ 15 cm；小穗 3 ~ 15 排列成头状，卵形或矩圆状卵形，长 0.8 ~ 1.7 cm，具多数花；鳞片宽卵形，先端钝，具短尖，长 0.35 ~ 0.4 cm，背部绿色，两侧具棕色条纹；雄蕊 3；柱头 2，极少 3。小坚果倒卵形或宽倒卵形，长 0.2 ~ 0.25 cm，有不明显的横皱纹。

生境分布

生于路旁、荒地潮湿处或水田边、池塘边、溪旁、沼泽中。德兴各地均有分布。

资源情况

野生资源丰富。药材来源于野生。

采收加工

夏、秋季采收，洗净，晒干。

功能主治	甘、淡，平。归肺、膀胱、肝经。清热凉血，解毒利湿，消积开胃。用于麻疹热毒，肺痨咯血，牙痛，目赤，热淋，白浊，食积停滞。
用法用量	内服煎汤，60 ～ 120 g。
附　　注	本种异名：*Schoenoplectus juncoides* (Roxb.) Palla、*Scirpus ohwianus* T. Koyama、*Scirpus juncoides* Roxb. var. *ohwianus* (T. Koyama) T. Koyama。

莎草科 Cyperaceae 蔗草属 *Scirpus*

华东蔗草 *Scirpus karuizawensis* Makino

| 药 材 名 | 华东蔗草（药用部位：全草）。

| 形态特征 | 多年生草本。根茎丛生。秆粗壮，丛生，高 80 ~ 150 cm，有节。叶条形，基生和秆生，基生叶有时仅具叶鞘，其余的叶短于秆，宽 0.4 ~ 1 cm。叶状苞片 1 ~ 4，比花序长；长侧枝聚伞花序顶生和侧生，排成圆锥状，顶生的具多数辐射枝，侧生的辐射枝较少；辐射枝短，每枝有 5 ~ 10 小穗，排列成头状；小穗卵状矩圆形，长 0.5 ~ 0.9 cm，有多数花；鳞片膜质，矩圆状卵形或披针形，长 0.25 ~ 0.3 cm，红棕色，边缘具刺毛状细齿；柱头 3。小坚果矩圆形或倒卵形，扁三棱状，长约 0.1 cm，先端有短喙。

| 生境分布 | 生于河旁、溪边近水处或干枯的河底。德兴各地均有分布。

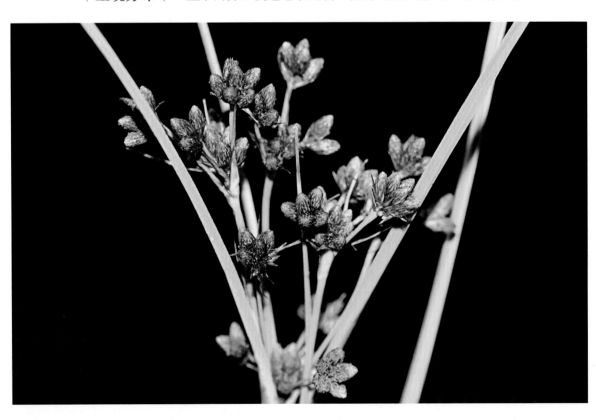

| 资源情况 | 野生资源丰富。药材来源于野生。

| 采收加工 | 夏、秋季采收，晒干或鲜用。

| 功能主治 | 清热解毒，凉血利尿。用于热淋，目赤红肿。

| 用法用量 | 内服煎汤，15 ~ 30 g。

| 附　注 | 本种异名：*Scirpus fuirenoides* Maxim.、*Scirpus fuirenoides* Maxim. var. *jaluanus* Kom.。

莎草科 Cyperaceae 藨草属 Scirpus

茸球藨草

Scirpus asiaticus Beetle

| 药 材 名 | 茸球藨草（药用部位：根、种子）。

| 形态特征 | 多年生草本。根茎粗短。秆高 100 ~ 150 cm，钝三棱形，有 5 ~ 8
节，节间长，具秆生叶和基生叶。叶短于秆，宽 0.5 ~ 1.5 cm；叶
鞘长 3 ~ 10 cm，通常红棕色。叶状苞片 2 ~ 4，通常短于花序；多
次复出长侧枝聚伞花序大型，具很多辐射枝；第一次辐射枝细长，
长达 15 cm；小穗常单生，少 2 ~ 4 成簇着生于辐射枝先端，椭圆
形或近球形，长 0.3 ~ 0.6 cm，具多数密生的花；鳞片三角状卵形、
卵形或长圆状卵形，长约 0.15 cm，锈色，背部有 1 淡绿色的脉；
柱头 3。小坚果倒卵形，扁三棱状，长约 0.1 cm，淡黄色，先端具喙。

| 生境分布 | 生于海拔 300 m 以上的山路旁、阴湿草丛中、沼泽地、溪旁、山脚

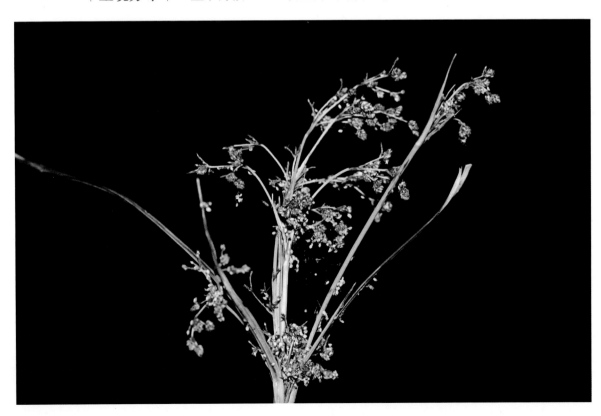

空旷处。分布于德兴三清山北麓、大茅山等。

| **资源情况** | 野生资源一般。药材来源于野生。

| **采收加工** | 夏、秋季采挖根，种子成熟时采收种子，鲜用。

| **功能主治** | 活血化瘀，清热利尿，止血。用于跌打损伤，热淋。

| **用法用量** | 内服煎汤，15 ~ 60 g。

| **附　　注** | 本种异名：*Scirpus wichurai* Kom.、*Scirpus wichurai* Bocklr. var. *borealis* Ohwi、*Scirpus eriophorum* C. B. Clarke、*Scirpus cyperus* Kukenth.、*Scirpus lushanensis* Ohwi。

类头状花序藨草 *Scirpus subcapitatus* Thw.

| **药 材 名** | 龙须莞（药用部位：全草或根）。

| **形态特征** | 多年生草本。根茎短，密丛生。秆细长，高 20 ~ 90 cm，直径 0.07 ~ 0.1 cm，近圆柱形，基部具 5 ~ 6 叶鞘。叶鞘棕黄色，裂口 处薄膜质，棕色，愈向上鞘愈长，最上 1 鞘长可达 15 cm，先端具 很短的、贴状的叶片；最长的叶片达 2 cm。苞片鳞片状，卵形或长 圆形，长 0.3 ~ 0.7 cm，先端具较长的短尖；蝎尾状聚伞花序小， 具 2 ~ 6 小穗；小穗卵形或披针形，长 0.5 ~ 1 cm，具数至 10 余 花；鳞片排列疏松，卵形或长圆状卵形，长 0.35 ~ 0.45 cm，麦秆黄 色或棕色，背面具一绿色的脉；雄蕊 3，花药线形，长约 0.2 cm； 花柱短，柱头 3。小坚果长圆形或长圆状倒卵形，三棱状，棱明显 隆起，长约 0.2 cm，黄褐色。

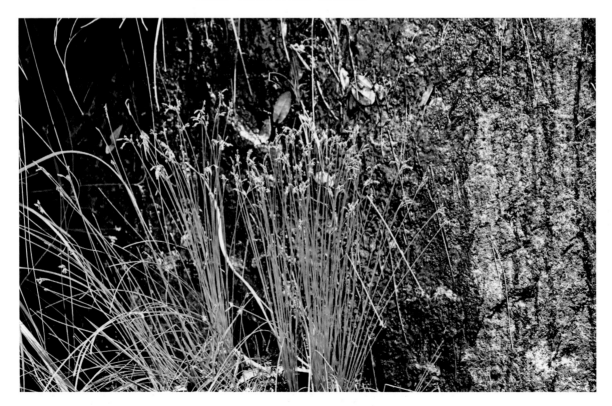

| **生境分布** | 生长于海拔 700 m 以上的林边湿地、山溪旁、山坡路旁湿地上或灌丛中。分布于德兴三清山北麓等。 |

| **资源情况** | 野生资源较少。药材来源于野生。 |

| **采收加工** | 夏、秋季采收，鲜用或晒干。 |

| **功能主治** | 淡，寒。利尿通淋，清热安神。用于淋证，消渴，失眠，目赤肿痛。 |

| **用法用量** | 内服煎汤，12 ～ 20 g。 |

| **附　注** | 本种异名：*Trichophorum subcapitatum* (Thwaites et Hook.) D. A. Simpson、*Scirpus clarkei* Stapf。 |

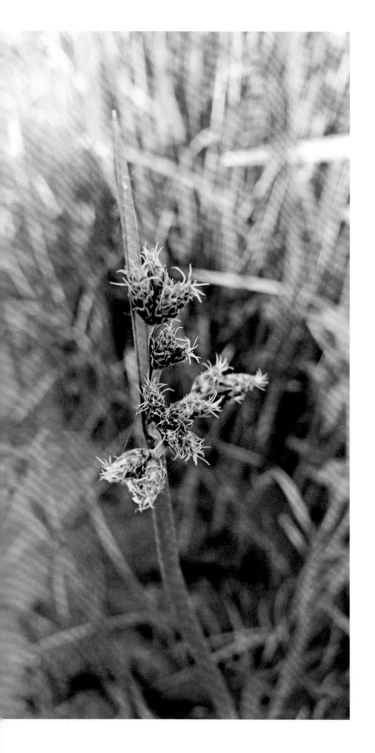

莎草科 Cyperaceae 藨草属 Scirpus

荆三棱 Scirpus yagara Ohwi

| 药材名 |

黑三棱（药用部位：块茎）。

| 形态特征 |

多年生草本。匍匐根茎长而粗壮，先端生球状块茎。秆高 70 ~ 150 cm，有 3 锐棱。叶条形，基生和秆生，宽 0.5 ~ 1 cm；叶鞘长，最长可达 20 cm。叶状苞片 3 ~ 4，比花序长；长侧枝聚伞花序简单，有 3 ~ 4 辐射枝；辐射枝最长达 7 cm。每个辐射枝有 1 ~ 3 小穗；小穗卵形或卵状矩圆形，锈褐色，长 1 ~ 2 cm，宽 0.5 ~ 0.8 cm，具多数花；鳞片覆瓦状排列，矩圆形，长约 0.7 cm，被短柔毛，仅具 1 中脉，先端具长 0.2 ~ 0.3 cm 的芒；雄蕊 3；柱头 3。小坚果倒卵形，有 3 棱，长 0.3 ~ 0.35 cm。

| 生境分布 |

生于湖、河浅水中。德兴各地均有分布。

| 资源情况 |

野生资源较少。药材来源于野生。

| 采收加工 |

秋季采挖，除去根茎及须根，洗净，或削去

外皮，晒干。

| **药材性状** | 本品呈近球形，长 2 ~ 3.5 cm，直径 2 ~ 3 cm。表面棕黑色，凹凸不平，有少数点状须根痕；去外皮者下端略呈锥形，黄白色或灰白色，有残存的根茎疤痕及未去净的外皮黑斑，并有刀削痕。质轻而坚硬，难折断，入水中漂浮于水面，稀下沉，碎断面平坦，黄白色或棕黄色。气微，味淡，嚼之微辛、涩。

| **功能主治** | 辛、苦，平。归肝、脾经。祛瘀通经，破血消癥，行气消积。用于血滞经闭，痛经，产后瘀阻腹痛，跌打瘀肿，腹中包块，食积腹痛。

| **用法用量** | 内服煎汤，4.5 ~ 9 g；体虚、血枯经闭者及孕妇禁服。

| **附　　注** | 本种异名：*Bolboschoenus yagara* (Ohwi) Y. C. Yang et M. Zhan。
药材泡三棱，为本种的干燥块茎，《甘肃省 40 种中药材质量标准（试行）》（1995 年版）中有收载；《黑龙江省中药材标准》（2001 年版）、《吉林省药品标准》（1977 年版）、《山东省中药材标准》（1995 年版、2002 年版）等以"荆三棱"之名收载之，《辽宁省中药材标准·第一册》（2009 年版）、《内蒙古中药材标准》（1988 年版）、《四川省中药材标准》（1987 年版增补本）以"黑三棱"之名收载之。

芭蕉科 | Musaceae 芭蕉属 | Musa

芭蕉 *Musa basjoo* Sieb. & Zucc.

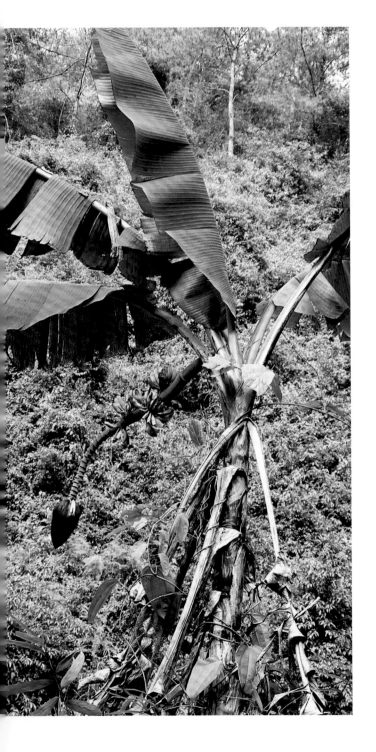

| 药 材 名 |

芭蕉根（药用部位：根茎）、芭蕉叶（药用部位：叶）、芭蕉油（药用部位：茎的汁液）、芭蕉花（药用部位：花）。

| 形态特征 |

多年生丛生草本。植株高 2.5 ~ 4 m。叶片长圆形，长 2 ~ 3 m，宽 25 ~ 30 cm，叶面鲜绿色，有光泽；叶柄粗壮，长达 30 cm。花序顶生，下垂；苞片红褐色或紫色；雄花生于花序上部，雌花生于花序下部；雌花在每苞片内 10 ~ 16，排成 2 列；合生花被片长 4 ~ 4.5 cm，具 5 齿裂，离生花被片几与合生花被片等长，先端具小尖头。浆果三棱状，长圆形，长 5 ~ 7 cm，具 3 ~ 5 棱，近无柄，肉质，内具多数种子；种子黑色，具疣突及不规则棱角，宽 0.6 ~ 0.8 cm。

| 生境分布 |

德兴各地均有栽培。

| 资源情况 |

栽培资源丰富。药材来源于栽培。

| 采收加工 |

芭蕉根：全年均可采挖，鲜用或晒干。

芭蕉叶：夏、秋季采收，切碎，鲜用或晒干。

芭蕉油：夏、秋季将近茎根部刺破收取，用瓶子装好，密封；或嫩茎捣烂绞汁。

芭蕉花：花开时采收，鲜用或阴干。

| 药材性状 | 芭蕉根：本品呈圆柱形，具棕色鳞片，直径 10 ~ 20 cm。切片不规则，表面棕黄色，凹凸不平，可见明显纤维束。质韧，不易折断，断面不整齐，纤维状。气香，味淡。

| 功能主治 | 芭蕉根：甘，寒。归胃、脾、肝经。清热解毒，止渴，利尿。用于热痛，烦闷，消渴，痈肿疔毒，丹毒，崩漏，淋浊，水肿，脚气。

芭蕉叶：甘，淡，寒。归心、肝经。清热，利尿，解毒。用于热病，中暑，水肿，脚气，痈肿，烫伤。

芭蕉油：甘，寒。清热，止渴，解毒。用于热病烦渴，惊风，癫痫，高血压头痛，疔疮痈疽，中耳炎，烫伤。

芭蕉花：甘、微辛，凉。化痰消痞，散瘀，止痛。用于胸膈饱胀，脘腹痞痛，吞酸反胃，呕吐痰涎，头目昏眩，心痛，怔忡，风湿疼痛，痢疾。

| 用法用量 | 芭蕉根：内服煎汤，15 ~ 30 g，鲜品 30 ~ 60 g；或捣汁；阳虚脾弱无实热者忌用。外用适量，捣敷；或捣汁涂；或煎汤含漱。

芭蕉叶：内服煎汤，6 ~ 9 g；或烧存性，研末，0.5 ~ 1 g。外用适量，捣敷；或烧存性，研末调敷。

芭蕉油：内服，50 ~ 250 ml。外用适量，搽涂；或滴耳；或含漱。

芭蕉花：内服煎汤，5 ~ 10 g；或烧存性，研末，6 g。

| 附　方 | （1）治心气痛、白浊、带下、脱肛：芭蕉根 30 ~ 60 g，切碎，同猪瘦肉炖食。

（2）治肿毒：芭蕉根捣敷。

（3）治耳内流脓：芭蕉心捣汁，滴耳内。

（4）治骨折：芭蕉根、黄麻皮、泽兰、紫草根、韭菜根，共捣敷。

（5）治子弹伤：芭蕉花蕊、虾，捣敷。

（6）治胎动不安：芭蕉根 30 ~ 60 g，煮猪肉食。

（7）治创伤：鲜芭蕉叶嚼烂或干叶研末敷伤口，如伤口发烂，可用杨梅树皮加冰片少许研末撒伤口。［方（1）~（7）出自《草药手册》（江西）］

| 附　注 | 药材芭蕉叶，为本种的干燥叶，《中华人民共和国药典·附录》（1977 年版）中有收载。

药材芭蕉根，为本种的干燥根茎，《贵州省中药材、民族药材质量标准》（2003 年版）、《贵州省地方标准》（1994 年版）中有收载。

本种的根茎可制作淀粉食用，花焯水后可炒食，果实可作为水果食用。

姜科 Zingiberaceae 山姜属 Alpinia

华山姜 *Alpinia chinensis* (Retz.) Rosc.

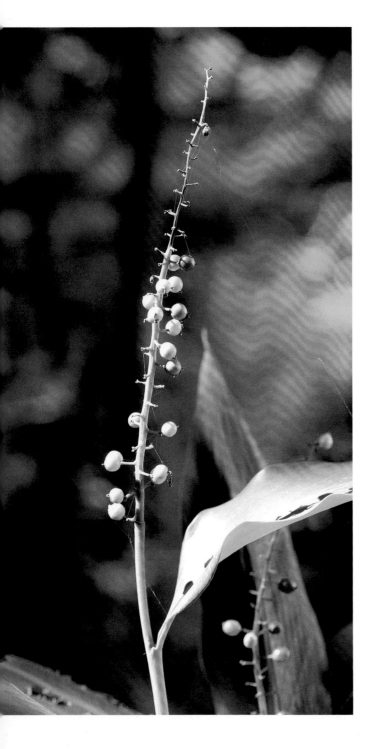

| 药 材 名 |

廉姜（药用部位：根茎。别名：九龙盘、野生姜）。

| 形态特征 |

多年生草本。株高约 1 m。叶披针形或卵状披针形，长 20 ~ 30 cm，宽 3 ~ 10 cm，两面均无毛；叶柄长约 0.5 cm；叶舌膜质，长 0.4 ~ 1 cm，2 裂，具缘毛。花组成狭圆锥花序，长 15 ~ 30 cm，分枝短，长 0.3 ~ 1 cm，其上有花 2 ~ 4；小苞片长 0.1 ~ 0.3 cm，花时脱落；花白色；花萼管状，长约 0.5 cm，先端具 3 齿；花冠管略超出，花冠裂片长圆形，长约 0.6 cm，后方的 1 裂片稍大，兜状；唇瓣卵形，长 0.6 ~ 0.7 cm，先端微凹。果实球形，直径 0.5 ~ 0.8 cm。

| 生境分布 |

生于海拔 100 m 以上的山区。德兴各地山区均有分布。

| 资源情况 |

野生资源丰富。药材来源于野生。

| **采收加工** | 秋季采挖，除去茎叶，洗净，切段，晒干。

| **药材性状** | 本品呈圆柱形或块状，长 7 ~ 10 cm，直径 0.3 ~ 1 cm，先端渐尖细，多数有分枝。表面灰黄色或棕黄色，有明显的环节，节上有鳞片样的叶柄残基及须根痕，节间距 0.3 ~ 1 cm，有较顺直的纵皱纹。质硬而韧，不易折断，断面淡黄色，纤维性。气微香，味稍辛、辣。

| **功能主治** | 辛，温。归脾、胃、肝、肺经。温中暖胃，散寒止痛，除风湿，解疮毒。用于胃寒冷痛，呃逆呕吐，腹痛泄泻，消化不良，风湿关节痛，肺痨咳喘，月经不调，无名肿毒。

| **用法用量** | 内服煎汤，6 ~ 15 g；或浸酒。外用适量，捣敷。

| **附　注** | 本种异名：*Heritieria chinensis* Retz.、*Alpinia suishanensis* Hayata、*Languas chinensis* (Rose) Merr.、*Languas suishanensis* (Hayata) Sasaki。

姜科 Zingiberaceae 山姜属 Alpinia

山姜
Alpinia japonica (Thunb.) Miq.

| 药 材 名 | 建砂仁（药用部位：果实）、山姜仁（药用部位：成熟种子）、山姜（药用部位：根及根茎。别名：九龙盘）、山姜花（药用部位：花）。 |

| 形态特征 | 多年生草本。株高 35 ～ 70 cm。具横生、分枝的根茎；叶片通常 2 ～ 5，披针形、倒披针形或狭长椭圆形，长 25 ～ 40 cm，宽 4 ～ 7 cm，先端具小尖头，两面特别是叶背面被短柔毛，近无柄至具长达 2 cm 的叶柄；叶舌 2 裂，长约 0.2 cm，被短柔毛。总状花序顶生，长 15 ～ 30 cm，花序轴密生绒毛；总苞片披针形，长约 9 cm，花开时脱落；花通常 2 聚生；花萼棒状，长 1 ～ 1.2 cm，被短柔毛，先端 3 齿裂；花冠管长约 1 cm，花冠裂片长圆形，长约 1 cm，外被绒毛，后方的 1 裂片兜状；唇瓣卵形，宽约 0.6 cm，白色而具红色脉纹，先端 2 裂，边缘具不整齐缺刻。果实球形或椭圆形，直径 1 ～ 1.5 cm， |

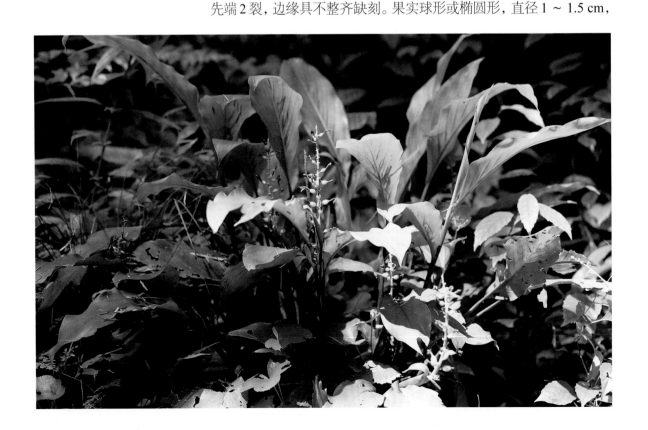

被短柔毛，成熟时橙红色，顶有宿存的萼筒；种子多角形，长约 0.5 cm，有樟脑味。

| **生境分布** | 生于林下阴湿处。德兴各地山区均有分布。

| **资源情况** | 野生资源丰富。药材来源于野生。

| **采收加工** | **建砂仁**：果实将成熟时采摘，晒干或烘干。
山姜仁：秋季采收成熟果实，除去果皮，取出种子团，晒干。
山姜：冬、春季采挖，除去茎、叶、泥沙，洗净，晒干。
山姜花：花盛开时采收，干燥。

| **药材性状** | **建砂仁**：本品呈类圆形或椭圆形，长 0.7 ~ 1.3 cm，直径 0.6 ~ 1.2 cm。外表面棕黄色或橙红色，光滑，有的被短柔毛，先端有凸起的花被残迹，基部有果柄痕或残留果柄。果皮薄，易剥离，内表面黄白色，可见纵脉纹。质硬，胚乳灰白色。有樟脑气，味辛、苦。

山姜仁：本品为椭圆形、尖椭圆形或类圆形的种子团，长 0.8 ~ 1.6 cm，直径 0.5 ~ 0.9 cm，中间有淡棕色的隔膜将种子团分成 3 瓣，每瓣有种子 4 ~ 8，排列紧密。种子为不规则多面体，直径 0.3 ~ 0.5 cm；种皮灰棕色至棕褐色，表面有规则的皱纹，外被浅棕色膜质种皮；背面较平坦或稍隆起，略小一端的侧面有凹陷成纵沟的种脊。质坚硬，切断面种仁类白色。气芳香，味辛、辣而微苦、涩。

山姜：本品呈圆柱形，有分枝，长 5 ~ 20 cm，直径 0.3 ~ 1.2 cm。表面棕色或红棕色，有细密的纵皱纹及灰棕色的细密环节，被有鳞皮状叶鞘，节上有细长须根及圆形的根痕。分枝顶端有茎痕或芽痕。质柔韧，不易折断。断面黄白色或灰白色，纤维性较强，有明显的粉性，圆形内皮层环纹明显，可见细小的孔隙及筋脉点。气香，味辛辣。

| **功能主治** | **建砂仁**：辛，温。温中散寒，行气调中。用于脘腹胀痛，呕吐泄泻，食欲不振。
山姜仁：辛，温。归脾、胃、肾经。行气止痛，温脾止泻，安胎。用于脘腹冷痛，呕吐，泄泻，胎动不安。
山姜：辛，温。归肺、胃经。温中，散寒，祛风，活血。用于脘腹冷痛，风湿筋骨疼痛，劳伤吐血，跌损瘀滞，月经不调。
山姜花：辛，温。归脾、胃经。调中下气，消食，解酒毒。

| **用法用量** | **建砂仁**：内服煎汤，3 ~ 9 g；或研末。

山姜仁：内服煎汤，3 ~ 6 g；或入丸、散剂。

山姜：内服煎汤，3 ~ 6 g；或浸酒。外用适量，捣敷；或捣烂调酒搽；或煎汤洗。

山姜花：内服煎汤，1 ~ 3 g。

| 附　方 | （1）治风湿麻痹：山姜、钩藤根、扑地蜈蚣、桑枝各 15 g，白酒 500 g，浸泡 5 天，每次服药酒 15 ~ 30 g，每日 2 次。

（2）治胃寒痛：山姜 6 ~ 9 g，乌药根 3 ~ 6 g。研末，温开水送服。

（3）治跌打损伤：山姜 15 g，大血藤 30 g，茜草 15 g，土牛膝 9 g，泽兰 9 g。白酒浸 3 ~ 7 天，每服 15 ~ 30 g。

（4）治无名肿毒：鲜山姜、鲜蒲公英各适量，捣敷。

（5）治牙痛：山姜 3 ~ 6 g，竹叶椒子 3 g。捣烂，温开水送服。［方（1）~（5）出自《草药手册》（江西）］

| 附　注 | 本种异名：*Globba japonica* Thunb.、*Alpinia agiokuensis* Hayata、*Languas japonica* (Thunb.) Sasaki、*Languas agiokuensis* (Hayata) Sasaki。

药材山姜，为本种的干燥根茎，《中华人民共和国卫生部药品标准·中药成方制剂·第十册·附录》（1995 年版）、《鄂食药监函〔2006〕106 号》《湖北省中药材质量标准》（2009 年版）、《湖南省中药材标准》（2009 年版）中有收载。

药材山姜子，为本种的干燥成熟种子或种子团，《中华人民共和国卫生部药品标准·中药成方制剂·第十一册·附录》（1996 年版）、《中华人民共和国卫生部药品标准·中药成方制剂·第九册·附录》（1994 年版）、《福建省中药材标准》（2006 年版）中有收载；《江西省中药材标准》（1996 年版、2014 年版）以"山姜仁"之名收载之。

药材湘砂仁，为本种的干燥果实，《湖南省中药材标准》（1993 年版）中有收载。

姜科 Zingiberaceae 姜黄属 Curcuma

温郁金
Curcuma aromatica Salisb. cv. Wenyujin

| 药 材 名 |

郁金（药用部位：块根）、莪术（药用部位：根茎）。

| 形态特征 |

多年生草本。株高约 1 m。根茎肉质，肥大，椭圆形或长椭圆形，黄色，芳香。叶基生；叶片长圆形，长 30 ~ 60 cm，宽 10 ~ 20 cm，两面无毛；叶柄约与叶片等长。花葶单独由根茎抽出，与叶同时发出或先叶而出；穗状花序圆柱形，长约 15 cm，直径约 8 cm；有花的苞片卵形，长 4 ~ 5 cm，上部无花的苞片较狭，长圆形；花冠管漏斗形，长 2.3 ~ 2.5 cm，裂片长圆形，长约 1.5 cm，白色，后方的 1 裂片较大，先端具小尖头，被毛；唇瓣黄色，倒卵形，长约 2.5 cm，顶微 2 裂。

| 生境分布 |

德兴各地均有栽培。

| 资源情况 |

栽培资源一般。药材来源于栽培。

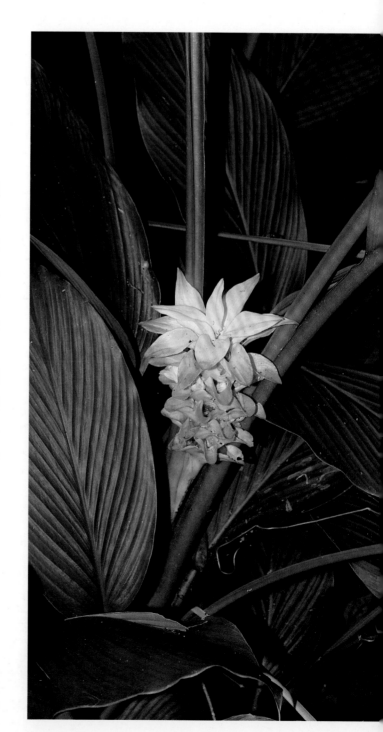

| 采收加工 | **郁金**：在栽种当年茎叶逐渐枯萎时，选晴天干燥时，将地上叶苗割去，挖出地下部分，抖去泥土，摘下块根，蒸或煮约 15 分钟，晒干或烘干，撞去须根即成；或冬季茎叶枯萎后采挖，除去泥沙和细根，蒸或煮至透心，干燥。

莪术：冬季茎叶枯萎后采挖，洗净，蒸或煮至透心，晒干或低温干燥后除去须根和杂质；或将根茎放入清水中浸泡，捞起，沥干水，润透，切薄片，晒干或烘干。

| 药材性状 | **郁金**：本品呈长圆形或卵圆形，稍扁，有的微弯曲，两端渐尖，长 3.5 ~ 7 cm，直径 1.2 ~ 2.5 cm。表面灰褐色或灰棕色，具不规则的纵皱纹，纵纹隆起处色较浅。质坚实，断面灰棕色，角质样；内皮层环明显。气微香，味微苦。

莪术：本品呈卵圆形、长卵形、圆锥形或长纺锤形，先端多钝尖，基部钝圆，长 2 ~ 8 cm，直径 1.5 ~ 4 cm。表面灰黄色至灰棕色，上部环节凸起，有圆形微凹的须根痕或残留的须根，有的两侧各有 1 列下陷的芽痕和类圆形的侧生根茎痕，有的可见刀削痕。体重，质坚实，断面黄棕色至棕褐色，常附有淡黄色至黄棕色粉末，皮层与中柱易分离，内皮层环纹棕褐色。气香或微香，味微苦而辛。

| 功能主治 | **郁金**：辛、苦，寒。归肝、心、肺经。活血止痛，行气解郁，清心凉血，利胆退黄。用于胸胁刺痛，胸痹心痛，经闭痛经，乳房胀痛，热病神昏，癫痫发狂，血热吐衄，黄疸尿赤。

莪术：辛、苦，温。归肝、脾经。行气破血，消积止痛。用于血气心痛，饮食积滞，脘腹胀痛，血滞经闭，痛经，癥瘕痞块，跌打损伤。

| 用法用量 | **郁金**：内服煎汤，3 ~ 10 g；或入丸、散剂；阴虚失血及无气滞血瘀者禁服，孕妇慎服；不宜与丁香、母丁香同用。

莪术：内服煎汤，3 ~ 10 g；或入丸、散剂；月经过多者及孕妇禁服。外用适量，煎汤洗；或研末调敷。

| 附　注 | 本种异名：*Curcuma wenyujin* Y. H. Chen & C. Ling。

药材郁金，为本种的干燥块根，《中华人民共和国药典》（1963 年版至 2020 年版）和《广西壮族自治区壮药质量标准·第一卷》（2008 年版）等中有收载。

药材莪术，为本种的干燥根茎，《中华人民共和国药典》（1963 年版至 2020 年版）、《贵州省中药材、民族药材质量标准》（2003 年版）、《内蒙古蒙药材标准》

（1986年版）、《新疆维吾尔自治区药品标准·第二册》（1980年版）、《藏药标准》（1979年版）等中有收载。

姜科 Zingiberaceae 舞花姜属 Globba

舞花姜 *Globba racemosa* Smith

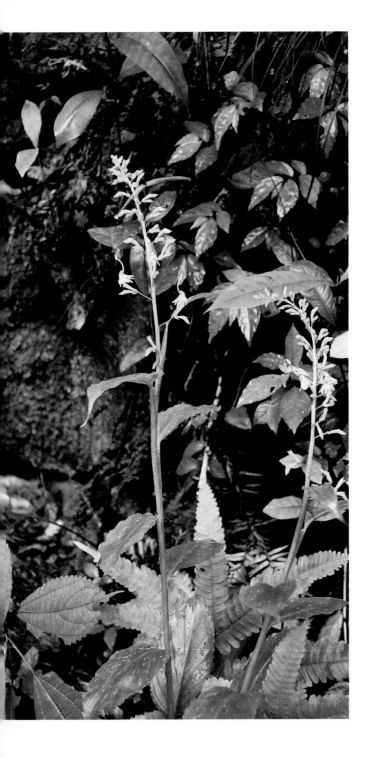

|药材名|

云南小草蔻（药用部位：果实）。

|形态特征|

多年生草本。株高 0.6 ～ 1 m。茎基膨大。叶片长圆形或卵状披针形，长 12 ～ 20 cm，宽 4 ～ 5 cm，先端尾尖，基部急尖，叶片两面的脉上疏被柔毛或无毛；无柄或具短柄；叶舌及叶鞘口具缘毛。圆锥花序顶生，长 15 ～ 20 cm；苞片早落，小苞片长约 0.2 cm；花黄色，各部均具橙色腺点；花萼管漏斗形，长 0.4 ～ 0.5 cm，先端具 3 齿；花冠管长约 1 cm，裂片反折，长约 0.5 cm；唇瓣倒楔形，长约 0.7 cm，先端 2 裂，反折。蒴果椭圆形，直径约 1 cm，无疣状突起。

|生境分布|

生于海拔 400 ～ 1 300 m 的林下阴湿处。分布于德兴大茅山等。

|资源情况|

野生资源一般。药材来源于野生。

|采收加工|

秋、冬季果实成熟时采收，晒干。

| **药材性状** | 本品呈椭圆形，长 1 ~ 1.8 cm，直径 0.7 ~ 1 cm；表面黄棕色，先端常带有圆柱形的花柱残余，基部有果柄脱落的痕迹，少数带有圆柱状果柄。果皮光滑，较薄，易破碎，内有多数细小种子。种子近圆形，具白色撕裂状假种皮。气微，味辛。 |

| **功能主治** | 辛，温。归脾、胃经。健胃消食。用于胃脘胀痛，食欲不振，消化不良。 |

| **用法用量** | 内服煎汤，3 ~ 6 g；或入丸、散剂。 |

| **附　注** | 本种异名：*Globba orixensis* Roxb. var. *racemosa* (Smith) Gagnep.、*Globba bulbosa* Gagnep.、*Globba strigulosa* K. Bchum.。 |

姜花
Hedychium coronarium Koen.

| **药 材 名** | 路边姜（药用部位：根茎）、姜花果实（药用部位：果实）。 |

| **形态特征** | 多年生草本。茎高 1 ~ 2 m。叶片长圆状披针形或披针形，长 20 ~ 40 cm，宽 4.5 ~ 8 cm，叶面光滑，叶背被短柔毛；无柄；叶舌薄膜质，长 2 ~ 3 cm。穗状花序顶生，椭圆形，长 10 ~ 20 cm，宽 4 ~ 8 cm；苞片呈覆瓦状排列，卵圆形，长 4.5 ~ 5 cm，宽 2.5 ~ 4 cm，每苞片内有花 2 ~ 3；花芬芳，白色；花萼管长约 4 cm，先端一侧开裂；花冠管纤细，长约 8 cm，裂片披针形，长约 5 cm，后方的 1 裂片呈兜状，先端具小尖头；唇瓣倒心形，长和宽均约 6 cm，白色，基部稍黄色，先端 2 裂；花丝长约 3 cm，花药长约 1.5 cm。 |

| **生境分布** | 生于林中，亦有栽培。分布于德兴三清山北麓、大茅山等，大目源 |

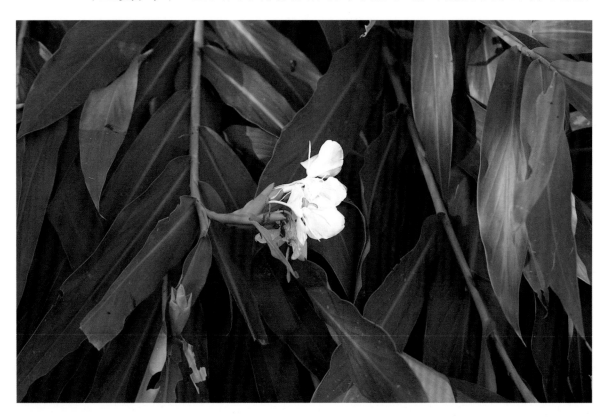

有栽培。

| **资源情况** | 野生资源一般。药材来源于野生。

| **采收加工** | **路边姜**：冬季采挖，除去泥土、茎叶，晒干。
姜花果实：秋、冬季剪下果穗，晒干。

| **功能主治** | **路边姜**：辛，温。祛风散寒，温经止痛。用于风寒表证的头痛身痛，风湿痹痛，脘腹冷痛，跌打损伤，咳嗽。
姜花果实：辛，温。温中散寒，止痛。用于寒湿郁滞，脘腹胀痛。

| **用法用量** | **路边姜**：内服煎汤，9～15 g。
姜花果实：内服煎汤，3～9 g。

| **附　注** | 本种异名：*Hedychium coronarium* Koen. var. *baimao* Z. Y. Zhu。

姜科 Zingiberaceae 姜属 Zingiber

蘘荷
Zingiber mioga (Thunb.) Rosc.

| 药 材 名 | 蘘荷（药用部位：根茎）、蘘荷花（药用部位：花）、蘘荷子（药用部位：果实）。

| 形态特征 | 多年生草本。株高 0.5 ～ 1 m。根茎淡黄色。叶片披针状椭圆形或线状披针形，长 20 ～ 37 cm，宽 4 ～ 6 cm，先端尾尖，两面无毛或叶背被稀疏长柔毛；叶柄短或无；叶舌膜质，2 裂，长 0.3 ～ 1.2 cm。穗状花序椭圆形，长 5 ～ 7 cm；总花梗无至长达 17 cm，被长圆形鳞片状鞘；苞片覆瓦状排列，椭圆形，红绿色，具紫色脉；花萼长 2.5 ～ 3 cm，一侧开裂；花冠管较萼长，裂片披针形，长 2.7 ～ 3 cm，宽约 0.7 cm，淡黄色；唇瓣卵形，3 裂，中裂片长约 2.5 cm，宽约 1.8 cm，中部黄色，边缘白色，侧裂片长约 1.3 cm，宽约 0.4 cm。果实倒卵形，成熟时裂成 3 瓣，果皮里面鲜红色；种子黑色，被白色假种皮。

| 生境分布 | 生于山谷中阴湿处。德兴各地山区均有分布。

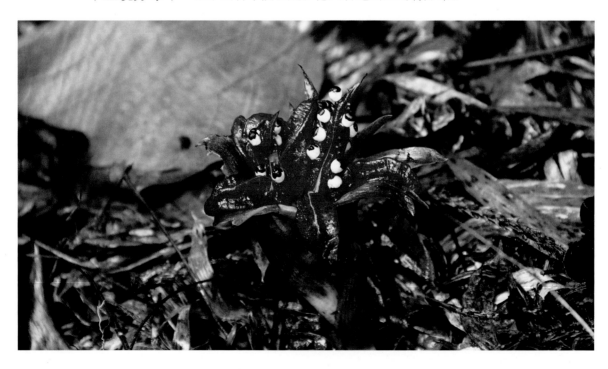

| **资源情况** | 野生资源丰富。药材来源于野生。

| **采收加工** | **蘘荷**：夏、秋季采挖，鲜用或切片，晒干。

蘘荷花：花开时采收，鲜用或烘干。

蘘荷子：果实成熟开裂时采收，晒干。

| **药材性状** | **蘘荷**：本品呈不规则长条形，结节状，弯曲，长 6.5 ~ 11 cm，直径约 1 cm。表面灰棕黄色，有纵皱纹，上端有多个膨大凹陷的圆盘状茎痕。先端有叶鞘残基。周围密布细长圆柱形须根，直径 1 ~ 3 cm，有深纵皱纹和淡棕色短毛。质柔韧，不易折断，折断面黄白色，中心有淡黄色细木心。气香，味淡、微辛。

| **功能主治** | **蘘荷**：辛，温。归肝、肺经。活血调经，祛痰止咳，解毒消肿。用于月经不调，痛经，跌打损伤，咳嗽气喘，痈疽肿毒，瘰疬，乌头中毒。

蘘荷花：辛，温。归肺、肝经。温肺化饮。用于肺寒咳嗽。

蘘荷子：辛，温。归胃经。温胃止痛。用于胃痛。

| **用法用量** | **蘘荷**：内服煎汤，6 ~ 15 g；或研末；或鲜品绞汁。外用适量，捣敷；或捣汁含漱；或捣汁点眼。

蘘荷花：内服煎汤，9 ~ 15 g。

蘘荷子：内服煎汤，9 ~ 15 g；有胃出血史者忌用。

| **附　方** | （1）治跌打损伤：①蘘荷去粗皮，焙干研细末，每次服 1.5 ~ 2.1 g，每日 2 次，温甜酒或白糖水送服。②蘘荷 12 g，酒水各半煎，白糖调服。③蘘荷花酒拌浸 1 天，焙干研末，每次 1.5 g，白糖水调服。

（2）治老伤发痛：鲜蘘荷 60 g，丁萝卜根（台湾莴苣）30 g。晒干研细末，每次服 2.1 ~ 3 g，每日 2 次，温甜酒或白糖水送服。

（3）治腰痛：蘘荷 12 g，猪瘦肉 200 g。水煮服。

（4）治偏头痛：蘘荷 12 g，薜荔藤 30 g，绿豆 21 g。煎汤 2 次，头煎 1 次服，2 煎当茶饮。

（5）治妇女闭经（因瘀滞者）：蘘荷 120 g，烧酒 500 g。浸半个月，每次饮酒半两，每日 2 次。

（6）治寒气腹痛：蘘荷、乌药各 12 g，煎汤服。[方（1）~（6）出自《草药手册》（江西）]

| **附　注** | 本种异名：*Amomum mioga* Thunb.、*Zingiber oligophyllum* K. Schum.。
本种的花蕾可炒食，如炒肉、炒蛋、炒毛豆等，也可凉拌或制作腌菜、咸菜。

姜
Zingiber officinale Rosc.

药 材 名	生姜（药用部位：新鲜根茎）、干姜（药用部位：根茎的干燥品）、炮姜（药材来源：干姜经炮制加工而成）、生姜皮（药用部位：根茎外皮）、姜炭（药材来源：根茎经炒炭形成的炮制品）、姜叶（药用部位：叶）。
形态特征	多年生草本。株高 0.5 ~ 1 m。根茎肥厚，多分枝，有芳香及辛辣味。叶片披针形或线状披针形，长 15 ~ 30 cm，宽 2 ~ 2.5 cm，无毛；无叶柄；叶舌膜质，长 0.2 ~ 0.4 cm。总花梗长达 25 cm；穗状花序球果状，长 4 ~ 5 cm；苞片卵形，长约 2.5 cm，淡绿色或边缘淡黄色，先端有小尖头；花萼管长约 1 cm；花冠黄绿色，管长 2 ~ 2.5 cm，裂片披针形，长不及 2 cm；唇瓣中央裂片长圆状倒卵形，短于花冠裂片，有紫色条纹及淡黄色斑点，侧裂片卵形，长约 0.6 cm。

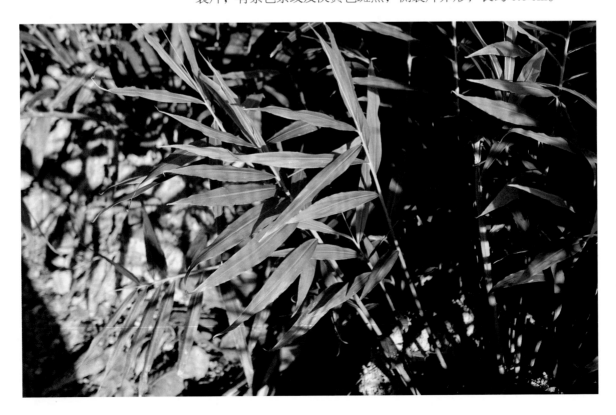

| **生境分布** | 德兴各地均有栽培。

| **资源情况** | 栽培资源丰富。药材来源于栽培。

| **采收加工** | **生姜**：秋、冬季采挖，除去须根和泥沙。

干姜：冬季采挖，除去须根和泥沙，晒干或低温干燥。趁鲜切片后晒干或低温干燥者称为"干姜片"。

炮姜：取干姜，用砂烫至鼓起，表面棕褐色。

生姜皮：秋季挖取根茎，洗净，用竹刀刮取外层栓皮，晒干。

姜炭：取干姜，炒炭法炒至表面黑色，内部棕褐色。

姜叶：夏、秋季采收，切碎，鲜用或晒干。

| **药材性状** | **生姜**：本品呈不规则块状，略扁，具指状分枝，长 4 ~ 18 cm，厚 1 ~ 3 cm。表面黄褐色或灰棕色，有环节，分枝先端有茎痕或芽。质脆，易折断，断面浅黄色，内皮层环纹明显，维管束散在。气香特异，味辛、辣。

干姜：本品呈扁平块状，具指状分枝，长 3 ~ 7 cm，厚 1 ~ 2 cm。表面灰黄色或浅灰棕色，粗糙，具纵皱纹和明显的环节。分枝处常有鳞叶残存，分枝先端有茎痕或芽。质坚实，断面黄白色或灰白色，粉性或颗粒性，内皮层环纹明显，维管束及黄色油点散在。气香特异，味辛、辣。

炮姜：本品呈不规则膨胀的块状，具指状分枝。表面棕黑色或棕褐色。质轻泡，断面边缘处显棕黑色，中心棕黄色，细颗粒性，维管束散在。气香特异，味微辛、辣。

生姜皮：本品为卷缩不整齐的碎片，灰黄色，有细皱纹，有的具波状环节痕迹，内表面可见黄色油点。质软。有特殊香气，味辣。

姜炭：本品呈不规则块片状，表面黑色，断面棕褐色，断面纤维性。体轻，质松脆。气微香，味微辣。

| **功能主治** | **生姜**：辛，微温。归肺、脾、胃经。解表散寒，温中止呕，化痰止咳，解鱼蟹毒。用于风寒感冒，胃寒呕吐，寒痰咳嗽，鱼蟹中毒。

干姜：辛，热。归脾、胃、肾、心、肺经。温中散寒，回阳通脉，温肺化饮。用于脘腹冷痛，呕吐泄泻，肢冷脉微，寒饮喘咳。

炮姜：辛，热。归脾、胃、肾经。温经止血，温中止痛。用于阳虚失血，吐衄崩漏，脾胃虚寒，腹痛吐泻。

生姜皮：辛，凉。归脾、肺经。行水消肿。用于水肿初起，小便不利。

姜炭：苦、辛、涩，温。归脾、肝、肾经。温经止血，温脾止泻。用于虚寒性吐血、便血、崩漏，阳虚泄泻。

姜叶：辛，温。活血散结。用于癥积，扑损瘀血。

| 用法用量 | **生姜**：内服煎汤，3 ~ 10 g；或捣汁冲；阴虚内热及实热证者禁服。外用适量，捣敷；或炒热熨；或绞汁调搽。

干姜：内服煎汤，3 ~ 10 g；或入丸、散剂；阴虚内热、血热妄行者禁服。外用适量，煎汤洗；或研末调敷。

炮姜：内服煎汤，3 ~ 6 g；或入丸、散剂；孕妇及阴虚有热者禁服。外用适量，研末调敷。

生姜皮：内服煎汤，2 ~ 6 g。

姜炭：内服煎汤，1 ~ 6 g；或入丸、散剂；阴虚火旺者及孕妇慎服。外用适量，研末调敷。

姜叶：内服研末，1.5 g；或捣汁。

| 附　方 | （1）治一切瘰疬：生姜切片，盐腌3天，烤干，每次1片含口中。

（2）治胃气痛：生姜60 g，蛇胆1枚。将生姜挖孔，再将蛇胆入内，阴干研末，每次6 g，开水冲服。

（3）治支气管哮喘：生姜90 g，白芥子粉6 ~ 9 g。加酒适量，捣烂成浆，用手沾浆，擦背部肺俞穴后，再用浆外敷俞穴1小时。

（4）治癞子：生姜、葱、醉鱼草，捣烂，用桐油调成膏搽之。

（5）治过敏性皮炎、湿疹：以纱布浸醋敷，以酒精棉球点火在纱布上烫伤，用银针挑刺皮丘挤血后，再用生姜、桑叶、桉树叶煎汤搽（止痛、收敛）；或水竹根、半边莲研末，加入生姜剂中（消炎）。

（6）治风寒感冒头痛发热：红糖、生姜、葱头，煎汤酒冲服，盖被出汗。鲜姜30 g捣烂蒸水，白糖兑服；或姜汁拌蜜糖服，治久咳。［方（1）~（6）出自《草药手册》（江西）］

| 附　注 | 本种异名：*Zingiber sichuanense* Z. Y. Zhu、*Amomum zingiber* L.。

药材干姜，为本种的干燥根茎，《中华人民共和国药典》（1963年版至2020年版）、《内蒙古蒙药材标准》（1986年版）、《新疆维吾尔自治区药品标准·第二册》（1980年版）、《贵州省中药材、民族药材质量标准·副篇》（2003年版）、《藏药标准》（1979年版）等中有收载；《四川省中药材标准》（1987年版增补本）以"干姜片（菜姜片）"之名收载之。

药材生姜，为本种的新鲜根茎，《中华人民共和国药典》（1963 年版至 2020 年版）、《新疆维吾尔自治区药品标准·第二册》（1980 年版）中有收载。

药材生姜皮，为本种的干燥栓皮，《湖南省中药材标准》（1993 年版、2009 年版）、《江苏省中药材标准》（1989 年版）、《江苏省中药材标准（试行稿）·第一批》（1986 年版）中有收载。

药材姜皮，为本种的栓皮或外皮，《内蒙古中药材标准》（1988 年版）、《山东省中药材标准》（1995 年版、2002 年版）、《上海市中药材标准》（1994 年版）、《湖北省中药材质量标准》（2009 年版）中有收载。

药材姜流浸膏，为本种经加工制成的流浸膏，《中华人民共和国药典》（1977 年版至 1985 年版、2005 年版、2010 年版）中有收载。

药材炮姜，为本种炮制成的加工品，《中华人民共和国药典》（1995 年版至 2020 年版）中有收载。

《中华人民共和国药典》规定，按干燥品计算，干姜含 6- 姜辣素（$C_{17}H_{26}O_4$）不得少于 0.60%，干姜饮片含 6- 姜辣素（$C_{17}H_{26}O_4$）不得少于 0.050%，炮姜含 6- 姜辣素（$C_{17}H_{26}O_4$）不得少于 0.30%，生姜含 6- 姜辣素（$C_{17}H_{26}O_4$）不得少于 0.050%、含 8- 姜酚（$C_{19}H_{30}O_4$）与 10- 姜酚（$C_{21}H_{34}O_4$）总量不得少于 0.040%，生姜饮片含 6- 姜辣素（$C_{17}H_{26}O_4$）不得少于 0.050%。

本种的嫩根茎（即仔姜）可炒食，如仔姜炒肉丝等，也可用于制作红烧鸭或腌制咸菜；老姜为著名调料，与各种食材均可搭配。

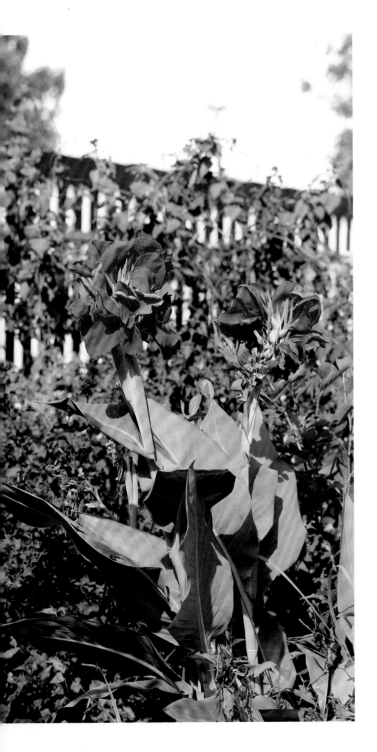

美人蕉科 Cannaceae 美人蕉属 Canna

大花美人蕉 *Canna generalis* Bailey

| 药 材 名 |

大花美人蕉（药用部位：根茎、花）。

| 形态特征 |

多年生直立粗壮草本。株高约 1.5 m，茎、叶和花序均被白粉。叶片椭圆形，长达 40 cm，宽达 20 cm，叶缘、叶鞘紫色。总状花序顶生，连花梗长 15 ~ 30 cm；花大，每苞片内有花 1 ~ 2；萼片披针形，长 1.5 ~ 3 cm；花冠管长 0.5 ~ 1 cm，花冠裂片披针形，长 4.5 ~ 6.5 cm；外轮退化雄蕊 3，倒卵状匙形，长 5 ~ 10 cm，宽 2 ~ 5 cm，红色、橘红色、淡黄色、白色均有；唇瓣倒卵状匙形，长约 4.5 cm，宽 1.2 ~ 4 cm；发育雄蕊披针形，长约 4 cm，宽约 2.5 cm；花柱带形，离生部分长约 3.5 cm。

| 生境分布 |

德兴各地均有栽培。

| 资源情况 |

栽培资源丰富。药材来源于栽培。

| 采收加工 |

夏、秋季采挖根茎，除去茎叶及须根，鲜用

或切片，晒干。花开时采收花，阴干。

| **功能主治** | 甘、淡，寒。清热利湿，解毒，止血。用于急性黄疸性肝炎，带下，跌打损伤，疮疡肿毒，子宫出血，外伤出血。

| **用法用量** | 内服煎汤，根茎 15 ~ 30 g，鲜品 60 ~ 90 g，花 9 ~ 15 g。外用适量，捣敷。

| **附　　注** | 本种的根茎可制作淀粉食用。

美人蕉科 Cannaceae 美人蕉属 Canna

美人蕉 *Canna indica* L.

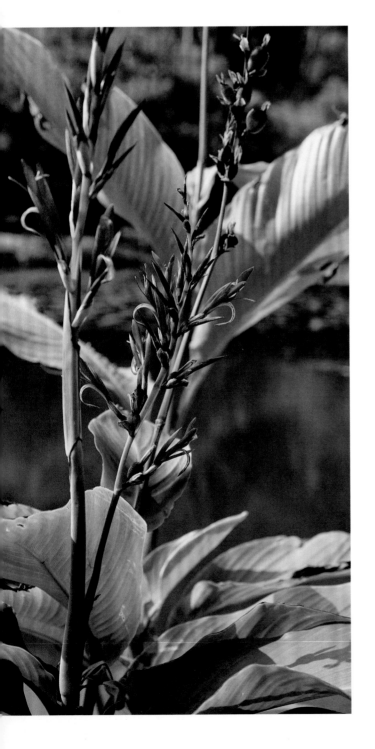

药材名

美人蕉根（药用部位：根茎）、美人蕉花（药用部位：花）。

形态特征

多年生草本。植株全部绿色，高可达 1.5 m。叶片卵状长圆形，长 10 ～ 30 cm，宽达 10 cm。总状花序疏花；略超出叶片之上；花红色，单生；苞片卵形，绿色，长约 1.2 cm；萼片 3，披针形，长约 1 cm，绿色而有时染红色；花冠管长不及 1 cm，花冠裂片披针形，长 3 ～ 3.5 cm，绿色或红色；外轮退化雄蕊 2 ～ 3，鲜红色；唇瓣披针形，长约 3 cm，弯曲；发育雄蕊长约 2.5 cm，花药室长约 0.6 cm；花柱扁平，长约 3 cm，一半和发育雄蕊的花丝连合。蒴果绿色，长卵形，有软刺，长 1.2 ～ 1.8 cm。

生境分布

德兴各地均有栽培。

资源情况

栽培资源丰富。药材来源于栽培。

| 采收加工 | 美人蕉根：全年均可采挖，除去茎叶，洗净，切片，晒干或鲜用。
美人蕉花：花开时采收，阴干。

| 功能主治 | 美人蕉根：甘、微苦、涩，凉。归心、小肠、肝经。清热利湿，安神，降血压。用于黄疸，神经官能症，高血压，久痢，咯血，血崩，带下，月经不调，疮毒痈肿。
美人蕉花：甘、淡，凉。归肝经。凉血止血。用于吐血，衄血，外伤出血。

| 用法用量 | 美人蕉根：内服煎汤，6 ~ 15 g，鲜品 30 ~ 120 g。外用适量，捣敷。
美人蕉花：内服煎汤，6 ~ 15 g。

| 附　注 | 本种异名：*Canna indica* L. var. *rubra* Aiton、*Canna chinensis* Willd.、*Canna orientalis* Rosc.、*Canna indica* L. var. *orientalis* Rosc.。
本种的根茎可制作淀粉食用，也可炒食或做汤。

兰科 Orchiidaceae 无柱兰属 Amitostigma

无柱兰

Amitostigma gracile (Bl.) Schltr.

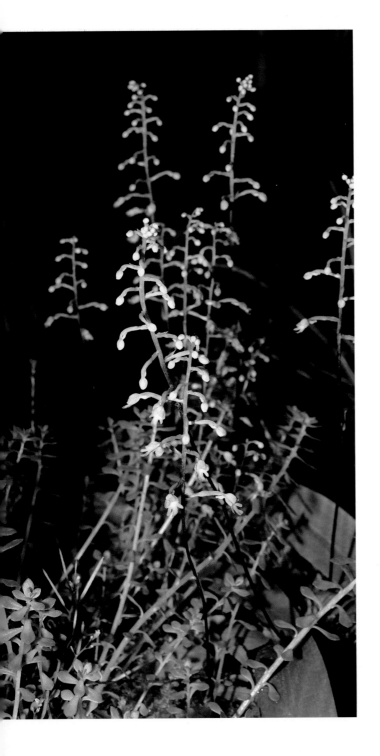

| 植物别名 |

合欢山兰、小雏兰、细葶无柱兰。

| 药 材 名 |

独叶一枝枪（药用部位：全草或块茎）。

| 形态特征 |

多年生陆生草本。植株高 7 ~ 30 cm。肉质块茎卵形或长圆状椭圆形，长 1 ~ 2.5 cm。茎纤细，直立或近直立，光滑，基部具 1 ~ 2 筒状鞘，近基部具 1 大叶，在叶之上具 1 ~ 2 苞片状小叶。叶片狭长圆形、长圆形、椭圆状长圆形或卵状披针形，长 5 ~ 12 cm，基部收狭成抱茎的鞘。总状花序具 5 ~ 30 花，偏向一侧；花苞片小；花小，粉红色或紫红色；花瓣斜椭圆形或卵形，长 0.25 ~ 0.3 cm，宽约 0.2 cm；唇瓣较花瓣大，倒卵形，长 0.35 ~ 0.7 cm；距纤细，圆筒状，长 0.2 ~ 0.5 cm。

| 生境分布 |

生于海拔 180 m 以上的山坡沟谷边及林下阴湿处覆土的岩石上或山坡灌丛下。分布于德兴三清山北麓、大茅山等。

| **资源情况** | 野生资源稀少。药材来源于野生。 |

| **采收加工** | 夏季采收，洗净，晒干或鲜用。 |

| **功能主治** | 微甘，凉。归心经。解毒消肿，活血止血。用于无名肿毒，毒蛇咬伤，跌打损伤，吐血。 |

| **用法用量** | 内服煎汤，15 ~ 30 g，鲜品加倍。外用适量，鲜品捣敷。 |

| **附　　注** | 本种异名：*Amitostigma chinensis* (Rolfe) Schltr.、*Amitostigma formosana* (S. S. Ying) S. S. Ying、*Amitostigma yunkiana* Fukuyama、*Cynosorchis chinensis* Rolfe、*Cynosorchis gracilis* (Bl.) Kraenzl.、*Gymnadenia tryphiaeformis* Rchb. f. ex Hemsl.。
本种为国家 II 级保护植物，IUCN 评估等级为 LC 级，被《濒危野生动植物种国际贸易公约》附录列为 II 级，被《中国生物多样性红色名录——高等植物卷》列为濒危级，被陕西省评估为履约物种级。 |

兰科 Orchiidaceae 白及属 Bletilla

白及 *Bletilla striata* (Thunb. ex A. Murray) Rchb. f.

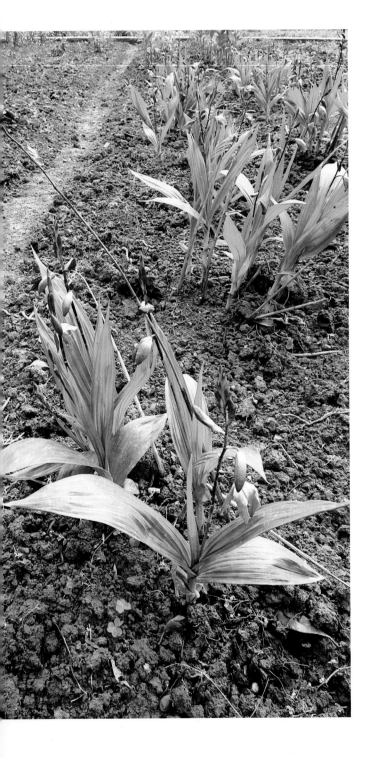

| 药 材 名 |

白及（药用部位：块茎。别名：白根）。

| 形态特征 |

多年生草本。植株高 18 ~ 60 cm。假鳞茎扁球形，上面具荸荠似的环带，富黏性。茎粗壮，劲直。叶 4 ~ 6，狭长圆形或披针形，长 8 ~ 29 cm，宽 1.5 ~ 4 cm，基部收狭成鞘并抱茎。花序具 3 ~ 10 花，常不分枝；花苞片长圆状披针形，长 2 ~ 2.5 cm，开花时常凋落；花大，紫红色或粉红色；萼片和花瓣近等长，狭长圆形，长 2.5 ~ 3 cm，宽 0.6 ~ 0.8 cm；花瓣较萼片稍宽；唇瓣较萼片和花瓣稍短，倒卵状椭圆形，长 2.3 ~ 2.8 cm，白色带紫红色，具紫色脉。

| 生境分布 |

生于海拔 100 m 以上的常绿阔叶林下。分布于德兴三清山北麓、大茅山等，大目源等有栽培。

| 资源情况 |

野生资源稀少，栽培资源丰富。药材来源于栽培。

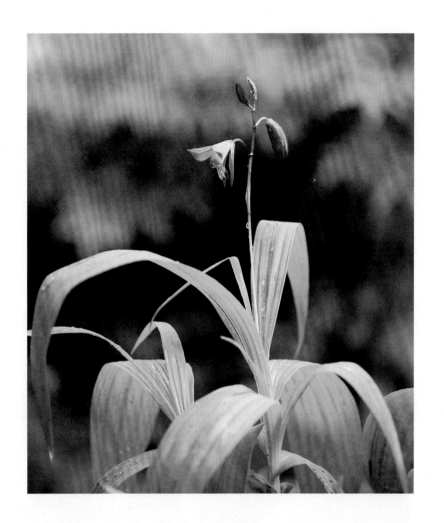

| **采收加工** | 夏、秋季采挖，除去须根，洗净，置沸水中煮或蒸至无白心，晒至半干，除去外皮，再晒干。 |

| **药材性状** | 本品呈不规则扁圆形，多有 2 ~ 3 爪状分枝，少数具 4 ~ 5 爪状分枝，长 1.5 ~ 6 cm，厚 0.5 ~ 3 cm。表面灰白色至灰棕色或黄白色，有数圈同心环节和棕色点状须根痕，上面有凸起的茎痕，下面有连接另一块茎的痕迹。质坚硬，不易折断，断面类白色，角质样。气微，味苦，嚼之有黏性。 |

| **功能主治** | 苦、甘、涩，微寒。归肺、肝、胃经。收敛止血，消肿生肌。用于咯血，吐血，外伤出血，疮疡肿毒，皮肤皲裂。 |

| **用法用量** | 内服煎汤，6 ~ 15 g；或研末吞服，3 ~ 6 g；外感及内热壅盛者禁服；不宜与川乌、制川乌、草乌、制草乌、附子同用。外用适量，研末撒或调涂。 |

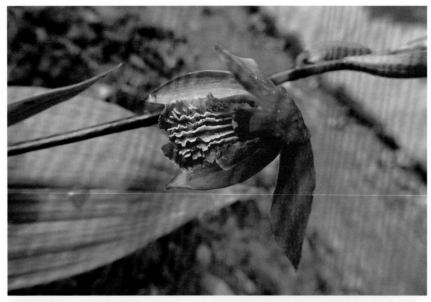

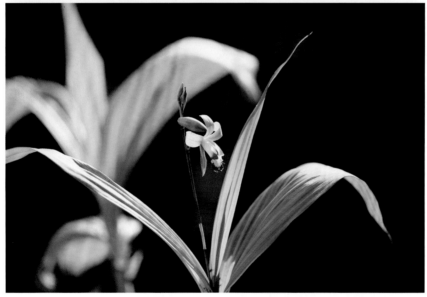

| **附　方** | （1）治肺痨：①白及60 g，百合60 g。煎汤，加红糖30 g熬成胶状，每次服1茶匙。②白及研末，每次1茶匙，冲鸡蛋服。③白及500 g，糯米1 000 g。共炒黄研末，用糯米粥送服，早晚各服1茶匙，治空洞型肺结核。 |

（2）治疮疖痈肿、手足皲裂：白及捣敷。

（3）治硅肺：白及12 g，百部9 g，桔梗6 g，南沙参9 g，丹参15 g，夜交藤9 g，台乌9 g，金樱子根9 g，山楂根6 g，夏枯草9 g，甘草3 g（低热加前胡，咯血加仙鹤草、地锦草、紫珠叶）。煎汤服，每日1剂，2次分服。

（4）治白喉：白及、大蒜、鸡蛋，拌小麦粉敷后颈窝。

（5）治火伤、创伤皲裂、痈肿溃疡及止血：白及粉调麻油涂敷。

（6）治硅肺咳嗽少痰、胸痛：鲜白及 60 g（干品 15 ~ 30 g），桔梗 9 ~ 15 g。煎汤，冲白糖，早晚各服 1 次。忌酸、辣、芥菜。

（7）治刀伤出血：白及配煅石膏，等量研细末外用。

（8）治肠胃出血：白及、地榆等量，炒焦研末，每服 3 g，温开水送服，每日 2 ~ 3 次。［方（1）~（8）出自《草药手册》（江西）］

| 附　注 |　本种异名：*Limodorum striatum* Thunberg、*Bletia gebina* Lindley、*Bletia hyacinthina* (Smith) Aiton、*Bletia hyacinthina* (Smith) Aiton var. *gebina* (Lindley) Blume、*Bletia striata* (Thunberg) Druce。

药材白及（芨），为本种的干燥块茎，《中华人民共和国药典》（1963 年版至 2020 年版）、《贵州省中药材标准规格·上集》（1965 年版）、《云南省药品标准》（1974 年版）、《四川省中草药标准（试行稿）·第二批》（1979 年版）、《四川省中药材标准》（1987 年版）、《新疆维吾尔自治区药品标准·第二册》（1980 年版）、《内蒙古蒙药材标准》（1986 年版）、《维吾尔药材标准·上册》（1993 年版）等中有收载。

本种为国家 Ⅱ 级保护植物，IUCN 评估等级为 EN 级，被《濒危野生动植物种国际贸易公约》附录列为 Ⅱ 级，被陕西省评估为履约物种级。

本种的块茎可煮粥、煮汤或蒸蛋。

兰科 Orchiidaceae 虾脊兰属 Calanthe

虾脊兰 *Calanthe discolor* Lindl.

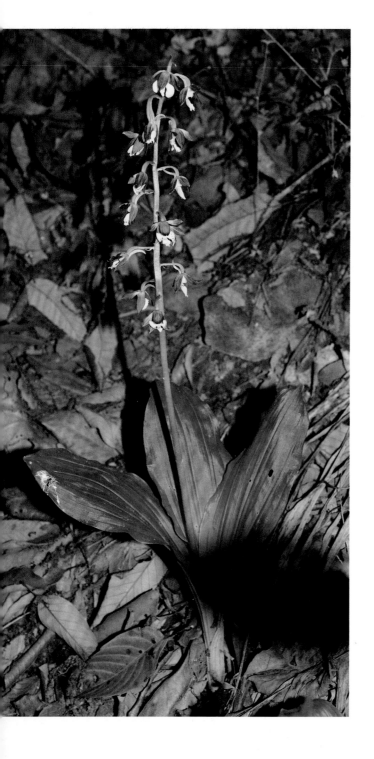

| 药 材 名 |

九子连环草（药用部位：全草或假鳞茎）。

| 形态特征 |

多年生草本。根茎不甚明显。假鳞茎粗短，
近圆锥形，直径约 1 cm，具 3 ~ 4 鞘和 3
叶。假茎长 6 ~ 10 cm，直径达 2 cm。叶在
花期全部未展开，倒卵状长圆形至椭圆状
长圆形，长达 25 cm，基部收狭为柄，背面
密被短毛。花葶从假茎上端的叶间抽出，
长 18 ~ 30 cm，密被短毛；总状花序长 6 ~
8 cm，疏生约 10 花；花苞片宿存，膜质，
卵状披针形，长 0.4 ~ 0.7 cm；花梗和子房
均长 0.6 ~ 1.3 cm，密被短毛；萼片和花瓣
褐紫色；花瓣近长圆形或倒披针形；唇瓣白
色，扇形。

| 生境分布 |

生于海拔 780 ~ 1 500 m 的常绿阔叶林下。
分布于德兴三清山北麓、大茅山等。

| 资源情况 |

野生资源一般。药材来源于野生。

| 采收加工 | 春、夏季花后采收，洗净，鲜用或晒干。

| 药材性状 | 本品全草长 25 ～ 30 cm。地下茎呈假鳞茎状，节多，须根长。叶片呈倒披针状长圆形，长 14 ～ 20 cm，宽 3 ～ 5 cm，先端钝尖，基部渐狭呈柄状，2 ～ 3 相抱合折叠。花茎长 20 ～ 30 cm，小花外表紫褐色，内花被淡紫色或红紫色。

| 功能主治 | 辛、微苦，微寒。活血化瘀，消痈散结。用于瘰疬，痈肿，咽喉肿痛，痔疮，风湿痹痛，跌打损伤。

| 用法用量 | 内服煎汤，6 ～ 15 g；或研末。外用适量，捣敷；或研末调敷。

| 附　　注 | 本种异名：*Calanthe esquirolei* Schltr.、*Calanthe cheniana* Hand.-Mazz.。
本种为国家 II 级保护植物，IUCN 评估等级为 LC 级，被《濒危野生动植物种国际贸易公约》附录列为 II 级。

兰科 Orchiidaceae 虾脊兰属 Calanthe

钩距虾脊兰

Calanthe graciliflora Hayata

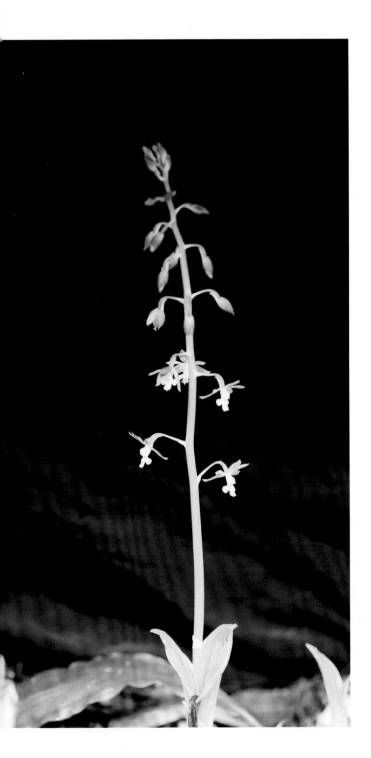

药材名

四里麻（药用部位：全草或根）。

形态特征

多年生草本。假鳞茎短，近卵球形，直径约 2 cm，具 3 ~ 4 鞘和 3 ~ 4 叶。假茎长 5 ~ 18 cm，直径约 1.5 cm。叶在花期尚未完全展开，椭圆形或椭圆状披针形，长达 33 cm，宽 5.5 ~ 10 cm，基部收狭为长达 10 cm 的柄，两面无毛。花葶出自假茎上端的叶丛间，长达 70 cm，密被短毛；总状花序长达 32 cm，疏生多数花；花梗白色，连同绿色的子房长 1.5 ~ 2 cm，密被短毛；萼片和花瓣在背面褐色，在内面淡黄色，中萼片近椭圆形，长 1 ~ 1.5 cm，侧萼片稍狭；花瓣倒卵状披针形，长 0.9 ~ 1.3 cm；唇瓣浅白色，3 裂，唇盘上具 4 个褐色斑点和 3 条平行的龙骨状脊；距圆筒形，长 1 ~ 1.3 cm，常钩曲。

生境分布

生于海拔 600 ~ 1 500 m 的山谷溪边、林下等阴湿处。分布于德兴三清山北麓、大茅山等。

| 资源情况 |

野生资源少。药材来源于野生。

| 采收加工 |

夏、秋季采收，洗净，鲜用或晒干。

| 功能主治 |

辛、微苦，寒。归肝、肺、肾经。清热解毒，活血止痛。用于咽喉肿痛，痔疮，脱肛，风湿痹痛，跌打损伤。

| 用法用量 |

内服煎汤，6 ～ 15 g；或磨酒，1.5 g，每日 2 ～ 3 次。外用适量，捣敷。

| 附　注 |

本种异名：*Calanthe hamata* Hand.-Mazz.、*Calanthe striata* auct. non (Sw.)R. Br.。

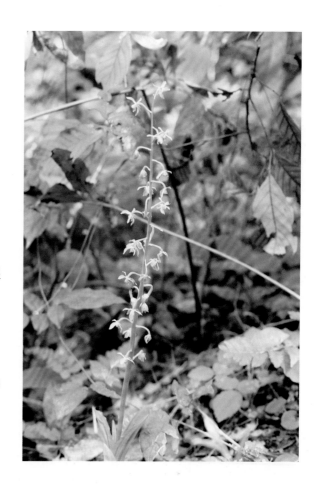

兰科 Orchiidaceae 虾脊兰属 *Calanthe*

反瓣虾脊兰 *Calanthe reflexa* (Kuntze) Maxim.

| 药材名 |　反瓣虾脊兰（药用部位：全草或假鳞茎）。

| 形态特征 |　多年生草本。假鳞茎粗短，直径约 1 cm，或不明显。假茎长 2 ~ 3 cm，具 1 ~ 2 鞘和 4 ~ 5 叶。叶椭圆形，通常长 15 ~ 20 cm，宽 3 ~ 6.5 cm，基部收狭为长 2 ~ 4 cm 的柄，两面无毛。花葶 1 ~ 2，远高于叶，被短毛；总状花序长 5 ~ 20 cm，疏生多花；花苞片狭披针形，长 1.8 ~ 2.4 cm，无毛；花梗纤细，连同棒状的子房长约 2 cm；花粉红色，开放后萼片和花瓣反折并与子房平行；萼片卵状披针形或斜卵状披针形，长 1.5 ~ 2 cm，先端呈尾状急尖，具 5 脉，背面被毛；花瓣线形，短于或约等长于萼片；唇瓣基部与蕊柱中部以下的翅合生，3 裂，无距。

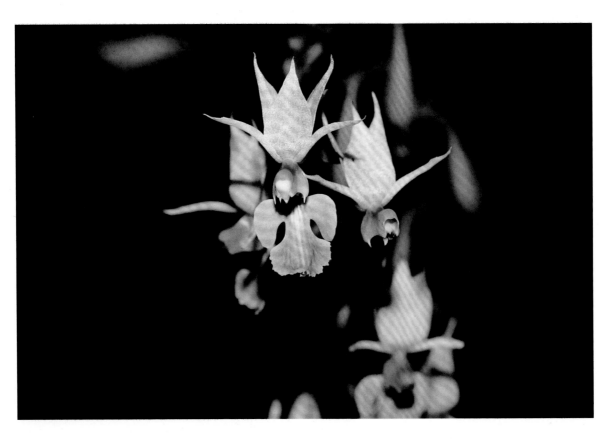

| 生境分布 | 生于海拔 600 m 以上的常绿阔叶林下、山谷溪边或生有苔藓的湿石上。分布于德兴三清山北麓等。 |

| 资源情况 | 野生资源一般。药材来源于野生。 |

| 采收加工 | 夏、秋季采收，洗净，鲜用或晒干。 |

| 功能主治 | 辛、苦，凉。清热解毒，软坚散结，活血，止痛。用于瘰疬，淋巴结炎，疮痈，疥癣，喉痹，闭经，跌打损伤，风湿痹痛，痢疾。 |

| 用法用量 | 内服煎汤，3 ~ 9 g；或浸酒。外用适量，捣敷；或研末调敷；或磨醋搽。 |

| 附　　注 | 本种异名：*Alismorchis reflexa* Kuntze、*Calanthe similis* Schltr.、*Paracalanthe reflexa* (Maxim.) Kudo。 |

兰科 Orchiidaceae 头蕊兰属 *Cephalanthera*

银兰

Cephalanthera erecta (Thunb. ex A. Murray) Bl.

| **药 材 名** | 银兰（药用部位：全草）。

| **形态特征** | 地生草本，高 10 ~ 30 cm。茎下部具 2 ~ 4 鞘，中部以上具 2 ~ 5 叶。叶片椭圆形至卵状披针形，长 2 ~ 8 cm，基部收狭并抱茎。总状花序长 2 ~ 8 cm，具 3 ~ 10 花；花序轴有棱；花苞片通常较小；花白色；萼片长圆状椭圆形，长 0.8 ~ 1 cm，具 5 脉；花瓣与萼片相似，但稍短；唇瓣长 0.5 ~ 0.6 cm，3 裂，基部有距；侧裂片卵状三角形或披针形；中裂片近心形或宽卵形，长约 0.3 cm，上面有 3 纵褶片；距圆锥形，长约 0.3 cm。蒴果狭椭圆形或宽圆筒形，长约 1.5 cm。

| **生境分布** | 生于海拔 850 m 以上的林下、灌丛中或沟边土层厚且有一定阳光处，亦有栽培。分布于德兴三清山北麓、大茅山等，大目源有栽培。

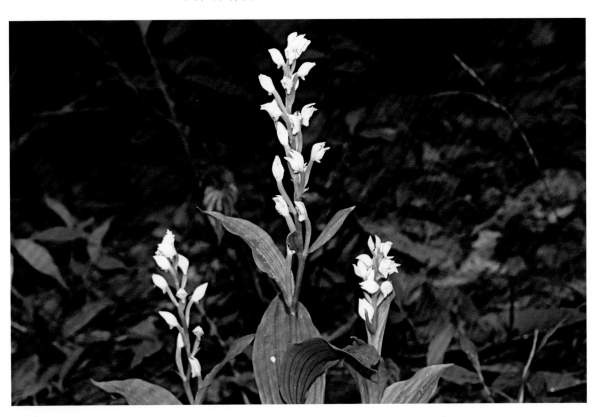

| **资源情况** | 野生资源稀少，栽培资源一般。药材来源于栽培。

| **采收加工** | 全年均可采收，洗净，鲜用。

| **功能主治** | 甘、淡，凉。归肾、膀胱经。清热利尿，解毒，祛风，活血。用于高热不退，口干，小便不利，咳嗽痰喘，感冒，骨折，软组织扭伤。

| **用法用量** | 内服煎汤，9～15 g。外用适量，捣敷。

| **附　　注** | 本种异名：*Serapias erecta* Thunb. ex A. Murray、*Epipactis erecta* Sw.、*Cephalanthera erecta* (Thunb. ex A. Murray) Bl. var. *szechuanica* Schltr.、*Cephalanthera szechuanica* (Schltr.) Schltr.。

本种为国家 Ⅱ 级保护植物。

兰科 Orchiidaceae 头蕊兰属 Cephalanthera

金兰
Cephalanthera falcata (Thunb. ex A. Murray) Bl.

| **药 材 名** | 金兰（药用部位：全草）。

| **形态特征** | 地生草本，高 20 ~ 50 cm。茎下部具 3 ~ 5 长 1 ~ 5 cm 的鞘。叶 4 ~ 7；叶片椭圆形、椭圆状披针形或卵状披针形，长 5 ~ 11 cm，基部收狭并抱茎。总状花序长 3 ~ 8 cm，通常有 5 ~ 10 花；花苞片很小；花黄色；萼片菱状椭圆形，长 1.2 ~ 1.5 cm，具 5 脉；花瓣与萼片相似，但较短，一般长 1 ~ 1.2 cm；唇瓣长 0.8 ~ 0.9 cm，3 裂，基部有距；侧裂片三角形；中裂片近扁圆形，长约 0.5 cm，上面具 5 ~ 7 纵褶片；距圆锥形，长约 0.3 cm。蒴果狭椭圆状，长 2 ~ 2.5 cm。

| **生境分布** | 生于海拔 700 ~ 1 600 m 的林下、灌丛中、草地上或沟谷旁，亦有

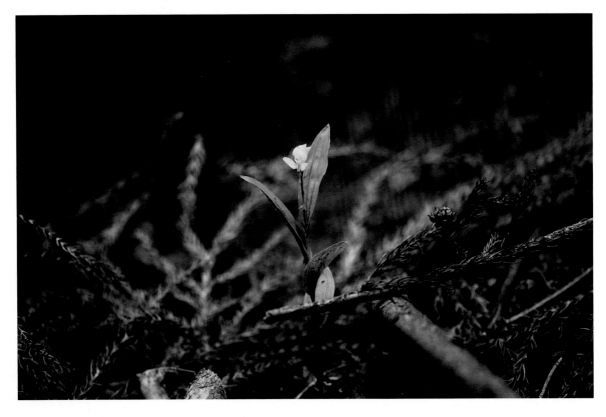

栽培。分布于德兴三清山北麓、大茅山等，银城有栽培。

| **资源情况** | 野生资源稀少，栽培资源一般。药材来源于栽培。

| **采收加工** | 夏、秋季采收，洗净，晒干或鲜用。

| **功能主治** | 甘，寒。归肝经。清热泻火，解毒。用于咽喉肿痛，牙痛，毒蛇咬伤。

| **用法用量** | 内服煎汤，9 ~ 15 g，鲜品加倍。外用适量，捣敷。

| **附   注** | 本种异名：*Serapias falcata* Thunb. ex A. Murray、*Epipactis falcata* Sw.、*Cephalanthera japonica* A. Gray、*Cephalanthera platycheila* Rchb. f.、*Cephalanthera elegans* Schltr.、*Cephalanthera raymondiae* Schltr.。

本种为国家 II 级保护植物。

兰科 Orchiidaceae 独花兰属 Changnienia

独花兰
Changnienia amoena S. S. Chien

| **药 材 名** | 长年兰（药用部位：全草或假鳞茎）。

| **形态特征** | 多年生草本。假鳞茎近椭圆形或宽卵球形，长 1.5 ~ 2.5 cm，近淡黄白色，有 2 节，被膜质鞘。叶 1，宽卵状椭圆形至宽椭圆形，长 6.5 ~ 11.5 cm，背面紫红色；叶柄长 3.5 ~ 8 cm。花葶长 10 ~ 17 cm，紫色，具 2 膜质、下部抱茎的鞘；花苞片小；花梗和子房均长 0.7 ~ 0.9 cm；花大，白色而带肉红色或淡紫色晕，唇瓣有紫红色斑点；萼片长圆状披针形，长 2.7 ~ 3.3 cm，有 5 ~ 7 脉；侧萼片稍歪斜；花瓣狭倒卵状披针形，长 2.5 ~ 3 cm，宽 1.2 ~ 1.4 cm，具 7 脉；唇瓣略短于花瓣，3 裂，基部有距；距角状，长 2 ~ 2.3 cm。

| **生境分布** | 生于海拔 400 ~ 1 100 m 的疏林下腐殖质丰富的土壤上或沿山谷背

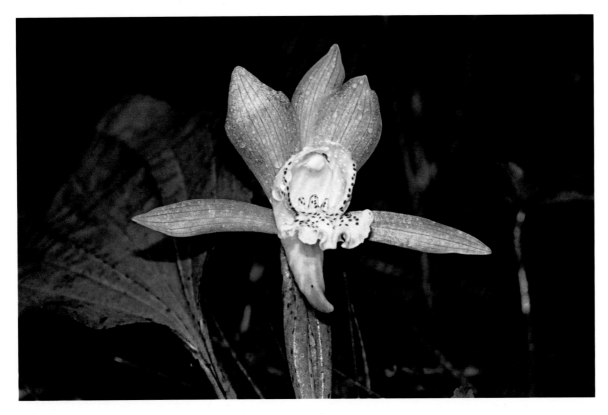

阴处，亦有栽培。分布于德兴三清山北麓、大茅山等，大目源有栽培。

| **资源情况** | 野生资源稀少，栽培资源一般。药材来源于栽培。

| **采收加工** | 夏、秋季采收，洗净，晒干或鲜用。

| **功能主治** | 苦，寒。归肺、心经。清热，凉血，解毒。用于咳嗽，痰中带血，热疖疔疮。

| **用法用量** | 内服煎汤，15 ~ 30 g。外用适量，鲜品捣敷。

| **附　　注** | 本种为国家Ⅱ级保护植物。独花兰属为我国特有属。

兰科 Orchiidaceae 杜鹃兰属 Cremastra

杜鹃兰 *Cremastra appendiculata* (D. Don) Makino

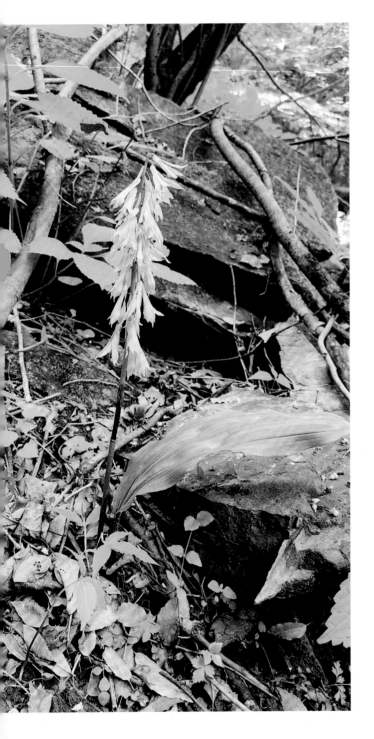

| 药 材 名 |

山慈菇（药用部位：假鳞茎）。

| 形态特征 |

一年生草本。假鳞茎卵球形或近球形，长 1.5 ~ 3 cm，外被撕裂成纤维状的残存鞘。叶通常 1，生于假鳞茎先端，狭椭圆形、近椭圆形或倒披针状狭椭圆形，长 18 ~ 34 cm；叶柄长 7 ~ 17 cm。花葶从假鳞茎上部节上发出，长 27 ~ 70 cm；总状花序长 5 ~ 25 cm，具 5 ~ 22 花；花苞片披针形至卵状披针形；花梗和子房均长 0.5 ~ 0.9 cm；花常偏花序一侧，狭钟形，淡紫褐色；萼片倒披针形，全长 2 ~ 3 cm；侧萼片略歪斜；花瓣倒披针形或狭披针形，向基部收狭成狭线形，长 1.8 ~ 2.6 cm；唇瓣与花瓣近等长，线形，上部 1/4 处 3 裂。蒴果近椭圆形，长 2.5 ~ 3 cm。

| 生境分布 |

生于海拔 500 m 以上的林下湿地或沟边湿地上，亦有栽培。分布于德兴三清山北麓、大茅山等，大目源有栽培。

| **资源情况** | 野生资源稀少，栽培资源一般。药材来源于栽培。 |

| **采收加工** | 夏、秋季采挖，除去茎叶、须根，洗净，蒸后晾至半干，再晒干。 |

| **药材性状** | 本品呈不规则扁球形或圆锥形，先端渐凸起，基部有须根痕，长 1.8 ~ 3 cm，膨大部直径 1 ~ 2 cm。表面黄棕色或棕褐色，有纵皱纹或纵沟，中部有 2 ~ 3 微凸起的环节，节上有鳞片叶干枯腐烂后留下的丝状纤维。质坚硬，难折断，断面灰白色或黄白色，略呈角质样。气微，味淡，带黏性。 |

| **功能主治** | 甘、微辛，凉；有小毒。归肝、脾经。清热解毒，化痰散结。用于痈肿疔毒，瘰疬痰核，淋巴结结核，蛇虫咬伤。 |

| **用法用量** | 内服煎汤，3 ~ 9 g；或磨汁；或入丸、散剂；阳虚体弱者慎服。外用适量，磨汁涂；或研末调敷。 |

| **附　注** | 本种异名：*Aplectrum appendiculata* (D. Don) F. Maekawa、*Cremastra wallichiana* Lindl.、*Cremastra mitrata* A. Gray、*Cremastra triloba* Hayata、*Cremastra lanceolata* (Kraenzl.) Schltr.、*Cremastra variabilis* (Bl.) Nakai、*Cremastra bifolia* C. L. Tso。
药材山慈菇，为本种的干燥假鳞茎，《中华人民共和国药典》（1985 年版至 2020 年版）、《新疆维吾尔自治区药品标准·第二册》（1980 年版）、《山西省中药材标准·附录》（1987 年版）、《内蒙古中药材标准》（1988 年版）中有收载；《贵州省中药材标准规格·上集》（1965 年版）、《贵州省中药材质量标准》（1988 年版）、《四川省中草药标准（试行稿）·第二批》（1979 年版）、《四川省中药材标准》（1987 年版）以"毛慈菇"之名收载之。
本种为国家 Ⅱ 级保护植物。 |

兰科 Orchiidaceae 兰属 Cymbidium

建兰 *Cymbidium ensifolium* (L.) Sw.

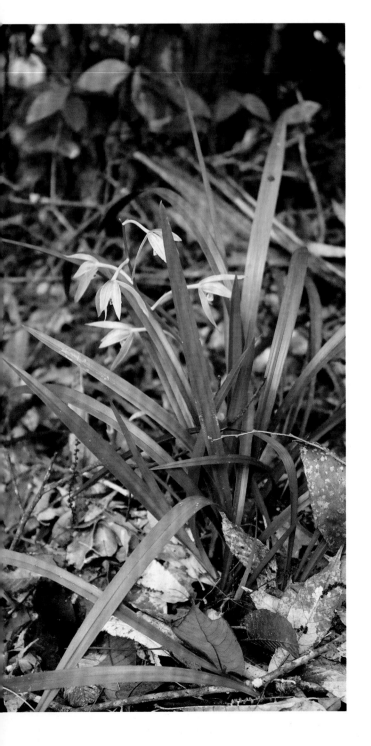

| 药 材 名 |

兰花（药用部位：花）、兰花叶（药用部位：叶）、兰花根（药用部位：根）。

| 形态特征 |

多年生草本。假鳞茎卵球形，长 1.5 ~ 2.5 cm，包藏于叶基之内。叶 2 ~ 6，带形，长 30 ~ 60 cm。花葶从假鳞茎基部发出，直立，长 20 ~ 35 cm 或更长；总状花序具 3 ~ 12 花；最下面的 1 花苞片长 1.5 ~ 2 cm；花梗和子房长 2 ~ 3 cm；花常有香气，色泽变化较大，通常为浅黄绿色而具紫色斑；萼片近狭长圆形或狭椭圆形，长 2.3 ~ 2.8 cm；侧萼片常向下斜展；花瓣狭椭圆形或狭卵状椭圆形，长 1.5 ~ 2.4 cm；唇瓣近卵形，长 1.5 ~ 2.3 cm，略 3 裂。蒴果狭椭圆形，长 5 ~ 6 cm。

| 生境分布 |

生于海拔 600 ~ 1 800 m 的疏林下、灌丛中、山谷旁或草丛中，亦有栽培。分布于德兴三清山北麓、大茅山等，大目源、银城有栽培。

| 资源情况 | 野生资源稀少，栽培资源一般。药材来源于栽培。 |

采收加工

兰花：花将开放时采收，鲜用或晒干。

兰花叶：全年均可采收，将叶齐根剪下，洗净，切段，鲜用或晒干。

兰花根：全年均可采挖，除去叶，洗净，鲜用或晒干。

药材性状

兰花叶：本品呈线状披针形，基生，成束，薄基质，坚挺，长 30 ～ 60 cm，宽 0.7 ～ 1.2 cm，顶端渐尖，上表面深绿色，中脉凹陷，下表面色稍淡，中脉突出，两侧各有细脉数条；置放大镜下观察，可见边缘有不甚明显的钝齿。气微，味淡。

功能主治

兰花：辛，平。归肺、脾、肝经。调气和中，止咳，明目。用于胸闷，腹泻，久咳，青盲内障。

兰花叶：辛，微寒。归心、脾、肺经。清肺止咳，凉血止血，利湿解毒。用于肺痈，支气管炎，咳嗽，咯血，吐血，尿血，白浊，带下，尿路感染，疮毒疔肿。

兰花根：辛，微寒。归心、脾、肺经。润肺止咳，清热利湿，活血止血，解毒杀虫。用于肺结核咯血，百日咳，急性胃肠炎，热淋，带下，白浊，月经不调，崩漏，便血，跌打损伤，疮疖肿毒，痔疮，蛔虫腹痛，狂犬咬伤。

用法用量

兰花：内服泡茶，3 ～ 9 g；或水炖。

兰花叶：内服煎汤，9 ～ 15 g，鲜品 15 ～ 30 g；或研末，4 g。外用适量，捣汁涂。

兰花根：内服煎汤，鲜品 15 ～ 30 g；或捣汁。外用适量，捣汁涂。

附　注

本种异名：*Cymbidium xiphiifolium* Lindl.、*Cymbidium ensifolium* (L.) Sw. var. *striatum* Lindl.、*Cymbidium micans* Schauer、*Cymbidium yakibaran* Makino、*Cymbidium arrogans* Hayata、*Cymbidium misericors* Hayata、*Cymbidium rubrigemmum* Hayata。

药材建兰叶，为本种的新鲜叶片，《上海市中药材标准·附录》（1994 年版）中有收载。

本种为国家Ⅰ级保护植物，IUCN 评估等级为 VU 级，被《濒危野生动植物种国际贸易公约》附录列为Ⅱ级，被《中国生物多样性红色名录——高等植物卷》评估为易危级。

兰科 Orchiidaceae 兰属 Cymbidium

蕙兰
Cymbidium faberi Rolfe

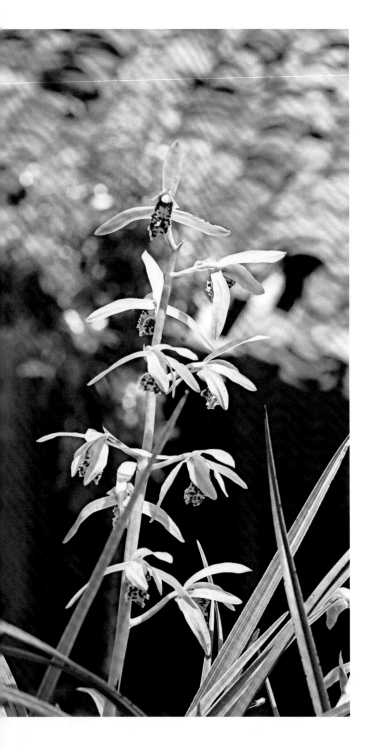

药材名

化气兰（药用部位：根皮）。

形态特征

多年生草本。假鳞茎不明显。叶 5 ~ 8，带形，长 25 ~ 80 cm，边缘常有粗锯齿。花葶从叶丛基部最外面的叶腋抽出，近直立或稍外弯，长 35 ~ 80 cm，被多枚长鞘；总状花序具 5 ~ 11 或更多的花；花苞片线状披针形，中上部的长 1 ~ 2 cm；花梗和子房均长 2 ~ 2.6 cm；花常为浅黄绿色，唇瓣有紫红色斑，有香气；萼片近披针状长圆形或狭倒卵形，长 2.5 ~ 3.5 cm；花瓣与萼片相似，常略短而宽；唇瓣长圆状卵形，长 2 ~ 2.5 cm，3 裂。蒴果近狭椭圆形，长 5 ~ 5.5 cm。

生境分布

生于海拔 700 m 以上的湿润但排水良好的透光处，亦有栽培。分布于德兴三清山北麓、大茅山等，银城有栽培。

资源情况

野生资源稀少，栽培资源一般。药材来源于栽培。

| **采收加工** | 秋季采挖根，抽去木心，晒干。

| **功能主治** | 苦、甘，凉；有小毒。归肺、大肠经。润肺止咳，清利湿热，杀虫。用于咳嗽，小便淋浊，赤白带下，鼻衄，蛔虫病，头虱病。

| **用法用量** | 内服煎汤，3～9 g；或入散剂。外用适量，煎汤洗。

| **附　注** | 本种异名：*Cymbidium scabroserrulatum* Makino、*Cymbidium crinum* Schltr.、*Cymbidium fukienense* T. K. Yen、*Cymbidium faberi* Rolfe f. *viridiflorum* S. S. Ying。
本种为国家 I 级保护植物，被《濒危野生动植物种国际贸易公约》附录列为 II 级，被陕西省评估为履约物种级。

兰科 Orchiidaceae 兰属 Cymbidium

多花兰
Cymbidium floribundum Lindl.

| **药 材 名** | 牛角三七（药用部位：全草或假鳞茎）、兰花（药用部位：花）。

| **形态特征** | 附生植物。假鳞茎近卵球形，长 2.5 ～ 3.5 cm，包藏于叶基之内。叶通常 5 ～ 6，带形，坚纸质，长 22 ～ 50 cm。花葶自假鳞茎基部穿鞘而出，近直立或外弯，长 16 ～ 35 cm；花序通常具 10 ～ 40 花；花苞片小；花较密集，直径 3 ～ 4 cm；萼片与花瓣红褐色或偶见绿黄色，唇瓣白色，在侧裂片与中裂片上有紫红色斑，褶片黄色；萼片狭长圆形，长 1.6 ～ 1.8 cm；花瓣狭椭圆形，长 1.4 ～ 1.6 cm，与萼片近等宽；唇瓣近卵形，长 1.6 ～ 1.8 cm，3 裂。蒴果近长圆形，长 3 ～ 4 cm。

| **生境分布** | 生于海拔 100 m 以上的林中、林缘树上、溪谷旁透光的岩石上或岩

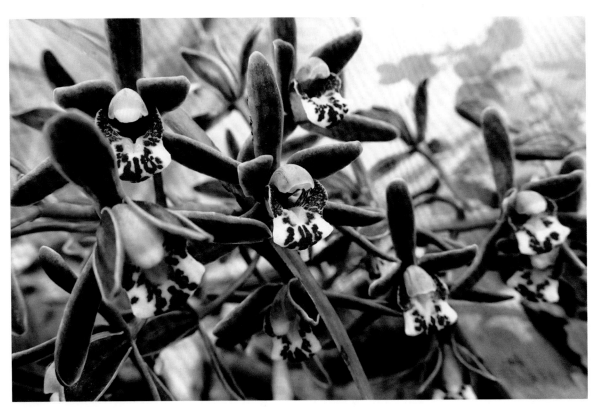

壁上，亦有栽培。分布于德兴三清山北麓、大茅山、小茅山等，大目源、银城有栽培。

| 资源情况 | 野生资源稀少，栽培资源一般。药材来源于栽培。

| 采收加工 | 牛角三七：全年均可采收，洗净，切段，鲜用或晒干。
兰花：花将开放时采收，鲜用或晒干。

| 功能主治 | 牛角三七：辛，微寒。归心、脾、肺经。清热化痰，补肾健脑。用于肺结核咯血，百日咳，肾虚腰痛，神经衰弱，头晕头痛。
兰花：辛，平。归肺、脾、肝经。调气和中，止咳，明目。用于胸闷，久咳，腹泻，青盲内障。

| 用法用量 | 牛角三七：内服煎汤，3 ~ 9 g；或研末。外用适量，浸酒搽；或捣敷。
兰花：内服泡茶，3 ~ 9 g；或水炖。

| 附　　注 | 本种异名：*Cymbidium pumilum* Rolfe、*Cymbidium illiberale* Hayata、*Cymbidium floribundum* Lindl. var. *pumilum* (Rolfe) Y. S. Wu et S. C. Chen。
本种为国家 II 级保护植物。

兰科 Orchiidaceae 兰属 Cymbidium

春兰
Cymbidium goeringii (Rchb. f.) Rchb. f.

| **药 材 名** | 兰花（药用部位：花）、兰草（药用部位：全草或根）。

| **形态特征** | 多年生草本。假鳞茎较小，卵球形，长 1 ~ 2.5 cm，包藏于叶基之内。叶 4 ~ 7，带形，长 20 ~ 50 cm，边缘无齿或具细齿。花葶从假鳞茎基部外侧叶腋中抽出，长 3 ~ 20 cm；花序具单花，极罕有 2 花；花苞片长而宽，一般长 4 ~ 5 cm；花梗和子房均长 2 ~ 4 cm；花色泽变化较大，通常为绿色或淡褐黄色而有紫褐色脉纹，有香气；萼片近长圆形至长圆状倒卵形，长 2.5 ~ 4 cm；花瓣倒卵状椭圆形至长圆状卵形，长 1.7 ~ 3 cm，与萼片近等宽；唇瓣近卵形，长 1.4 ~ 2.8 cm，不明显 3 裂。蒴果狭椭圆形，长 6 ~ 8 cm。

| **生境分布** | 生于海拔 300 m 以上的多石山坡、林缘、林中透光处，亦有栽培。

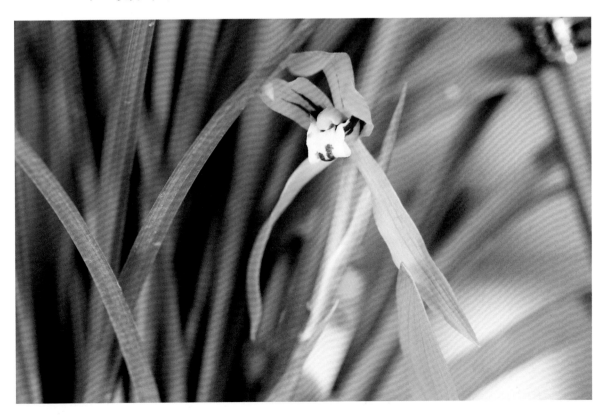

分布于德兴三清山北麓、大茅山、小茅山等，小目源、银城有栽培。

| **资源情况** | 野生资源稀少，栽培资源一般。药材来源于栽培。

| **采收加工** | 兰花：花将开放时采收，鲜用或晒干。

兰草：全年均可采收，洗净，鲜用或晒干。

| **功能主治** | 兰花：辛，平。归肺、脾、肝经。调气和中，止咳，明目。用于胸闷，腹泻，久咳，青盲内障。

兰草：辛，寒。归心、脾、肺经。滋阴润肺，化痰止咳。用于肺结核咳嗽，咯血，百日咳，神经衰弱，头晕腰痛，尿路感染，带下。

| **用法用量** | 兰花：内服泡茶，3 ~ 9 g；或水炖。

兰草：内服泡茶，3 ~ 9 g，鲜品 15 ~ 30 g；或水炖；或捣汁。外用适量，捣汁涂。

| **附　注** | 本种异名：*Maxillaria goeringii* Rchb. f.、*Cymbidium virescens* Lindl.、*Cymbidium virens* Rchb. f.、*Cymbidium formosanum* Hayata、*Cymbidium forrestil* Rolfe、*Cymbidium yunnanense* Schltr.、*Cymbidium pseudovirens* Schltr.。

本种为国家 I 级保护植物，IUCN 评估等级为 VU 级，被《濒危野生动植物种国际贸易公约》附录列为 II 级，被《中国生物多样性红色名录——高等植物卷》评估为易危级，被陕西省评估为履约物种级。

兰科 Orchiidaceae 兰属 Cymbidium

寒兰
Cymbidium kanran Makino

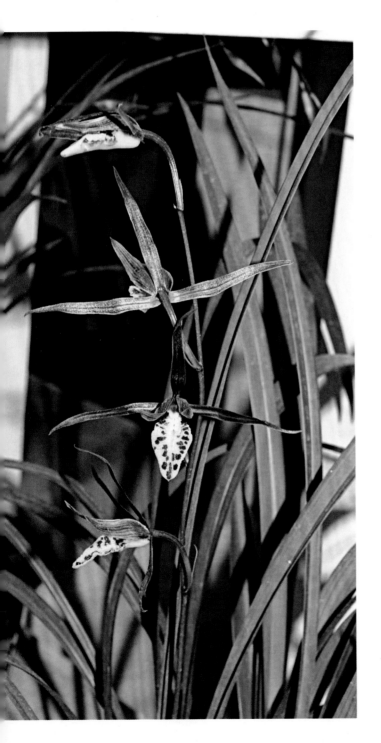

药材名

兰花（药用部位：花）、兰花叶（药用部位：叶）、兰花根（药用部位：根）。

形态特征

多年生草本。假鳞茎狭卵球形，长 2 ~ 4 cm，包藏于叶基之内。叶 3 ~ 7，带形，薄革质，长 40 ~ 70 cm，前部边缘常有细齿。花葶发自假鳞茎基部，长 25 ~ 80 cm；总状花序疏生 5 ~ 12 花；花苞片狭披针形，最下面 1 苞片长可达 4 cm；花梗和子房均长 2 ~ 3 cm；花常为淡黄绿色而具淡黄色唇瓣，也有其他色泽，常有浓烈香气；萼片近线形或线状狭披针形，长 3 ~ 6 cm；花瓣常为狭卵形或卵状披针形，长 2 ~ 3 cm；唇瓣近卵形，不明显的 3 裂，长 2 ~ 3 cm。蒴果狭椭圆形，长约 4.5 cm。

生境分布

生于海拔 400 m 以上的林下及溪谷旁或稍背阴、湿润、多石之土壤上，亦有栽培。分布于德兴三清山北麓、大茅山等，小目源有栽培。

| 资源情况 | 野生资源稀少，栽培资源一般。药材来源于栽培。

| 采收加工 | 兰花：花将开放时采收，鲜用或晒干。
兰花叶：全年均可采收，将叶齐根剪下，洗净，切段，鲜用或晒干。
兰花根：全年均可采挖，除去叶，洗净，鲜用或晒干。

| 功能主治 | 兰花：辛，平。归肺、脾、肝经。调气和中，止咳，明目。用于胸闷，腹泻，久咳，青盲内障。
兰花叶：辛，微寒。归心、脾、肺经。清肺止咳，凉血止血，利湿解毒。用于肺痈，支气管炎，咳嗽，咯血，吐血，尿血，白浊，带下，尿路感染，疮毒疔肿。
兰花根：辛，微寒。归心、脾、肺经。润肺止咳，清热利湿，活血止血，解毒杀虫。用于肺结核咯血，百日咳，急性胃肠炎，热淋，带下，白浊，月经不调，崩漏，便血，跌打损伤，疮疖肿毒，痔疮，蛔虫腹痛，狂犬咬伤。

| 用法用量 | 兰花：内服泡茶，3 ~ 9 g；或水炖。
兰花叶：内服煎汤，9 ~ 15 g，鲜品 15 ~ 30 g；或研末，4 g。外用适量，捣汁涂。
兰花根：内服煎汤，鲜品 15 ~ 30 g；或捣汁。外用适量，捣汁涂。

| 附　　注 | 本种异名：*Cymbidium oreophyllum* Hayata、*Cymbidium misericors* Hayata var. *oreophyllum* (Hayata) Hayata、*Cymbidium purpureo-hiemale* Hayata、*Cymbidium linearisepalum* Yamamoto、*Cymbidium linearisepalum* Yamamoto f. *atropurpureum* Yamamoto。
本种为国家 I 级保护植物，IUCN 评估等级为 VU 级，被《濒危野生动植物种国际贸易公约》附录列为 II 级，被《中国生物多样性红色名录——高等植物卷》评估为易危级。

兰科 Orchiidaceae 石斛属 Dendrobium

石斛 *Dendrobium nobile* Lindl.

| 药 材 名 | 石斛（药用部位：茎）。

| 形态特征 | 多年生附生草本。茎为稍扁的圆柱形，肉质肥厚，长 10 ~ 60 cm，具多节；节间多少呈倒圆锥形，长 2 ~ 4 cm，干后金黄色。叶革质，长圆形，长 6 ~ 11 cm，宽 1 ~ 3 cm，先端钝并且不等侧 2 裂，基部具抱茎的鞘。总状花序从老茎中部以上部分发出，长 2 ~ 4 cm，具 1 ~ 4 花；花序梗长 0.5 ~ 1.5 cm，基部被数枚筒状鞘；花苞片膜质，卵状披针形，长 0.6 ~ 1.3 cm；花梗和子房淡紫色，长 0.3 ~ 0.6 cm；花大，白色带淡紫色先端，有时全体淡紫红色或除唇盘上具 1 紫红色斑块外，其余均为白色。

| 生境分布 | 生于海拔 480 ~ 1 700 m 的山地林中树干上或山谷岩石上，亦有栽

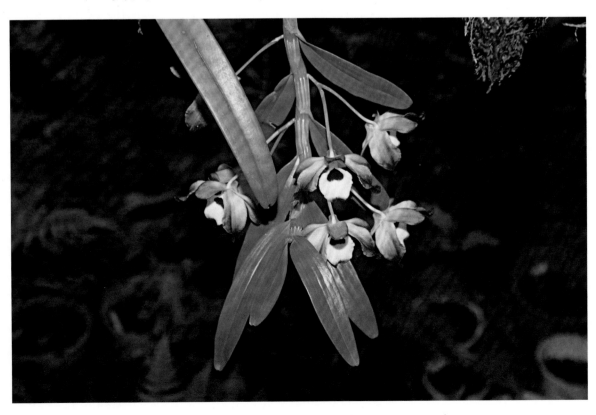

培。分布于德兴三清山北麓、大茅山等，李宅、大目源有栽培。

| 资源情况 | 野生资源稀少，栽培资源丰富。药材来源于栽培。

| 采收加工 | 全年均可采割，鲜用者，除去须根及杂质；干用者，去根洗净，搓去薄膜状叶鞘，晒干或烘干。也可先将净石斛置沸水中略烫，再晒干或烘干。也可制成枫斗保存。

| 药材性状 | 本品呈扁圆柱形，长 20 ~ 40 cm，直径 0.4 ~ 0.6 cm，节间长 2.5 ~ 3 cm。表面金黄色或黄色带绿色，有深纵沟。质硬而脆，断面较平坦而疏松。气微，味苦。

| 功能主治 | 甘，微寒。归胃、肺、肾经。生津养胃，滋阴清热，润肺益肾，明目强腰。用于热病伤津，口干烦渴，胃阴不足，胃痛干呕，肺燥干咳，虚热不退，阴伤目暗，腰膝痿软。

| 用法用量 | 内服煎汤，6 ~ 15 g，鲜品加倍；或入丸、散剂；或熬膏；温热病早期阴未伤者、湿温病未化燥者、脾胃虚寒者均禁服；鲜石斛清热生津力强，热病津伤者宜之；干石斛胃虚夹热伤阴者宜之。

| 附　注 | 本种异名：*Dendrobium nobile* Lindl. var. *formosanum* Rchb. f.、*Dendrobium nobile* var. *nobilus* Burbidge、*Dendrobium formosanum* (Rchb. f.) Masamune。

药材石斛，为本种的新鲜或干燥茎，《中华人民共和国药典》（历版）、《内蒙古中药材标准》（1988 年版）、《新疆维吾尔自治区药品标准·第二册》（1980 年版）中有收载，又称"金钗石斛"。

本种的肉质茎可鲜食、榨汁或炖汤，茎、叶、花可代茶饮用。

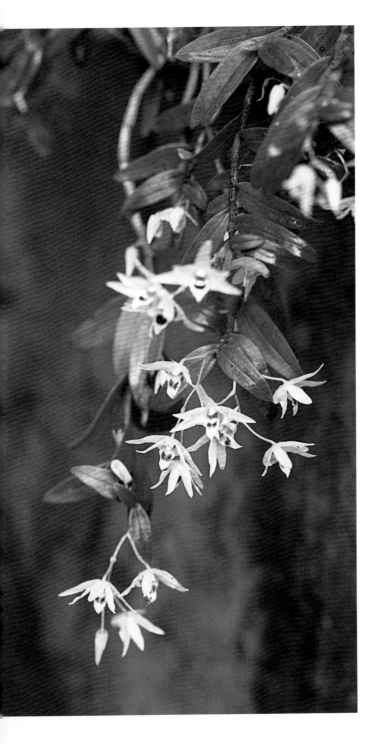

兰科 Orchiidaceae 石斛属 Dendrobium

铁皮石斛
Dendrobium officinale Kimura et Migo

药材名

铁皮石斛（药用部位：茎）。

形态特征

多年生附生草本。茎直立，圆柱形，长 9 ~ 35 cm，直径 0.2 ~ 0.4 cm，具多节，节间长 1.3 ~ 1.7 cm。叶纸质，长圆状披针形，长 3 ~ 7 cm，基部下延为抱茎的鞘，边缘和中肋常带淡紫色；叶鞘常具紫色斑，老时其上缘与茎松离而张开，并且与节留下一环状铁青的间隙。总状花序常从上部发出，具 2 ~ 3 花；花序梗长 0.5 ~ 1 cm，基部具 2 ~ 3 短鞘；花序轴回折状弯曲，长 2 ~ 4 cm；花苞片干膜质，浅白色，卵形，长 0.5 ~ 0.7 cm；花梗和子房均长 2 ~ 2.5 cm；萼片和花瓣黄绿色，近相似，长圆状披针形，长约 1.8 cm，具 5 脉；唇瓣白色，基部具 1 绿色或黄色的胼胝体。

生境分布

生于海拔 1 600 m 的山地半阴湿的岩石上，亦有栽培。分布于德兴三清山北麓等。德兴梧风洞、大目源等有栽培。

| 资源情况 | 野生资源稀少，栽培资源丰富。药材来源于栽培。

| 采收加工 | 11 月至翌年 3 月采收，除去杂质，剪去部分须根，边加热边扭成螺旋形或弹簧状，烘干；或切段，干燥或低温烘干。前者习称"铁皮枫斗"（耳环石斛），后者习称"铁皮石斛"。

| 药材性状 | 本品呈螺旋形或弹簧状，通常为 2 ~ 6 旋纹，拉直后长 3.5 ~ 8 cm，直径 0.2 ~ 0.4 cm。表面黄绿色或略带金黄色，有细纵皱纹，节明显，节上有时可见残留的灰白色叶鞘；一端可见茎基部留下的短须根。质坚实，易折断，断面平坦，灰白色至灰绿色，略呈角质状。气微，味淡，嚼之有黏性。

| 功能主治 | 甘，微寒。归胃、肾经。益胃生津，滋阴清热。用于热病津伤，口干烦渴，胃阴不足，食少干呕，病后虚热不退，阴虚火旺，骨蒸劳热，目暗不明，筋骨痿软。

| 用法用量 | 内服煎汤，6 ~ 12 g，鲜品加倍；或榨汁。

| 附 注 | 本种异名：*Dendrobium candidum* auct. non Lindl.。

药材铁皮石斛，为本种的干燥茎，《中华人民共和国药典》（2010 年版）中有收载。

《中华人民共和国药典》规定，铁皮石斛按干燥品计算，含铁皮石斛多糖以无水葡萄糖（$C_6H_{12}O_6$）计，不得少于 25.0%，含甘露糖（$C_6H_{12}O_6$）应为 13.0% ~ 38.0%。

本种的肉质茎可鲜食、榨汁或炖汤，茎、叶、花可代茶饮用。

兰科 Orchiidaceae 厚唇兰属 Epigeneium

单叶厚唇兰

Epigeneium fargesii (Finet) Gagnep.

| **药 材 名** | 单叶厚唇兰（药用部位：地上部分）。

| **形态特征** | 多年生附生草本。根茎匍匐，直径 0.2 ~ 0.3 cm，密被栗色筒状鞘，每相距约 1 cm 处生 1 假鳞茎。假鳞茎斜立，近卵形，长约 1 cm，顶生 1 叶，基部被膜质栗色鞘。叶厚革质，干后栗色，卵形或宽卵状椭圆形，长 1 ~ 2.3 cm，先端圆形而中央凹入，基部收狭，近无柄或楔形收窄成短柄。花序生于假鳞茎先端，具单花；花序梗长约 1 cm，基部被 2 ~ 3 膜质鞘；花苞片膜质，卵形，长约 0.3 cm；花梗和子房长约 0.7 cm；花不甚张开，萼片和花瓣淡粉红色；唇瓣几白色。

| **生境分布** | 生于海拔 400 m 以上的沟谷岩石上或山地林中树干上，零星栽培。

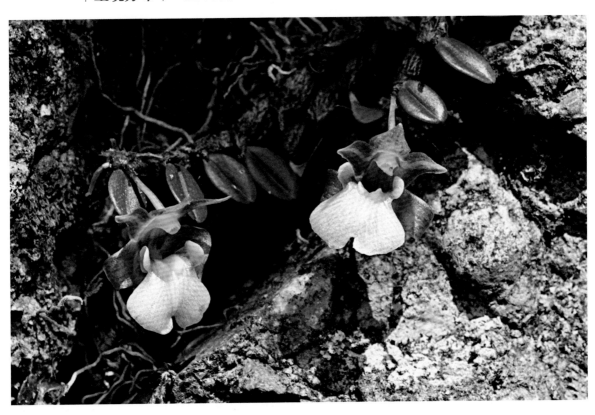

分布于德兴三清山北麓等，小目源有栽培。

| **资源情况** | 野生资源稀少，栽培资源一般。药材主要来源于栽培。

| **采收加工** | 全年均可采收，鲜用或晒干。

| **功能主治** | 活血化瘀。用于跌打损伤，腰肌劳损，骨折。

| **用法用量** | 内服煎汤，6 ~ 12 g。

| **附　　注** | 本种异名：*Dendrobium fargesii* Finet、*Desmotrichum fargesii* (Finet) Kraenzl.、*Sarcopodium fargesii* (Finet) T. Tang et F. T. Wang。

兰科 Orchiidaceae 斑叶兰属 *Goodyera*

大花斑叶兰

Goodyera biflora (Lindl.) Hook. f.

| 药 材 名 | 斑叶兰（药用部位：全草）。

| 形 态 特 征 | 多年生草本。植株高 5 ~ 15 cm。根茎匍匐伸长。茎直立，具 4 ~ 5
叶。叶片卵形或椭圆形，长 2 ~ 4 cm，宽 1 ~ 2.5 cm，上面绿色，
具白色均匀细脉连接成的网状脉纹，背面淡绿色，有时带紫红色；
叶柄长 1 ~ 2.5 cm，基部扩大成抱茎的鞘。花茎很短，被短柔毛；
总状花序通常具 2 花，罕 3 ~ 6 花，常偏向一侧；花苞片披针形，
长 1.5 ~ 2.5 cm；子房圆柱状纺锤形，连花梗长 0.5 ~ 0.8 cm，被短
柔毛；花大，长管状，白色或带粉红色，萼片线状披针形；花瓣白
色，稍斜菱状线形，长 2 ~ 2.5 cm；唇瓣白色。

| 生 境 分 布 | 生于海拔 500 m 以上的林下阴湿处。分布于德兴三清山北麓、大

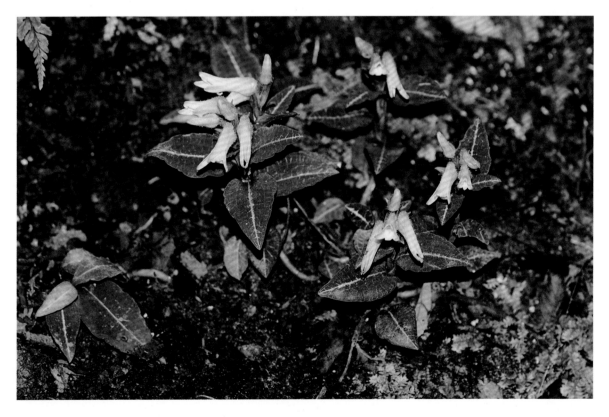

茅山、小茅山等，小目源有栽培。

| **资源情况** | 野生资源一般，栽培资源一般。药材主要来源于栽培。

| **采收加工** | 夏、秋季采收，洗净，鲜用或晒干。

| **功能主治** | 甘、辛，平。润肺止咳，补肾益气，行气活血，消肿解毒。用于肺痨咳嗽，气管炎，头晕乏力，神经衰弱，阳痿，跌打损伤，骨节疼痛，咽喉肿痛，乳痈，疮疖，瘰疬，毒蛇咬伤。

| **用法用量** | 内服煎汤，9 ~ 15 g；或捣汁；或浸酒。外用适量，捣敷。

| **附 注** | 本种异名：*Georchis biflora* Lindl.、*Goodyera pauciflora* Schltr.、*Goodyera macrantha* Maxim.。

本种的茎、叶可煲汤。

本种为国家 Ⅱ 级保护植物。

兰科 Orchiidaceae 斑叶兰属 *Goodyera*

斑叶兰 *Goodyera schlechtendaliana* Rchb. f.

| **药 材 名** | 斑叶兰（药用部位：全草）。

| **形态特征** | 多年生草本。植株高 15 ~ 35 cm。根茎匍匐伸长。茎直立，具 4 ~ 6 叶。叶片卵形或卵状披针形，长 3 ~ 8 cm，上面绿色，具白色不规则的点状斑纹，背面淡绿色；叶柄长 0.4 ~ 1 cm，基部扩大成抱茎的鞘。花茎直立，长 10 ~ 28 cm，被长柔毛，具 3 ~ 5 鞘状苞片；总状花序具数至 20 或更多疏生近偏向一侧的花，长 8 ~ 20 cm；花苞片披针形，长约 1.2 cm；子房圆柱形，连花梗长 0.8 ~ 1 cm，被长柔毛；花较小，白色或带粉红色；花瓣菱状倒披针形，长 0.7 ~ 1 cm；唇瓣卵形，长 0.6 ~ 0.85 cm。

| **生境分布** | 生于海拔 500 ~ 2 800 m 的山坡或沟谷阔叶林下。分布于德兴三清

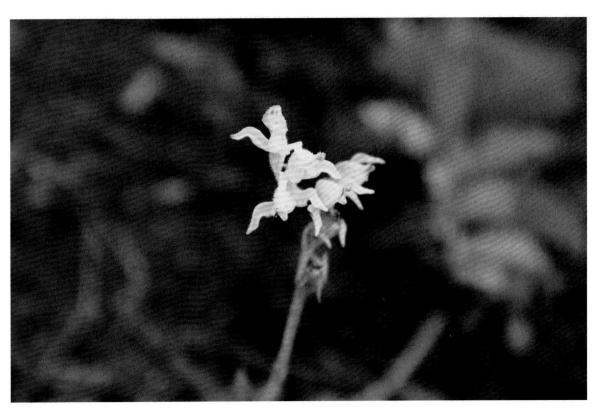

山北麓、大茅山、小茅山等。

| **资源情况** | 野生资源一般。药材来源于野生。

| **采收加工** | 夏、秋季采收，洗净，鲜用或晒干。

| **功能主治** | 甘、辛，平。润肺止咳，补肾益气，行气活血，消肿解毒。用于肺痨咳嗽，气管炎，头晕乏力，神经衰弱，阳痿，跌打损伤，骨节疼痛，咽喉肿痛，乳痈，疮疖，瘰疬，毒蛇咬伤。

| **用法用量** | 内服煎汤，9 ~ 15 g；或捣汁；或浸酒；忌酸、冷食物。外用适量，捣敷。

| **附　　注** | 本种异名: *Epipactis schlechtendaliana* (Rchb. f.)Eaton、*Epipactis secundiflora* (Lindl.) H. H. Hu、*Epipactis melinostele* (Schltr.) H. H. Hu、*Georchis schletendaliana* (Rchb. f.) Rchb. f.、*Goodyera labiata* Pamp.。

药材银线莲，为本种的干燥全草，《中华人民共和国卫生部药品标准·中药成方制剂·第九册·附录》（1994 年版）中有收载。

本种的茎、叶可煲汤。

本种为国家 Ⅱ 级保护植物，IUCN 评估等级为 NT 级，被《濒危野生动植物种国际贸易公约》附录列为 Ⅱ 级，被《中国生物多样性红色名录——高等植物卷》评估为近危级，被陕西省评估为履约物种级。

兰科 Orchiidaceae 玉凤花属 Habenaria

鹅毛玉凤花

Habenaria dentata (Sw.) Schltr.

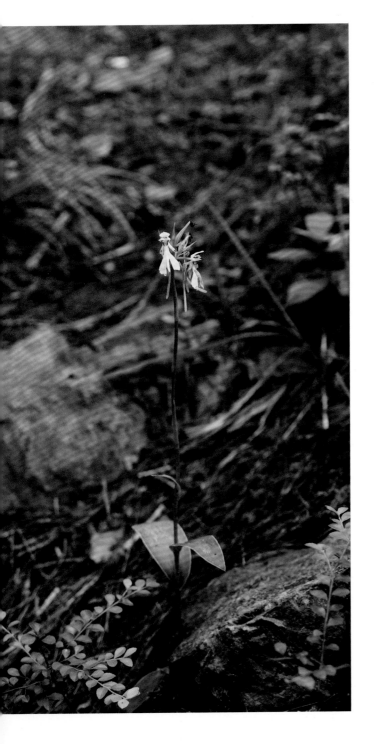

药材名

双肾子（药用部位：块茎）、白花草（药用部位：茎叶）。

形态特征

多年生草本。植株高 35 ~ 87 cm。块茎肉质，长圆状卵形至长圆形，长 2 ~ 5 cm。茎粗壮，具 3 ~ 5 疏生的叶，叶之上具数枚苞片状小叶。叶片长圆形至长椭圆形，长 5 ~ 15 cm，基部抱茎。总状花序常具多花，长 5 ~ 12 cm，花序轴无毛；花苞片披针形，长 2 ~ 3 cm；子房圆柱形，连花梗长 2 ~ 3 cm；花白色，较大，萼片和花瓣边缘具缘毛；唇瓣宽倒卵形，长 1.5 ~ 1.8 cm，3裂；距细圆筒状棒形，长达 4 cm。

生境分布

生于海拔 190 ~ 1 000 m 的山坡、林下、路边或沟边草丛中。分布于德兴三清山北麓、大茅山、小茅山等。

资源情况

野生资源一般。药材来源于野生。

| 采收加工 | 双肾子：秋季采挖，洗净，晒干或鲜用。
白花草：夏季采收，洗净，晒干。

| 功能主治 | 双肾子：甘、微苦，平。归肺、肾经。补肺肾，利尿，消炎。用于肾虚腰痛，病后体虚，肾虚阳痿，疝气痛，胃痛，肺痨咳嗽，子痈，小便淋痛，肾炎性水肿。
白花草：甘、微苦，平。清热利湿。用于热淋。

| 用法用量 | 双肾子：内服煎汤，9 ~ 30 g；或磨汁；或浸酒。外用适量，鲜品捣敷。
白花草：内服煎汤，9 ~ 15 g。

| 附　方 | （1）治疝气：双肾子 15 ~ 30 g，煎汤服；亦可加小猪睾丸 2 个，煎汤服。
（2）治痈疽疔毒：鲜双肾子适量，甜酒糟少许，捣敷。
（3）治毒蛇咬伤：鲜双肾子适量，捣敷；亦可用根磨水内服。[方（1）~（3）出自《江西草药》]

| 附　注 | 本种异名：*Orchis dentata* Sw.、*Platanthera dentata* (Sw.) Lindl.、*Habenaria geniculata* D. Don、*Habenaria miersiana* Champ. ex Benth.、*Habenaria tohoensis* Hayata、*Habenaria dentata* (Sw.) Schltr. var. *tohoensis* (Hayata) S. S. Ying。
本种为国家 II 级保护植物。

兰科 Orchiidaceae 羊耳蒜属 Liparis

福建羊耳蒜 *Liparis dunnii* Rolfe

| **植物别名** | 长茎羊耳蒜、大唇羊耳蒜。

| **药 材 名** | 双叶金枪（药用部位：全草）。

| **形态特征** | 地生草本，基部略膨大。叶2，卵状长圆形，膜质或草质，长约13 cm。花葶长 15 ~ 18 cm；总状花序具多花；花苞片卵形，长约0.2 cm；花梗和子房均长约 1 cm；萼片线状长圆形，长约 1 cm；花瓣丝状线形，长约 1 cm；唇瓣圆倒卵形，长约 1 cm，先端具短尖，边缘稍呈微波状。

| **生境分布** | 生于林下阴湿处。分布于德兴三清山北麓、大茅山及香屯等。

| **资源情况** | 野生资源一般。药材来源于野生。

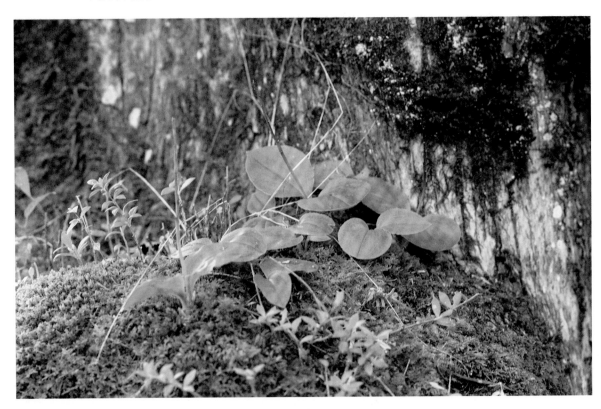

| **采收加工** | 夏、秋季采收，切段，晒干。 |

| **药材性状** | 本品须根较多，黑褐色，松泡，内有淡黄白色细圆柱形维管束，直径约 0.1 cm。假鳞茎聚生，卵圆形，直径 1 ~ 3 cm；表面灰褐色或绿褐色，具数枚鞘状叶。叶 2，基生，椭圆形或卵状椭圆形，长 4 ~ 13 cm，宽 2 ~ 6.5 cm，先端锐尖或略钝，基部圆形，急剧收狭成鞘状叶柄，弧状平行脉明显。花葶远高出叶外，具翅；总状花序顶生；苞片长约 0.2 cm；花大，浅紫色，排列较稀疏；花瓣丝状，唇瓣倒卵状矩圆形，长 1 ~ 2 cm。气微，味稍苦。 |

| **功能主治** | 苦，平。归肝、肺经。清热解毒，止血。用于疔肿，蝮蛇咬伤，小儿惊风，咯血。 |

| **用法用量** | 内服煎汤，9 ~ 15 g。外用适量，捣敷。 |

| **附　　注** | 本种为国家 II 级保护植物，IUCN 评估等级为 DD 级，被《濒危野生动植物种国际贸易公约》附录列为 II 级。 |

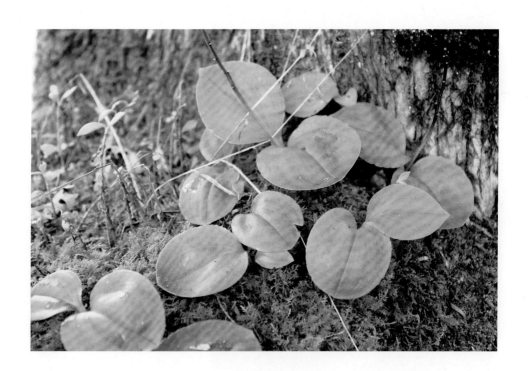

兰科 Orchiidaceae 羊耳蒜属 Liparis

见血青

Liparis nervosa (Thunb. ex A. Murray) Lindl.

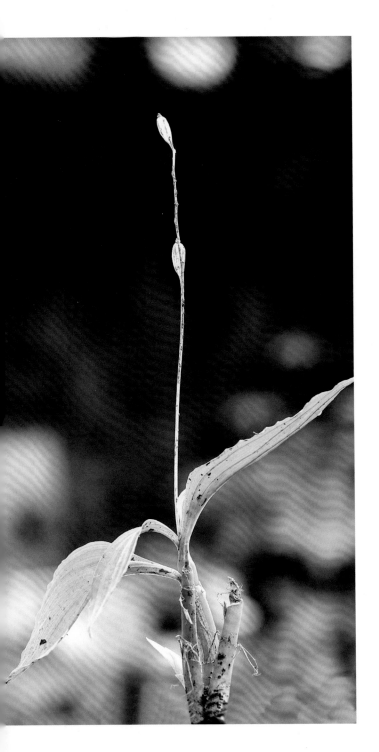

植物别名

显脉羊耳蒜、脉羊耳兰。

药材名

见血清（药用部位：全草）。

形态特征

地生草本。假鳞茎圆柱状，肥厚肉质，有数节，长 2 ~ 10 cm，通常包藏于叶鞘之内，上部有时裸露。叶 2 ~ 5，卵形至卵状椭圆形，长 5 ~ 15 cm，基部收狭并下延成抱茎的鞘状柄。花葶发自茎先端，长 10 ~ 25 cm；总状花序通常具数至 10 或更多花；花苞片很小；花梗和子房均长 0.8 ~ 1.6 cm；花紫色；中萼片线形或宽线形，长 0.8 ~ 1 cm；侧萼片狭卵状长圆形；花瓣丝状，长 0.7 ~ 0.8 cm；唇瓣长圆状倒卵形，长约 0.6 cm。蒴果倒卵状长圆形或狭椭圆形，长约 1.5 cm。

生境分布

生于海拔 850 m 以上的林下、溪谷旁、草丛阴处或岩石覆土上。分布于德兴三清山北麓、大茅山等。

| 资源情况 | 野生资源一般。药材来源于野生。

| 采收加工 | 夏、秋季采收，鲜用或切段，晒干。

| 功能主治 | 苦、涩，凉。凉血止血，清热解毒。用于胃热吐血，肺热咯血，肠风下血，崩漏，手术出血，创伤出血，疮疡肿毒，毒蛇咬伤，跌打损伤。

| 用法用量 | 内服煎汤，9 ~ 15 g，鲜品 30 ~ 60 g；或研末，9 g。外用适量，鲜品捣敷；或研末调敷。

| 附　　注 | 本种异名：*Ophrys nervosa* Thunberg、*Bletia bicallosa* D. Don、*Epidendrum nervosum* (Thunberg) Thunberg、*Liparis bambusifolia* Makino、*Liparis bicallosa* (D. Don) Schlechter。

本种为国家 II 级保护植物，IUCN 评估等级为 LC 级，被《濒危野生动植物种国际贸易公约》附录列为 II 级。

兰科 Orchiidaceae 葱叶兰属 *Microtis*

葱叶兰
Microtis unifolia (Forst.) Rchb. f.

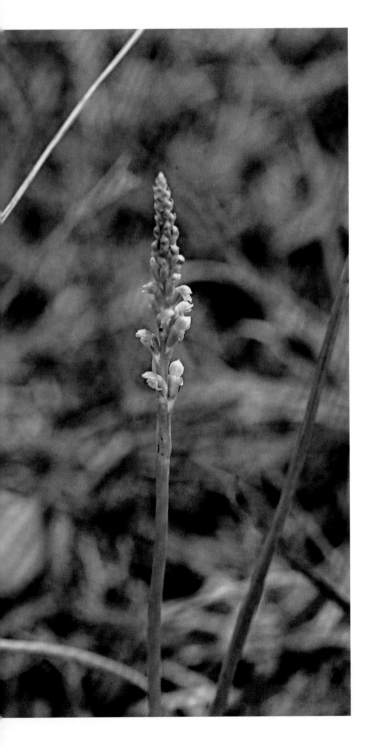

| 药 材 名 |

坠桃草（药用部位：全草）。

| 形态特征 |

多年生草本。块茎较小，近椭圆形，长
0.4 ~ 0.7 cm。茎长 15 ~ 30 cm，基部有膜
质鞘。叶 1，生于茎下部；叶片圆筒状，长
16 ~ 33 cm，宽 0.2 ~ 0.3 cm，下部约 1/5 抱茎。
总状花序长 2.5 ~ 5 cm，通常具 10 余花；
花苞片狭卵状披针形，长 0.1 ~ 0.2 cm；花
梗连同子房长 0.2 ~ 0.35 cm；花绿色或淡
绿色；中萼片宽椭圆形，长约 0.2 cm；侧萼
片近长圆形或狭椭圆形；花瓣狭长圆形；唇
瓣近狭椭圆形，舌状，长 0.15 ~ 0.2 cm，
稍肉质，无距。蒴果椭圆形，长约 0.4 cm。

| 生境分布 |

生于海拔 100 ~ 750 m 的草坡上或阳光充足
的草地上。德兴各地山区均有分布。

| 资源情况 |

野生资源一般。药材来源于野生。

| 采收加工 |

4 ~ 5 月采收，鲜用或晒干。

| **功能主治** | 淡，温。滋阴益肾。用于疝气，白浊，带下。

| **用法用量** | 内服煎汤，15 ~ 30 g，鲜品加倍。

| **附　　注** | 本种异名：*Ophrys unifolia* Forst.、*Nicrotis parviflora* R. Br.、*Microtis formosana* Schltr.。

兰科 Orchiidaceae 鹤顶兰属 Phaius

黄花鹤顶兰 *Phaius flavus* (Bl.) Lindl.

| 植物别名 | 黄鹤兰、斑叶鹤顶兰。

| 药 材 名 | 斑叶鹤顶兰（药用部位：假鳞茎）。

| 形态特征 | 多年生草本。假鳞茎卵状圆锥形，通常长 5 ~ 6 cm，具 2 ~ 3 节，被鞘。叶 4 ~ 6，紧密互生于假鳞茎上部，通常具黄色斑块，长椭圆形或椭圆状披针形，长超过 25 cm，基部收狭为长柄，两面无毛。花葶 1 ~ 2，从假鳞茎基部或基部上方的节上发出，长达 75 cm；总状花序长达 20 cm，具数至 20 花；花苞片宿存，大而宽，披针形，长约 3 cm；花梗和子房均长约 3 cm；花柠檬黄色；中萼片长圆状倒卵形，长 3 ~ 4 cm；侧萼片斜长圆形；花瓣长圆状倒披针形；唇瓣倒卵形，长约 2.5 cm；距白色，长 0.7 ~ 0.8 cm。

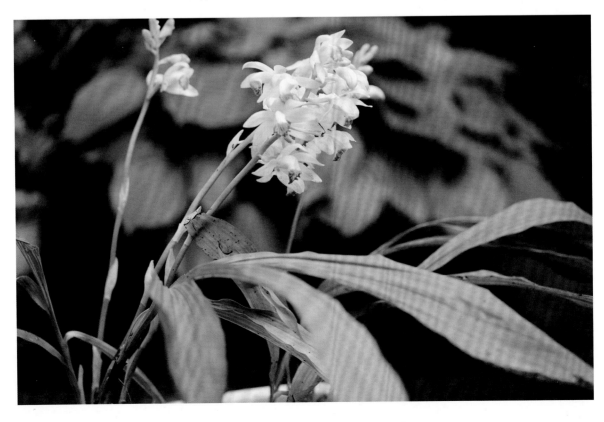

| 生境分布 | 生于海拔 300 m 以上的山坡林下阴湿处。分布于德兴三清山北麓等。 |

| 资源情况 | 野生资源较一般。药材来源于野生。 |

| 采收加工 | 全年均可采挖，晒干。 |

| 功能主治 | 苦，寒；有小毒。清热解毒，消肿散结。用于痈疮溃烂，瘰疬。 |

| 用法用量 | 内服煎汤，3 ~ 9 g。孕妇慎服。 |

| 附　注 | 本种异名：*Limodorum flavum* Bl.、*Bletia woodfordii* Hook.、*Phaius maculatus* Lindl.、*Phaius undulatomarginata* Hayata、*Phaius somai* Hayata、*Phaius woodfordii* (Hook.) Merr.。 |

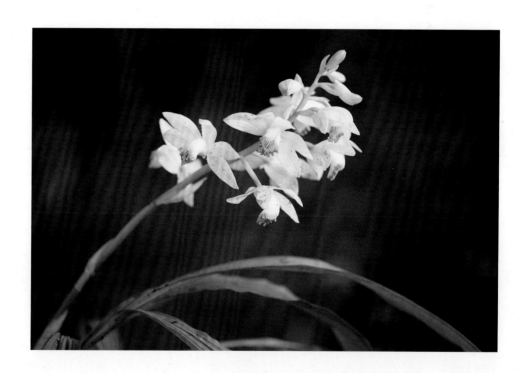

兰科 Orchiidaceae 鹤顶兰属 Phaius

鹤顶兰

Phaius tankervilleae (Banks ex L'Herit.) Bl.

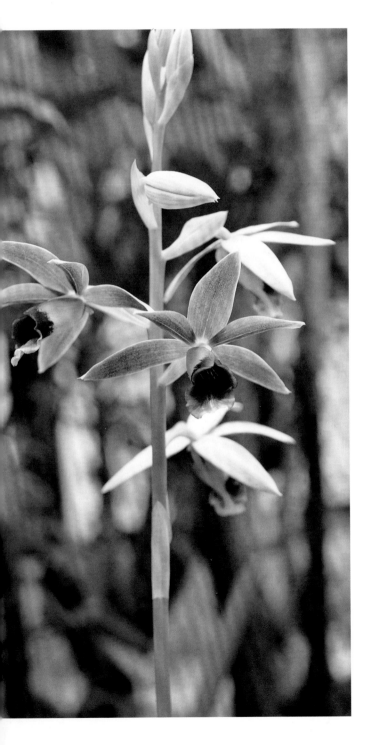

| 药 材 名 |

鹤顶兰（药用部位：假鳞茎）。

| 形态特征 |

多年生草本。植株高大。假鳞茎圆锥形，长约 6 cm 或更长，被鞘。叶 2 ~ 6，互生于假鳞茎的上部，长圆状披针形，长达 70 cm，基部收狭为长达 20 cm 的柄。花葶从假鳞茎基部或叶腋发出，圆柱形，长达 1 m，疏生数枚大型的鳞片状鞘；总状花序具多数花；花苞片大，通常早落，舟形；花梗和子房均长 3 ~ 4 cm；花大，背面白色，内面暗赭色或棕色，直径 7 ~ 10 cm；萼片近相似，长圆状披针形，长 4 ~ 6 cm；花瓣长圆形；唇瓣宽 3 ~ 5 cm，中部以上浅 3 裂。

| 生境分布 |

生于海拔 700 ~ 1 800 m 的林缘、沟谷或溪边阴湿处。分布于德兴大茅山、三清山北麓等。

| 资源情况 |

野生资源一般。药材来源于野生。

| 采收加工 | 春、夏季采挖，鲜用或晒干。

| 功能主治 | 微辛，凉；有小毒。清热解毒，祛痰止咳，活血止血。用于咳嗽痰多，肺热咳嗽，咯血；外用于跌打肿痛，乳痈，外伤出血。

| 用法用量 | 内服煎汤，3～9 g；孕妇慎服。外用适量，鲜品捣敷；或研末撒。

| 附　　注 | 本种异名：*Limodorum tancarvillea*e L'Héritier、*Bletia tancarvilleae* (L'Héritier) R. Brown、*Phaius grandifolius* Loureiro、*Phaius grandifolius* Loureiro var. *superbus* Houtte、*Phaius sinensis* Rolfe。

兰科 Orchiidaceae 舌唇兰属 *Platanthera*

密花舌唇兰 *Platanthera hologlottis* Maxim.

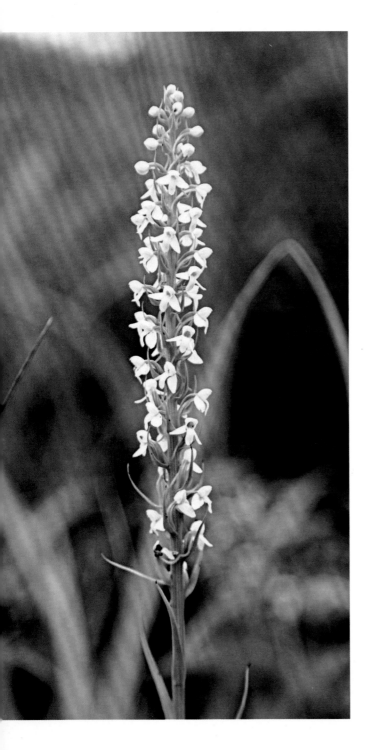

| 药 材 名 |

密花舌唇兰（药用部位：全草）。

| 形态特征 |

多年生草本。植株高 35 ~ 85 cm。根茎
匍匐，圆柱形，肉质。茎细长，下部具 4 ~ 6
大叶，向上渐小成苞片状。叶片线状披针
形或宽线形，下部叶长 7 ~ 20 cm，基部成
短鞘抱茎。总状花序具多数密生的花，长
5 ~ 20 cm；花苞片披针形或线状披针形，
长 1 ~ 1.5 cm；子房连花梗长 1 ~ 1.3 cm；
花白色，芳香；中萼片舟状，卵形或椭圆形，
长 0.4 ~ 0.5 cm；侧萼片反折；花瓣直立，
斜卵形，长 0.4 ~ 0.5 cm；唇瓣舌形或舌状
披针形，稍肉质，长 0.6 ~ 0.7 cm；距纤细，
圆筒状，长 1 ~ 2 cm。

| 生境分布 |

生于海拔 260 m 以上的山坡林下或山沟潮湿
草地。分布于德兴三清山北麓、大茅山等。

| 资源情况 |

野生资源稀少。药材来源于野生。

| 采收加工 | 全年均可采收，晒干。

| 功能主治 | 润肺止咳。用于咳嗽气喘。

| 用法用量 | 内服煎汤，15 ~ 30 g。

| 附　　注 | 本种异名：*Habenaria glossophora* W. W. Smith、*Limnorchis hologlottis* (Maximowicz) Nevski、*Platanthera glossophora* (W. W. Smith) Schlechter、*Platanthera hologlottis* Maxim. var. *glossophora* (W. W. Smith) K. Inoue.。

本种为国家 II 级保护植物。

兰科 Orchiidaceae 舌唇兰属 *Platanthera*

小舌唇兰 *Platanthera minor* (Miq.) Rchb. f.

| **植物别名** | 高山粉蝶兰、卵唇粉蝶兰、小长距兰。

| **药 材 名** | 猪獠参（药用部位：全草）。

| **形态特征** | 多年生草本。植株高 20 ~ 60 cm。块茎椭圆形，肉质，长 1.5 ~ 2 cm。茎粗壮，直立，下部具 1 ~ 3 较大的叶，上部具 2 ~ 5 逐渐变小为披针形或线状披针形的苞片状小叶，基部具 1 ~ 2 筒状鞘。叶片椭圆形、卵状椭圆形或长圆状披针形，长 6 ~ 15 cm，基部鞘状抱茎。总状花序具多数疏生的花，长 10 ~ 18 cm；花苞片卵状披针形，长 0.8 ~ 2 cm；子房连花梗长 1 ~ 1.5 cm；花黄绿色；中萼片直立，宽卵形，凹陷成舟状，长 0.4 ~ 0.5 cm；侧萼片反折；花瓣斜卵形，长 0.4 ~ 0.5 cm；唇瓣舌状，肉质；距细圆筒状，长

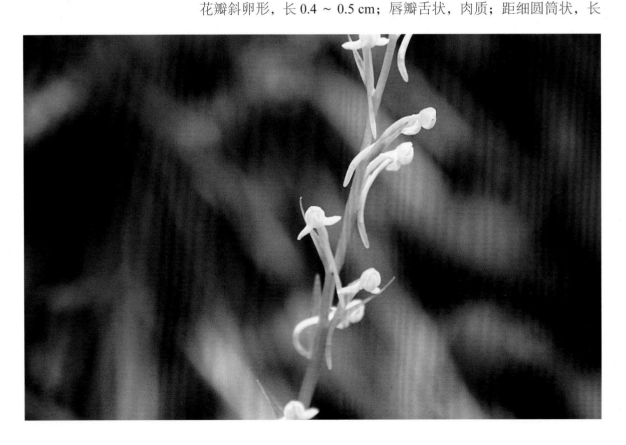

1.2 ~ 1.8 cm。

| **生境分布** | 生于海拔 250 m 以上的山坡林下或草地。分布于德兴三清山北麓、大茅山等。

| **资源情况** | 野生资源稀少。药材来源于野生。

| **采收加工** | 3 ~ 4 月采收，切段，晒干或鲜用。

| **功能主治** | 甘，平。归肺、肾经。养阴润肺，益气生津。用于咳痰带血，咽喉肿痛，病后体虚，遗精，头昏身软，肾虚腰痛，咳嗽气喘，胃肠湿热，小儿疝气。

| **用法用量** | 内服煎汤，15 ~ 60 g。

| **附　注** | 本种异名：*Habenaria japonica* (Thunberg) A. Gray var. *minor* Miquel、*Habenaria henryi* Rolfe、*Habenaria multibracteata* W. W. Smith、*Platanthera henryi* (Rolfe) Kraenzlin、*Platanthera interrupta* Maximowicz。

本种为国家 II 级保护植物。

兰科 Orchiidaceae 独蒜兰属 Pleione

独蒜兰
Pleione bulbocodioides (Franch.) Rolfe

| 药 材 名 | 山慈菇（药用部位：假鳞茎。别名：冰球子）。

| 形态特征 | 半附生草本。假鳞茎卵形至卵状圆锥形，上端有明显的颈，全长1～2.5 cm，先端具1叶。叶在花期尚幼嫩，长成后狭椭圆状披针形或近倒披针形，长10～25 cm，基部渐狭成柄；叶柄长2～6.5 cm。花葶从无叶的老假鳞茎基部发出，长7～20 cm，下半部包藏在3膜质的圆筒状鞘内，先端具1～2花；花苞片线状长圆形，长2～4 cm；花梗和子房均长1～2.5 cm；花粉红色至淡紫色，唇瓣上有深色斑；中萼片近倒披针形，长3.5～5 cm；侧萼片稍歪斜；花瓣倒披针形，长3.5～5 cm；唇瓣倒卵形或宽倒卵形，不明显3裂，上部边缘撕裂状。蒴果近长圆形，长2.7～3.5 cm。

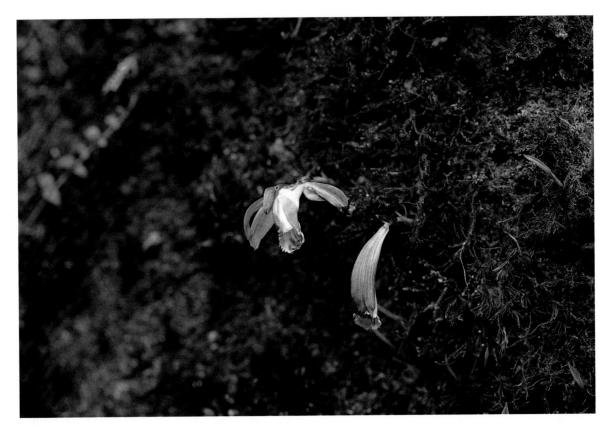

| **生境分布** | 生于海拔 900 m 以上的常绿阔叶林下、灌木林缘腐殖质丰富的土壤上或苔藓覆盖的岩石上。分布于德兴三清山北麓、大茅山等。

| **资源情况** | 野生资源丰富。药材来源于野生。

| **采收加工** | 夏、秋季采挖，除去泥沙，大小分开，置沸水锅中蒸煮至透心，干燥。

| **药材性状** | 本品呈圆锥形，瓶颈状或不规则团块状，直径 1 ~ 2 cm，高 1.5 ~ 2.5 cm。先端渐尖，尖端断头处呈盘状，基部膨大且圆平，中央凹入，有 1 ~ 2 环节，多偏向一侧。撞去外皮者表面黄白色，带表皮者浅棕色，光滑，有不规则皱纹。断面浅黄色，角质半透明。气微，味淡，带黏性。

| **功能主治** | 甘、微辛，凉。归肝、脾经。清热解毒，化痰散结。用于痈肿疔毒，瘰疬痰核，蛇虫咬伤，癥瘕痞块。

| **用法用量** | 内服煎汤，3 ~ 9 g；或磨汁；或入丸、散剂；阳虚体弱者慎服。外用适量，磨汁涂；或研末调敷。

| **附　　注** | 本种异名：*Coelogyne bulbocodioides* Franchet、*Coelogyne delavayi* Rolfe、*Coelogyne henryi* Rolfe、*Coelogyne pogonioides* Rolfe、*Pleione communis* Gagnepain、*Pleione communis* Gagep. var. *subobtusum* Gagnep.、*Pleione delavayi* (Rolfe) Rolfe。
药材山慈菇，为本种的干燥假鳞茎，《中华人民共和国药典》（1990 年版至 2020 年版）中有收载；《贵州省中药材质量标准》（1988 年版）以 "毛慈菇" 之名收载之。此外，《中华人民共和国药典》还收载同科植物杜鹃兰 *Cremastra appendiculata* (D. Don) Makino 和云南独蒜兰 *Pleione yunnanensis* (Rolfe) Rolfe 的假鳞茎同作 "山慈菇" 药用。
本种为国家 II 级保护植物。

兰科 Orchiidaceae 绶草属 Spiranthes

绶草

Spiranthes sinensis (Pers.) Ames

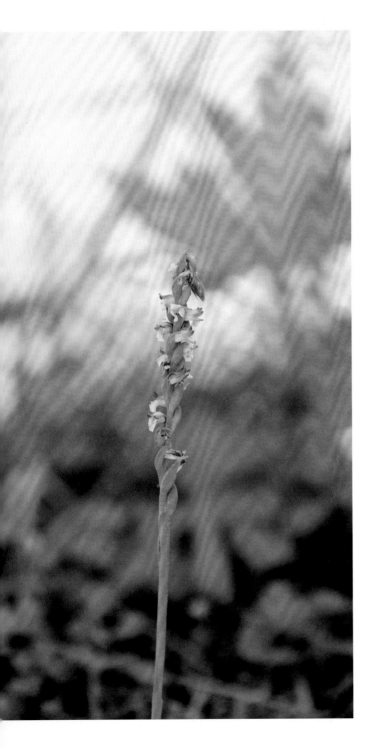

| **植物别名** |

红龙盘柱、一线香。

| **药 材 名** |

盘龙参（药用部位：全草或根。别名：盘龙花、盘龙棍、金钢钻）。

| **形态特征** |

多年生草本。植株高 13 ~ 30 cm。根数条，指状，肉质，簇生于茎基部。茎较短，近基部生 2 ~ 5 叶。叶片宽线形或宽线状披针形，长 3 ~ 10 cm，基部收狭，具柄状抱茎的鞘。花茎直立，长 10 ~ 25 cm，上部被腺状柔毛至无毛；总状花序具多数密生的花，长 4 ~ 10 cm，呈螺旋状扭转；花苞片卵状披针形；子房纺锤形，被腺状柔毛，连花梗长 0.4 ~ 0.5 cm；花小，紫红色、粉红色或白色，在花序轴上呈螺旋状排生。

| **生境分布** |

生于海拔 400 m 以上的山坡林下、灌丛下、草地、路边或沟边草丛中。德兴各地山区均有分布。

| **资源情况** | 野生资源丰富。药材来源于野生。

| **采收加工** | 夏、秋季采收，鲜用或晒干。

| **药材性状** | 本品长 15 ~ 40 cm。根 2 ~ 10，短小，簇生，圆柱形或纺锤形，长 16 ~ 30 mm，直径 2 ~ 6 mm；表面灰棕色。叶数枚生于茎基部，黄棕色，多皱缩或卷曲，展开后呈线形或线状披针形，长 2 ~ 10 cm，宽 2 ~ 8 mm，先端钝尖，全缘，两面无毛，基部微抱茎；茎上部的叶退化为鞘状苞片。穗状花序顶生，长 2 ~ 10 cm，花生于总轴的一侧，呈螺旋状扭转排列；花被线状披针形，长 3 ~ 4 mm，唇瓣近长圆形。蒴果椭圆形，有毛。气微，味淡。

| **功能主治** | 甘、苦，平。归肺、心经。益气养阴，清热解毒。用于病后虚弱，阴虚内热，咳嗽吐血，头晕，腰痛酸软，糖尿病，遗精，淋浊，带下，咽喉肿痛，毒蛇咬伤，烫火伤，疮疡痈肿。

| **用法用量** | 内服煎汤，9 ~ 15 g，鲜品 15 ~ 30 g。外用适量，鲜品捣敷。

| **附　　方** | 治带状疱疹：盘龙参适量，晒干研末，麻油调搽。（出自《江西草药》）

| **附　　注** | 本种异名：*Neottia sinensis* Persoon、*Gyrostachys australis* (R. Brown) Blume、*Gyrostachys stylites* (Lindley) Kuntze、*Monustes australis* (R. Brown) Rafinesque、*Neottia amoena* M. Bieberstein、*Neottia australis* R. Brown。

药材盘龙参，为本种的全草，《贵州省地方标准》（1994 年版）、《贵州省中药材、民族药材质量标准》（2003 年版）、《广西壮族自治区壮药质量标准·第一卷》（2008 年版）、《湖北省中药材质量标准》（2009 年版）中有收载。

本种为国家 Ⅱ 级保护植物，IUCN 评估等级为 LC 级，被《濒危野生动植物种国际贸易公约》附录列为 Ⅱ 级，被陕西省评估为履约物种级，被吉林省列为 Ⅲ 级保护植物，被北京市列为 Ⅱ 级保护植物。

兰科 Orchiidaceae 蜻蜓兰属 *Tulotis*

东亚舌唇兰 *Tulotis ussuriensis* (Reg. et Maack) H. Hara

| 植物别名 | 小花蜻蜓兰。

| 药 材 名 | 半春莲（药用部位：全草或根茎。别名：半层莲、大叶黄龙缠树、野苞芦）。

| 形态特征 | 多年生草本。陆生兰，高 20 ~ 55 cm。根茎短，根稍细，肉质，或多或少呈指状。茎较纤细，下部具 2 ~ 3 叶，中部至上部着生苞片状小叶。叶匙形或狭椭圆形，长 6 ~ 10 cm。总状花序长 5 ~ 10 cm，具 10 ~ 20 或更多花，较疏散；花苞片狭披针形，稍长于子房；花很小，淡黄绿色；中萼片宽卵形，长约 0.3 cm；侧萼片呈斜的狭椭圆形，长约 0.4 cm；花瓣狭矩圆形，长约 0.35 cm；唇瓣条形，长约 0.4 cm；距纤细。

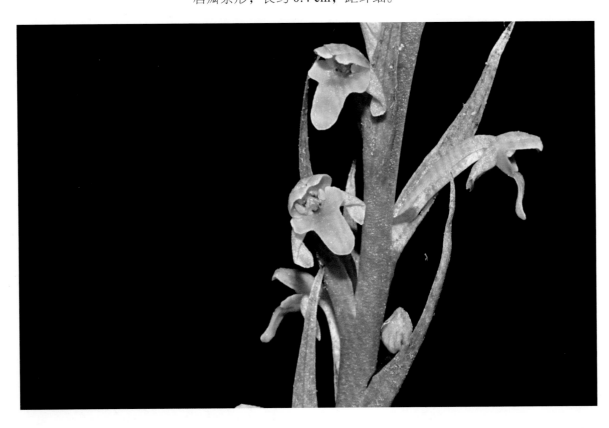

| 生境分布 | 生于海拔 500 m 以上的山坡林下、山谷、溪沟边阴湿处。分布于德兴三清山北麓、大茅山等。

| 资源情况 | 野生资源较丰富。药材来源于野生。

| 采收加工 | 春、夏季采收，鲜用或晒干。

| 功能主治 | 苦、辛，凉。归心、脾经。清热，消肿，解毒。用于虚火牙痛，鹅口疮，无名肿毒，毒蛇咬伤，跌打损伤，风湿痹痛。

| 用法用量 | 内服煎汤，9 ~ 15 g。外用适量，鲜品捣敷。

| 附　方 | （1）治鹅口疮：半春莲根 9 ~ 15 g，煎汤服。
（2）治无名肿毒、毒蛇咬伤：鲜半春莲根适量，捣敷。
（3）治跌打损伤、骨折：鲜半春莲根 30 ~ 60 g，捣敷。［方（1）~（3）出自《江西草药》］

| 附　注 | 本种异名：*Platanthera tipuloides* (Linn.f.) Lindl. var. *ussuriensis* Reg. et Maack、*Platanthera herbiola* Lindl. var. *japonica* Finet、*Habenaria ussuriensis* (Maxim.) Miyabe、*Habenaria shensiana* Kraenzl.、*Perularia shensiana* (Kraenzl.) Schltr.。
本种为国家 II 级保护植物。

兰科 Orchiidaceae 蝴蝶兰属 Phalaenopsis

东亚蝴蝶兰

Phalaenopsis subparishii (Z. H. Tsi) Kocyan & Schuit.

| 形态特征 | 多年生草本。根扁平、长而弯曲。茎长 1 ~ 2 cm。叶近基生，长圆形或倒卵状披针形，长 5.5 ~ 19 cm，宽 1.5 ~ 3.4 cm，先端钝并且不等侧 2 浅裂，基部具关节和抱茎的鞘。总状花序长达 10 cm，疏生花数朵；花具香气，稍肉质，开展，黄绿色带淡褐色斑点；花苞片卵形，长 6 ~ 9 mm，花梗和子房长均约 2.5 cm；中萼片近长圆形，长 16 ~ 20 mm，宽 7 ~ 9 mm；侧萼片相似于中萼片而较狭；花瓣近椭圆形，长 15 ~ 18 mm，宽约 6 mm；唇瓣 3 裂；侧裂片直立，半圆形；中裂片肉质，狭长圆形，长 6 mm；距角状，长约 1 cm，向前弯曲，末端渐狭。花期 5 月。

| 生境分布 | 分布于德兴梧风洞。

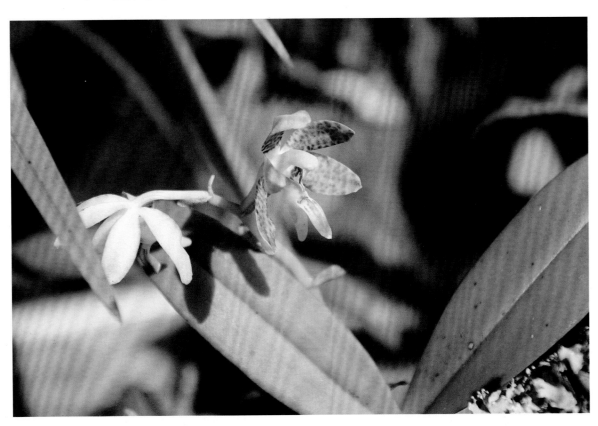

兰科 Orchiidaceae　带叶兰属 *Taeniophyllum*

带叶兰
Taeniophyllum glandulosum Bl.

| 形态特征 |　植株很小，具发达的根。根多，簇生，稍扁而弯曲，长 2 ~ 10 cm 或更长，伸展成蜘蛛状着生于树干表皮。茎几无，被多数褐色鳞片。绿叶无。总状花序 1 ~ 4，直立，具 1 ~ 4 小花；花序梗和花序轴纤细，黄绿色，长 0.5 ~ 2 cm；花苞片 2 列，卵状披针形，长 0.07 ~ 0.1 cm；花梗和子房均长 0.15 ~ 0.2 cm；花黄绿色，很小，萼片和花瓣在中部以下合生成筒状，上部离生；距短囊袋状，长、宽均约 0.1 cm。蒴果椭圆状圆柱形，长约 0.4 cm。

| 生境分布 |　分布于德兴梧风洞。

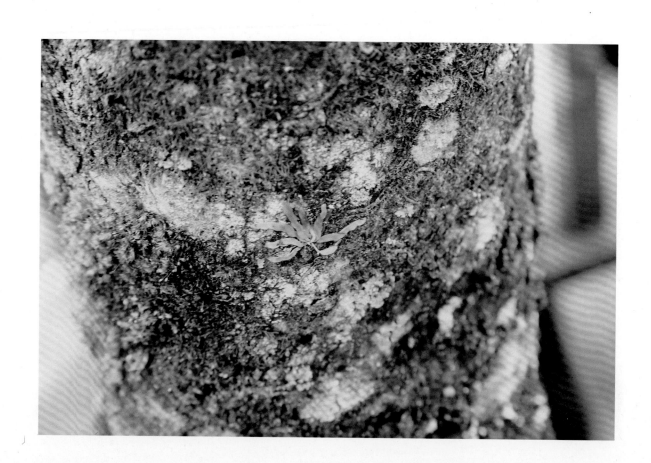

中文拼音索引

《中国中药资源大典·江西德兴卷》1～5 册共用同一索引，为方便读者检索，
该索引在每个药用植物名后均标注了其所在册数（如"[1]"）及页码。

①本种与上一种非同一物种。

———————————

①本种与上一种非同一物种。

拉丁学名索引

《中国中药资源大典·江西德兴卷》1～5 册共用同一索引，为方便读者检索，
该索引在每个药用植物名后均标注了其所在册数（如"[1]"）及页码。

Q